工伤康复

主　编　陈　刚　唐　丹

副主编　张　晗　赵玉军　欧阳亚涛

　　　　陈大军　席家宁　翟　华

　　　　刘宏亮

主　审　励建安

中国劳动社会保障出版社

图书在版编目(CIP)数据

工伤康复 / 陈刚，唐丹主编. -- 北京：中国劳动社会保障出版社，2025. -- ISBN 978-7-5167-6839-6

Ⅰ. R49

中国国家版本馆 CIP 数据核字第 2025KN1161 号

中国劳动社会保障出版社出版发行

(北京市惠新东街 1 号　邮政编码：100029)

*

北京盛通印刷股份有限公司印刷装订　　新华书店经销
787 毫米×1092 毫米　16 开本　31.5 印张　489 千字
2025 年 7 月第 1 版　　2025 年 7 月第 1 次印刷
定价：115.00 元

营销中心电话：400-606-6496
出版社网址：https://www.class.com.cn

版权专有　　侵权必究

如有印装差错，请与本社联系调换：(010) 81211666
我社将与版权执法机关配合，大力打击盗印、销售和使用盗版图书活动，敬请广大读者协助举报，经查实将给予举报者奖励。
举报电话：(010) 64954652

《工伤康复》编委会

主　　任　陈　刚（中国社会保险学会）
　　　　　唐　丹（广州健嘉乐谷康复医院）
副 主 任　张　晗（中国社会保险学会）
　　　　　赵玉军（中国社会保险学会）
　　　　　欧阳亚涛（广东省工伤康复中心）
　　　　　陈大军（广东省工伤康复中心）
　　　　　席家宁（首都医科大学附属北京康复医院）
　　　　　翟　华（上海市养志康复医院）
　　　　　刘宏亮（陆军军医大学西南医院）
主　　审　励建安（南京医科大学）
编　　委（以姓氏笔画为序）
　　　　　王　俊（广东省工伤康复中心）
　　　　　王　骏（无锡市第九人民医院）
　　　　　邓小倩（广东省工伤康复中心）
　　　　　邓文华（广东省工伤康复中心）
　　　　　邓建林（广东省工伤康复中心）
　　　　　卢讯文（广东省工伤康复中心）

申美平（邵东市中医医院）

朱　洁（广东省工伤康复中心）

向春华（中国劳动关系学院）

刘夕东（四川省八一康复中心）

刘四文（广东省工伤康复中心）

刘移民（广州市职业病防治院）

米立新（首都医科大学附属北京康复医院）

许光旭（江苏省人民医院）

许如玲（香港工人健康中心）

李　丽（山东省中医药大学第二附属医院）

李　辉（广东省社会保险基金管理局）

李卉梅（前海人寿韶关医院）

李建军（中国康复研究中心）

李建新（广东省工伤康复中心）

李奎成（山东第二医科大学）

李雪萍（南京大学医学院附属泰康仙林鼓楼医院）

杨　芳（广东省人力资源和社会保障厅）

杨幸华（广东省工伤康复中心）

何爱群（广东省工伤康复中心）

张　军（中国中医科学院望京医院）

张　俊（北大荒集团总医院）

张长杰（中南大学湘雅二医院）

张强林（上海市人力资源和社会保障局）

陈　叙（广东省工伤康复中心）

陈泰才（广州市人力资源和社会保障局）

邵　明（天津壹博鹏瑞利脑科医院）

易先锋（广东省工伤康复中心）

罗　伦（成都市第二人民医院）

罗筱媛（广州珠江惠仁康复医院）

岳寿伟（山东大学齐鲁医院）

郄淑燕（首都医科大学附属北京康复医院）

周江林（湘雅博爱康复医院）

郑树基（西悉尼大学）

胡　军（上海市第二康复医院）

徐艳文（无锡市第九人民医院）

童　钟（广东医科大学附属东莞第一医院）

廖哲安（潮州恒沃康复医院）

廖麟荣（广东医科大学附属东莞第一医院）

编写秘书　陈　叙　张达婵　王　娟　林岳卿　张　强　郑　强　马科科

内容简介

为了使读者能够深入了解我国的工伤康复工作情况，本书全面系统地介绍了工伤康复理论背景、政策制度、康复理论与技术。全书共分为4篇20章，第一篇详细介绍了我国工伤康复基础理论与政策管理的发展历史，并对比总结了其他部分国家工伤康复政策管理的先进经验和情况。第二篇以常见工伤病种为单元，详细介绍了各类工伤病种对应的康复常规服务，主要包括康复评定、物理治疗、作业治疗、言语治疗以及康复辅助器具的配置原则与技术应用。第三篇与第四篇分别阐述了工伤康复核心内容——职业康复与社会康复的理论和常用技术。本书内容丰富，结构清晰，可供各地工伤保险行政管理人员、经办人员以及工伤康复服务机构及其从业人员学习参考。

前　　言

　　工伤康复是现代工伤保险制度的重要组成部分。工伤康复是指利用现代康复的手段和技术，为工伤残疾人员提供医疗康复、职业康复和社会康复等服务，最大限度地恢复和提高他们的身体功能和生活自理能力，尽可能地恢复或提高其职业劳动能力，从而促进伤残职工全面回归社会和重返工作岗位。

　　国际劳工组织在1955年《社会保障公约》中首次提出，社会保障部门应确保工伤残疾人员的康复工作。1964年国际劳工组织在《职业伤害补偿公约》中进一步提出，不仅要为工伤残疾人员提供康复设施，而且要为工伤残疾人员重新就业创造条件。目前，世界上实施了工伤保险制度的国家普遍开展了工伤康复工作。

　　改革开放以来，随着我国工业化进程的快速发展，各种工伤意外和职业病有增加的趋势。我国每年有近百万人发生工伤，其中近一半的人有不同程度的身体伤残，这不仅严重影响了工伤职工个人及其家庭生活，也造成了大量社会劳动力的损失，进而影响到社会和经济的可持续发展。在这样的背景下，以恢复工伤职工身体功能和职业劳动能力为主要目标的工伤康复成为工伤保险的重点任务。

　　2004年1月1日起施行的国务院《工伤保险条例》明确了建立工伤预防、工伤康复和工伤补偿相结合的工伤保险制度体系的要求，并特别将促进职业康复作为立法宗旨之一。2010年颁布的《中华人民共和国社会保险法》也明确了工伤康复是工伤保险工作的重要内容，为我国工伤康复事业发展奠定了法律基础。

　　2004年《工伤保险条例》启动实施至今，20年中我国工伤康复取得了不断发展：探索建立了工伤康复工作机制，制定完善了政策标准体系，构建了工伤康复服务平台，初步形成了"社会保险行政部门主导政策规范、社会保险经办机构协议管理、工伤康复（医疗）机构提供服务、用人单位积极配合"的康复服务模式，工伤康复的各项法规政策、标准规范逐步形成，积累了丰富的实践经验，逐渐形成了独具特色的工伤康复管理和康复技术，每年享受到工伤康复的工伤职工有数万人，其中大部分返回了社会和工作岗位。

为顺应新时代工伤康复事业的发展要求，推动我国工伤康复事业的持续、健康、高质量发展，我们聚集了国内资深的工伤康复管理专家和康复医学专家、学者编写了《工伤康复》一书。本书在汲取国际和国内经验的同时，根据当前我国工伤康复事业的现实情况，就工伤康复发展的基本问题开展了深入的研究探讨。本书体现了以下4个方面的特色：

一、从国际工伤康复发展的历史角度集中介绍了工伤康复的理论和国际发展的趋势，介绍了部分国家工伤康复的实践概况。阐述了工伤康复的概念和主要内容，系统描述了工伤康复的工作流程。

二、从工伤保险制度的基本内容出发，突出介绍了工伤康复的管理和政策性特点。工伤康复工作是一个既包括丰富的相关法规政策和管理内容，又包括康复医学专业技术内容的系统工程。书中总结了我国工伤康复制度发展历史和现状，介绍了我国工伤康复的法规政策和标准规范、管理运行机制，阐明了我国工伤康复事业发展的总体构想。

三、从工伤康复的专业特点出发，全面阐述了工伤康复的基本内容。系统介绍了医疗康复、职业康复和社会康复的相关概念、工作内容和具体方法，特别突出介绍了职业康复和社会康复的专业理论和技术要求，表述了康复医学与辅助器具装配相结合的理念，对康复工程技术融入工伤康复治疗过程加以说明。

四、结合我国工伤发生的实际情况，针对现阶段我国常见工伤种类（包括职业病）的内容，系统阐述了各类职业伤害的康复评定、治疗、护理的原则和方法以及预后和社会回归等内容。

十年磨一剑。本书从形成初稿到正式出版历经了十多年的时间。全书共有4篇20章，内容论述全面、系统、专业、权威，有助于工伤保险管理和经办管理人员、工伤康复服务人员及社会各方面人士全面了解工伤康复的总体情况，同时也有助于医疗和康复专业人员了解工伤保险管理与服务运行体系，进而为康复技术在工伤保险领域的应用和发展注入动力和活力。

《工伤保险条例》实施20年以来，工伤保险已经基本建立起了工伤预防、工伤康复和工伤补偿三位一体的制度体系。到2024年年底，工伤保险参保人数已达3.1亿

前言

人。工伤康复事业也在不断向前推进,逐步形成了以医疗康复为基础,以职业康复为特色,以促进工伤职工回归社会、从事适宜劳动为目的的发展模式,努力实现有康复需求和可能的工伤职工人人享有工伤康复服务。展望未来,工伤康复事业的发展将使广大工伤职工享有有尊严的生活、从事体面的劳动,为实现"健康中国"的发展战略,造福更多的工伤职工!希望《工伤康复》一书的出版能为工伤康复事业的发展提供有益的帮助。

感谢励建安教授为本书的编写提供了宝贵指导意见并担任本书主审。感谢所有参与本书编写工作的康复医学专家、学者和康复工作管理者,正是你们历经数年坚持不懈努力,付出了大量的心血,使《工伤康复》一书得以出版!

中国社会保险学会副会长

陈 刚

2025 年 5 月

目　　录

第一篇　工伤康复基础理论与政策管理

第一章　工伤康复概论 （3）
第一节　工伤残疾与康复 （3）
第二节　国际工伤康复理念 （9）
第三节　工伤、工伤保险和工伤康复 （13）
第四节　工伤康复的内容、意义和作用 （22）

第二章　我国工伤康复制度建设和发展概况 （40）
第一节　我国工伤康复制度建立的历程 （40）
第二节　我国现行工伤康复法律法规与标准 （42）
第三节　我国工伤康复制度发展现状和展望 （44）
第四节　我国工伤康复服务体系建设 （52）
第五节　我国香港特区和台湾地区的工伤康复概况 （66）

第三章　国际工伤康复概况 （71）
第一节　德国工伤康复概况 （71）
第二节　英国工伤康复概况 （73）
第三节　美国加利福尼亚州工伤康复概况 （78）
第四节　日本、韩国、泰国工伤康复概况 （82）

第二篇　常见工伤病种康复服务规范

第四章　工伤的医疗康复与辅助器具装配概述 （89）
第一节　工伤的医疗康复 （89）
第二节　工伤的辅助器具装配 （94）

第五章 颅脑损伤的康复 ……………………………………………………………（99）
第一节 颅脑损伤概述 ………………………………………………………（99）
第二节 颅脑损伤康复评定 …………………………………………………（100）
第三节 颅脑损伤康复治疗 …………………………………………………（106）
第四节 颅脑损伤康复护理 …………………………………………………（110）

第六章 植物状态的康复 ……………………………………………………………（114）
第一节 植物状态概述 ………………………………………………………（114）
第二节 植物状态评定 ………………………………………………………（116）
第三节 植物状态康复治疗 …………………………………………………（118）
第四节 植物状态康复护理 …………………………………………………（121）

第七章 脊髓损伤的康复 ……………………………………………………………（128）
第一节 脊髓损伤概述 ………………………………………………………（128）
第二节 脊髓损伤康复评定 …………………………………………………（130）
第三节 脊髓损伤康复治疗 …………………………………………………（134）
第四节 脊髓损伤常见合并症的康复 ………………………………………（144）
第五节 脊髓损伤康复护理 …………………………………………………（150）
第六节 脊髓损伤预后与社会回归 …………………………………………（154）

第八章 烧伤的康复 …………………………………………………………………（157）
第一节 烧伤概述 ……………………………………………………………（157）
第二节 烧伤后常见的康复问题 ……………………………………………（161）
第三节 烧伤康复评定 ………………………………………………………（165）
第四节 烧伤康复治疗 ………………………………………………………（170）
第五节 烧伤康复护理 ………………………………………………………（180）

第九章 运动创伤的康复 ……………………………………………………………（185）
第一节 运动创伤概述 ………………………………………………………（185）
第二节 运动创伤康复评定 …………………………………………………（187）
第三节 运动创伤康复治疗 …………………………………………………（189）
第四节 常见运动创伤及其康复 ……………………………………………（194）
第五节 运动创伤康复护理 …………………………………………………（203）

第十章 骨折的康复 (206)
   第一节 骨折概述 (206)
   第二节 骨折康复评定 (208)
   第三节 骨折康复治疗 (209)

第十一章 手外伤的康复 (217)
   第一节 手外伤概述 (217)
   第二节 手外伤康复评定 (218)
   第三节 手外伤康复治疗 (219)
   第四节 常见手外伤的康复 (224)
   第五节 手外伤康复护理 (235)

第十二章 截肢的康复 (239)
   第一节 截肢概述 (239)
   第二节 截肢康复评定 (246)
   第三节 截肢康复治疗 (257)
   第四节 截肢康复护理 (262)

第十三章 职业病的康复 (267)
   第一节 职业病概述 (267)
   第二节 职业病的预防和监测 (271)
   第三节 尘肺病的康复 (275)
   第四节 职业性化学中毒的康复 (286)
   第五节 噪声聋的康复 (293)

第三篇 职业康复

第十四章 职业康复概述 (299)
   第一节 职业康复的概念、发展及意义 (299)
   第二节 职业康复的服务内容 (302)
   第三节 职业康复的身体能力需求 (305)

第十五章 职业康复评价 (309)
   第一节 职业康复评价的理论基础 (309)

第二节　工伤职工职业调查 ………………………………………………… (316)
　　第三节　工作分析 …………………………………………………………… (319)
　　第四节　功能性能力评估 …………………………………………………… (339)
　　第五节　工作模拟评估 ……………………………………………………… (347)
　　第六节　工作场所及工效学评估 …………………………………………… (349)

第十六章　职业康复干预技术 …………………………………………………… (354)
　　第一节　体能强化训练 ……………………………………………………… (354)
　　第二节　工作能力强化训练 ………………………………………………… (359)
　　第三节　工作调整和环境改进 ……………………………………………… (376)
　　第四节　工伤技能培训 ……………………………………………………… (380)

第十七章　就业服务 ……………………………………………………………… (390)
　　第一节　职业咨询 …………………………………………………………… (390)
　　第二节　就业协调 …………………………………………………………… (395)

第四篇　社　会　康　复

第十八章　社会康复概论 ………………………………………………………… (403)
　　第一节　社会康复概述 ……………………………………………………… (403)
　　第二节　社会康复评价 ……………………………………………………… (407)
　　第三节　社会康复的工作方法 ……………………………………………… (413)
　　第四节　社会康复辅导技术 ………………………………………………… (424)
　　第五节　社会适应训练技术 ………………………………………………… (430)
　　第六节　社区互助组织的构建与发展 ……………………………………… (432)

第十九章　个案管理 ……………………………………………………………… (440)
　　第一节　个案管理概述 ……………………………………………………… (440)
　　第二节　个案管理的工作内容与流程 ……………………………………… (445)
　　第三节　个案管理员的角色与功能 ………………………………………… (450)
　　第四节　个案管理在工伤康复中的应用 …………………………………… (454)

第五节　工伤康复个案管理员角色任务 ……………………………………（457）
第二十章　残疾管理 ……………………………………………………………（462）
　　第一节　残疾管理概述 …………………………………………………………（462）
　　第二节　残疾管理计划的框架与内容 …………………………………………（466）
　　第三节　残疾管理的角色与功能任务 …………………………………………（468）
　　第四节　残疾管理的策略与成功要素 …………………………………………（470）
　　第五节　残疾管理专业团队的工作职责与质量管理 …………………………（474）
参考文献 ……………………………………………………………………………（477）
致谢 …………………………………………………………………………………（488）

第一篇

工伤康复基础理论与政策管理

第一章　工伤康复概论

第一节　工伤残疾与康复

工伤康复是运用现代康复理论、手段和技术，致力于为工伤职工提供医疗康复、职业康复和社会康复等服务，最大限度地恢复和提高他们的身体生理机能、生活自理能力和职业劳动能力，从而促进伤残职工顺利回归社会并重返工作岗位。工伤康复不仅是工伤保险的重要内容，更是建立健全工伤预防、工伤补偿和工伤康复三位一体的工伤保险制度体系的重要组成部分，是我国工伤保险事业高质量发展的重要方向。

一、残疾的概述

自古以来，残疾和残疾人就伴随着人类社会，残疾问题是全球普遍存在的社会问题。

根据国家统计局发布的数据，截至2023年年底，我国共有各类残疾人8 591.4万人，占全国总人口的6.16%。其中肢体残疾人有1 735.5万人，占残疾人总数的20.2%。

1. 残疾的概念

残疾是指因疾病、意外伤害等多种因素导致明显躯体或心理功能损害，进而使个体在不同程度上丧失正常生活、工作和学习能力的一种状态。

残疾人是指因心理、生理或人体结构的缺损导致功能丧失或不正常，从而无法以社会公认的正常方式生活、工作和学习的人。

2. 残疾的分类

目前，国际上尚未形成统一且公认的残疾分类标准。由于残疾研究的目的和侧重点不同，所采用的分类标准也不同。

(1) 按器官系统进行残疾分类

1) 感官残疾，即影响器官功能的残疾，如视力残疾、听力残疾等。

2) 神经残疾，即由神经系统疾病或损伤引起的残疾，如瘫痪、感知觉缺失等。

3) 肌肉骨骼残疾，即由骨、关节、肌肉及其相关结构损伤引起的残疾，如关节强直，肢体缺失、畸形等。

4) 心肺残疾，即由心脏病、肺部疾病或其并发症引起的残疾，如心律失常、肺功能不全等。

(2) 按病因进行残疾分类

1) 外伤性残疾，即由外伤、事故、创伤等外部因素引起的残疾。

2) 疾病性残疾，即由慢性疾病或急性疾病后遗症引起的残疾。

3) 发育性先天性残疾，即由胚胎期发育异常或遗传因素导致的残疾，如先天性肢体残缺、精神发育迟滞等。

(3)《国际功能、残疾和健康分类》

在 2001 年 5 月召开的第 54 届世界卫生大会上，世界卫生组织通过了《国际功能、残疾和健康分类》（ICF），这一分类取代了 1980 年制定的《国际损害、弱能、残障分类》（IMCID）。ICF 是由专家和残障人士共同制定的，反映了功能与残疾性的基本特征。

ICF 依据残疾发生发展的社会模式，从残疾人融入社会的角度出发，将残疾视为一种社会性问题，而不仅是个人特性的体现，它认为残疾是由社会环境、个人以及健康等多方面因素共同作用下形成的一种复合状态。因此，对残疾问题的管理要采取社会行动，强调通过社会集体行动改造环境，以使残疾人充分参与社会生活的各个方面。

(4) 我国关于残疾的分类标准

1986 年，我国批准制定了首套残疾分类标准，初步将残疾分为视力残疾、听力言语残疾、智力残疾、肢体残疾、精神病残疾 5 类。2011 年，我国首部国家标准《残疾人残疾分类和分级》（GB/T 26341—2010）正式实施，把残疾类别限定在视力残疾、听力残疾、言语残疾、肢体残疾、智力残疾、精神残疾和多重残疾 7 种。各类残疾按残疾程度分为 4 级，即残疾一级、残疾二级、残疾三级和残疾四级。

第一篇
工伤康复基础理论与政策管理

1）视力残疾，是指各种原因导致双眼视力低下并且不能矫正或双眼视野缩小，以致影响个体日常生活和社会参与。视力残疾包括盲及低视力。

2）听力残疾，是指各种原因导致双耳不同程度永久性听力障碍，听不到或听不清周围环境声及言语声，以致影响个体日常生活和社会参与。

3）言语残疾，是指各种原因导致的不同程度的言语障碍，经治疗1年以上不愈或病程超过2年，而不能或难以进行正常的言语交往活动，以致影响个体日常活动和社会参与（3岁以下不定残）。言语残疾包括失语、运动性构音障碍、器质性构音障碍、发声障碍、儿童言语发育迟缓、听力障碍所致的言语障碍、口吃等。

4）肢体残疾，是指人体运动系统的结构、功能损伤造成的四肢残缺，四肢、躯干麻痹（瘫痪），肢体畸形等导致人体运动功能不同程度丧失，以及自主活动或参与活动受限。

肢体残疾主要包括，上肢或下肢因伤、病或发育异常所致的缺失、畸形或功能障碍，脊柱因伤、病或发育异常所致的畸形或功能障碍，中枢、周围神经因伤、病或发育异常造成躯干或四肢的功能障碍。

5）智力残疾，是指智力显著低于一般人水平，并伴有适应行为的障碍。此类残疾是由于神经系统结构、功能障碍，使个体自主活动或参与活动受限，需要环境提供全面、广泛、有限和间歇的支持。智力残疾包括：在智力发育期间（18岁之前），各种有害因素导致的精神发育不全或智力迟滞；智力发育成熟以后，各种有害因素导致的智力损害或智力明显衰退。

6）精神残疾，是指各类精神障碍持续1年以上未痊愈，由于存在认知、情感和行为障碍，以致影响个体日常生活和社会参与。

7）多重残疾，是指同时存在视力残疾、听力残疾、言语残疾、肢体残疾、智力残疾、精神残疾中的两种或两种以上残疾。

《残疾人残疾分类和分级》与我国现有的工伤、交通事故、司法鉴定等涉及不同领域的伤、残评定标准相比，在适用范围、使用目的、评定方法、等级划分等方面都存在差异，《残疾人残疾分类和分级》有其特定的适用范围和评定方法，既不等同也不能替代其他领域的评定标准。

二、工伤残疾概述

1. 工伤残疾的概念

工伤残疾是指劳动者在生产过程中因遭受工伤事故伤害或患职业病，虽经过积极治疗仍无法完全恢复，以致造成身体功能部分或全部永久性丧失。

工伤残疾与一般残疾的根本区别在于其主体特指在生产过程中的劳动者，原因为工伤事故或职业病。

2. 工伤残疾的判断依据与分级原则

2014 年，我国修订实施新的国家标准《劳动能力鉴定 职工工伤与职业病致残等级》（GB/T 16180—2014，以下简称《劳动能力鉴定标准》）。

（1）判断依据

《劳动能力鉴定标准》依据工伤致残者于评定伤残等级技术鉴定时的器官损伤、功能障碍及其对医疗与日常生活护理的依赖程度，适当考虑由于伤残引起的社会心理因素影响，对伤残程度进行综合判定分级。

1）器官损伤。器官损伤是工伤的直接后果，但职业病不一定有器官缺损。

2）功能障碍。工伤后功能障碍的程度与器官缺损的部位及严重程度有关，职业病所致的器官功能障碍与疾病的严重程度相关。对功能障碍的判定，应以评定伤残等级技术鉴定时的医疗检查结果为依据，根据评残对象逐个确定。

3）医疗依赖。医疗依赖分为特殊医疗依赖和一般医疗依赖。前者指工伤致残后必须终身接受特殊药物、特殊医疗设备或装置进行治疗；后者指工伤致残后仍需接受长期或终身药物治疗。

4）生活自理障碍。生活自理范围主要包括进食，翻身，大、小便，穿衣、洗漱，自主行动 5 项。生活自理障碍程度分 3 级：①完全生活自理障碍，指生活完全不能自理，上述 5 项均需护理；②大部分生活自理障碍，指生活大部分不能自理，上述 5 项中 3 项或 4 项需要护理；③部分生活自理障碍，指生活部分不能自理，上述 5 项中 1 项或 2 项需要护理。

（2）分级原则

工伤残疾按下列定级原则划分为一级至十级，最重为一级，最轻为十级。

一级，器官缺失或功能完全丧失，其他器官不能代偿，存在特殊医疗依赖，或完全、大部分或部分生活自理障碍。

二级，器官严重缺损或畸形，有严重功能障碍或并发症，存在特殊医疗依赖，或大部分或部分生活自理障碍。

三级，器官严重缺损或畸形，有严重功能障碍或并发症，存在特殊医疗依赖，或部分生活自理障碍。

四级，器官严重缺损或畸形，有严重功能障碍或并发症，存在特殊医疗依赖，或部分生活自理障碍或无生活自理障碍。

五级，器官大部缺损或明显畸形，有较重功能障碍或并发症，存在一般医疗依赖，无生活自理障碍。

六级，器官大部缺损或明显畸形，有中等功能障碍或并发症，存在一般医疗依赖，无生活自理障碍。

七级，器官大部缺损或畸形，有轻度功能障碍或并发症，存在一般医疗依赖，无生活自理障碍。

八级，器官部分缺损，形态异常，轻度功能障碍，存在一般医疗依赖，无生活自理障碍。

九级，器官部分缺损，形态异常，轻度功能障碍，无医疗依赖或者存在一般医疗依赖，无生活自理障碍。

十级，器官部分缺损，形态异常，无功能障碍或轻度功能障碍，无医疗依赖或者存在一般医疗依赖，无生活自理障碍。

三、康复与康复医学

1. 康复的概念

康复是指综合、协调地运用各种措施，旨在减轻或消除病伤残者身体、心理、社会功能上的障碍，以最大限度地发挥其身体潜能，帮助病伤残者重新融入社会，从而提高其生活质量。康复不仅涉及训练残疾人使他们更好地适应周围环境，同时也包括调整和改善残疾人周围的环境及社会条件以利于他们顺利重返社会。

2. 康复医学的概念

康复医学是一门以功能恢复和残疾管理为中心的医学学科。它运用医学手段，针对因各种原因导致一定功能障碍的躯体残疾者进行干预，旨在最大限度恢复其身体功能，促进他们重新融入社会。

过去，医学曾被分为预防、医疗、康复3个部分，因此，康复医学又称为第三医学。目前，世界卫生组织将医学分为保健医学、预防医学、临床医学、康复医学4类。因此，康复医学是现代医学的重要组成部分，它既是一个独立的学科领域，又与保健预防、临床治疗等医学领域密切相关。

3. 全面康复的概念和内涵

残疾人和健全人一样，有着对物质生活和精神生活的广泛需求。由于残疾的特殊性及其带来的影响，残疾人还有其特殊需求和挑战。

（1）全面康复的概念

全面康复是指为了实现残疾人享有平等参与社会的目标，采取医疗康复、教育康复、职业康复和社会康复等多领域中的康复手段，帮助他们在身体功能、心理健康、社会融入、职业发展和经济自立等方面都获得最大限度的恢复。

1）医疗康复，是指通过医学手段，最大限度地改善和补偿残疾人的身体功能，这一过程包括临床诊疗、康复功能评定和多种康复治疗手段。

2）教育康复，是指通过特殊教育与训练手段，提高残疾人的素质和能力。

3）职业康复，是指通过职业能力评定、职业咨询、职业训练和职业指导等服务，促进残疾人参与或重新参与社会劳动，实现自我价值和社会融入。

4）社会康复，是指从社会学的角度，推进残疾人在医疗、教育、职业等各个领域的全面康复，以保障残疾人的合法权益。

（2）全面康复的内涵

全面康复的内涵包含以下5个要素：

1）全面康复的对象，主要是功能存在缺失、障碍以致影响正常生活、学习和工作的残疾人和伤病者。

2）全面康复的领域，包括但不限于医疗康复、教育康复、职业康复、社会康复。

3）全面康复的措施，包括所有能消除或减轻身心功能障碍的措施，这些措施不仅包括医学技术，还广泛应用了社会学、心理学、教育学和工程学等多学科的技术和方法。此外，立法和政策层面的支持也是不可或缺的一部分。

4）全面康复的目标，是提高残疾人的生活质量，帮助他们恢复独立生活、学习和工作的能力，从而促使他们全面回归家庭和社会。

5）全面康复的提供，除了康复医学的专业人员外，还包括康复工程技术、特殊教育、职业康复训练（简称为职业训练）等专业领域的专家。同时，参与康复组织管理的政府、保险机构、单位、社区等工作人员，以及残疾人及其家属也参与康复工作的计划和实施。

第二节　国际工伤康复理念

一、工伤康复的起源与发展

18世纪中叶始于欧洲的工业革命，将手工劳动逐渐推向了"机器时代"，同时也使职业安全成为全世界都面临的公共卫生挑战，包括工伤在内的职业伤害不仅对企业的生产经营构成重大影响，更是对职工的生命安全产生了极大的危害和威胁。19世纪上叶，比利时、德国、法国等欧洲国家率先通过立法手段，要求对职业事故进行预防和监督，成为工伤保险制度的法律雏形。到了19世纪末，随着工人阶级权利意识的逐渐觉醒，工人运动开始兴起并日益壮大，迫使一些资本主义国家陆续为劳工安全健康和劳动保护立法，从而建立了早期的工伤保险制度。德国在这一进程中扮演了重要角色，于1884年颁布的《工伤事故保险法》，开创了以国家立法强制实施工伤保险计划的先河。这一制度初期主要是针对事故中受伤害工人的补偿而建立的，是由国家或社会给予在工作中遭受意外伤害、致残或死亡的工人及其亲属提供必要的经济补偿和物质帮助的一种社会制度。随着社会保险制度建设的不断深入，康复与工伤保险逐渐联系起来。

1. 萌芽阶段（19世纪末至20世纪初）

早期的工伤保险制度主要侧重于工伤职工经济损失的补偿。第一次世界大战促成了伤残士兵康复服务的形成，这可以视为工伤康复的"萌芽"。19世纪末20世纪初，特别是在第一次世界大战期间，伤残士兵面临功能残障和生存危机，成为社会严重不稳定因素。

在这一社会背景下，各国开始探索为伤残士兵提供康复服务的途径。英国医学专家首先开展了对伤员的职业训练计划，旨在帮助他们在战后能够重返工作岗位；美国陆军成立了身体功能重建部和康复部，专门为伤残士兵提供全面的康复服务。这种为伤残士兵提供的康复服务，特别是职业康复服务，为战后伤残士兵的妥善安置提供了重要保障，在一定程度上缓解了社会矛盾。为伤残士兵提供康复服务本质上是为这一特殊职业提供与工作伤害有关的康复服务，在一定程度上也推动了康复医学发展。此外，1884年，基于《工伤事故保险法》的颁布，德国率先建立了工伤事故保险制度，并随后在波鸿建立了第一家工伤事故医院——伯格曼斯海尔（Bergmannsheil）采矿业医院，专门围绕工伤救治和康复开展服务，这标志着工伤康复正式进入萌芽阶段。

2. 发展阶段（20世纪中叶至今）

20世纪中叶以来，康复服务逐渐被纳入社会保障体系中的工伤保险制度范畴。随着历史的演进和社会的进步，人们对于工伤保险的理解不断深入，对其内涵、外延、功能和作用的认识更加准确和全面，开始强调康复特别是职业康复的重要地位，工伤康复工作正式步入发展阶段。1944年，国际劳工组织发布的《收入保障建议书》（第67号）提出"由职业伤害造成的残疾者应受到照顾，直至其恢复如初"，仅对残疾者的照顾目标进行了抽象表述。1952年，国际劳工组织在《社会保障（最低标准）公约》（第102号）中进一步规定，工伤给付所提供的医疗服务应旨在"保持、恢复或改善受保护人的健康及其工作和生活自理的能力"，并强调国家法律应当授权相关医疗机构或政府部门"保证向残疾人提供职业康复"，这一规定标志着职业伤害后的医疗康复和职业康复正式纳入各国政府的社会保障范畴。此外，该文件还强调了确保工伤残疾者康复工作的重要性。随后，国际劳工组织通过一系列公约对工伤康复和职业康复进行了更加具体的阐述。

1964年国际劳工组织在《工伤事故和职业病津贴公约》（第121号）中要求所有成员国应该"采取针对工伤事故和职业病的预防措施"，"设置康复服务设施，尽可能使残疾和职业病病人恢复以往的活动"或"使其从事尽可能适合其能力的其他谋生职业"，并"采取旨在便于安置残疾和职业病病人适当就业的措施"。这些规定成为各国在职业安全保障与工伤康复方面的主要国际法基础。此后，1981年第67届国际劳工组织大会通过的《职业安全和卫生及工作环境公约》（第155号）、1983年第69届国际劳工组织大会通过的《（残疾人）职业康复和就业公约》（第159号）和《（残疾人）职业康复和就业建议书》（第168号）进一步完善了工伤康复、职业康复的内涵。可见，工伤康复已成为国际共识，各国政府在国际组织公约的框架下，立足本国国情，不断推进工伤康复发展，建立完善的工伤康复服务和政策体系。

二、国际工伤康复的核心理念

1. 以恢复劳动能力和重返工作岗位为工伤康复的核心

1952年，国际劳工组织在日内瓦召开了第35届会议，讨论并通过了《社会保障（最低标准）公约》（第102号）。该公约从医疗、残疾、失业、老龄、工伤、生育、家庭等方面，规定了成员国应提供的社会保障最低待遇标准。该公约第6部分明确规定，受保护人在"发生工业意外或患职业病"时，社会保障部门应提供相应的"工伤待遇"，包括职业伤亡补贴以及医疗和职业康复服务。第34条规定"医疗服务"着眼于保持、恢复或改善受保护人的健康及其工作和生活自理的能力。第35条特别规定：①管理医疗的机构或政府部门，凡适宜时，应与综合康复服务机构进行合作，以使残疾人恢复合适的工作；②国家法律或条例可授权此类机构或部门保证向残疾人提供职业康复服务。1964年，国际劳工组织在日内瓦召开了第48届会议，讨论并通过了《工伤事故和职业病津贴公约》（第121号）。该公约第10条规定，各成员国应为工伤劳动者提供尽可能的医疗服务，以"保持、恢复或提高工伤劳动者的身体功能和工作能力"。第26条进一步强调，所有成员国都应为工伤劳动者提供康复设施，如果条件有限不能满足上述要求，成员国也应积极采取措施，为工伤劳动者就业寻求办法。1983年，《（残疾人）职业康复和就业建议书》（第168号）指出，社会保障部门应对职业康复服务，以及残疾人的职业训练、安置和就业等关键环节提供必要的组织保障和财政支援，确保残疾人能够顺利融入社会并实现自我价值。

2. 职业康复的目的是促进残疾人融入或重新融入社会，获得全面参与和平等就业的机会

1955年，国际劳工组织《（残疾人）职业康复建议书》（第99号）提出，应消除工伤劳动者对工伤补偿的依赖,以增加残疾人就业机会。1983年,国际劳工组织通过的《(残疾人)职业康复和就业公约》(第159号)第一部分"定义和范畴"明确了"职业康复的目的是使残疾人能获得和保持适当的职业并得以提升,从而促进其与社会结合或重新结合为一体"。该公约第二部分"残疾人职业康复原则和就业政策"规定,各成员国应根据国家条件、实践和可能,制定和实施有关残疾人职业康复和就业的国家政策,并定期进行审查。上述政策应旨在保证为各类残疾人提供适当的职业康复措施,增加残疾人在公开的劳动力市场中的就业机会。该公约指出,这些政策是建立在工伤劳动者和普通劳动者机会平等的基础上,强调为工伤劳动者创造平等机会的特殊措施不应被视为对其他劳动者的歧视。《(残疾人)职业康复和就业建议书》(第168号)指出,各国的医疗卫生机构和其他社会机构应与职业康复机构密切协作,为残疾人提供尽可能早的职业康复服务。各成员国应采取具体措施,例如,鼓励雇主为残疾人提供职业训练、改善工作环境和工具,为残疾人创造就业的条件;为不能就业的残疾人设立庇护场所;免除残疾人福利企业、康复中心的各种税费等。该建议书还对职业康复的社区参与、职业康复人才的培养以及雇主和残疾人本人在职业康复中各自的职责等进行了明确规定。

3. 强调政府在工伤康复和职业康复中的主导作用,积极提倡多部门协作

从国际劳工组织的相关公约条款中不难发现,国际劳工组织强调政府是社会保障管理部门在保障康复工作顺利开展及提供必要的资金保障方面的职责所在。同时,国际劳工组织也提出医疗机构、其他社会机构、职业康复机构应开展相关合作。工伤康复从来就不是单一部门的工作,医疗机构的重点是负责工伤劳动者生理功能的恢复和补偿,而职业康复机构则是在此基础上,根据工伤劳动者当前的功能状态为其提供职业能力的重建或训练服务。此外,就业服务等其他社会机构也要积极参与工伤劳动者再就业服务过程中,最终实现工伤劳动者的全面康复和妥善安置。

三、康复发展推动工伤康复服务扩展

1981年,世界卫生组织将康复定义为,"应用各种措施以减轻残疾的影响并促进残疾人重返社会"。2004年,国际劳工组织、联合国教科文组织和世界卫生组织联合更新了《社区康复联合意见》,社区康复方法发生了根本性转变,从提供服务转变为促进社区发展,将社区康复视为"一种旨在促进残疾人康复、实现机会均等、减少贫困以及增强社会包容的社区发展战略",需要"通过残疾人自己、他们的家庭、组织及社区内相关的政府和非政府卫生、教育、职业、社会服务等机构的共同努力",以促进社区康复项目的实施和完成。由此,社区康复概念已经发展成为一个多层面的发展策略,将健康、教育、就业、社会等各个方面作为社区康复的组成部分。在国际上,"康复"概念的发展在一定程度上促进了各国工伤康复服务内容的扩展。在发达国家和地区,除临床医学、康复医学技术外,辅助技术、职业训练、社区服务、再教育等多个方面也被纳入了工伤康复服务中,得到了工伤保险基金的资金支持,从而确保了工伤康复工作的全面性和有效性。

第三节　工伤、工伤保险和工伤康复

国际劳工组织的《世界社会保障报告(2020—2022)》指出,每天都有大量人员死于工伤事故或与工作有关的疾病,这些因素每年造成超过278万人死亡。此外,每年还发生约3.74亿起导致缺勤的非致命性工伤。报告显示,全球每15秒就有1名劳动者死于工伤事故或职业病,同时有约160人遭遇工伤事故。据估计,每年因职业安全和健康事故造成的经济损失约占全球生产总值的3.94%。

20世纪90年代以来,随着全球贸易、投资自由化和经济一体化进程的加快以及技术的飞速发展,发展中国家面临的工伤事故和职业病问题日益严峻,数量持续上升。我国自改革开放以来,工业生产发展迅速,拥有全球最庞大的劳动力群体,职业伤害问题相应严重。据2003年年底相关统计数据显示,全国当年工矿企业工伤事故死亡1.73万人,伤残70余万人,职业病危害人数超过70万人,直接经济损失高达1500亿元人民币以上,占GDP的2.5%。21世纪的最初10年,我国因工伤事故和职业病导致的人员伤亡数量呈现上升趋势。近年来,我国政府高度重视安全生产工作,不断提高事故预防能力,安全生产事故总量呈现持续下降态势。尽管如此,工伤保险保障人数每年仍达到100万人以上,其中达到伤残等级的超过50万人。这一现状凸显了工伤事故和职业病危害的严峻性,对工伤保险制度的改革完善和工伤保险服务体系的建设都提出了更为迫切的要求。

一、工伤

1. 工伤的基本概念

工伤是工业化进程中用人单位和劳动者难以完全避免的劳动风险，它是指劳动者在生产劳动或者其他职业活动中，因意外事故和职业病造成的伤残或死亡等后果。一般而言，意外事故必须与劳动者从事的工作或职业在时间和地点上有直接关联，而职业病的认定，则需考虑劳动者从事的工作或职业环境、接触有害有毒物质的种类与浓度以及暴露时间等因素。各国相关法规对工伤的界定大同小异，大都以"因工作直接或间接引起的事故视为工伤"，随着认识的深入，许多国家逐步将职业病以及上下班途中发生的、与工作有间接关联的事故也纳入了工伤保障范畴。

2. 我国法定工伤认定范围

根据《工伤保险条例》第十四条规定，职工有下列情形之一的，应当认定为工伤：

（1）在工作时间和工作场所内，因工作原因受到事故伤害的；

（2）工作时间前后在工作场所内，从事与工作有关的预备性或者收尾性工作受到事故伤害的；

（3）在工作时间和工作场所内，因履行工作职责受到暴力等意外伤害的；

（4）患职业病的；

（5）因工外出期间，由于工作原因受到伤害或者发生事故下落不明的；

（6）在上下班途中，受到非本人主要责任的交通事故或者城市轨道交通、客运轮渡、火车事故伤害的；

（7）法律、行政法规规定应当认定为工伤的其他情形。

第十五条规定，职工有下列情形之一的，视同工伤：

（1）在工作时间和工作岗位，突发疾病死亡或者在48小时之内经抢救无效死亡的；

（2）在抢险救灾等维护国家利益、公共利益活动中受到伤害的；

（3）职工原在军队服役，因战、因公负伤致残，已取得革命伤残军人证，到用人单位后旧伤复发的。

职工有前款第（1）项、第（2）项情形的，按照本条例的有关规定享受工伤保险待遇；职工有前款第（3）项情形的，按照本条例的有关规定享受除一次性伤残补助金以外的工伤保险待遇。

第十六条规定，职工符合本条例第十四条、第十五条的规定，但是有下列情形之一的，不得认定为工伤或者视同工伤：

（1）故意犯罪的；

（2）醉酒或者吸毒的；

（3）自残或者自杀的。

二、工伤保险

工伤保险制度是为了解决工业化进程中职业伤害问题而建立的，其宗旨在于当发生工伤事故或职业病时，向受害者及其家庭提供现金和实物援助。工伤保险制度起源于德国，距今已有百余年，现已成为世界各国最普遍的基本社会保险制度之一。据国际劳工组织统计，在实行社会保险制度的172个国家中，有164个国家和地区建立了工伤保险制度。百余年来，工伤保险制度的诞生和发展改变了工伤劳动者及其家庭的生活，成为社会文明与进步、经济可持续性发展以及人力资源有效利用的重要举措。

1. 工伤保险的概念

工伤保险也称职业伤害保险，是指职工由于工作原因，在工作过程中遭受意外伤害，或因接触粉尘、放射线、有毒有害物质等职业病危害因素而罹患职业病后，由国家或社会给予工伤职工以及因工死亡者供养亲属提供必要的经济补偿和物质帮助的一种社会保障制度。

2. 工伤保险的基本原则

（1）强制参保原则

鉴于劳动风险造成的严重危害，国家通过立法手段强制所有用人单位必须参加工伤保险，并按规定缴纳工伤保险费，形成工伤保险基金统筹使用。

（2）雇主缴费原则

工伤保险的费用全部由雇主（用人单位）一方缴纳，雇员（职工）无须承担任何费用。这一原则有别于其他社会保险项目（强调雇主与雇员双方分担、共同缴纳费用）的做法。

(3) 无责任补偿原则

当劳动者在生产劳动过程中遭遇伤残或死亡事故时，无论事故的责任归属是用人单位还是劳动者本人，受害者都将依法获得医疗救助和经济补偿等保障，这包括工伤医疗、工伤康复和工伤补偿等待遇。

(4) 工伤保险社会化原则

虽然工伤保险强调雇主责任，但雇主责任不是以用人单位承担民事责任的形式来体现，而是由社会互济的方式来承担。工伤保险是国家利用法律强制力，在雇主之间建立的一种以"分散风险、互偿损失"为目的的共济机制。当工伤事故发生时，由工伤保险基金按照规定的标准支付给工伤职工的医疗救治、康复治疗以及各种补偿费用。

(5) 工伤补偿与工伤预防、工伤康复相结合原则

工伤保险的目的不仅是对工伤职工进行工伤补偿，更重要的是要促进工伤预防工作的开展，最大限度地恢复工伤职工的身体功能和生活自理能力，努力恢复他们的职业劳动能力，以便他们重新回归社会。

(6) 实行行业差别费率和企业浮动费率原则

减少工伤事故关键在于工伤预防。工伤保险对工伤预防的促进作用，主要体现在行业差别费率的设定上，这一费率直接与该行业的职业风险程度以及企业实际发生的工伤事故率相关，这也是工伤保险区别于其他社会保险的重要特征之一。

(7) 工伤保险待遇从优原则

工伤保险待遇优于其他社会保险待遇。鉴于工伤职工是受到职业伤害的特殊群体，他们事后应得到充足的补偿，以确保他们能够得到及时的救治和必要的生活保障。因此，工伤保险为工伤职工提供了较为优厚的待遇，包括工伤医疗、康复和生活待遇。其中，工伤长期津贴与一次性补偿相结合的办法是工伤保险所独有的。

3. 工伤保险的三大任务

19世纪后期，各国逐渐完善了工伤保险立法，主要工业国家的工伤保险制度经历了从重补偿向预防、补偿和康复并举的发展转变。目前，预防、补偿、康复三位一体的功能设置已成为国际上工伤保险制度较为通行的做法。工伤保险的这三大功能各自

第一篇
工伤康复基础理论与政策管理

承担着不同的职能分工，功能不可相互替代，只有三大功能并举，才能全面保障工伤职工的权益。

在我国，2004年1月1日起施行的《工伤保险条例》，其立法宗旨明确指出："为了保障因工作遭受事故伤害或者患职业病的职工获得医疗救治和经济补偿，促进工伤预防和职业康复，分散用人单位的工伤风险，制定本条例。"该条例赋予了工伤保险预防、补偿和康复三大基本任务。建立预防、补偿、康复相结合的工伤保险制度体系，不仅是我国工伤保险事业发展的方向，也是实现工伤职工全面保障的关键所在。

（1）工伤预防

工伤预防通过事先防范工伤事故及职业病的发生，减少事故隐患，改善并创造有利于职业健康的生产环境和条件，从而保护劳动者在生产及工作环境中的安全和健康。世界各国都把加强工伤预防、减少工伤事故作为工伤保险工作的核心任务之一。工伤预防分为三级预防策略：一级预防是通过消除或减少能量传递的危险因素、改善工作环境和条件等方式，从根本上预防可能导致伤害的事件发生；二级预防是当工伤事故已经发生时，迅速采取干预措施，以减轻伤害的严重程度，防止工伤职工伤情恶化；三级预防侧重于伤害发生后的康复管理，旨在控制伤害带来的影响，促进工伤职工恢复功能。值得指出的是，在工伤预防的三级预防体系中，二级预防具有双向逆转的特性。如果措施得当，工伤职工伤情可以向积极方向发展，避免永久性残疾的发生；反之，若处理不当，则可能加剧伤害，导致残障的出现。在我国现行的工伤保险管理体系中，二级预防的实施阶段正好处于工伤医疗期内，对于工伤职工医疗期的确定和伤残等级的评定具有关键性作用。

（2）工伤补偿

工伤补偿是保障工伤职工在受到工伤事故伤害或者罹患职业病后，能够及时获得必要的医疗救治和相应的经济补偿，它是工伤保险制度的主要任务之一。工伤职工所享受的待遇一般分为三类：第一类是医疗救治期间的待遇；第二类是经济补偿的待遇；第三类是因工死亡待遇。这些待遇不仅保障了工伤职工的医疗、康复和生活需求，还有力促进了社会和谐稳定发展。

（3）工伤康复

工伤康复是通过专业的康复技术和完善的服务设施，旨在最大限度地恢复和提高工伤职工的身体功能、生活自理能力和职业劳动能力,从而帮助工伤职工顺利回归社会和重返工作岗位。

1996 年,劳动部颁发的《企业职工工伤保险试行办法》,首次明确了我国工伤保险的制度范畴,前瞻性地提出了职业康复的概念。

三、工伤康复概述

1. 工伤康复的基本概念

工伤康复是指运用现代康复的理论和技术手段,为工伤职工提供包括医疗康复、职业康复和社会康复等在内的全方位服务,最大限度地恢复和提高他们的身体功能、生活自理能力和职业劳动能力,从而促进工伤职工顺利回归社会和重返工作岗位。

工伤康复不仅是工伤保险制度的重要组成部分,也是建立工伤预防、工伤补偿和工伤康复三位一体的现代工伤保险制度体系的重要基石,对于保障工伤职工的合法权益、促进经济和社会和谐发展具有重要意义。

2. 工伤康复与一般疾病康复的区别

工伤康复的本质是在工伤保险的范畴内,将现代康复医学应用于工伤职工这一特定群体,工伤康复属于康复的广泛范畴,遵循康复的基本目的和原则,但又具有鲜明的特点和丰富的内涵。工伤康复与一般疾病康复的区别见表 1-1。

表 1-1 工伤康复与一般疾病康复的区别

区别项	工伤康复	一般疾病康复
服务对象	工伤职工	各类疾病患者
介入方式	在工伤康复协议医院康复	不需要经社会保险部门确认
评定内容	康复评定技术、劳动能力鉴定	很少或者无相关的劳动能力鉴定
工作侧重	以医疗康复为基础、职业康复为核心,促进工伤职工重返工作岗位和重新融入社会	利用医疗康复手段,促进身体功能恢复并重返社会
康复目标	通过康复推动工伤职工以多种形式重返工作岗位	不同年龄阶段的患者有不同形式的目标
费用来源	工伤保险基金,未参加工伤保险者则由雇主支付	多种多样,主要是个人及医疗保险给付

工伤康复的具体特点主要体现在如下 8 个方面:

(1)特定的服务对象

工伤康复的服务对象是因工伤致伤残的职工,即因工伤事故或职业病而引起残疾或功能障碍，并经社会保险部门确认的工伤职工。

（2）明确的工作目标

工伤康复的最终目标是促进工伤职工全面回归家庭、融入社会并重返工作岗位，其中特别强调重返工作岗位的重要性。与针对残疾老人、儿童和疾病致残对象的康复不同，工伤康复具有显著的恢复工作和职业能力的特点，在医疗康复的基础上，围绕工作能力保持与提升这一核心，通过专业化的职业康复评估与训练程序，促进工伤职工重返工作岗位。

（3）多种干预手段

工伤康复综合运用医疗康复、职业康复和社会康复等多种手段，不仅通过医疗手段提高工伤职工身体功能外，还利用职业康复技术和社会康复方法促进工伤职工尽快重返工作岗位。此外，由于工伤事故的突发性，加之面临收入损失、伤残治疗、再就业压力等问题，工伤职工的心理问题较其他疾病或损伤更为突出。因此，工伤康复强调全过程的心理干预与支持。

（4）较强的计划性

从工伤职工申请进行工伤康复起，整个康复过程展现出高度的计划性，工伤康复在入院标准、治疗时间、所达目标和出院标准等方面均有既定的规范。

（5）政策性和专业性有机结合

工伤康复作为康复学的一个独特分支，具有较强的专业技术性。同时，由于工伤康复承担着工伤保险功能，依托于工伤保险体系开展，因此兼具有较强的政策性和社会性。为更好地实施工伤康复，建立完善的服务管理体系和技术支持体系显得尤为重要。

（6）涉及多方协调合作

工伤康复除需做好医患沟通外，还要协调好工伤职工与其工作单位的关系，促使工伤职工的合法权益得到有效保障，并促进其早日重返工作岗位。此外，工伤康复机构还需经常与社会保险经办部门沟通协调，从而提高工伤职工的康复效率。

（7）具有一定的强制性

工伤康复具有工伤保险的基本属性和原则，即具有一定的补偿性和强制性。遵循国际工伤保险普遍采用的"先康复后补偿"原则，我国亦要求社会保险经办机构优先安排工伤职工进行康复治疗,随后再进行伤残鉴定及相应的工伤补偿。

（8）特定的费用来源

工伤康复作为工伤保险制度的重要组成部分,旨在为工伤职工提供必要的康复服务,这些服务是工伤职工应当享受的待遇,服务费用由工伤保险基金支付。

3. 工伤康复的工作流程和工作模式

（1）工伤康复的工作流程

工伤康复是以医疗康复为基础的全面康复,除康复评定、康复治疗贯穿整个工伤康复过程外,职业康复和社会康复在工伤康复的不同阶段也发挥着重要作用。在工伤康复工作流程中,还包括社会保险行政部门和经办机构的鉴定与审批环节。工伤康复工作流程如图1-1所示。

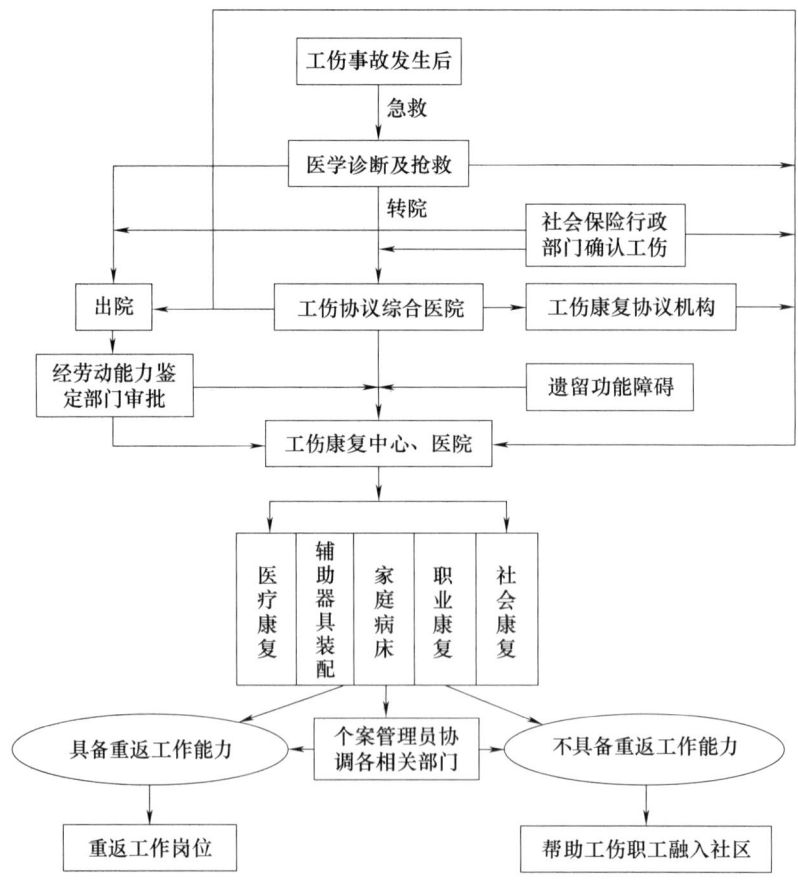

图1-1 工伤康复工作流程

第一篇 工伤康复基础理论与政策管理

当工伤职工转院后，首先由负责的主管康复医师进行全面、细致的身体检查和功能评定，根据工伤职工身体功能状况、心理状态及康复需求，制定个性化康复目标和详细的治疗程序表。随后，按此治疗程序表由专业康复治疗师进行治疗。为确认是否有预期疗效，要定期进行评价、再评价。

通过反复的再评价及修正治疗程序表来动态调整康复治疗，工伤职工或可逐渐好转而达到功能改善并稳定的状态，此时应评估工伤职工是否适合回归家庭或进行职业康复以重返工作岗位。在这个过程中，个案管理员将负责协调和统筹不同的服务及社会资源，帮助工伤职工重返工作岗位。

（2）工伤康复的工作模式

康复医学是一个由跨学科专业人员共同组成的学科领域，在解决工伤职工功能障碍的过程中，围绕共同的康复目标，各专业人员各尽其责，综合协调应用各种康复措施，以完成康复任务。

工伤康复治疗组的领导核心通常是康复医师，团队成员包括物理治疗师、作业治疗师、言语治疗师、心理治疗师、中医治疗师、康复工程（含假肢与矫形器）师、职业治疗师、社会工作者及文娱治疗师等（见图1-2）。

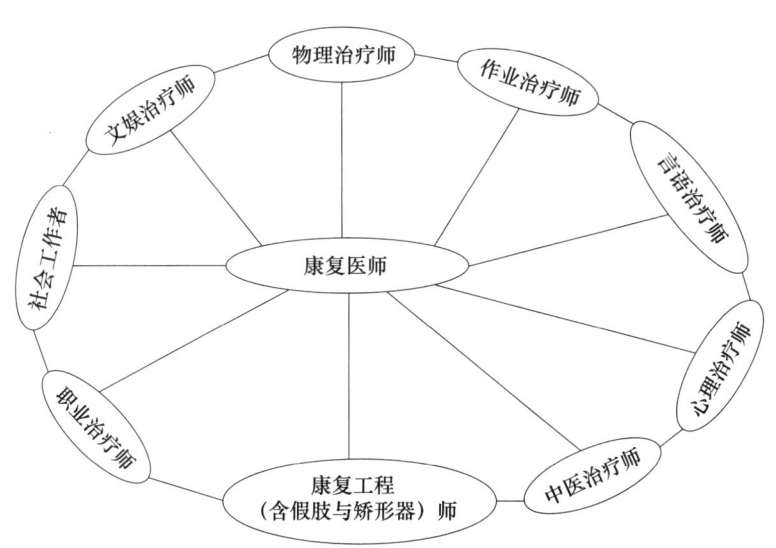

图1-2 工伤康复治疗组的领导核心与团队成员

工伤康复治疗组采用团队工作方式的优势在于，处理全面、专业精良、效率高。

但在康复事业不发达的国家,因为分工过细,所以出现对专业人员需求太多而不易满足的问题。因此,工伤康复治疗组需要良好的组织管理,以确保各成员间能够紧密协作,避免出现依赖、矛盾和脱节现象。为此,世界卫生组织建议发展中国家注重培养一专多能的康复治疗专业人员,以应对专业分工过细,专业人员需求过多的问题。

第四节　工伤康复的内容、意义和作用

工伤康复涵盖的内容非常广泛,既包括了工伤预防性康复(也称为工伤残疾预防)、工伤医疗康复、工伤职业康复、工伤社会康复等专业技术工作,还涉及工伤康复政策和康复标准的制定以及工伤康复管理等社会工作。工伤康复的基本内容如图1-3所示,以下重点介绍四大专业技术工作相关内容。

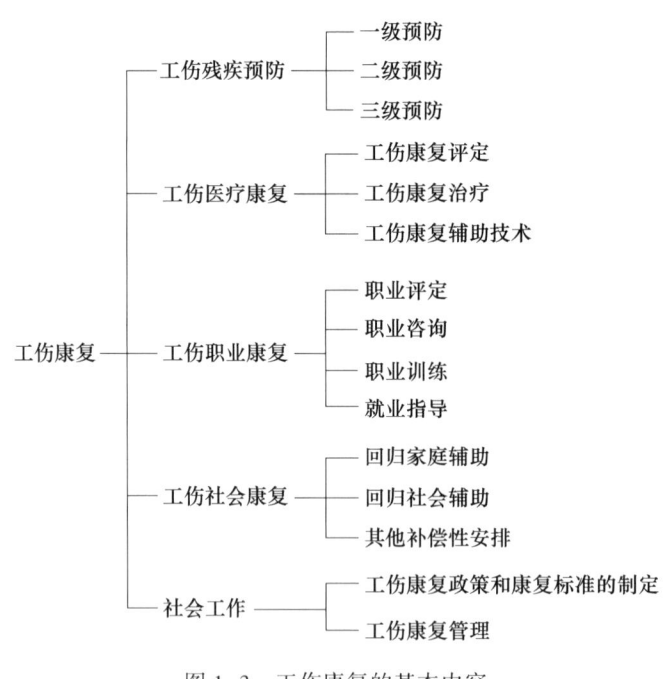

图1-3　工伤康复的基本内容

一、工伤残疾预防

1. 工伤残疾预防的目标

工伤残疾预防是工伤康复的重要组成部分,其核心目标是预防工伤事故的发生,

减少工伤职工的身心伤害，防止疾病的发生与恶化，预防各种可能的并发症、合并症。同时，工伤残疾预防还致力于维护和提升工伤职工能尽可能恢复其正常生活、职业功能，以保障他们积极、有尊严地参与社会活动和劳动工作。

2. 工伤残疾三级预防体系

工伤残疾预防可分为一级预防、二级预防和三级预防。

（1）一级预防

一级预防的目标是通过加强工伤预防宣传教育、营造安全的生产工作环境、关注精神卫生等措施，减少工伤事故和职业病的发生，从而有效预防工伤残疾的发生。

一级预防具体通过如下措施实现：

1）全人群策略。针对所有工厂企业、机关事业单位的职工，广泛开展工伤预防的健康宣传教育活动。这一策略的目的是提高全社会对工伤危害的认识，强调工伤预防的重要性，进而提高每个人的工伤预防意识和自我保护能力。

2）高危人群策略。针对工伤事故和职业病的高风险人群，有针对性地开展工伤预防宣传教育与培训。

3）健康促进策略。20世纪80年代，国际学者提出了环境与健康相结合的整合策略。例如，针对工作场所的事故伤害现象，可以实施工作场所健康促进项目。

（2）二级预防

二级预防主要在残损阶段实施，应采取积极的措施，防止残损进一步导致工伤职工出现生活自理能力和职业劳动能力永久性丧失（即失能），并尽可能帮助工伤职工重返工作岗位。这些措施包括提供积极的医疗救治、尽可能早的医疗康复和职业康复干预等。

（3）三级预防

三级预防关注伤害发生后的结果控制，目标是当工伤职工出现个体能力障碍（失能）时，通过积极的康复措施，防止工伤职工由失能状态转化为社会参与能力的全面障碍（残障），并尽可能减少失能、残障给工伤职工个人、家庭和社会所造成的影响。该阶段措施主要包括医疗康复、职业康复和社会康复的综合运用，以及必要的临床治疗，以预防和控制各种并发症和合并症的发生。

3. 干预措施

（1）工程干预

工程干预旨在通过干预措施去影响媒介及物理环境，达到减少或消除其对伤害发生的作用。

（2）经济干预

经济干预旨在通过经济激励措施或罚款等手段，引导或改变人们的行为模式。

（3）强制干预

强制干预旨在通过法律手段强制规范人们的行为。

（4）教育干预

教育干预通过广泛的宣传教育和工伤预防知识的普及，提升人们的安全意识并改变其行为习惯。在特定人群中开展积极的健康教育，是一种极为有效的干预手段。

（5）预防性康复干预

预防性康复干预强调在伤害发生的早期阶段，通过一系列预防性康复措施，以预防因伤后长期卧床、缺乏活动导致的并发症，或避免出现进一步的功能减退，并尽可能避免出现不可逆的永久性身体功能障碍。

二、工伤医疗康复

工伤医疗康复主要依托各种临床诊疗和康复治疗手段，旨在改善和提高工伤职工的身体功能和生活自理能力，其内容主要包括工伤康复评定、工伤康复治疗和工伤康复辅助技术3个方面。其中，工伤康复评定是基础，一切康复治疗都要在工伤康复评定的基础上进行；而工伤康复治疗则是工伤医疗康复的核心环节，工伤职工的康复目标均需通过工伤康复治疗来实现。

1. 工伤医疗康复基本目标

康复是一个帮助功能障碍的工伤职工社会参与最大化的过程。康复医学是一门以功能为主导，以帮助工伤职工改善功能、融入社会、提高生存质量为目标的医学学科。根据工伤职工伤病的程度和部位，通过综合应用多种工伤康复治疗技术手段，可以逐步达到以下3个层次的功能恢复目标。

(1)恢复与增强

这一目标是指通过各种康复训练手段,促使工伤职工受损或减弱的功能得到最大限度的恢复和提升。例如,骨折后关节挛缩、僵硬患者,通过关节松动术治疗可以恢复其关节活动范围;肌肉萎缩患者可以通过肌力训练技术增强肌肉的力量等。

(2)代偿与重建

当工伤职工受损的功能难以进一步恢复时,可以采用代偿与重建的方法来提高其能力。例如,偏瘫患者通过生活自理能力训练,可以掌握一些技巧动作,利用健康肢体代偿完成日常生活自理;四肢瘫痪患者可以通过肌腱转移手术等方法,重建手的抓握功能等。

(3)补偿与替代

当患者某一器官或组织及其功能发生部分或完全缺损时,需要采用补偿或者替代的方法和技术来恢复其功能。例如,听力受损患者可以使用助听器补偿其听觉功能的不足;下肢截肢患者则可以装配假肢,以重新获得步行的功能等。

2. 工伤康复评定

(1)工伤康复评定的目的

工伤康复评定是对工伤职工残疾的性质、范围、类别及严重程度作出判断,为评估预后、制定和调整康复治疗方案、评估治疗效果以及提出进一步全面康复计划提供依据。工伤康复评定也是工伤职工伤残等级评定和职业劳动能力鉴定的科学依据,其主要目的有以下4个方面:

1)了解功能状况,采用客观有效的方法,准确判断工伤职工功能障碍的性质、范围、类别及严重程度;

2)评估预后,制定和调整康复治疗方案;

3)在治疗过程中及治疗后,定期评估治疗效果,以便及时调整治疗方案,为提出进一步的康复计划提供依据。

4)支持伤残等级评定与劳动能力鉴定,作为工伤职工进行伤残等级评定和职业劳动能力鉴定的科学依据。

(2)工伤康复评定的主要内容

工伤康复评定是工伤康复工作的基础,一切工伤康复治疗都要在工伤康复评定的基础上进行,并且工伤康复效果也需要通过工伤康复评定来判断。

工伤康复评定涵盖功能评估和伤残评定两大方面,具体包括体能、电生理功能、心肺功能、运动功能、心理、认知功能、言语功能、生活自理能力、职业劳动能力以及伤残等级等多个维度的诊断评估。一个完整的工伤康复评定应包括下述6个方面的内容。

1) 病史采集。病史采集的内容主要包括现病史、过去史、发育史、心理行为史、职业史、家庭与社会生活史等。其中,现病史应了解:工伤发生的时间、原因及其发展过程;对日常生活、工作、学习和社会活动的影响;对治疗的适应情况。过去史应了解:是否曾有过去伤病并遗留功能障碍;过去伤病所致功能障碍与本次工伤之间有无影响;全身各系统,特别是心血管、呼吸、神经、肌肉、骨骼系统的状况,以评估康复训练所需的残存功能基础。

2) 体格检查。通过全面细致的体格检查,识别出与正常结构和功能不符的体征,以及可能与继发性功能障碍有关的体征。继发性功能障碍不是原发损伤的直接后果,而是可能在治疗过程中出现或者缺乏适当预防措施的结果。体格检查还需评估工伤职工的残存能力,以便明确康复训练的重点目标。

3) 综合功能检查。运用多种工伤康复评定检查方法,重点检查工伤职工的综合能力,如转移能力、平衡能力、步态、日常生活活动(ability of daily life,ADL)能力、心理状态、言语能力、职业能力、社会生活能力等。

4) 专科会诊。对于存在言语障碍、精神障碍或骨科情况复杂患者,应及时组织耳鼻喉科、神经科、精神科、骨科等相关专科进行会诊。

5) 辅助检查。根据需要进行实验室检查、影像检查等。

6) 汇总资料并撰写康复评定报告。这方面的工作内容主要包括:是否存在残疾及其具体种类(如肢体残疾、视力残疾、言语或听力残疾、智力残疾、精神残疾、内脏残疾或多种残疾并存);残疾严重程度(根据相应标准分级);残疾对日常生活、学习及劳动能力的影响程度;康复需求建议(包括医疗康复、教育康复、职业康复、社会康复等多个方面)。

3. 工伤康复治疗

工伤康复治疗是医疗康复的核心,工伤职工的康复目标需要通过工伤康复治疗来实现,其内容主要包括物理治疗、作业治疗、言语治疗、义肢矫形、心理治疗、中国传统康复治疗和康复护理技术共7个方面。

（1）主要技术

1）物理治疗，是指运用躯体运动、按摩、牵引、机械设备等力学因素，以及光、电、声、热、磁、水等物理因素，对工伤职工进行治疗。该技术主要包括运动治疗和物理因子治疗。

2）作业治疗，是指通过选择和设计的作业活动，提升工伤职工在日常生活各个方面的功能和独立性。该技术主要包括ADL训练、职业技巧训练、认知训练、感知觉训练、手功能训练，以及矫形器、自助具和压力衣的适配与制作等。

3）言语治疗，是指针对言语功能障碍的工伤职工进行专业的矫治训练，以改善其言语表达能力和交流能力。

4）义肢矫形，其中，义肢主要用于弥补截肢的工伤职工的肢体缺损，并代偿其失去的肢体功能；矫形器则利用力学原理，预防、矫正畸形，补偿和改善工伤职工的功能障碍。

5）心理治疗，是指运用心理学的理论与方法，为工伤职工存在的各种心理障碍提供心理咨询和治疗服务。其目的是帮助工伤职工改善认知功能障碍和情感障碍，矫正异常行为。

6）中国传统康复治疗，是指采用中国传统的康复治疗技术，如针灸、推拿等，对工伤职工进行治疗。

7）康复护理技术，包括体位及其变换、床与轮椅间的转移、膀胱与肠道功能训练、呼吸功能训练指导、ADL能力训练指导等。

（2）康复治疗早期介入

国际上，工伤保险普遍遵循的一个原则是"先治疗康复、后评残补偿"。这一原则明确地将康复问题置于评残和补偿之前，强调在处理工伤事故时，应优先注重对工伤职工及时的医疗康复和职业康复，以最大限度地减轻其生理和心理上的痛苦，预防或减轻功能障碍，帮助工伤职工重返工作岗位、回归社会，并提高其生活自理能力。

工伤康复的关键环节之一是康复治疗的早期介入。过去，康复治疗常被认为是一种后续治疗手段，在针对导致残疾的伤病进行特异治疗告一段落，并转送至康复机构之后才开始。这种滞后性导致许多工伤职工错过了早期康复的宝贵时机，甚至引发了继发性障碍,进一步增加了康复的难度。然而,随着康复医学的快速发展和社会经济的不断进步,人们的观点已经发生了根本性转变。

为了获得最佳的治疗效果,康复治疗必须在伤病发生后尽早开始,并将预防性康复措施全面融入伤病急性期的治疗之中,特别是对可能引起严重残疾且治疗过程漫长的伤病,如颅脑外伤、脊髓损伤、烧伤、截肢等,早期介入尤为重要。例如,长期卧床和静止不动可能导致废用综合征,表现为肌肉萎缩、关节挛缩畸形、压疮等,这些情况若不及时干预,可能演变为不可逆的永久性障碍。因此,康复治疗早期介入对于工伤职工降低神经功能缺损程度、提高生活自理能力及运动功能、防止合并症的发生都具有重大意义。康复治疗应该贯穿整个伤病防治过程之中,通过尽早开始功能锻炼,可以促进功能的快速恢复。

4. 工伤康复辅助技术

工伤康复辅助技术主要指专为工伤职工设计、制作并适配的功能代偿器具,是工伤康复的重要手段之一。

(1) 工伤康复辅助器具的作用

工伤职工因功能缺陷和不足,往往面临着参与社会生活的重大挑战。例如,视觉功能障碍者难以获得外界的视觉信息;瘫痪患者由于肢体运动功能障碍,难以正常行走和参与社会生活。工伤康复辅助器具在某种程度上消除或抵消了这些缺陷和不足,从而在实质上打破了残疾人重返社会的物理障碍,促进残疾人的平等参与和社会共享。例如,视觉障碍患者可以利用盲杖和电子导向装置等辅助器具指引方向;瘫痪患者可以借助轮椅、助行器和拐杖等代步工具,实现更广泛的移动,特别是截瘫步行器的开发和利用,更是使部分截瘫患者能够像健全人一样行走。可以说,工伤康复辅助器具是工伤职工重返社会的重要媒介和桥梁。

(2) 工伤康复辅助器具的分类

《工伤保险条例》第三十二条规定,工伤职工因日常生活或者就业需要,经劳动能力鉴定委员会确认,可以安装假肢、矫形器、假眼、假牙和配置轮椅等辅助器具,所需费用按照国家规定的标准从工伤保险基金支付。2012年,人力资源社会保障部印发了《关于印发工伤保险辅助器具配置目录的通知》,具体列出了工伤保险基金可以支付的辅助器具配置目录,该配置目录涵盖的辅助器具项目共4大类70项,内容包括辅助器具产品名称、主要部件或材料要求、功能、适用范围、最高支付限额和最低使用年限。

三、工伤职业康复

工伤职业康复工作核心是工作能力的保持与恢复,通过一系列专业化的职业康复评估与训练程序,帮助工伤职工重新获得并提升职业劳动能力。工伤职业康复主要包括职业评定、职业咨询、职业训练以及就业指导等工作内容。

1. 工伤职业康复的概念及发展

(1) 工伤职业康复的概念

"职业康复的目的是使残疾人能获得、保持适当职业并得到提升,从而促进他们参与或重新参与社会。"这句话出自国际劳工组织《残疾人职业康复和就业公约》(第159号)。工伤职业康复作为全面康复的重要组成部分,在工伤职工就业与回归社会生活中发挥着巨大作用。

(2) 工伤职业康复的发展

1955年,国际劳工组织发布的《残疾人职业康复建议书》(第99号)中,鼓励各国政府、雇主、行业协会、专业人员和残疾人参与工伤职业康复工作,并提出了设计职业指导、职业训练和工作安置服务的原则和方法。1983年,《残疾人职业康复和就业公约》(第159号)呼吁各国政府基于平等对待和平等机遇原则,制定国家工伤职业康复政策,确保所有残疾人,无论地区、性别,都能享受到这些特殊的积极政策。

近年来,随着全球就业市场的变化,各国在解决残疾人就业问题方面的政策和机制也经历了显著变化,残疾人求职日益融入竞争性的就业机制,更多地通过劳动力市场实现就业。1998年,国际劳工组织发布的《关于残疾人职位保留和重返工作战略的国际研究》提醒各国要对残疾人就业的公共政策进行反思,强调工伤职业康复政策和策略应适应受伤和生病劳动者的需要,与企业实践相结合,协调各类系统资源,促进社会多方参与。

在一些发达国家,为更有效保障和促进残疾人就业,正逐步引入"残疾管理"这一创新方法,该方法专为工作场所设计,旨在通过综合考虑个人需求、工作环境、企业需要和法定责任等因素,努力促进残疾人尽早回归工作岗位或确保他们获得新的工作岗位。

我国政府通过立法保障残疾人就业的权利,在《中华人民共和国宪法》《中华人民共和国残疾人保障法》《中华人民共和国就业促进法》《残疾人就业条例》《工伤保险条例》《关于进一步做好残疾人劳动就业工作的若干意见》等法律法规和规范性文件中都有保障残疾人就业的相关条款，这些法律法规和规范性文件除有效地保障了残疾人平等参与社会生活与劳动就业的权利外，还规定了残疾人享有特别的社会福利权，给予残疾人在就业方面专门的优惠政策和保护措施。

在我国，要提高残疾人就业能力，增强其自身竞争力，必须通过实施职业康复、职业训练和职业指导等多方面措施，这些措施相辅相成，旨在最终实现残疾人充分就业，保障残疾人平等参与社会生活，享受社会劳动成果。

2. 工伤职业康复的目标

工伤职业康复的目标是帮助工伤职工恢复和提高就业能力，从而使其重新取得就业机会或重返工作岗位。通过根据个人的职业兴趣和身体功能状况，引导工伤职工从事力所能及的职业劳动，获得相应的报酬，进而实现经济上的独立和人格的尊严。这一过程有助于帮助工伤职工在实际意义上全面回归和融入社会。

工伤是人类工业生产和社会经济发展中不可避免的劳动风险，而工伤职工则是这种风险的承担者。因此，社会有责任给予工伤职工必要的补偿，帮助工伤职工恢复职业劳动能力并重返工作岗位，这是社会给予工伤职工最有效的补偿方式。工伤保险制度给予了工伤职工较为完善的福利保障，但工伤职工同样有劳动和工作的要求以及实现自立的愿望，他们拥有平等的劳动就业权利。对于工伤职工而言，劳动和工作不仅是其享有生存权的需要，更是其融入社会主流、实现全面发展的需要。

3. 工伤职业康复的工作内容

1985年，国际劳工组织在《残疾人职业康复的基本原则》中，明确规定了职业康复的工作内容包括以下6个方面：

（1）掌握残疾人的身体、心理和职业能力状况；

（2）就残疾人职业训练和就业的可能性进行指导；

（3）为残疾人提供必要的适应性训练、身心机能的调整以及正规的职业训练；

（4）引导残疾人从事适当的职业；

（5）为残疾人提供需要特殊安置的就业机会；

（6）残疾人就业后的跟踪服务。

4. 工伤职业康复的工作流程

工伤职业康复包括职业评定、职业咨询、职业训练和职业指导 4 个连续的工作过程。工伤职业康复的工作流程如图 1-4 所示。

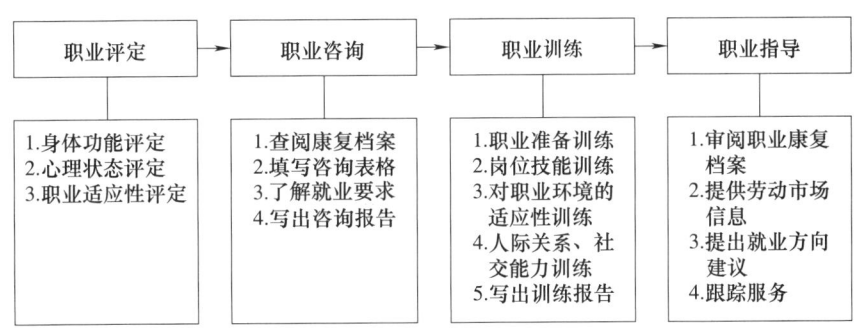

图 1-4 工伤职业康复的工作流程

（1）职业评定

职业评定是工伤职业康复过程中非常重要的一个环节，其目的是考察工伤职工的作业水平和适应职业的潜在能力。为了预测和判断工伤职工的就业潜在能力，必须对职业的基本特征以及工伤职工的兴趣、个性、气质、价值观、态度、身体能力、耐力、学习及工作的适应性进行评定。职业评定的主要内容有以下 3 个方面。

1）身体功能评定。身体功能评定是针对工伤职工身体状况进行的评定工作。这种评定与常规的身体检查不同，其主要目的是确定与职业活动相关的身体机能的发展水平，从而为其就业提供科学依据。身体功能评定项目包括残疾类型，残疾程度，残疾原因，上下肢功能，适应性体位，坐位、立位耐力，平衡体位，步行能力，躯干动作，手功能，视力，听力，会话能力等。通过对这些项目进行评定，可以对工伤职工的职业适应能力与职业潜力进行分析，进而为其职业发展提出科学建议。

2）心理状态评定。与工伤职业康复相关的心理状态评定主要包括社会心理评定和智力测定。

社会心理评定主要是对工伤职工的就业意向、动机以及处理社会问题的能力进行评定，常采用心理测量的方法，如利用工伤职工就业意向调查表、工伤职工就业动机调查表等工具进行心理测量。智力测定主要对工伤职工的智力水平和发展情况进行测评，常用的标准化测验有瑞文标准推理测验和韦氏成人智力测验等。例如，韦氏成人智力测验从常识、相似性判断、图片排列、物体拼凑等11个方面进行测验，测验结果会转换成标准分数，并进一步换算成智商值。

3）职业适应性评定。职业适应性评定主要是确定工伤职工的技能水平、职业适应性和作业能力等。目前较为常用的职业适应性评定方法是由残疾人国际开发的微塔测评法（见表1-2），该方法依据残疾人完成反映职业特性作业的水平来评定残疾人的职业适应能力。

表1-2　　　　　　　　　　　微塔测评法项目及方法

项目	方法
运动神经协调能力： 用手和手指正确操作的能力	拧瓶盖、装箱：给瓶子加盖并装入箱中
	插上小金属棒和夹子
	电线连接
空间判断能力： 正确理解和判断空间图的能力	看图纸
	描图
事务处理能力： 正确处理文字和数字资料的能力	查邮政编码
	库存物品的核对
	卡片分类
	分拣邮件
计算能力： 正确处理数字及数字运算的能力	算数
	算钱
言语能力： 读、写、理解文字及言语表达的能力	对招聘广告的理解
	传话、留言的处理

值得注意的是，职业能力是一种综合性能力，不仅包括知识、技能、体力、智力等显性因素，还包括人的意志、情感、态度等非智力因素。工伤职工由于身体或心理上的缺陷，其某些职业劳动能力可能受到限制和损害，但通过发挥其他未受影响的器官的作用，调动人的代偿机制和潜能，可以最大限度地弥补这些受损能力。

在判断工伤职工的职业劳动能力时，应着眼于他们"能干什么"，而非仅仅关注他们"不能干什么"；同时，应关注他们能否以个性化方式完成工作，而不是拘泥于传统或"正常"方式，这是评定工伤职工职业劳动能力的一个基本立场。

（2）职业咨询

职业咨询旨在综合分析工伤职工的职业评定结果及其特殊要求和就业挑战，通过全面评估，帮助工伤职工解决重返工作过程中遇到的问题。工伤职工职业咨询与普通人职业咨询的主要区别在于，要考虑残疾对个体职业活动的影响和限制。同时，鉴于他们职业选择领域相对狭窄，更要注意工伤职工对其职业活动的适应能力。

职业咨询包括以下4个步骤：

1）查阅康复档案。

2）填写咨询表格。

3）了解就业要求。

4）写出咨询报告。

（3）职业训练

职业训练是针对工伤职工期望的职业目标，在职业技能、工作效率、职业适应性等方面进行的系统性训练。其主要目的是帮助工伤职工建立自信，激发工作热情，掌握必需的职业知识和技能，并提高他们对工作的适应能力。

工伤职工由于存在不同程度的残疾或功能障碍，职业训练过程中必须严格根据其身体功能状况和职业兴趣，选择合适的项目进行针对性训练。有时为帮助工伤职工更好地完成职业活动，需要引入某些生活和工作辅助器具。

（4）职业指导

职业指导是根据工伤职工的具体情况，提供有关劳动力市场、就业方向等信息，并针对工伤职工在职业发展过程中出现的问题提供持续跟踪服务。其目的是帮助工伤职工作出正确的职业选择，选择合适的职业课程，促进就业，提升职业效能。

工伤职工职业指导的工作内容包括以下4个方面：

1）审阅职业康复档案。以此了解工伤职工的身体状况、智力水平、特殊能力、兴趣爱好、性格气质等个人特点，并了解工伤职工的家庭背景、经济状况、教育背景、职业活动经历等。

2）提供劳动市场信息。为工伤职工详细介绍不同职业的性质、入职要求、薪资待遇、工作条件、晋升空间等关键信息。

3）提出就业方向建议。根据工伤职工的个人特点和劳动力市场的需求，为工伤职工量身定制职业选择具体建议。

4）跟踪服务。在工伤职工就业后，持续提供必要的职业训练和再训练支持，并对工伤职工就业情况进行评定。

针对工伤职工的典型职业康复流程和临床应用主要包括如下 5 个方面：

1）个案面谈。个案面谈旨在深入了解工伤职工的个人背景、病史、医疗康复状况、康复期望，以及家庭支持、工作能力、经济状况等，以便设计个性化的职业康复疗程。

2）功能性能力评估。采用体能测试、智力测定、仿真工序等一系列评估手段，全面评估体能、智力、心理、情绪及工作环境等与重返工作相关的因素，以此为基础制定职业康复目标。目前，最普遍使用的功能性能力评估工具包括 BTE、ARCON、VALPAP 等。

3）工作需求分析。通过系统科学的方法量化某一特定工种所需的职业能力要求，如按照负重能力、体能素质、生理适应性、心理素质及社交能力等多个维度，并参考职业工作辞典、职业分类手册和职业资料网络等权威资源，制定职业康复训练的具体指标。

4）工作重整及工作能力强化。以重建职业能力为主的职业康复训练计划，包括职业能力训练、仿真工作训练和工作态度训练等。

5）辅助就业。辅助就业作为职业康复流程中最重要的环节，包括个性化就业选配、实际工作场所探访及工作环境评估、工作职务适应性调整等，协助工伤职工解决重返工作岗位过程中的实际问题和困难。

四、工伤社会康复

工伤社会康复是指运用社会学的理论和方法，专门研究解决工伤职工的康复问题。在实践中，工伤社会康复常采用个案管理的工作模式，为工伤职工提供政策咨询、残疾适应辅导、社区资源协调、家庭康复指导等一系列服务。个案管理为工伤职工提供从入院治疗直至回归工作岗位或日常生活的全过程服务。所有服务及措施须符合工伤职工个性化的康复需求，包括沟通协调工伤职工与相关利益者的关系、发现和利用现有资源、探索不同重返工作的机会或选择等。

1. 工伤社会康复的目标

工伤社会康复的核心目标在于帮助工伤职工重新融入社会，并积极参与社会生活。

第一篇
工伤康复基础理论与政策管理

因此，在工伤职工全面康复领域中，工伤社会康复是一个非常重要的内容。其目的不仅在于尽可能减轻残疾造成的负面影响，更在于帮助工伤职工充分参与社会生活，确保他们获得平等的权利、尊严和资格。

现代医学从传统的生物医学模式向"生物-心理-社会"模式转变，使人们意识到大量社会学所研究的社会问题，往往与疾病、伤残有着密切联系。工伤社会康复运用社会学的理论和方法研究工伤职工的康复问题，是康复医学与社会学交叉的学科，并与医学伦理学、社会医学、社会心理学、医学社会学等密切相关。其主要目的是通过采取一系列措施，减轻残疾造成的后果，尽量提高工伤职工的活动功能，改善其生活自理能力，帮助其充分参与社会生活，使其权利、尊严和资格最终与健全人在事实上平等。工伤社会康复的措施，有些是针对工伤职工本人的，有些则是社会整体性的，如制定法律法规、建设无障碍环境、营造和谐社会环境等。

2. 工伤社会康复的基本内容

在工伤康复领域内，工伤社会康复具有特殊重要的意义，它不仅关乎工伤职工康复权益的保护，还致力于营造一个和谐的社会环境，以帮助工伤职工重返工作岗位并重新参与社会生活。工伤社会康复的基本内容包括以下8个方面：

（1）推动制定政策法规

协助政府部门建立和完善工伤康复的政策法规体系，制定科学、合理的工伤康复相关管理制度，以保护工伤职工的合法康复权益，使其享有同健全人一样的社会物质生活条件、文化成果和工作机会。

（2）保障基本生存权利

全力保障工伤职工的基本生存权利，确保他们在住房、食物、家庭照顾等方面得到公平的待遇，有适合其生存的必需条件。

（3）促进个人发展与社会融入

为工伤职工自身的发展提供帮助，使其有接受教育和培训的机会，提高他们的生活自理能力、就业竞争力和参与社会的能力。

（4）促进无障碍环境建设

消除社会和家庭中的物理障碍，协助政府部门推进工伤职工无障碍环境的设计和改造。同时，对工伤职工的工作环境及工具进行个性化改造，以帮助工伤职工回归工作岗位。

(5) 营造包容性社会环境

帮助消除社会对工伤职工的歧视和偏见,营造和谐的社会环境,鼓励伤残职工自强不息,增加他们面对生活的勇气和适应能力,激励他们通过自身努力改善生活质量。

(6) 促进社交与娱乐活动参与

组织工伤职工与健全人共同参加社会文化、体育和娱乐活动,支持工伤职工自发组织的社团活动,提高其参与社会的勇气和能力。

(7) 实施个性化社会康复服务

为工伤职工建立详细的社会康复档案,深入了解工伤职工社会康复的需求和面临的困难,帮助工伤职工解决各种社会问题,使他们能够重新参与并融入社会生活。

(8) 保障政治权利

鼓励和促进工伤职工参与社会的政治生活,确保他们的政治权利得到充分保障。

3. 工伤社会康复的工作方法

工伤社会康复的实现需要依赖于社会工作者的努力,在康复机构和社区中,工伤社会康复工作是采取社会工作的方法开展的,具体的方法包括以下 5 种:

(1) 个案工作

个案工作是针对案主的心理和社会需求,通过一对一的个性化服务来满足这些需求。一个完整的个案工作流程包括入院前评估、住院期间持续支持、离院后跟进计划,社会工作者一般采用的具体方法有支持和鼓励、情绪疏导、澄清观念、改变行为、改善环境、提供意见和咨询等。

(2) 个案管理

个案管理是指针对案主在全面康复过程中的整体需求,制订全面的康复服务计划。社会工作者需要整合与协调与案主有关的所有资源,如医疗康复团队中的医护人员、家庭成员、工作单位、社区资源等,从而帮助案主全面康复。

在康复团队中,个案管理可以协调和整合医院内多元化的医疗康复服务,确保团队成员保持目标一致,为案主提供从医院医疗服务到社区回归之间的无缝衔接、相互配合、有计划且连续的康复服务。同时,个案管理还负责协调和处理与医疗服务质量相关的投诉,并对医院医疗服务质量的持续改善提供资料和意见。

（3）小组工作

小组工作是一种专门的社会工作方法，通过社会工作者与小组成员的互动与协作，旨在帮助参加小组的个人实现行为的改变、社会功能的恢复与发展，并共同达到小组设定的目标，从而进一步促进个人、社区与社会的发展。常见的小组类型有治疗性小组、病患照顾者小组、互助成长小组、义工小组以及病患自助小组等。

（4）社区工作

社区工作是以社区为基础开展的社会工作，主要目标是协助工伤职工出院后尽快回归社区生活。

（5）信息工作

社会工作者应协助医疗康复机构编制甚至出版有关残疾的宣传资料，致力于普及和推广康复知识、健康生活理念与疾病预防资讯。

五、工伤康复的重要意义和作用

1. 工伤康复是工伤职工回归社会、实现人的全面发展的需要

工伤康复的服务对象是工伤职工这一特殊困难群体，发展工伤康复事业的目标是坚持以工伤职工为中心，营造和谐的社会环境，帮助工伤职工能够重新回归社会，实现全面发展。工伤事故不仅让工伤职工在身心上受到了损害，部分或全部丧失劳动能力，也导致他们失去了经济来源，陷入了家庭经济困难，甚至失去了对未来生活的信心。工伤康复综合运用医疗、心理、社会等多种措施，旨在最大限度地恢复和提高工伤职工的身体功能，特别是职业劳动能力，从而为他们消除重返社会的障碍，最终帮助他们重返工作岗位，再次以社会财富创造者的平等身份，体面地参与劳动工作，有尊严和自信地参与社会生活。如果忽视工伤康复，很多工伤职工将会长期处于残疾状态，成为家庭和社会的负担，难以融入社会，更无法重回就业岗位。因此，工伤康复是促使工伤职工重新融入社会，获得全面发展的必然要求。

2. 工伤康复是落实《工伤保险条例》，保障工伤职工基本权益的重要举措

2004年1月1日开始施行的《工伤保险条例》，明确规定了工伤保险工作的目标之一是"促进工伤预防和职业康复"，并对用于工伤康复治疗的费用以及假肢、矫形器等康复辅助器具的装配费用作出了原则性规定。

工伤康复成为法律赋予工伤保险工作的重要职能之一。开展工伤康复工作成为各级政府工伤保险行政部门法定工作职责和任务，工伤康复也成为工伤职工享受工伤保险待遇的重要内容和基本权益。自从开展工伤康复工作以来，全国范围内确定了数百家工伤康复协议机构，每年为数以万计的工伤职工提供工伤康复治疗，其中不少工伤职工重新回到了工作岗位。工伤康复得到了工伤职工和社会各方面的好评。

3. 工伤康复是降低工伤伤害损失，合理控制工伤保险基金支出的有效途径

工伤康复开展后能显著预防工伤职工残疾和各种并发症、后遗症的发生和发展，从而减少和避免他们的后续治疗需求，直接降低治疗费用。同时，工伤康复能提高工伤职工的生活自理能力，降低伤残等级，进而减少后期工伤补偿的支出，从整体上优化工伤保险基金的使用效率。更重要的是，在医疗康复的基础上开展职业康复，最大限度地恢复工伤职工的职业劳动能力，有利于降低因工伤造成的人力资源流失和劳动力减员，其所产生的社会经济价值是显而易见的。

4. 工伤康复是实现"健康中国"战略，推动健康公平的必然要求

在迈向"健康中国"目标的征途中，工伤康复不仅是保障劳动者权益的重要一环，更是实现全民健康覆盖、促进健康公平不可或缺的一部分。随着社会经济的快速发展和工业化、城镇化进程的加速推进，劳动者在生产活动中面临的风险和挑战日益增多，工伤事故和职业病的发生率也随之上升。因此，建立健全工伤康复体系，对维护社会稳定、促进经济可持续发展、提升人民群众的幸福感与获得感具有重要而深远的意义。

"健康中国"战略作为国家发展的重大战略部署，旨在全面提升国民健康水平，实现人人享有基本医疗卫生服务的目标。在这一背景下，工伤康复作为连接工伤职工医疗救治与重返社会的重要桥梁，其重要性不言而喻。它不仅关注工伤职工身体的康复，更注重心理、社会功能的全面恢复，帮助工伤职工重新融入社会，恢复工作能力和重拾生活信心，从而减轻其家庭负担，促进社会和谐稳定。

健康公平，意味着每个人都不受其社会经济地位、性别、年龄等因素的限制，都能够平等地获得高质量的健康服务和资源，从而充分享受健康带来的福祉。工伤康复体系的不断完善，正是推动健康公平这一理念落地的具体实践。通过为工伤职工提供及时、专业、全面的康复服务，可以有效缩小因工伤事故导致的健康差距，防止因病致贫、因病返贫现象的发生。同时，工伤康复还注重预防与康复并重，通过加强职业健康教育、实施有效的工伤预防措施等手段，从源头上降低工伤事故和职业病的发生率，全方位保障劳动者的健康权益，进一步促进健康公平的实现。

综上所述，从单纯经济补偿模式向集工伤预防、工伤康复与经济补偿于一体的综合保障模式转变，是现代工伤保险制度的显著特征，这不仅是社会保险制度给予工伤职工最高层次的保障，也是社会文明和进步的重要标志。我国必须大力发展工伤康复事业，全力构建工伤预防、工伤补偿、工伤康复三位一体的现代工伤保险制度体系。

第二章 我国工伤康复制度建设和发展概况

第一节 我国工伤康复制度建立的历程

一、劳动保险制度的建立和实施

1951年，中央人民政府政务院颁布了《劳动保险条例》，这是我国第一部涵盖了养老、工伤、工亡职工遗属等保险项目在内的全国性统一法规，标志着社会保障制度在我国开始实施。

《劳动保险条例》明确规定，职工在因工受到伤害后，可以享受一定的工伤待遇，包括工伤医疗待遇、伤残待遇和工亡待遇等。其中，工伤医疗待遇不仅包括医疗费用，还包括住院膳食费、就医路费，并确保医疗期间工资照发；伤残待遇按照职工完全或部分丧失劳动能力的情况，基于原工资标准按不同比例分别给予相应补偿；工亡待遇则包括丧葬费和供养亲属抚恤费，为工亡职工家庭提供经济支持。此外，该条例还首次明确了将康复疗养的费用及安装义肢、义眼等康复辅助器具的费用纳入工伤保障范畴，并确定了收入保障与就业保障相结合的原则。同时，该条例还规定中华全国总工会、地方工会可以举办工伤职工疗养所、残废院等，这些规定对保护工伤职工的健康、减轻其生活中的困难起到了积极作用，使职工的劳动权益依法有了保障。

综上所述，《劳动保险条例》中规定的待遇项目和待遇结构已基本构成了我国现行工伤保险待遇的主体内容和基本框架，为工伤保险制度的形成和建立提供了坚实基础。

《劳动保险条例》在"文化大革命"期间受到一定影响，其中就有劳动保险基金的废止，由此导致工伤费用在企业间的调剂机制也不复存在，进而削弱了我国工伤保障机制原有的社会性和互济性功能。在此情况下，工伤职工的相关待遇全部由企业独自负担，企业的工伤风险集中且难以分散，抵御风险的能力降低。

1987年，我国正式加入国际劳工组织《残疾人职业康复和就业公约》（第159号）。1994年7月5日，第八届全国人民代表大会常务委员会第八次会议通过了《中华人民共和国劳动法》（以下简称《劳动法》）。这一里程碑式的立法举措，极大提升了我国劳动关系以及与之密切联系的社会保险关系的法律地位，加强了对用人单位和劳动者双方权利义务的管理，进一步完善了劳动者权利的立法保障体系。直到2011年《中华人民共和国社会保险法》（以下简称《社会保险法》）实施前，《劳动法》中关于社会保险的条款一直都是指导我国社会保险制度改革发展的主要法律遵循。《劳动法》中规定用人单位和劳动者必须依法参加社会保险，按时足额缴纳社会保险费，并详细列举了劳动者在退休、患病或非因工负伤、因工伤残或者患职业病、失业、生育5种情形下可以享受的社会保险待遇。这些规定为工伤康复政策的制定与实施打下了必要基础。

二、探索建立新型工伤保险制度

根据《劳动法》有关劳动者工伤和罹患职业病保障的规定，原劳动部在总结各地试点经验并借鉴国际通行做法的基础上，于1996年8月颁布了《企业职工工伤保险试行办法》，该办法首次提出将工伤预防、工伤康复和工伤补偿作为工伤保险的三大核心任务，明确了工伤保险制度体系发展的方向。

《企业职工工伤保险试行办法》作为《劳动法》实施的重要配套措施，确定了全国企业工伤保险制度的基本框架和主要政策，极大推动了工伤保险模式由企业各自承担风险向社会统筹转变，有效保障了遭受职业伤害职工的合法权益，并显著分散了企业的经济风险。该办法规定，各地应当根据本地区社会经济条件，逐步发展职业康复事业，帮助因工致残职工从事适合其身体状况的劳动。发展职业康复事业应当充分利用现有条件，可以与有关医院、疗养院联合举办，也可以建立康复中心。1996年3月，国家技术监督局颁布了《职工工伤与职业病致残程度鉴定》（GB/T 16180—1996）。在此背景下，广州市、南昌市积极响应，分别建立了康复中心。其中，广州市更是率先创造条件，开展了一系列工伤康复工作的探索与实践，为全国范围内推进工伤康复试点工作积累了有益经验。

为适应我国市场经济体制的发展和工业化进程的推进，在充分吸收《企业职工工伤保险试行办法》中经过实践证明行之有效内容的基础上，根据新情况、新需求，2003年4月16日，国务院第5次常务会议讨论通过了《工伤保险条例》，于4月27日颁布，自2004年1月1日起施行，标志着我国工伤保险制度建设进入了一个新的发展阶段。该条例明确规定，"促进职业康复"是工伤保险的主要任务之一。

2010年10月28日，第十一届全国人民代表大会常务委员会第十七次会议通过了《社会保险法》，自2011年7月1日起施行。这是中华人民共和国成立以来，社会保险制度首次由最高立法机构制定的专项法律。《社会保险法》对工伤保险作了专章规定，在吸收《工伤保险条例》中的基本规范和主要政策标准的同时，也增加了一些新条款，特别在法律条文中明确了康复费用的支出项目，为开展工伤康复工作提供了坚实的法定经费保障。

按照《社会保险法》的相关要求，《工伤保险条例》在其实施7年后进行了重要修订，并于2010年12月20日公布，自2011年1月1日起施行。此次修订对原行政法规和政策进行了全面更新和规范，不仅进一步扩大了制度覆盖范围，还完善了相关规则，统一和提高了待遇标准。尤为重要的是，修订后的《工伤保险条例》明确了建立工伤预防、工伤补偿、工伤康复三位一体的制度体系，由此工伤康复制度建设也迈入了一个新的发展阶段，相关工作也取得了显著进展。

第二节　我国现行工伤康复法律法规与标准

一、工伤康复的主要法律法规

《社会保险法》是中国特色社会主义法律体系中具有支架作用的重要法律，旨在保障和改善民生。该法的颁布实施，对于构建覆盖城乡居民的社会保障体系、更好地维护公民参加社会保险和享受社会保险待遇的合法权益、确保公民共享发展成果，以及推动社会主义和谐社会建设，均具有十分重要的意义。《社会保险法》是开展工伤康复工作的最高法律依据，其中的第三十八条明确规定，因工伤发生的治疗工伤的医疗费用和康复费用，按照国家规定从工伤保险基金中支付。

第一篇
工伤康复基础理论与政策管理

《工伤保险条例》则是《社会保险法》的配套法规,是开展工伤康复工作的根本遵循。在《劳动保险条例》和《企业职工工伤保险试行办法》的基础上,《工伤保险条例》进一步明确了建立工伤预防、工伤补偿和工伤康复相结合的工伤保险制度体系的总要求。其中第一条就明确规定,为了保障因工作遭受事故伤害或者患职业病的职工获得医疗救治和经济补偿,促进工伤预防和职业康复,分散用人单位的工伤风险,制定本条例。

此外,工伤职工作为残疾人中的特殊群体,《中华人民共和国残疾人保障法》和《残疾预防和残疾人康复条例》中的相关规定也适用于工伤职工,这两部法律法规对做好工伤康复工作同样具有重要的指导意义。

二、工伤康复的重要政策

我国工伤康复工作始于试点阶段,国家层面主要出台了三个关键性指导意见,有力推动了工伤康复工作的发展。2007年,劳动和社会保障部印发了《关于加强工伤康复试点工作指导意见的通知》,提出初步形成以医疗康复为基础、职业康复为核心,旨在促进工伤职工回归社会与工作岗位的、具有中国特色的工伤康复制度框架。2013年,人力资源社会保障部在前期工伤康复试点工作取得进展的基础上,又印发了《关于进一步做好工伤康复试点工作指导意见》,提出了深入开展工伤康复试点工作的思路和要求。

2023年,人力资源社会保障部会同民政部、国家卫生健康委等7部门印发了《关于推进工伤康复事业高质量发展的指导意见》,明确了工伤康复新的功能定位、发展目标和具体措施,对进一步推动完善适应我国国情的工伤康复制度体系具有重大意义和实践价值。该意见提出,工伤康复是工伤保险制度的重要组成部分,对促进工伤职工回归社会、重返工作岗位、实现有尊严的生活具有重要意义,要切实推动工伤预防、工伤补偿、工伤康复三位一体的工伤保险制度建设,探索建立适合我国国情的工伤康复制度体系。

三、工伤康复服务标准规范建设

在工伤康复服务标准规范方面,2008年3月,劳动和社会保障部制定并颁布了《工伤康复诊疗规范(试行)》和《工伤康复服务项目(试行)》。2013年,人力资源社会保障部对两个试行标准进行了修订,并重新印发了《工伤康复服务项目(试行)》

和《工伤康复服务规范（试行）》，其中工伤康复服务项目共236项，具体分为医疗康复类190项和职业社会康复类46项。这两个标准是工伤职工依法享受工伤康复待遇的重要依据，也是工伤康复协议机构开展工伤康复服务的标准化指南和操作规程。

在职业康复方面，2014年，人力资源社会保障部印发了《工伤保险职业康复操作规范（试行）》，明确了职业康复的常用术语、开展职业康复的服务机构基本要求、服务程序指引、服务项目操作规范以及文档管理要求。为工伤保险管理机构和工伤康复协议机构开展职业康复管理和服务工作提供了重要参与依据。

在工伤康复辅助器具配置方面，2012年，人力资源社会保障部印发了《工伤保险辅助器具配置目录》；2016年，人力资源社会保障部、民政部、国家卫生计生委联合印发了《工伤保险辅助器具配置管理办法》，确定了工伤保险辅助器具配置目录的范围，进一步规范了工伤保险辅助器具配置管理流程。

在工伤康复协议机构管理方面，2007年，劳动和社会保障部在印发的《关于加强工伤康复试点工作指导意见的通知》中明确了工伤康复协议机构的基本条件。

第三节 我国工伤康复制度发展现状和展望

我国一直把工伤康复作为工伤保险事业的重要工作内容之一。1996年，《企业职工工伤保险试行办法》第一条明确规定，为了保障劳动者在工作中遭受事故和患职业病后获得医疗救治、经济补偿和职业康复的权利，分散工伤风险，促进工伤预防，根据《劳动法》制定本办法。然而，由于受到当时国内康复技术相对滞后和工伤保险基金保障能力不足等因素的制约，工伤康复事业发展较为缓慢。2004年以来，随着《工伤保险条例》的颁布实施，工伤康复事业取得了长足进步。

一、制度建设和标准制定情况

《工伤保险条例》第一条即开宗明义，明确阐述了条例的制定宗旨，即旨在保障因工作遭受事故伤害或者罹患职业病的职工能够获得及时的医疗救治和经济补偿，促进工伤预防和职业康复工作的有效开展。第三十条进一步明确，工伤职工到签订服务协议的医疗机构进行工伤康复的费用，符合规定的，从工伤保险基金支付。2006年，

第一篇
工伤康复基础理论与政策管理

《劳动和社会保障事业发展"十一五"规划纲要》中明确，进一步完善工伤保险政策和标准体系，积极探索工伤补偿与工伤预防、工伤康复相结合的有效途径，逐步建立适合我国国情的工伤康复制度。为积极响应《工伤保险条例》的规定和《劳动和社会保障事业"十一五"规划纲要》的任务部署，2007年，劳动和社会保障部印发了《关于加强工伤康复试点工作指导意见的通知》，在部分地市启动了工伤康复试点工作。为了更有效指导试点地区依法规范开展工伤康复工作，2008年，劳动和社会保障部结合试点工作的实际进展，在充分总结前期试点地区工作经验的基础上，制定了《工伤康复服务项目（试行）》和《工伤康复诊疗规范（试行）》两个标准。

2010年10月，我国颁布了《社会保险法》，第三十八条明确规定，因工伤发生的治疗工伤的医疗费用和康复费用，按照国家规定从工伤保险基金中支付。2010年12月，《工伤保险条例》修订颁布。2012年，《社会保障"十二五"规划纲要》提出，要充分利用现有医疗和康复资源，加强国家级和区域性工伤康复平台为示范引导，以地区级康复平台为基础，以购买服务为主要形式，以促进工伤职工职业康复为主要目标，共同促进全国以职业康复为核心的工伤康复体系建设。2012年8月，人力资源社会保障部首次印发了《工伤保险辅助器具配置目录》。为切实贯彻上述工伤保险法律法规规定及规划纲要的要求，2013年，在全面总结前期试点工作经验的基础上，人力资源社会保障部又印发了《关于进一步做好工伤康复试点工作的指导意见》，提出了开展工伤康复试点工作的基本思路。2013年，人力资源社会保障部为指导各地更加科学规范地开展工伤康复试点工作，对2008年颁布的《工伤康复服务项目（试行）》和《工伤康复服务规范（试行）》进行了修订，并于2014年印发了《工伤保险职业康复操作规范（试行）》，为各地开展试点工作提供了技术支撑。

按照《社会保障"十二五"规划纲要》中关于构建国家级、区域性和地区级工伤康复机构相互衔接、优势互补的工伤康复服务体系建设思路，2015年，人力资源社会保障部在2009年已将广东省工伤康复中心确定为"全国工伤康复综合基地"的基础上，经地方申报和专家评审，又进一步确定了首都医科大学附属北京康复医院、上海市养志康复医院（上海市阳光康复中心）、重庆西南医院和广东省工伤康复医院（广东省工伤康复中心）等为第一批区域性工伤康复示范平台。2016年2月，人力资源社会保障部、民政部、国家卫生计生委印发了《工伤保险辅助器具配置管理办法》，进一步规范工伤保险辅助器具配置管理工作。

上述一系列关于工伤康复的政策、技术规范及管理规范的出台,为全面、平稳、有序开展工伤康复试点工作提供了有力支持。

二、主要成效和面临的问题

1. 主要成效

(1) 逐步形成高效工作机制

依据工伤保险法律法规,在明确工伤康复试点政策的基础上,通过不断探索,逐步形成了较为高效的工伤康复工作机制。2007年和2013年,劳动和社会保障部、人力资源社会保障部[①]分别发布了关于做好工伤康复试点工作的指导意见,各地积极响应,不断推进试点工作,逐步构建起以试点起步,涵盖工伤康复机构准入考核、协议服务管理、工伤康复早期介入等制度在内的体系,部分地区还探索开展了"先康复、后评残"的新型工作机制等。

(2) 研究制定了工伤康复相关技术标准

为规范工伤康复服务行为,确保工伤康复工作的科学性和有效性,研究制定了工伤康复相关技术标准。2008年和2013年,劳动和社会保障部、人力资源社会保障部结合工伤康复试点工作推进,先后颁布并适时修订了《工伤康复服务项目(试行)》和《工伤康复服务规范(试行)》;2012年,人力资源社会保障部印发了《工伤保险辅助器具目录》;2014年,印发了《工伤保险职业康复操作规范(试行)》。上述标准的颁布实施,为科学规范开展工伤康复试点工作提供了技术支撑。

(3) 形成了服务体系

充分利用各类工伤康复资源,积极搭建工伤康复服务平台,初步形成了不同层级和辐射功能的工伤康复服务体系。工伤康复协议机构是开展工伤康复试点工作的重要载体,选择符合条件的工伤康复机构,是开展工伤康复试点工作的基础。工伤康复试点工作启动以来,各地积极将符合条件的康复机构纳入试点范围。截至2024年年底,全国范围内已确定工伤康复综合基地1个,区域性工伤康复示范平台4个,各地工伤

---

① 2008年,根据《国务院机构改革方案》,组建人力资源社会保障部。将人事部、劳动和社会保障部的职责整合划入人力资源社会保障部,不再保留人事部、劳动和社会保障部。

第一篇
工伤康复基础理论与政策管理

康复协议机构达到约 2 000 家。

(4) 多措并举加强工伤康复工作管理，相关工作取得积极成效

在国家层面，为加强工伤康复工作的管理，人力资源社会保障部成立工伤康复专家咨询委员会，专注于工伤康复制度标准、康复效果评估评价体系的完善与业务指导，同时负责对工伤劳动者的康复价值进行评定，并定期协助工伤康复管理部门对工伤康复机构的工作定期进行检查指导。在地方层面，大部分省区市先后出台了有关工伤康复管理的规范性文件，明确了工伤康复试点工作的运行管理机制、工伤职工接受康复的程序、协议康复机构的监督管理、康复费用的结算等细节。各地结合本地实际，对人力资源社会保障部印发的相关标准进行了细化，将工伤保险有关规定融入管理规范中。各地在探索中逐步建立工伤康复机构准入考核制度、协议服务管理制度、工伤康复早期介入制度、康复效果评估制度、康复费用结算管理制度等一系列管理制度；通过把握工伤认定和劳动能力鉴定两个环节，实施"双通道"管理办法，及时进行康复干预。一些地区还建立了工伤康复效果的初次、中期、末期评价制度，由工伤康复专家委员会或劳动能力鉴定委员会进行最终康复效果评价，有力推进了工伤康复试点工作开展。

(5) 工伤康复特别是职业康复工作成效逐步显现，工伤劳动者的幸福感、获得感显著增强

为促进工伤职工重返工作岗位，各地积极开展了一些职业康复方面的实践探索，如广东省、江苏省、黑龙江省、湖南省、上海市、安徽省等地均取得了宝贵经验。以广东省工伤康复中心为例，其职业康复模式主要以工作强化训练、技能再培训、社会心理辅导及工作安置协调为特色，初步形成较为完善的职业康复服务体系，为探索适合我国国情的工伤保险职业康复模式积累了有益经验。

随着工伤康复工作的持续推进，越来越多的工伤职工享受到了有效的康复服务，他们的生理机能、生活自理能力和心理状态均得到了明显改善。有关数据显示，经职业康复后3~6个月的工伤职工，其成功就业率为72.5%~76.3%。在苏州市和南京市，超过98%的工伤职工经工伤康复后被评定为康复有效，约86%的工伤职工康复后伤残等级下降一级。青岛市工伤康复中心综合分析显示，该中心的骨科和脊髓损伤康复有效率均达到100%，脑外伤康复有效率也高达90%。众多的数据和事实证明，工伤康

复不仅让工伤职工获得了身体上的康复，更改善了他们悲观消极的心理状态，帮助他们重建了积极乐观的健康心态，使他们能够更有尊严地生活。

2. 面临的主要问题

尽管工伤康复工作自试点启动以来，在政策和标准的制定、管理强化以及切实为工伤职工提供康复服务等方面都取得了一定成效，但与全面建设工伤预防、工伤补偿、工伤康复三位一体的制度体系目标要求相比，仍存在一些问题和不足，有待在未来的工作推进中逐步解决，具体体现为以下4个方面。

（1）对工伤康复工作的总体重视程度以及工伤职工对工伤康复重要性的认知水平均有待提高

近年来，尽管各级工伤保险行政部门和经办机构对工伤康复工作有所投入，但统计数据显示，全国工伤康复费用支出和享受工伤康复待遇人次均呈现逐年波动下降的趋势。这表明，工伤康复在工伤保险三位一体制度体系建设中仍处于短板位置，需要进一步加大支持力度。同时，部分工伤职工受追求更高工伤保险待遇观念的影响，对工伤康复的重要性认识不足，未能充分理解工伤康复对于促进工伤职工重返工作岗位、重新融入社会的现实意义和长远意义。因此，深化"先康复后鉴定"理念的宣传，提升工伤职工对工伤康复重要性的认知，是当前亟须解决的问题。

（2）工伤康复体系中各环节发展存在不平衡现象

这方面突出表现为，大部分地区工伤康复工作仍以医疗康复为主，职业康复和社会康复进展则相对缓慢，特别是能较好体现工伤保险制度特点的职业康复，仅在少数几个省市进行了探索性试点，相较于医疗康复发展明显滞后。在开展职业康复过程中，关于工伤职工就业和技能培训的政策规定有待进一步细化，对鼓励用人单位吸纳工伤职工就业的扶持政策需进一步明确。此外，与残联、民政等部门协同推动工伤职工就业与培训的具体措施和实施细则还有待加快制定。

（3）现行工伤康复的相关技术标准和规范已不能满足新形势下工伤康复事业快速发展的需要

经过多年试行的工伤康复服务项目、服务规范以及职业康复操作规范等技术标准，需根据工伤保险事业的新形势、新要求进一步修订完善。同时，与职业康复、社会康复等相关的技术标准和支付标准也应加快健全完善。

(4) 工伤康复的服务能力和服务水平有待进一步提高

这方面主要表现在：一是工伤康复协议机构的准入条件尚需进一步完善，退出机制不够健全，机构布局有待进一步优化；二是针对协议机构开展的工伤康复效果评估工作机制和评估办法尚待进一步健全完善；三是适应新形势下工伤康复事业发展需要的康复技术和管理专业人才储备不足、知识更新步伐有待加快。

三、未来发展目标

我国的工伤康复工作在经历了多年的试点和探索实践后，下一步应在总结实践经验的基础上，进一步完善制度和管理办法，以推动工伤康复事业更好更快发展。为此，人力资源社会保障部联合民政部、国家卫生健康委、退役军人事务部、国家医疗保障局、国家中医药管理局、中国残疾人联合会，于2023年8月印发了《关于推进工伤康复事业高质量发展的指导意见》，明确了未来五年工作目标：到2027年实现工伤康复制度体系更加健全，职业康复稳步推进，管理服务更加精准，社会康复加快拓展，工伤职工享有公共服务水平大幅提升，康复成效显著提高，重返工作岗位和融入社会能力明显增强。具体而言，要做好以下5个方面的工作。

1. 健全工伤康复制度和标准

（1）完善工伤康复管理制度

国家层面要及时修订相应的目录和规范，各地要研究制定与本地区经济发展水平和工伤保险制度建设相适应的工伤康复管理办法，完善相应政策和标准，明确相关工作程序，建立康复效果评估机制。

（2）加强门诊和社区医疗康复

将工伤康复协议管理由住院康复向门诊和社区康复延伸，将符合规定的门诊和社区康复费用纳入工伤保险基金支付范围。鼓励有条件的地区探索居家康复管理服务模式。

（3）加快推进职业康复

完善职业康复政策法规，强化行业规范和成效评估。探索建立工伤康复与就业促进等政策和管理服务衔接协同机制。国家适时开展职业康复协同就业、职业技能培训、残疾人康复政策，以及管理服务衔接、共享的试点工作。

（4）积极拓展社会康复服务

探索通过社会工作方式，促进完善工伤职工心理社会适应、社区生活独立等康复服务保障。有条件的地区可探索建立购买社会康复服务机制，统筹各级各类社会资源助力工伤职工重返社会和工作岗位。

2. 完善工伤康复工作机制

（1）建立健全工伤康复早期介入机制

各地人力资源社会保障部门要会同卫生健康、中医药管理、民政、残联等部门根据当地实际，建立工伤康复早期介入机制。推动工伤康复与医疗救治有序衔接，各环节管理服务相互促进。工伤康复协议机构要建立工伤康复早期介入标准和流程，针对工伤职工不同伤情特点进行康复价值评估，制定个性化康复治疗方案。不具备工伤康复早期介入能力的相关机构可依托具备相应能力的机构提供支持。有条件的地区可以积极探索工伤医疗救治和工伤康复一体化管理服务。

（2）逐步建立"先康复后鉴定"工作机制

完善工伤康复申请和实施劳动能力鉴定的衔接机制，探索制定与劳动能力鉴定标准相衔接的工伤康复效果综合评估标准。对经确认有康复价值的工伤职工，要引导其进行相应的工伤康复并通过康复效果评估后进行劳动能力鉴定。有条件的可结合实际选择不少于两种适宜伤情开展"先康复后鉴定"工作。

3. 创新工伤康复扶持政策

（1）完善工伤康复政策

《工伤康复服务项目（试行）》覆盖住院和门诊治疗以及工伤康复全程。工伤保险协议医疗机构和工伤康复协议机构为工伤职工实施《工伤康复服务项目（试行）》内的康复项目，所发生费用按规定纳入工伤保险基金支付范围。各地应积极将符合条件的中医治疗类康复项目纳入本地工伤康复服务项目范围。工伤康复项目与医疗服务价格项目重合的，可以相关部门制定的政府指导价作为费用保障标准的依据。工伤康复项目属于非医疗事项的，或属于医疗事项但相关部门未制定政府指导价的，由各地人力资源社会保障部门会同有关部门，结合当地实际做好费用保障标准的制定、调整和优化工作。

（2）推动工伤康复和就业促进深度融合

与用人单位解除或者终止劳动关系的伤残职工，有就业意愿并登记失业的，符合就业困难人员条件的，各地可按规定认定为就业困难人员，纳入就业援助范围，落实相应的就业服务和扶持政策。建立工伤康复人员信息库，对有劳动能力和就业意愿的，提供就业服务和职业技能培训服务。

(3) 推进工伤职工享受残疾人服务待遇

推动符合条件的工伤职工按规定办理残疾人证，按规定享受残疾人优惠扶持政策。要建立或建设惠及当地所有残疾人的康复、职业技能培训和就业促进等服务和设施，符合条件的工伤职工可凭残疾人证按规定享受相关服务。

4. 加强工伤康复精细化管理

(1) 合理利用工伤康复服务资源

按照"工伤康复相对集中"的原则，统筹工伤康复服务资源和工伤康复需求，合理布局工伤康复协议机构，逐步形成衔接顺畅、功能互补的工伤康复服务体系。鼓励积极拓展工伤康复服务，可以将符合条件的各级工会所辖的"工人疗养院"、退役军人事务部门管理的"优抚医院"、依托乡镇卫生院或社区卫生服务中心等建设的尘肺病康复站（点）、残疾人康复服务机构按规定纳入工伤康复协议机构范围。

(2) 完善工伤康复协议机构管理

细化协议签订内容，加大对工伤康复协议机构指导和培训力度，加强对工伤康复协议机构的监管，建立日常检查和定期考核相结合的监管机制。定期组织相关部门和专家对辖区内工伤康复协议机构开展康复服务质量考核评估，有条件的地方也可探索建立第三方参与的联合考核评估机制，加强考核评估结果运用。建立协议退出机制，推动协议管理与康复服务质量、费用结算、协议机构退出等关联管理。

(3) 加强工伤康复费用监督管理

探索实施按项目、按病种等多种支付方式并存的复合支付方式，鼓励探索按床日、按人头计费的新方式，建立结余留用、超支合理分担的激励约束机制。探索建立覆盖工伤康复全程的质量控制机制以及以职业回归和社会回归为导向的评估机制。探索对工伤康复费用开展智能实时监控，利用信息化手段对工伤康复费用开展全程监控和智能审核。促进工伤康复协议机构行业行为规范和行业自律，探索引入行业协会和学会协同提升监管能力。

(4) 组建工伤康复专业队伍

建立国家级工伤康复专家库，参与完善工伤康复制度建设和政策研究，协助制定全国工伤康复技术规范和相关标准。支持各地根据实际建立本地工伤康复专家库，协助推进本地区工伤康复相关工作。鼓励有条件的地方配备专职或者兼职的工伤康复专管员，参与工伤康复流程管理，提供"全链条"辅助服务。

5. 提升工伤康复服务水平

（1）优化工伤康复供给侧服务

进一步发挥工伤康复示范平台引领作用，完善相应管理办法。总结评估区域性工伤康复示范平台开展成效，建立全国工伤康复重点城市联系制度。各地要充分发挥区域性工伤康复示范平台和工伤康复重点联系城市"龙头"作用，形成分级示范带动效应。有条件的地方可以依托本地具备实施康复条件的医疗机构、康复机构、康复辅助器具配置机构、培训和就业指导机构等，组建"工伤康复联合体"，建立联动协同机制，促进提升工伤康复服务质量和优化服务流程。

（2）畅通工伤康复服务绿色通道

各地要深入贯彻落实"放管服"政策要求，探索建立工伤认定和工伤康复申请联动机制，完善工伤康复申请、康复价值确认、康复效果评估等程序衔接；明晰工作流程，精简证明材料，加强主动服务，便捷办事程序；加快推动经办服务模式转型升级，推行网上办事，普及掌上服务，提升服务效率。

（3）积极推进工伤康复管理服务数字化转型

各地要将工伤康复纳入省级社会保险信息系统建设规划设计，推动工伤康复数字化与管理服务深度融合，全面实现工伤康复费用持社会保障卡（含电子社保卡）联网直接结算。鼓励各地基于大数据、人工智能、云计算等技术手段，优化整合康复教育、医疗科技、业务培训等资源，切实提升服务成效。

第四节　我国工伤康复服务体系建设

《社会保障"十二五"规划纲要》将建设工伤康复示范平台列入社会保障重大项目，提出要充分利用现有医疗和康复资源，以国家级和区域性工伤康复平台为示范引导,以地区级工伤康复平台为基础,以购买服务为主要方式,以促进工伤职工职业康复为主要目标,研究逐步构建功能完备、分布合理的工伤康复新格局。

国家形成了"建立工伤康复服务网络,树立工伤康复服务示范性机构,构建'国家—区域—地区(社区)'工伤康复服务体系"的建设思路,旨在促进国内工伤康复的交流、加强科研活动以及普及先进康复技术。

一、工伤康复服务模式

2005年前后,部分地区已经开始探索并实践适合本地区社会经济特点的工伤康复发展道路。按照服务机构与社会保险管理部门之间的关系,这些实践可大致分为"直接管理"和"购买服务"两类模式。目前,全国大部分省市都选择了"购买服务"模式。

1. "直接管理"模式

"直接管理"模式是指社会保障部门下设工伤医疗康复机构,为工伤职工提供从受伤治疗到职业康复的全程康复服务。例如,广州市率先建立了工伤康复医院,江西省、海南省等地的社会保障部门也曾自主建立了工伤医疗与康复机构。在此模式下,社会保障部门直接管理工伤康复机构,确保工伤康复全过程的顺利进行,有利于早期康复的及时介入,并有效突出了职业康复特色。这一模式为探索工伤康复管理与服务规范、培养专业康复人才发挥了重要作用。然而,从长远和全局看,社会保障部门直接管理的工伤康复机构数量不宜过多。因此,必须进行科学的区域规划,在全国范围内选择康复基础扎实、工伤保险基金雄厚的中心城市,按地理大区建立有特色的大区工伤康复中心。同时,应加强区域合作交流,发挥大区工伤康复中心的康复资源优势和辐射作用,为周边地区的工伤职工提供高质量的特色康复服务。

2. "购买服务"模式

"购买服务"模式是指工伤保障部门与社会上的综合医院或其他专业的医疗康复机构签订服务协议,通过协议定点服务的方式,委托这些机构承担工伤职工的医疗康复服务,如山东省、河南省、天津市、黑龙江省、北京市、广东省等在地市一级推行的工伤康复协议管理。该模式已成为工伤康复的主要模式,其主要优势在于:

投资少，不增加政府直接投资负担，不需要社会保障部门出资建立专门的工伤康复医院，可节省大量资金；见效快，通过与现有的具备一定实力的医疗康复机构合作，并遵循相关规定的程序办理，可以迅速启动并推进职业康复工作；建立竞争机制，促进服务质量的不断提升。然而，该模式也存在一定的局限性，即由于医疗机构的服务内容主要侧重于医疗康复，因此在开展职业康复和社会康复方面会面临一定的挑战和困难。

二、工伤康复服务体系建设

根据国家对工伤康复工作的总体要求，工伤康复服务体系旨在建立一个国家级、区域性工伤康复示范机构和地区级（省市级）工伤康复服务机构之间相互衔接、优势互补的服务网络。

1. 工伤康复服务体系

（1）全国工伤康复综合基地

其建设目标是遵循"面向全国、辐射周边、国内领先、国际一流"的原则，将其打造成为一个集国家医疗康复和职业康复功能、康复人才培养、康复科研创新和工伤康复国际交流合作于一体的，具有国际先进水平的国家级大型综合性工伤康复示范中心。目前，这一重任由广东省工伤康复中心承担。广东省是全国最先探索开展工伤康复工作的省份，2001年，由广州市劳动和社会保障局创办的广州工伤康复中心挂牌成立。2005年12月，该中心移交给广东省劳动和社会保障厅，更名为广东省工伤康复中心。2004年11月，该中心被劳动和社会保障部确定为"工伤康复综合试点单位"，致力于实现"四个基地、一个家"的宏伟蓝图，即成为国家级的职业康复基地、康复科研基地、工伤康复人才培育基地、工伤康复国际交流基地以及工伤职工之家。目前，该中心不仅承担着广东省工伤职工的康复服务任务和省内外各地协议工伤康复机构转诊任务，还承担工伤康复相关政策和技术规范的探索与示范任务，为全国工伤康复工作的全面开展提供了宝贵经验积累、专业人才培养和技术支持。近年来，该中心在工伤康复制度模式创新、技术标准和业务规范制定、专业人才队伍建设等方面进行了积极探索，承担了《工伤康复协议机构准入标准》《工伤康复介入标准》《工伤康复服务规范》《工伤康复服务项目》《工伤保险职业

第一篇
工伤康复基础理论与政策管理

康复操作规范》等工伤康复规范性文件的编制工作，成为多所医学院校康复专业的实习基地，吸引了来自全国各地多所工伤康复协议机构的进修人员，并向湖南省、江苏省等地输出了先进的工伤康复技术和管理经验，有力推动了这些地区工伤康复事业的快速发展。其先进的技术实力和管理理念辐射全国，成为全国工伤康复的一面旗帜。

（2）区域性工伤康复示范平台

在省市普遍发展的基础上，根据区域规划进行精确布点，将开展工伤康复工作较为成熟、拥有较强人才和技术力量、具备区域特色且管理规范的中心城市省级康复机构建设发展成为区域性工伤康复中心，由社会保障部门集中优势资源，通过间接管理和引导，推动这些中心进一步发展成为现代化的专业工伤康复中心。同时，充分利用区域工伤康复中心的技术、人才和管理优势，进一步深入探索工伤康复技术标准和服务规范，为周边地区康复机构提供有力的技术支持、人才培养和示范服务。此外，加强区域合作交流，充分发挥大区工伤康复中心的资源优势和区域辐射作用，为更广泛的周边地区工伤职工提供特色康复服务。多年来，许多省市的社会保障部门在开展工伤康复试点工作中进行了积极的尝试，积累了丰富的有益经验，部分机构已初步具备了区域性工伤康复中心的雏形。区域性工伤康复机构的功能定位明确，主要包括以下内容：

1）示范指导。按照工伤保险管理部门的要求，为区域内工伤职工特别是患有疑难重症的职工，提供全面、专业康复服务的同时，通过示范、指导和带动，促进区域内工伤康复协议机构提升康复服务水平，推动区域内工伤康复服务质量提高。

2）技术探索。研究开发工伤康复领域特别是职业康复和本区域内重点工伤病种的康复技术和标准，配合工伤保险管理部门探索工伤康复服务的新机制和新模式。

3）业务支持。协助工伤保险管理部门开展工伤康复质量控制和费用控制工作，为工伤保险管理部门提供业务支持和技术咨询，推进工伤康复服务的规范化发展。

2015年，人力资源社会保障部组织开展了区域性工伤康复示范平台评选活动，经过地方推荐、专家评估和网上公示等程序，首都医科大学附属北京康复医院、上海市阳光康复中心、广东省工伤康复中心、重庆西南医院等4家医疗机构，成为我国第一批区域性工伤康复示范平台机构。

（3）省级工伤康复中心

从长远和全局来看，采用购买服务的模式推广工伤康复工作，能够更充分地整合和利用社会康复资源，实现低成本、高效率的启动和发展，这已成为我国工伤康复机构发展的主要方向。自2008年全国工伤康复试点工作全面铺开以后，各省市普遍都设立了一家或多家工伤康复试点医院。2009年以来，人力资源社会保障部组织全国工伤康复专家咨询委员会的专家，对全国30余家工伤康复协议机构进行了严格评审，依据标准准入，规范了康复机构的管理，这些机构逐步构成了省级工伤康复中心的核心力量。省级工伤康复中心的主要职能包括：独立或协同省内其他协议康复机构，全面承担本省工伤职工的康复服务工作；科学评估工伤职工的康复价值和确定康复期，实施早期介入、康复评定，并制订康复治疗计划；开展全面的医疗康复服务，推动和发展职业康复项目；建立并维护全省工伤康复协作网络，指导省内其他工伤康复协议机构的分级转诊制度；承担省内疑难重症工伤职工康复服务工作，对地市级工伤康复协议机构提供技术支持，发挥其在工伤康复领域的引领和示范作用。

（4）地市级工伤康复协议机构

工伤保险管理部门需要根据各省市工伤保险参保人数、工伤发生率、工伤康复需求以及工伤保险基金实力，合理布局并发展一定数量的地市级工伤康复协议机构，旨在为有需求的工伤职工提供康复服务。地市级工伤康复协议机构的主要职能包括：审核工伤保险管理部门转送的工伤康复申请材料，评估康复价值并给出康复期建议，实施早期介入、康复评定，并制订个性化康复治疗计划；重点做好全面的医疗康复工作。同时，机构应积极加入全省工伤康复协作网络，严格执行分级转诊制度，认真履行服务协议中的各项职责，遵照本省市《工伤康复管理办法》及医疗卫生和工伤康复的相关规定，合理收取费用，提供规范、优质、高效的工伤康复服务。此外，机构还应积极探索和完善医疗康复管理和技术规范，加强机构内专业人才的培养和引进。

工伤康复服务原则上是在工伤职工参保所在地开展（除部分野外/外出工作受伤情况外），因此，有必要在统筹地区内建立完善的服务网络。该网络可涵盖工伤救治定点机构、急性期康复定点机构、稳定期康复定点机构和维持期康复定点机构等。通过科学评估,授予工伤救治机构急性期早期康复的资格,如果救治机构无法提供急性期康复,则可能面临3种选择:一是取消工伤救治的定点资格;二是及时转介到有能力的康复机构;三是通过购买服务的形式开展工伤康复服务。急性期康复与稳定期康复的无缝对接对工伤职工的康复至关重要。然而,回归工作岗位等职业康复方面的跟进仍然面临挑战,需要通过行政手段对工伤康复网络进行合理布局,并由基金管理部门对网络内的康复机构进行严格考核和认证,从而确保工伤职工的康复过程及时、连续、有效进行。

2. 工伤康复协议机构管理

(1) 建立机构准入制度

在探索工伤康复试点机构准入制度的过程中,应首先深入研究工伤康复试点机构的准入条件,明确机构基本资质、基础设施设备和人员等关键条件,有效指导各地工伤康复试点机构的建设与规范化发展。广东省率先制定了《广东省工伤康复协议机构准入标准》,成立了广东省工伤康复专家委员会,负责对市级工伤康复协议机构进行评审,涵盖基本设施、场所、人才、技术等方面,并为各地市工伤康复服务提供专业指导。这一措施基本建立起了广东省工伤康复服务机构的准入制度,保证了纳入工伤康复服务网络的工伤康复协议机构的质量。2007年以来,劳动和社会保障部借鉴广东经验,在全国开展试点机构评审。2015年,国家层面进一步研究制定了《区域性工伤康复示范平台标准》,在全国展开机构评选工作,为工伤康复协议机构建设提供了标杆经验。

(2) 规范协议管理

各地社会保险经办机构通过与工伤康复机构签订服务协议,明确双方权利、义务和责任,同时详细规定了工伤医疗与工伤康复之间的衔接内容,以确保本地区工伤职工能得到及时、有效的工伤康复服务。此外,为加强组织管理,各地指定了专人负责工伤康复的日常工作,包括开展医疗追踪,及时掌握工伤职工的情况,并优先组织有康复价值的工伤职工进行必要的康复治疗。同时,要求工伤康复协议机构定期向社会保险经办机构报告康复对象的康复进展。为提升服务质量,应定期组织工伤康复专家对工伤康复服务协议机构进行服务质量考核评估,对服务质量高的协议机构给予奖励,对服务质量不达标的协议机构予以惩罚直至解除服务协议,以激励各机构不断提高服务水平。在此过程中,需要重视社会工作者的作用。工伤康复作为一项政策性很强的医疗保险险种,涉及多个行政干预领域,包括与医院的协调、与单位的沟通、对工伤职工家庭的关怀、与医保的对接以及工伤康复网络系统的转介等。社会工作者通过个案工作、小组工作、社区工作及社会工作等行政手法,为有需求的工伤职工提供专业服务。最终,工伤康复的流程得以顺畅执行与不断完善,都有赖于社会工作者的全面介入。

3. 工伤康复技术协作网建设构想

目前,我国不同地区间经济发展状况差异较大,对工伤康复工作的认识程度也不尽相同,康复人才储备、技术水平和管理能力参差不齐。在这种情况下,充分发挥各级示范平台的标杆作用,成立工伤康复技术协作网,可以有效促进工伤康复技术的传播和服务质量的提升。

(1) 工伤康复技术协作网的性质和目标

工伤康复技术协作网的性质是一个在人力资源社会保障行政部门指导下的非营利性业务协作组织,由各工伤康复机构志愿参与组成。

工伤康复技术协作网的目标是充分利用协作网的桥梁与纽带作用,加强全国各地工伤康复机构之间的业务协作与技术交流,以发展和推广工伤康复技术,促进人才培养,增进信息交流,共同拓展工伤康复服务内涵、优化服务管理、提高服务质量,以实现"政策统一、业务规范、相互协作、资源共享"的目标。

(2) 工伤康复技术协作网

1)工伤康复模式探索。协作网成员共同致力于探索适合我国国情的工伤康复服务模式,深入拓展医疗康复、职业康复和社会康复服务技术,逐步统一业务规范和服务质量标准。

2)康复技术合作。逐步建立并完善包括会诊、转诊、技术指导、专家支援等在内的全方位协作机制,开展常见工伤病种的临床康复合作、远程会诊及远程康复指导等。

3)科研合作与开发。协作网将联合申请工伤康复相关的科研项目,共同开展科研攻关和多中心研究协作,致力于开发和推广实用康复技术、康复设备及辅助用具。

4)教学与人才培养。设立专门的培训中心,为成员单位提供临床康复专科医师、治疗师、护理人员等专业人员的培训服务。通过举办实用康复治疗技术、康复工程、职业康复等专题讲座和培训班，提高成员单位专业人员的技术水平。

5）信息咨询服务。建立信息交流平台，通过收集、整理并发布相关政策动态、康复技术进展、成员单位业务成果和人才需求等信息。同时，建立工伤残障人士就业供求信息数据库，为工伤职工提供再就业信息咨询服务。

工伤康复技术协作网的建立，有利于构建一个以医疗康复为基础、以职业康复为核心、以促进工伤职工回归社会和重返工作岗位为目的，具有中国特色且覆盖全国的工伤康复综合服务体系。

三、工伤康复服务人才培养

2005年以来，我国通过举办工伤康复专业研讨会议、高级研修班以及组织国内外工伤康复领域的学术交流活动，积极开展培训交流，为全国社会保险行政部门、经办机构和工伤康复协议机构培养专业人才千余名。在康复治疗师学历教育资源供不应求的背景下，人力资源社会保障系统采取了一系列重要举措。具体而言，通过国家级工伤康复基地与香港特区及内地知名大学联合办学，实现了物理治疗（PT）与作业治疗（OT）学历教育与在职教育的有机结合，注重实用康复技术教学、研究与实践的深度结合，这一举措开辟了一条在职培训与资质认定相结合的新途径，为工伤康复技术推广储备了雄厚师资力量。

1. 团队组成

工伤康复服务是一项集制度性和专业性于一体的综合性工作。从事工伤康复服务工作的专业技术人员，不仅需要精通医疗康复等专业技术，还必须熟练掌握工伤保险的相关政策，以便在工伤治疗过程中发挥重要的引导和教育作用。医疗康复流程由一系列紧密相连的环节构成：康复科门诊接待由临床各科转来的工伤职工→接诊→临床诊察、相关检查及专科会诊→初期康复评定→制订康复治疗计划（包括门诊或住院康复治疗）→中期康复评定→修订治疗计划→进一步的康复治疗→后期康复评定和出院评定→出院后的安排。整个医疗康复流程依赖于跨学科团队（各类康复专业人员）的紧密合作。他们以康复小组的形式工作，采用评价会制度，各负其责，互相协作。

工伤康复

（1）康复医师

由康复医师负责接诊工伤职工，采集病例，进行体格检查，并主持康复评定工作，明确工伤职工存在的健康问题，随后制订进一步的检查、观察和康复治疗计划。由资深医师主持康复治疗组的工作，负责领导本专业的医疗康复、科研和教学工作。他们还需要对住院工伤职工进行定期查房和会诊，开出临床康复医嘱或作出康复处理决策，并对门诊工伤职工负责复查和处理。此外，康复医师还要主持病例讨论、出院前病例分析和总结，决定工伤职工能否出院，并为其制订出院后的康复计划。对确需延长住院康复治疗的工伤职工，应与相关科室协调，明确康复治疗延长时限，并提出延期申请，提交参保单位及人力资源社会保障部门审批。同时，他们也为参保单位或工伤职工提供工伤预防、健康检查及职业健康安全宣传教育工作。

（2）康复护士

康复护士负责工伤职工的康复护理工作，包括履行基本护理职责、执行康复护理任务、向工伤职工及家属传授康复卫生知识、进行社会医学工作，以及保持病区清洁、整齐、安静、有序，确保工伤职工有良好的康复环境。此外，康复护士还辅助康复医师定期联系协议工厂或单位，为工伤职工开展工伤预防、健康检查及职业健康安全宣传教育工作。

（3）物理治疗师

物理治疗师主要负责工伤职工的肢体运动功能康复评定和训练工作，尤其是对因工伤导致的神经、肌肉、骨关节损伤和心肺疾病进行功能评定与康复训练。他们根据评定结果制订和执行物理治疗计划。物理治疗师应具备相应的技术能力：能够准确评估肢体运动功能；指导工伤职工进行增强肌肉力量和耐力的练习；帮助工伤职工增大关节活动范围；指导工伤职工进行步行训练；教授工伤职工各种医疗体操；能为工伤职工进行手法治疗、推拿按摩治疗及牵引治疗；指导工伤职工进行有氧运动和中国传统运动疗法；对工伤职工进行物理因子治疗；为工伤职工提供有关保持和发展身体运动功能的健康教育和康复宣传。

（4）作业治疗师

作业治疗师指导工伤职工针对性地进行有目的的作业活动，以恢复或改善其自理生活、学习和职业工作能力。对于永久性残障工伤职工，作业治疗师要专门训练他们使用各种自助器具，或调整家居和工作环境条件，以有效补偿功能上的不足。作业治疗师应具备相应的技术能力：能进行有关日常作业能力的评估；能指导工伤职工进行ADL训练；能指导工伤职工进行感知觉训练；能指导工伤职工进行手功能训练，增强手的细致、协调及灵巧性；能指导工伤职工正确使用生活辅助器具、轮椅、假手、矫形支具及其他辅助性用品用具等；能指导工伤职工进行认知康复训练；能教授工伤职工利用"工作简化法"和"体能节省法"，以优先发挥身体剩余功能，防止劳损；能指导工伤职工进行手工制作治疗（如陶塑、纺织等），改善手功能及调整心理状态；能指导工伤职工进行文娱治疗、音乐治疗、书法绘画等艺术治疗活动，调节精神及心理状态；能指导工伤职工进行一些职业性活动练习（如机件组装、电脑操作、办公室文秘工作）；能评估并指导工伤职工对家居建筑、设施、住所条件等进行必要的无障碍改造；能向工伤职工提供有关改善日常生活作业能力、提高生活质量的保健康复宣传教育。

（5）言语治疗师

言语治疗师能对各种言语障碍加以矫治，为言语障碍者提供全方位的治疗，以恢复其言语沟通能力，具体工作包括：对工伤职工的言语能力进行全面检查评定，如失语症、构音障碍、听力障碍等；对神经系统病变、缺陷导致的言语交流障碍进行言语训练；对工伤职工进行听理解训练、阅读理解训练、发音构音训练、言语表达训练以及书写训练等；提供无喉言语训练，并为喉切除术术前工伤职工进行言语功能咨询；对口腔缺陷者进行言语交流能力训练；指导工伤职工正确使用非语音言语沟通器具；向工伤职工及其家属进行言语交流的康复卫生教育。

（6）心理治疗师

在工伤康复治疗组中，心理治疗师与其他康复专业人员紧密合作，通过心理测验、心理咨询、心理治疗等手段，促进工伤职工的心理健康，实现全面康复。心理治疗师的具体职责包括：进行心理测验和评定，如智力测定、心理测验、人格测验、精神状态测定、职业适应性测验等；根据心理测验结果，为工伤职工的总体功能评定及治疗计划提供专业治疗意见；为工伤职工提供心理咨询服务，特别是针对工伤职工如何面对残疾、处理婚恋家庭和职业问题等方面给予指导和支持；对工伤职工进行心理治疗。

(7) 康复工程（含假肢与矫形器）师

康复工程（含假肢与矫形器）师专注于康复工程领域，特别是假肢与矫形器的制作与装配，他们接受来自康复医师或矫形外科医师的转诊工伤职工，主要工作内容包括：检查肢体功能；准确测量尺寸，制作和调试假肢或矫形器；指导工伤职工正确使用假肢与矫形器；在工伤职工使用过程中提供修正和修补服务。

(8) 中医治疗师

中医治疗师是我国特有的传统康复专业人员，他们秉持医疗康复中西医结合的理念，充分发挥传统中医学的优势。中医治疗师的具体职责包括：可以参加康复治疗小组病例讨论会，从中医学的角度为工伤职工制订全面康复计划提出建议；负责中医会诊，对需要使用中医方法康复的工伤职工开具中医药医嘱和处方；对需要针灸镇痛以及治疗瘫痪、麻木或其他症状和疾病的工伤职工进行针灸治疗，以促进康复；运用推拿按摩等中医手法，针对特定疾病进行治疗，以促进运动功能、感觉功能的恢复，缓解疼痛，调整内脏功能，加速康复进程，有效预防继发性疾病的发生。

(9) 社会工作者

社会工作者在工伤康复治疗组中占有重要地位，致力于促进工伤职工的职业社会康复。社会工作者深入了解工伤职工的生活方式、家庭状况、经济情况及社会处境，准确评估其回归社会需要解决的问题；通过了解工伤职工的愿望和要求，共同规划出院后适应家庭生活和回归社会的策略，帮助工伤职工积极面对现在和将来，克服思想和态度上的障碍。

(10) 职业治疗师

职业治疗师是完成工伤康复目标的重要角色，专注于促进工伤职工的职业康复。他们能进行职业能力及工作场地评估，提供职业咨询，并设计职业模拟训练、工作强化训练等个性化康复方案。同时，职业治疗师深入了解工伤职工的职业兴趣，评估工伤职工的职业基础和就业能力，为新就业或职业转换的工伤职工提供咨询服务。此外，他们还负责组织求职技能训练，开展工作态度和劳动纪律教育，为工伤职工提供就业训练，帮助工伤职工联系职业，传递就业信息。

(11) 个案管理员

个案管理员的角色可以由康复医师、各类治疗师、康复护士、社会工作者、技能培训师等多领域专业人士担任。他们的工作核心是以工伤职工最佳利益为目标，帮助工伤职工及其家属与各方取得联系，如工作单位、社区、政府机构、福利机构、保险公司和社会团体等，争取必要的支持和帮助，为工伤职工回归社会创造条件。个案管理员还负责随访和帮助工伤职工，提供解决困难的服务，协助工伤职工及其相关者了解自身权利与义务，向工伤职工提供政策咨询，如康复专业服务、法律政策、行政程序等信息。同时，他们致力于协助工伤职工选择并达到可行的就业或其他维持生计目标，协调和统筹各类服务和社会资源，提升工伤职工的生活质量，并与雇主协调工作安置，协助工伤职工重返工作岗位。

（12）其他专业技术人员

此外，还有其他种类从事工伤康复工作的专业技术人员，如文娱治疗师中的音乐治疗师等。音乐治疗师擅长将音乐元素应用到工伤康复过程中，通过音乐的力量帮助工伤职工从心理和身体功能上加速恢复，使其能更快地重新融入社会。

2. 人才培养措施

近年来，康复治疗人员的学历教育取得了显著进展，涵盖了从中专、大专、本科到研究生的多层次教育体系。随着康复医学的深入发展，国内有百余所医学院校、中医院校和非医学类院校开设了康复治疗专业，这些院校的毕业生正逐步成为康复机构和国内大型医院康复科室的主力军和生力军。尽管如此，我国康复人才培养仍面临着诸多挑战，包括专业技术人员数量明显不足、亚专科分化程度低、康复专业教学师资力量薄弱、教学设计科学性不足、培育体系不规范以及教学软硬件配套落后等问题。为解决这些问题，加强康复医学人才的全方位培养、合理调配及继续教育，已成为推动康复医学发展需要解决的关键问题。为此，政府层面需要加快完善康复人才培养体系，加快采取工伤康复人才培养的措施，具体可以从以下两个方面进行：

一方面是教育和卫生主管部门应联合制定全国性的、旨在促进康复医师与康复治疗师并重、实现多层次办学均衡发展的综合人才培养规划。该规划需明确建立康复治疗师（士）教育体系资格认证制度，详尽规定包括师资及教学基地在内的各种办学必备条件，并根据不同层次的办学要求，严格规范各培养单位的资质认定流程。同时，应组织康复治疗教育领域的权威专家，共同制订各层次具有指导性的教学计划和教学大纲。此外,还应积极吸纳有丰富实践经验的康复治疗专业人员参加教材编写工作,并借鉴吸收先进国家和地区的办学理念和办学经验,在有条件的院校尝试对康复治疗专业人员进行分类培养。

另一方面是针对工伤康复的特殊性和实际需要,可以依托现有的工伤康复示范基地,有计划地培养半年制职业康复专业人员,旨在建立一支专业的工伤康复核心专业队伍,包括注册职业康复咨询师、个案管理员等。此外,应积极推进面向民政、残联和社会残疾人就业服务机构的专业人员培养与认定工作。随着条件的成熟,还应与相关部门密切合作,共同开设正规职业康复治疗师认证考试,并与专业院校合作开办相关职业康复学历教育项目。

3. 人才培养要求

(1)培养目标

工伤康复专业技术人才培养目标的设定,是根据我国国情和当前康复医学专业技术队伍的人员结构现状而制定的。其培养任务是响应我国康复医学专业的快速发展和广泛普及趋势,致力于培养一专多能、满足工伤康复治疗需要的复合型人才。毕业生将能在各级工伤医疗康复服务机构或处理工伤事务的相关部门及单位中的康复治疗和个案管理工作,包括但不限于部门间的沟通协调、促进工伤职工重返岗位及制订社区康复计划等。

培养目标的制定应遵照我国康复治疗"精简高效,一专多能"的组成原则,强调构建以物理治疗和作业治疗为核心,加强评估技能,兼顾言语治疗、心理治疗、康复工程、职业康复及社会康复等多领域知识的综合知识体系。因此,工伤康复技术专业的核心培养目标是培养具备一专多能特质的物理和作业康复治疗师(士),他们不仅能在康复治疗组内熟练从事物理治疗或作业治疗工作,还能灵活运用其他康复治疗技术。在康复医师资源相对匮乏的医疗机构或社区环境中,这些专业人才可以独立开展康复治疗工作,并为进入高等康复治疗技术专业学习奠定基础。

(2)学习要求

工伤康复技术专业作为培养康复治疗技术人员的职业教育体系,对于推动我国康复医学事业的发展具有重要意义。被培养人应按照本专业的学习要求,努力使自己成长为一名具有综合职业能力,能够在一线工作中发挥关键作用的高素质工伤康复专业技术人才。

1）强化社会责任感与历史使命感。被培养人应深刻理解我国工伤康复医学事业所承载的社会责任和历史使命，牢固树立专业思想，热爱康复技术专业，并展现出为工伤康复医学事业贡献力量的坚定信念。同时，应逐步养成科学严谨的工作态度、良好的职业道德和全心全意为人民健康服务的职业精神。

2）明确目标与岗位职责。清晰把握工伤康复技术专业的培养目标和各岗位的职责及能力要求，全面掌握学习本专业应具备的基础知识、专业知识和基本技能，深入理解各知识点之间的内在联系，为完成培养目标而努力学习、刻苦实践。

3）拓宽知识视野。学习过程中要明确本专业的最终目标是推动工伤职工顺利重返社区及工作岗位，因此，除应注重学习工伤康复技术专业知识外，还应对我国的工伤保险制度及相关政策有一定了解。同时，不应忽视其他康复治疗领域的知识，以构建全面的知识体系，为将来职业生涯打下坚实的基础。

4）培养创新与实践能力。自觉培养运用所学知识分析和解决问题的能力，树立不断创新的思想观念，展现出勇于探索的创业精神。

5）提升综合素质。具备良好的外语水平，掌握医学统计学和计算机应用等基本知识。

（3）人文素质要求

1）树立坚定的专业信念。对本专业的性质、作用和价值有明确和深刻的认识，自愿以专业知识和技能为人民服务，促进工伤职工康复，提高群众的健康水平。

2）彰显人文关怀。遵守职业行为规范，致力于建立良好的医患关系。对工伤职工有同情心和耐心，充分理解工伤职工的感受和需求，积极采取措施缓解工伤职工的痛苦，激发其内在潜能，促进工伤职工全面康复。

3）秉持科学精神和创新意识。在工作中展现出务实、严谨的科学态度，对待每一项任务都认真负责、精益求精。同时，保持开放的心态和创新的思维，勇于面对挑战，不断探索康复治疗的新方法、新技术，为解决康复治疗难题不断钻研。

4）强化团队合作意识。具有高度敬业精神，能与同事合作共事，建立良好的合作关系，发挥团队协作精神。

5）增强法治观念。遵纪守法，遵守有关医疗卫生法律法规和规章制度。

第五节　我国香港特区和台湾地区的工伤康复概况

一、我国香港特区工伤康复概况

我国香港特区工伤保险法律体系主要由《雇员补偿条例》《雇员补偿援助条例》《肺尘埃沉着病（补偿）条例》和《职业性失聪（补偿）条例》组成，这些条例详尽规定了工伤职工可获得的法定补偿内容及其补偿模式。香港特区的工伤保险制度以私人保险为主，辅以建立在集体责任制之上的基金管理形式和剩余市场机制相结合的工伤保险制度。香港特区工伤保险制度的发展主要经历了3个阶段，其制度框架基本趋于稳定。在集体责任承担制理念的推动下，特区政府分别设立了肺尘埃沉着病补偿基金委员会与职业性失聪补偿基金管理局。前者运营基金主要来自行业工程费用的征款，而后者则来自全港雇主强制购买的劳工保险费用，并由各法定机构以基金管理运作的模式管理征款。这些基金不仅用于向符合资格的申请者支付法定补偿，还通过严格的审核程序，拨款支持预防教育培训和康复工作，相比私营劳保机制，中央基金运作模式的内容和服务会更丰富。对于尘肺病工人而言，根据法律规定，只需证明其在香港居住满5年并是在香港患上的该职业病，便可获取相应补偿，这一机制有效避免了和雇主在劳动关系上的争议。同时，即使雇主已停止经营或没有承担能力，也不会影响尘肺病工人获取法定补偿的权益。

1. 服务机构

香港特区的工伤保险医疗和康复机构体系主要依托公共医疗系统，辅以私立医疗机构。公共医疗系统需要为工伤职工提供全面的治疗、康复和评残服务。1990年成立的香港医院管理局是唯一的法定机构，负责管理香港特区现有的41家公立医院、47家专科门诊和74家普通科门诊诊疗所，所有公立医院的运营开支均由政府从税收中拨出。香港特区雇员在工伤或罹患职业病后，主要到医院管理局下辖的公立医院治疗，如定期到公立医院专科诊所复诊、进行职业治疗和物理治疗。目前，香港特区大部分公立医院的康复服务和技术水平已达到国际专业水平。此外，在中央基金制度框架下，还专门成立了一家胸肺科诊所，专为尘肺病工人进行诊断及定期评残。同时，受特区政府资助的医院、社会团体也被纳入了工伤康复服务机构范畴。

值得注意的是，香港特区有不少大型企业会与大型连锁医疗诊所或康复机构合作，为旗下公司雇员提供日常及工伤时的专科治疗与物理治疗服务。然而，由于大部分受伤的雇员更信任公立医院医师的技术及其中立性，因此，在工伤发生后，他们仍会选择到公立医院接受治疗。这给香港特区整个医疗系统的管理和财政带来一定压力。为应对这一挑战，香港特区正致力于建立公立医院与康复机构、社区医院之间的联网工作机制，旨在促进各类工伤职工更多、更及时地利用社区康复资源，以应对费用上涨带来的压力。

2. 服务内容

（1）常规工伤康复服务

香港特区公共医疗系统为全体市民提供包括物理治疗、作业治疗在内的多种康复服务，并涵盖部分职业康复服务。此外，社区公共部门还会提供小区及居家环境的康复照顾服务。针对尘肺病工人，系统每两年提供一次评残服务，以评估其永久丧失工作能力的情况，并根据评残结果调整每月的"痛苦补偿"、日常照顾费用、医疗费用、辅助器械费用（如氧气机、轮椅等）、殓葬费用及死亡补偿等。然而，由于康复资源相对有限和人口老龄化等因素，造成香港特区的康复服务需求大幅增加，公立医院提供的康复服务主要集中于临床医疗康复，即使医院能提供职业康复服务，也往往局限于医院内部进行的工作能力评估及模拟工作环境训练。

（2）"自愿康复计划"

自2003年起，为进一步优化工伤康复服务，香港特区启动了"自愿康复计划"。该计划最初于2003年在劳工处的推动下正式在建筑业试点，其间共有224名工伤职工参与。随后，该计划于2004年年底扩展至饮食业、运输业及制造业。至2005年年初，已有14家保险公司参与，通过市场上的私营医疗或康复机构为工伤职工提供全面的检查及适时的康复治疗服务，旨在促进康复、减轻因工伤造成的永久性损害，并帮助工伤职工在安全的情况下重返工作岗位或参与试工安排。根据劳工处2004年6月对参与该计划的147名工伤职工进行的问卷调查结果显示，在受访的49名工伤职工当中，有16名曾被安排试工，然而，也有12名受访的工伤职工认为该计划对他们帮助不大，主要原因是他们认为医院管理局下属公立医院医师所提供的服务更为优越。同时，有超过半数的受访者认为，雇主并不会因为他们参与该计划便对他们康复后的工作能力有足够信心。然而，私营保险公司出于成本控制和经济效益的考量，在提供康复服务资助时往往带有选择性，且服务内容主要集中于医疗康复领域，未能有效鼓励雇主为受伤职工创造更多的重返工作岗位机会。

（3）加大对中医治疗支持力度

2006年以前，香港特区并未将中医纳入工伤职工检查治疗的正式认可范畴，因此，香港特区的工伤职工若选择注册中医师进行治疗，往往需要自行承担医疗费用。随着中医治疗在香港特区的日益普及与专业化，香港特区政府立法会于2006年年底通过了一项重要修订工作，对《雇员补偿条例》及《肺尘埃沉着病（补偿）条例》相关条文进行了调整。根据修订后的规定，注册中医师被授权可以签发工伤病假证明书，这意味着工伤职工在接受注册中医师因工伤导致的医疗诊治时，其相关医疗费用可以得到相应补偿。此外，注册中医师还被纳入雇员补偿评估委员会的成员范围，参加工伤职工评残工作。在这项改革中，工伤职工及雇主在治疗及康复服务方面都有更多的选择余地。

二、我国台湾地区工伤康复概况

1958年，我国台湾地区正式颁布了"劳工保险条例"，该"条例"基于"保障劳工生活及促进社会安全"的理念，规定了职灾（即工伤）的各种保险费用、保险给付的方式及金额。1984年，台湾地区秉持"有利于劳工"的原则，制定了"劳动基准法"，规定了雇主的补偿内容、连带补偿责任、强制退休制度，以及工伤职工在医疗期间不得被终止劳动合同等条款。2001年10月，台湾地区颁布了"职业灾害劳工保护法"，规范了工伤补助的具体内容、工伤预防措施、职业病的诊断流程以及工伤后的就业促进措施。2004年10月，台湾地区制定了"职业灾害预防补助办法"和"职业灾害劳工职业重建补助办法"两个规定。其中，"职业灾害劳工职业重建补助办法"明确了工伤职工职业重建所需的服务内容和金额补助标准，以便更有效地发展工伤职工的职业重建工作。同年，台湾地区修订了"劳工保险局办理事业单位雇佣职业灾害劳工提供辅助设施补助要点"。2001年后，台湾地区的"工伤补偿制度"从传统的以医疗和现金补偿为主的"被动补偿"模式，转变为更加重视工伤后职业重建的"建设性

第一篇
工伤康复基础理论与政策管理

补偿-重返工作"的国际化模式。在台湾地区，雇主如未按"劳动基准法"的规定给予工伤职工工伤补偿，工伤职工有权按照最低投保薪资标准，申请职业灾害残疾及死亡补助。对于因工伤而遗留身体残障的职工，可依据"职业灾害劳工保护法"和"职业灾害劳工补助及核发办法"的规定，申请职业伤病生活津贴、身体障碍生活津贴、职业训练生活津贴、看护津贴、器具补助、职工职业灾害死亡家属补助以及退保后职业疾病生活津贴等多项补助。

1. 台湾地区工伤康复机构

台湾地区的工伤康复机构包括公立和私立综合医院康复科、专门康复医院、慈善团体专科康复中心、专业教育机构以及相关学会等。从地域分布来看，这些机构广泛分布于台北、台东、高雄、台南、台中等区域。台湾地区康复医学的发展已有超过 70 年的历史，在学科建设、管理体系、专业教育、科研创新、康复用品用具开发等方面积累了大量经验。目前，台湾地区注册作业治疗师数量约为 2 000 人，且这一数字正以每年约 300 人的速度稳定增长。在医院的康复科或康复医院（中心），普遍设置了辅具中心，形成了强大的支持网络，可为各地有需要人士提供教育、培训、咨询、配备、租借等服务。

同时，台湾地区高度重视康复专业人才的培养，目前有 7 所大学开设了作业治疗本科专业，每年为社会输送 300 多名高素质的作业治疗专业人员。此外，在台湾地区，辅助科技也得到了充分重视，不仅在大型康复机构都设立了辅具中心，还分别设立了多个辅具资源中心。

台湾地区的"工伤保险制度"还特别强调职业社会康复服务的保障，致力于帮助工伤职工实现职业重建，符合规定条件的单位、机构、学校及相关团体均可申请提供服务。一般来说，提供职业社会康复的机构应配备心理师、职业治疗师、护理师、社会工作者等专业人员；针对部分特殊服务需求，还需要引入特殊教育、物理治疗、医学工程、人体工程、工业工程、工业设计、机械工程、电子工程等领域专业人员。有关单位、职业训练机构及相关团体需制订职业重建计划书，并于每年的 2 月或 7 月底前向"劳工保险局"提出申请，经初审后，再由"职业灾害预防与重建补助审查委员会"详细审查后，交由"劳工保险委员会"审议通过。一旦通过审议即可专项立案，并享受专项补助支持。

2. 台湾地区工伤职业社会康复服务

自 2001 年起,台湾地区积极推动工伤职工补偿制度向"积极补偿-重返工作"的模式发展。根据"职业灾害预防及职业灾害劳工重建补助办法",为使工伤职工能够迅速获得必要的医疗诊治服务,并有效协助其重返工作岗位,各地通过补助方式,成立了"职业病诊治中心"和"工作恢复中心",采用个案管理模式,为工伤职工提供集医疗、医疗康复、社会康复、职业重建于一体的综合服务,并确保各环节间顺畅衔接,以保证工伤职工得到适当和正确的医疗和各项重建服务。在工伤职工职业重建服务中,包括心理辅导及社会适应、工作能力评估及强化训练、职务再设计、职业辅导与评量、职业训练、就业服务、追踪及再就业辅导、其他与职业灾害职工职业重建相关研究事项等内容。

第三章 国际工伤康复概况

第一节 德国工伤康复概况

19世纪后期,随着现代社会化大工业的迅猛发展,工伤事故的发生率逐渐升高。为了应对这一问题,德国、英国、法国等工业化进程较早的欧洲国家相继以立法手段,强制要求雇主为因职业伤害而受损的工人支付补偿金,实行工伤补偿制度。其中,德国是世界上最早建立工伤保险制度的国家。1884年,德国颁布了世界上首部《工伤事故保险法》。该法规定,雇主因工伤事故而产生的民事责任,由按行业划分的工伤保险联合会承担。具体而言,雇主向工伤保险联合会缴纳保险费,一旦发生工伤事故,无论雇主是否对事故负有直接责任,均由工伤保险联合会向工伤职工或其遗属支付法定补偿与待遇。这项制度不仅保障了雇员在工伤后的各项合法权益,而且还最大限度地减少了因补偿问题而引发的劳资冲突与纠纷。德国工伤保险体系由德国工伤保险联合会(前身为"同业公会")负责管理,是一个在国家监督下实行自我管理的公法机构。德国建立了"预防、康复和补偿"三位一体的工伤保险制度,并坚持"先预防后康复、先康复后补偿"的基本原则。通过实施全面的康复手段,最大限度地恢复工伤职工的劳动能力,以减少工伤补偿费用支出。只有经过康复治疗后仍遗留一定程度残疾的工伤职工,才能申请并领取工伤补偿金。

一、服务机构和专业技术队伍

1. 服务机构

1968年,德国工伤保险联合会临床协会正式成立,其下辖机构包括9所工伤事故伤害医院、2所职业病医院以及2个门诊治疗中心,这些医疗机构均由德国工伤保险联合会投资兴建。这些医疗机构汇聚了大量优秀的医疗人才，配备了先进的医疗技术和设备，特别是在脊髓损伤、烧伤、手外伤及伤后整形等领域的工伤诊疗方面，位列德国医疗界领先水平。在工伤康复服务领域，临床协会致力于促进各成员单位之间的专业技术交流，加强财政、机构建设和管理等方面的合作，以实现资源优化配置与共享。目前，隶属于工伤保险联合会的医疗机构，其总病床已超过4 000张，其中有1 259张用于创伤治疗，488张用于截瘫治疗，74张用于严重烧伤治疗。

2. 专业技术队伍

德国实行严格的工伤医师注册制度，要求只有通过工伤保险联合会注册认证，并具备工伤事故处理资格的医师才能为工伤职工提供医疗康复服务。全德国范围内约有3 500名工伤医师，他们承担着救治、康复及伤残鉴定的工作。此外，德国还配备了专业的职业康复咨询师和职业救助员。职业康复咨询师需具备医疗相关知识和职业能力训练相关知识，负责组织与协调职业康复服务。目前，工伤保险联合会已聘用了1 000余名职业康复咨询师，以满足工伤职工的需求。根据工伤职工的具体情况，医疗团队会综合运用包括药物治疗、运动疗法、言语训练、假肢安装等手段，促进工伤职工身体生理和功能恢复，同时还会进行适应性训练、进修、职业指导和培训，旨在全面恢复其劳动能力。职业救助员则专注于为转岗人员提供再就业前的培训，帮助工伤职工寻找新的工作机会。再就业培训所需的场所、培训费用和安置费用均由工伤保险机构支付。一般的职业康复可在工作现场进行，而对于严重伤残的工伤职工，则由专业的职业康复中心提供更全面专业的服务。此外，德国还配置了个案管理员，由他们为工伤职工提供资源整合服务，促进工伤职工顺利回归社会。

二、服务内容

德国工伤保险联合会为工伤职工提供康复服务并监督实施情况。工伤康复服务内容包括医疗康复、职业康复和社会康复3个部分。

1. 医疗康复

德国采用广义的康复概念，为工伤职工提供抢救、治疗等促进健康与功能康复的全方位医疗服务。其中，康复治疗包含物理治疗、运动疗法、作业疗法、言语治疗以及假肢和辅助器具配置等多个方面。

2. 职业康复

德国非常重视职业康复的早期介入，特别是在进行医疗康复的同时立即启动职业康复服务。德国职业康复的核心内容包括：求职和就业指导、职业准备计划、初级培训和再培训计划，以及为雇主提供的与工伤再就业有关的支持服务等。经过系统化的职业康复治疗后，工伤职工再就业率高达90%。在此期间，职业康复费用和工伤职工接受培训期间的食宿费用均由工伤保险基金承担。职业康复服务由职业康复咨询师或个案管理员负责提供。他们必须根据工伤职工的个人意愿、经济状况、身体情况等因素制订个性化的职业康复和社会康复计划，同时，协调劳动部门、企业、就业促进中心以及其他在职业康复领域有重要作用的机构之间的关系。职业康复主要在工作现场进行，对因伤势过重而短时间内无法回归原工作岗位的工伤职工，可提供住院式职业康复训练服务。自1996年起，全德国共有27个职业康复中心、15 000个训练场地，为工伤职工提供涵盖160种职业类别的专业康复训练。为促进工伤职工再就业和鼓励雇主雇用工伤职工，工伤保险联合会规定每个工伤职工有不超过3个月的试工期。试用期间，工伤保险联合会按照既定费用标准给予雇主补贴，使雇主能在正式雇用工伤职工前对其工作能力进行考察。同时，工伤保险联合会还承担工作场所技术改造的资金投入，以消除或减轻工伤职工在工作中的障碍。

3. 社会康复

社会康复旨在帮助工伤职工妥善解决和处理重返社会中遇到的各种挑战，如工伤补偿的协商、家庭关系的调整、社会角色的重新定位和矛盾冲突的处理等，从而稳步推动工伤职工重新融入社会和家庭。该项工作通常由职业康复咨询师或个案管理员承担。社会康复服务主要包括政策咨询与协助、医疗护理、辅助器具与技术支持、生活与家务支持、社会融入活动等。

第二节 英国工伤康复概况

英国于1897年颁布了《工伤保险法》，初步建立了以雇主责任制为基础的工伤保险制度。1948年，英国按照社会保险的原则，对工伤保险制度进行改革，形成了由社会保险和雇主责任险共同构成的混合制工伤保险体系。现行英国工伤保险制度主要体现为工伤津贴制度（industrial injuries disablement benefit scheme，IIDB），其法律基础主要包括《社会保障法》《社会保障费用征缴和福利法》《社会保障管理法》和《社会保障申请和支付条例》。英国工伤津贴制度具有免税、与收入无直接关联和无须个人缴费的特点，按照无过错原则，保障全体雇员（自雇者、公务员等特定人员除外）的职业伤害补偿权益。对于事故风险较高的矿工，英国还单独设立了附加补贴制度。英国工伤保险采取现收现付方式，没有单独的工伤保险基金，工伤津贴由国民保险基金支付。这意味着工人一旦发生工伤事故，即可向地方办事机构申请工伤津贴待遇支付。在英国社会保险体系下，职业伤害造成的经济损失由工伤津贴制度保障，而相关的医疗康复服务费用则由国民健康险制度保障。因此，从整个社会保障视角来看，职业伤害涉及的工伤预防、工伤补偿和工伤康复3个部分的实施均得到了有效而全面的制度保障。

一、服务机构和专业技术队伍

英国的工伤康复服务被纳入国民健康保险制度（national health service，NHS），该制度体系被世界卫生组织认为是欧洲最大的公费医疗机构之一和世界最好的医疗服务体系之一。NHS是一个筹资与服务相统一的全民保健计划，依托以全科医师为核心、多层次的公共医疗服务体系，为全民提供基本免费的医疗和康复服务，并奉行完全公平、一视同仁的医疗福利原则。NHS的医疗服务管理机构分为3个层级，即国家保健局、地方保健局和地区保健局，其中的地区保健局负责提供日常的医疗管理和服务。在这一体系下，患者就医首先会前往家庭医师的办公室进行初步诊断和治疗，若家庭医师认为有必要进一步治疗，会将患者转诊至综合或专科医院。患者出院后，家庭医师还会继续提供后续护理和康复指导服务。此外，虽然英国的私人医疗机构也提供一部分医疗服务，但他们在NHS中所占比重很小，主要通过提供特殊需求服务和高品质服务发挥补充性作用。

二、服务内容

1. 建立康复路径，规划康复资源分布

以颅脑损伤患者的全面康复为例，英国平均每年维持在颅脑损伤状态的患者（含

第一篇
工伤康复基础理论与政策管理

工伤、脑卒中、运动或意外伤害患者）达50万人。2000年，由阿登布鲁克（Addenbrooke）医院神经外科学术单位以及地区服务委员会共同成立的英国东部地区颅脑损伤工作组（ERHIG）应运而生，负责全国颅脑损伤康复管理的研究工作。该工作组通过在东部地区开展深入的机构服务调查和康复模式系统评估，最终形成了片区分布、分工合作的核心服务模式。在这一模式下，康复机构需经严格评审，以确保其能提供规定范围内的优质服务。颅脑损伤患者主要通过两条路径接受康复服务：一条路径是在医院接受住院治疗服务，具体内容包括，急救、观察病房、康复支持等多个环节。其中，快速康复阶段侧重于通过及时的评估、治疗、护理，以改善疾病的早期状况，而慢速康复阶段旨在给予患者更长时间，用于巩固前期康复成果。此外还有行为康复和积极参与康复等措施。另一条路径是在社区接受门诊服务，社区康复内容包括认知康复、专科职业康复、疗养康复等，旨在帮助患者获得社会关爱和职业支持。

2. 引入康复公司服务雇主和工伤职工

除了NHS提供的常规医疗、护理和康复服务外，近几年，英国对康复公司需求显著增加。这主要是因为英国的保险公司将工伤康复视作有效降低保险支出的重要手段之一，同时雇主也倾向于借助康复公司来处理职工面临的压力，而政府则利用康复服务帮助工伤保险申请者重返工作岗位。因此，英国私营康复公司迅速发展。但也随之暴露出私营康复公司存在服务质量参差不齐和收费标准不统一的问题。针对这一情况，英国康复理事会制定了私营康复行业的服务标准，内容涵盖从康复费用管理到从业人员资格审核等多个方面，旨在确保私营康复公司为在事故或工作中受伤的人员提供高质量、标准规范的护理、物理治疗等康复服务。此外，康复理事会还为需要康复的工伤职工提供建议，如康复服务提供商的选择方法、应得到的护理和资助等级，以及康复费用、从业人员资格和预期康复效果等。

3. 职业康复与就业制度联系紧密

英国作为福利国家，其社会保障体系为工伤或患病的人群提供了经济支持，使他们能够领取相应补贴以维持生计。然而，这种保障制度有时也会导致工伤职工对自己的工作能力和工作前景感到不乐观，从而降低了他们的再就业意愿。这一现象不仅增加了英国社会保险基金的支出负担，也对工伤职工人群的生活水平和生活质量产生了影响，同时不利于社会经济整体活力。为此，英国政府积极采取措施，鼓励工伤职工在接受医疗康复的同时，积极进行职业训练。对就业意愿较低或拒绝接受职业训练的工伤职工，英国政府将剥夺其享受相应补贴的权利，并强制其重返工作岗位。此外，英国政府还委托健康和安全执行委员会等机构开展关于"如何提高工伤职工重返原工作单位或重新就业率"的研究。

（1）推广"工作焦点访谈"和"重返工作补贴"以促进再就业

2002年，英国就业与养老金部（DWP）颁布了《就业辅助》绿皮书，推出了"工作焦点访谈"和"重返工作补贴"这两项制度。根据制度规定，工人在申请丧失工作能力津贴（incapacity benefit，IB）之前，必须进行个人能力评估（personal capability assessment，PCA）。该评估由专业医师进行，如果工人被确定为具备工作能力，则不能享受IB，而是被要求参加至少5次的"工作焦点访谈"。对成功实现再就业的工人，政府会发放"重返工作补贴"，补贴标准为每周40英镑，最长享受期限为52周。但此福利仅限于每周至少工作16小时，且年收入低于15 000英镑的工人。实践证明，这一改革方案是有效的，在2003—2005年，DWP选择了英格兰、苏格兰和威尔士共21个地区的就业中心开展试点工作。就业中心登记的数据资料显示，接受"工作焦点访谈"的人员呈稳步上升态势。

（2）开展职业康复标准化工作

英国在建立和完善职业康复服务框架、制定指导手册、设定标准和规范等方面作出了不懈努力，成功构建了详尽且按不同病种分类的职业康复服务体系，明确了其工作流程（见图1-5）。这一体系下基本的职业康复服务内容包括功能评估、技能训练、社会支持、工作场所或工作任务调整、工作访谈、雇主协调等多方面，政府、企业和工人在职业康复体系中承担着不同的责任。代表政府的就业中心负责为工伤职工提供就业信息，并根据实际情况提出合理的重返工作岗位建议。雇主需要执行国家政策，全力支持工伤职工进行康复治疗，配合安排工作场所和进行岗位调整。工人则应积极接受康复治疗，并积极主动就业。

（3）工伤康复总体水平得益于成熟的"初级卫生保健"体系

英国在工业化早期便已开始重视和发展工伤社区康复事业，积极提倡全面康复理念，强调社区康复资源中心的作用，并实行"全科医师"制度，形成了特色鲜明的康

第一篇 工伤康复基础理论与政策管理

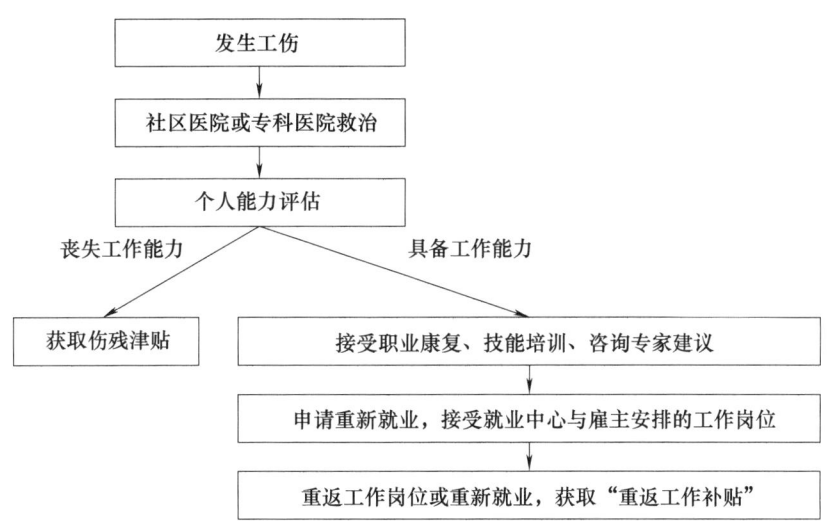

图 1-5　职业康复服务体系及其工作流程

复模式，深受工伤职工的欢迎，并得到了政府积极的倡导。社区康复的管理是通过"初级卫生保健"（primary health care，PHC）体系实现的。英国的全民健康服务体系旨在提高全民健康水平，提供全面的医疗服务，并促进医学科研事业的发展。为实现这一目标，英国政府按人口分布将全国划分成若干个地区，并进一步细分成多个"健康区"。这些地区可以从英国政府获得资金支持，并根据情况将资金合理分配至所管辖的"健康区"。每个"健康区"内，都设有"总医院"和众多"小型医院""健康中心"或"诊所"，同时，社区中还成立了多个"服务点"，从而构建了一个自上而下的医疗卫生服务网络，形成了英国独具特色的"全民健康服务"体系，以实现"人人享有健康权利"的目标。英国"初级卫生保健"是国家卫生体系向个人、家庭和社会团体提供卫生服务的第一阶段，这一阶段的服务主要通过"全科医师"在"健康区"的健康中心或诊所实现。"全科医师"需要和政府签订合同，为政府的医疗、保健、康复工作提供服务。"全科医师"经过严格的培养考核方能执业，他们需具备丰富的理论知识和实践能力，能处理90%以上的疾病诊断、治疗和康复问题，是社区康复的主要承担者。"全科医师"不仅要了解患者及其家庭情况、工作生活环境，还要与其他医疗、保健、康复单位保持密切联络，所有患者在接受其他治疗或培训前，必须经过"全科医师"的初步处理。此外，英国社区卫生服务在卫生系统中具有非常重要的作用，国家卫生系统的卫生经费中，至少40%用于社区卫生服务。从服务人次看，社区卫生服务占比高达90%，医院服务仅占10%，这充分体现了"小病在社区，大病在医院"的医疗服务理念。英国将"全面康复"作为社区康复工作的理论依据和努力目标，要求每个有条件的"健康区"都要设立配套的服务设施，以促进残疾人的全面康复。1986年，英国伦敦皇家内科医师学会在《残疾医学及其展望》报告中，特别强调要因人而异、因地制宜地采取不同措施，实现残疾人的全面康复。该报告还指明了全面康复的实现途径：全面康复的实现需要康复医学、社会学、心理学等学科专业人士以及教育部门、劳动部门、社会服务部门等多方组织的共同协作。

第三节　美国加利福尼亚州工伤康复概况

美国工伤保险制度在设计之初，正值其社会保障体系完全私有化的时期，全国性的统一社会保障体系尚未建立，同时，社会上普遍观念认为福利制度的责任主体是各州政府，因此，美国各州纷纷独立行使工伤保险立法权，导致工伤保险制度呈现多元化特点。美国工伤保险制度的模式主要包括社会保险模式、商业保险模式和混合模式，其中，部分州还允许符合条件的企业采用自保的方式。这种保险制度的多元化进一步促进了工伤康复管理和服务方式的多样性。经历了20世纪70年代优化福利改革和20世纪90年代成本控制改革后，美国各州基本形成了较为成熟的预防、康复、补偿相结合的雇员补偿制度。

美国劳工部对包含联邦雇员补偿和海洋业雇员补偿条例在内的各州雇员补偿法案进行整理分析，结果显示，美国54个州立雇员补偿法案普遍将物理治疗纳入康复服务的保障范围，其中44%的州将其归入医疗服务范畴。此外，44个州明确规定了保障职业康复服务的需要。在康复服务的具体组织和实施上，32个州明确规定建立了雇员补偿制度下的康复团队，但这些团队的隶属关系和职责分工存在差异：12个州明确规定提供康复服务，17个州则指定其担任康复治疗咨询工作，而18个州规定其主要职责是监督管理康复服务的实施。此外，各州对自保雇主或者保险机构等补偿责任人与工伤职工之间的权利义务、工伤职工康复期间的待遇标准以及针对工伤职工不配合康复治疗的惩罚性措施等方面规定也各不相同。例如，加利福尼亚州和佛罗里达州将物理治疗和职业康复均纳入法定保障范围，通过州立法确定服务机构及其相关权利义务；而田纳西州虽将物理治疗划入医疗服务范畴，但未纳入职业康复，也未设立专门的康复机构，其康复服务保障由州立后勤管理部门提供，不直接提供康复治疗的服务、咨询或者监督。加利福尼亚州雇员补偿法案具有强制性，并设立了一个竞争性的政府基金（该基金具有非垄断性质，与商业保险公司共同竞争），允许企业自保和企业团体自保。加利福尼亚州雇员补偿法案对物理治疗和职业康复都进行了规范，还按照雇员补偿制度建立了康复团队，该团队主要承担康复工作的监督职责。

一、康复的立法

加利福尼亚州雇员补偿法案中的第 139 章第 5 条对康复工作中相关组织和个人的权利与义务作出了规定。

（1）针对补偿责任人（包括保险公司、自保企业和互助保障团体）的责任规定：州政府特别基金承担部分职业康复费用；同时，保险公司或者雇主有权选择性地提供职业康复服务。

（2）工伤职工义务：工伤职工有接受必要康复治疗的义务。

（3）康复治疗配合度与待遇关系：如果工伤职工不配合康复治疗，其在康复治疗期间的待遇（通常由保险公司支付）将被降低或者延缓发放。

（4）康复待遇与生活津贴：享受暂时性完全残疾待遇的伤者，或在康复治疗期间，可获得基本生活费。其中，生活津贴最高可达每周 246 美元，最长支付期限为 52 周；此外，部分工伤职工可以在伤后 5 年内重复享受职业康复服务。职业康复待遇的结算根据工人代表的意见决定，而对自主职业康复计划，其结算标准最高可达 1 万美元。

随着 2009 年 1 月 1 日职业康复相关的法律条款的废止，原康复部门被整合并入再培训和重返工作部门，该部门继续为工伤职工提供补充性更换工作待遇。再培训和重返工作部门为雇主提供工伤职工早期有效重返工作岗位的培训，旨在帮助小型企业雇主通过申请暂时性或永久性设备升级或场所改善的经济补偿，从而促进工伤职工重返工作岗位。目前，加利福尼亚州的职业康复提供责任已基本转移给雇主。

二、服务机构管理

加利福尼亚州劳资关系部下设雇员补偿处,主要负责管理州雇员的补偿工作,包括制定相关法案、确定保障标准和服务标准,同时承担相关机构的管理及争议处理事务。其下设有医疗部、再培训和重返工作岗位部,共同负责监督管理全州雇员补偿制度下的医疗和职业康复工作。

加利福尼亚州雇员补偿法案对制度范围内的医疗服务提供者实施严格的准入制度。医疗部负责制定工伤医疗和评价的政策和指南;考核和任命医师作为医学评估员,轮流对工伤职工进行医学检查,以确定工伤职工应得的福利待遇水平。此外,医疗部还负责核准和监督全州的医疗服务网络和卫生保健组织,确保只有具备服务资质的机构才能为工伤职工提供医疗服务。在医疗服务的管理上,医疗部负责审查使用评估计划,并受理投诉,和联合审计部门共同展开调查;为引导工伤医疗工作的有序开展,医疗部还制定医疗服务费用标准,并积极开展医疗服务研究。雇主和保险公司签订的职业伤害救治机构和网络,必须得到医疗部的核准。同时,加利福尼亚州雇员补偿法案也赋予工伤职工一定的选择权力,雇员可通过书面形式预先指定职业伤害发生时为其提供治疗的医师,若被选定的医师同意为雇员提供相应的服务,服务协议即可生效。许多雇员往往倾向于指定自己的家庭医师作为提供职业伤害相关服务的医师。

三、服务内容及其监管

1. 服务内容的监管

加利福尼亚州雇员补偿法案规定,在职业伤害治疗过程中,由经治医师、保险公司的管理员和受聘的内科医师等共同对医疗服务过程和医疗行为实施监管:保险公司的管理员负责追踪治疗进展情况,但没有权力更改治疗方案;受聘的内科医师负责对治疗方案进行审核和监督,他们有权在必要时更换或否决治疗方案;急诊治疗方案的更改必须在接诊后 72 小时以内完成,并由保险公司的管理员在方案更改后的 24 小时内通知工伤职工及其经治医师。为确保工伤职工得到及时有效的治疗,初期治疗费用可暂由医疗保险先行垫付,随后由医疗保险向雇员补偿保险进行追偿。

2. 医疗服务

加利福尼亚州雇员补偿法案规定，雇员补偿保险覆盖的医疗服务的保障范围包括对缓解和治疗职业伤害合理、有效的医疗措施。这些治疗措施均以相应的医疗指南为依据，目前采用的是由美国职业和环境医学大学出版的《职业医学临床指南（第二版）》以及其他国家医学学会普遍认可的、有科学根据的指南。

加利福尼亚州州立雇员补偿基金医疗服务保障包括医师诊疗、医院服务、物理治疗、实验室检查、X射线检查、药物治疗以及因治疗而产生的合理的交通费用。2004年开始，为了提升医疗服务质量和效率，该基金加强了医疗和物理康复服务管理，限制脊柱指压治疗法、作业治疗和物理治疗的数量，同时要求对工伤职工医疗服务进行评估，进一步监督工伤医疗过程的合理性。

3. 职业康复

自2004年起，加利福尼亚州便将职业康复工作重点放在了促进工伤职工的再就业工作上，工伤职工有权享受职业康复服务。这些服务内容包括求职服务，即求职咨询、职业训练、教育支持或者自主创业指导等。在此期间，工伤职工可以获得必要的生活补助。每位工伤职工可以享受的职业康复费用最高限额为1.6万美元。此外，工伤职工还可以获得"补充性更换工作待遇"，该待遇通过发放代币券的形式，帮助工伤职工支付在州认可的教育机构接受再培训或者技能提升教育的费用，包括学费、杂费等相关费用。其中，超过10%的代币券需用于支付重返工作岗位咨询服务，该项服务由重返工作岗位咨询师帮助工伤职工设计其重返工作岗位目标和计划。必须符合以下条件才能够获得代币券：

（1）在暂时残疾待遇到期后30天内，工伤职工没能从原雇主处获得新的或者可供选择的工作岗位；

（2）暂时残疾待遇到期后60天内，未能成功返回工作岗位；

（3）被认定为处于永久性部分残疾状态。

目前，提供再就业培训的机构主要包括州立学校、经过私人职业教育管理局认可或者签订协议的私人学校、由联邦教育部或其授权的地区性大学协会认可的私人机构，以及由联邦航空管理局认可的私人机构。

第四节 日本、韩国、泰国工伤康复概况

一、日本工伤康复概况

日本于1947年立法实施了工伤保险制度。目前，企业的工伤保险由劳动省负责管理；国家公务员的工伤保险标准虽与企业相近，但由内阁总务厅负责管理；地方公务员则设有专门的工伤保险基金，并由自治省进行制度管理。日本的工伤保险实行全民保险制度，所有依法纳税的工伤职工，无论是日本国民还是在日本工作的外国公民，均可享受相应的工伤保险待遇。日本的工伤保险范围覆盖临床医疗、医疗康复、职业康复、康复辅助器具配置、家居环境改建、家庭护理等多个类别，各个类别均由国家委托相关行业协会制定支付项目和支付标准，所需费用由国家全额承担。

1. 服务机构和专业技术队伍

日本的工伤职工就医需前往指定的医院（不局限于专门的工伤医院），而不能随意选择。全日本共有39所专门的工伤医院，提供床位共计1.2万张，约占日本医院床位总数的1%。工伤医院并非只接收工伤职工，还同时承担附近地区一般患者的诊疗工作。工伤医院与一般医院的显著区别在于，工伤医院工作人员的工资开支主要依靠门诊和住院费收入，而医院基础建设投资则由工伤保险基金承担。

在日本，每家医院区域内均设有两个康复中心，即医疗康复中心和职业康复中心，两者均隶属于厚生劳动省管理。前者重在工伤职工健康状态的恢复，后者重在工伤职工劳动能力的提升。因此，后者实际上是残疾人职业能力训练中心，主要对工伤职工进行针对性劳动能力训练。职业康复中心的经费来源广泛，日常运营费用由雇用保险基金支付，而资产投入由工伤保险基金开支。目前，日本拥有13所国立职业康复中心、6所县立职业康复中心以及21所民营职业康复中心，可以开展多种不同工种的职业康复训练。此外，日本还设有数十家残疾人就业促进协会和支援中心，为具备劳动能力的工伤职工提供就业援助和中介服务。

日本康复医学的第一代专业技术人员主要留学于欧美国家，回国后按照国际标准培养出国内第二代、第三代专业技术人员。如今，全日本已拥有物理治疗师学校200

余家、义肢学校 8 家，物理治疗师人数超过 15 000 人，义肢装配师也有 3 000 余人，康复技术水平和技术人员比例均居世界领先地位。

2. 服务内容

在日本，工人一旦发生工伤事故，该事故会被通报至当地的劳动基准监督署，由劳动基准监督署负责汇集工伤个案资料。根据日本《劳动基准法》第 19 条规定，因业务上的原因造成工人伤病，在康复期间以及恢复上班后的 30 天内不得解雇该工人；除非该工人经过 3 年康复治疗仍无法治愈时，雇主可支付 1 200 天的日平均工资后，方可解雇该工人。工伤职工经过必要的医疗救治和康复治疗后，在其身体健康状况稳定的情况下可以重返原工作岗位。如果工伤职工存在身心障碍，则可通过高龄与障碍者雇用支援机构（即就业服务机构）进行职业转换或再就业安排。该机构下辖国立身心障碍者康复中心（在东京附近）、国立吉备高原职业康复中心（在冈山县）、脊髓损伤者职业中心（在九州福冈），以及各地区残障者职业中心和职业康复研究机构。这些机构提供的职业康复服务包括会谈咨询、个案管理、职业能力评定、职业康复训练、求职服务、工作现场指导，以及对工作内容和工作环境提出改良建议等，费用基本全免。然而，如果工伤职工在国立身心障碍者康复中心或脊髓损伤者职业中心进行生活训练的职能康复（包括职业康复训练，为期 2~5 年），则需依工伤职工的收入情况按比例收费。此外，国立身心障碍者康复中心与国立吉备高原职业康复中心共同开设了身心障碍者职业能力开发学校，旨在提供从医疗康复到职业康复的一站式连贯服务。

二、韩国工伤康复概况

在韩国的工伤保险体系中，工伤康复占有举足轻重的地位。韩国工伤康复机构主要由医疗机构、康复中心等组成，工伤康复的内容主要包括康复咨询、康复中心训练、小额开业贷款、康复体育锻炼支持资金、医疗康复支持资金以及康复器具更新资金支持等方面内容。

1. 康复咨询

康复咨询是指以帮助工伤职工回归社会并寻找有偿工作机会为目的的咨询服务，包括职业评价、制定康复方案、职业训练、提供工作岗位信息等一系列服务。康复咨询服务自工伤发生时即启动，专业人员会及时探望新发工伤职工，全面了解其康复基本情况和需求，以此为基础制定重返工作岗位的方案，最终为适宜接受服务的工伤职工提供康复服务。出院后的工伤职工也可以获得专业人员的探访、面试、工作评价等服务，根据收集到的信息，专业人员将为其制定康复方案，安排包括康复体育锻炼、职业训练、工作信息提供、创业（或开业）资金支持、社交技能训练等在内的多样化服务，最终帮助工伤职工安置就业或成功创业。工伤职工在就业后还将享受一段时间的随访跟踪服务。

2. 康复中心训练

为了更好地帮助工伤职工就业，韩国为工伤职工提供了职业训练机会，以便他们掌握新技能，从而顺利重新就业或自主创业。接受职业训练的工伤职工必须满足以下条件：

（1）必须是因工作原因受伤的职工；

（2）年龄必须在 50 岁以下，且行动能够自理。

培训周期通常为一年。各中心培训科目不同，例如，ANSHAN 中心开设时装设计、摄影、电子印刷、广告设计和金属工艺等课程；GWANGJU 中心开设时装设计、广告设计、工业装置信息技术、通信技术等课程。康复中心还为工伤职工学员提供免费培训并给予一定生活补助，学员在培训期间的住宿、伙食以及必要的制服费用均由中心承担。此外，学员毕业后，康复中心还可能为其提供生活或开业低息贷款支持。

3. 小额开业贷款

为了鼓励有自己开业意愿的工伤职工重新获得独立生活能力，韩国政府提供低息贷款支持。年龄为 20～60 岁，且在 1997 年 1 月以后在上述培训中心毕业的工伤职工可以申请低息贷款。贷款额度的上限为 7 000 万韩元，在首尔地区，贷款上限可提升至 1 亿韩元。

4. 康复体育锻炼支持资金

康复体育锻炼支持资金的目的在于通过对适宜锻炼项目的支持，提高康复治疗效果，帮助工伤职工提高工作技能，增强自信心，从而顺利重返工作岗位并融入社会生活。

（1）覆盖的人群：面向 60 岁以下，医疗终结后 6 个月内暂无工作收入的工伤职工。

（2）体育项目：游泳、健身、乒乓球、增氧健身等。

（3）资助标准：对于使用健身器械的费用或者参与体育活动的学费，每月最高资助限额为 10 万韩元，资助最长期限为 3 个月。超过限额部分的费用自理。

5. 医疗康复支持资金

医疗康复支持资金可直接拨付给提供长期住院治疗服务的医疗机构，由医疗机构负责资金的合理使用与管理，以保证工伤职工能够获得长期持续的康复治疗，进而帮助他们更好地适应社会生活。获得医疗康复资金支持的医疗机构为专门治疗职业病的医院（包括尘肺病），并且每月接收的工伤职工患者在 10 人以上。资助标准方面，涉及的材料费和教师费按每人每月 35 000 韩元的标准进行补助。

6. 康复器具更新资金支持

本项目旨在及时为需要更新康复器具的工伤职工配置并更换新的康复辅助器具，以减轻他们的不便和痛苦，促进他们尽快回归工作岗位并融入社会生活。韩国劳动福利公社（KLWC）在对工伤职工进行专业鉴定后，将直接发放"辅助器具更新卡"，无须工伤职工自行申请。按照规定，整个韩国只有一家经过核准的机构能够为工伤职工免费发放新的康复辅助器具，即韩国矫形外科和康复器具中心。

三、泰国工伤康复概况

泰国政府于 1954 年首次颁布了《社会保障法》，而现行的《社会保障法》是 1990 年由国会修订通过的。泰国政府高度重视工业伤害补偿工作，并将此置于社会保险工作的首要位置。1974 年，泰国建立了工人补偿基金，当时的工伤保险覆盖范围仅限于曼谷地区拥有 20 名雇员以上规模的企业；随后，保险覆盖面逐步扩大，自 1988 年，其覆盖范围已遍及全国各地。1994 年 7 月，泰国《工人补偿法》正式颁布实施。自 2002 年 4 月起，所有拥有 1 名雇员以上的企业均被纳入工伤保险范畴。但全年无雇员的农、林、畜牧、渔业从业者，中央、省和地方政府官员，非营利性组织职员，国企职工，以及私立学校教职工不纳入该保险范畴。泰国工伤补偿福利包括医疗津贴、现金补偿和工伤康复服务，其中工伤康复服务由各地区工伤康复中心提供。

1. 服务机构

1974 年《工人补偿法》生效后，泰国每年报告的新工伤案例达数千例。政府发现，许多工伤职工拿到工伤补偿后，选择回到农村生活，很少职工会继续从事工业工作，而这些职工大都是年轻劳动力。泰国政府深刻意识到工伤职业康复的重要性，认为工伤职工经职业训练能够重新获得就业能力，从而减轻家庭和社会的经济负担。初期，康复服务项目主要集中于职业康复，后来基金补偿范围逐渐扩大至住院康复服务。1980年，随着工伤康复需求的日益增长，泰国政府计划建立全国性的工伤康复中心，并为此向国际劳工组织寻求帮助。1982年，日本国际协作机构承诺在建筑、设备和技术方面为泰国提供支援，而泰国政府则承担购买土地、进行基础设施建设以及其他方面的开支。1985年，泰国工伤康复中心正式成立，由劳动部下属的社会保障办公室直接管理。近年来，该中心在社会保障办公室和基金的支持下，不断扩大服务范围和规模，已在不同区域建立了分支机构。

2. 服务内容

泰国工伤康复中心提供的康复服务主要包括以下3个方面。

（1）综合康复服务

这方面的服务主要包括医疗康复、职业康复、社会心理康复以及生活自理能力锻炼。

（2）复工准备服务

当康复者进入重返工作阶段时，工伤康复中心将为他们提供为期4个月的返回工作岗位准备服务。为此，该中心开设11个职业康复训练工场，可提供计算机打字技术、摩托车修理、电器维修、制衣、电焊技术、木工等15项技能培训课程。

（3）教育培训与技术支持

该中心承担了两方面的教育培训工作：一方面是与教育机构合作，针对工伤参保人员（含工伤与非工伤情况）开设继续教育培训课程；另一方面是利用自身技术和资源优势，发展成为东南亚地区工伤康复技术人员培训中心，面向缅甸、越南、老挝和柬埔寨等国家开展培训。

工伤职工被统一安排在工伤康复中心接受康复服务，核定范围内的医疗和职业康复费用、食宿费用由工伤补偿基金投资收益部分列支。对于超出核定服务范围的医疗和职业康复费用、食宿费用则由社会保障办公室通过成立NGO基金会（又名Kunakorn基金会）来提供。该项基金来源于泰国王室和个人捐赠两部分。工伤职工如果有意愿自办企业，也可向该基金会申请贷款支持。

第二篇

常见工伤病种康复服务规范

第四章　工伤的医疗康复与辅助器具装配概述

第一节　工伤的医疗康复

一、医疗康复基本目标

康复是一个旨在使功能障碍者最大限度地参与社会生活的过程。康复医学作为一门以功能为核心，致力于改善功能、促进患者融入社会、提高生存质量的医学学科，其实际工作内容包括康复预防、康复评估和康复治疗3个方面。其中，康复治疗是将康复理论和康复技术有效应用于康复对象，以实现康复目标的关键环节，是康复医学的核心工作内容，也是康复医学区别于其他临床学科的最重要特征之一。康复治疗的方法通常包括物理治疗、作业治疗、言语治疗、心理治疗、假肢/矫形治疗和中医传统治疗等，这些康复治疗方法都把促进功能恢复作为基础和共同的目标。

二、康复治疗早期介入

国际上，工伤保险普遍遵循"先治疗康复、后评残补偿"的原则，这一原则凸显了工伤康复在工伤处理中的优先地位。也就是说，在处理工伤事故时，更应该注重对工伤职工进行医疗康复和职业康复，旨在最大限度地减轻其生理和心理痛苦，促进其重返工作岗位、回归社会，并提升生活自理能力。

工伤康复的核心在于康复治疗的早期介入。过去，康复治疗被视为一种后续治疗手段，往往是在针对导致残疾的伤病特异性治疗后，患者被转送至康复机构时得以开始。许多工伤职工因此错失了早期康复的宝贵时机，甚至出现了继发性障碍而进一步加大了康复的难度。随着康复医学的快速发展和经济社会的不断进步，人们的观点已经发生了根本性改变。为了取得最佳的治疗效果，康复治疗必须在伤病发生后尽早开始，将预防性康复措施全面融入伤病急性期的治疗中，尤其是对于那些可能导致严重残疾且治疗周期漫长的伤病，如颅脑外伤、脊髓损伤、烧伤、截肢等。这类伤病常因长期卧床和缺乏活动而导致废用综合征，表现为肌肉无力、萎缩，关节挛缩畸形，直立性低血压，心肺功能减退，褥疮等问题，同时，工伤职工家属也可能因此承受情绪压抑，这些问题都将有碍后期的功能恢复，还可能造成不可逆的功能损失，形成永久性障碍。因此，康复治疗的早期介入对于减少工伤职工的功能缺损、提高生活自理和运动功能，以及防止合并症的发生都具有重大意义。

康复治疗应该贯彻在整个伤病防治的始终，尽早开始功能锻炼，这对于促进功能和能力的快速恢复至关重要。但也应强调，工伤的临床治疗和康复治疗的结合必须基于工伤职工的具体情况进行全面考量。因为任何康复措施都包含一定程度的身体活动，康复措施的强度应根据工伤职工的体质情况和疾病的稳定性灵活调整。

三、常用医疗康复技术

1. 物理治疗（physiotherapy，PT）

物理治疗是利用躯体运动、按摩、牵引以及借助机械设备的运动等力学因素，结合光、电、声、热、磁等其他物理因素，对工伤职工进行综合治疗。物理治疗主要包括运动治疗、物理因子治疗和水疗3种方法。

运动治疗是在物理治疗中的一种重要手段，它通过运用力学因素（如躯体运动、按摩、牵引以及借助机械设备的运动等）缓解患者症状或改善其身体功能。运动治疗既包括手法操作、体操等主动运动方式，也包括借助机械设备的被动运动方式。其目的在于通过科学的、有针对性的、循序渐进的训练，将患者不正常的运动模式转变为正常或接近正常的模式，增强对肌群和肢体的控制能力及运动耐力，改善运动的协调性和平衡性。同时，运动治疗还能有效预防和治疗肌肉萎缩、关节僵直、骨质疏松以及局部或全身畸形等并发症。当运动治疗完全由患者主动进行时，可称为体育疗法。

物理因子治疗是一种应用天然或人工的物理因子作用于人体以达到治疗疾病的目的的治疗方法。天然的物理因子疗法包括矿泉疗法、气候疗法、日光疗法、空气疗法、海水疗法等；人工的物理因子疗法则包括电疗法、光疗法、声疗法、磁疗法、热疗法、冷疗法、生物反馈疗法、肢体压力疗法以及体外冲击波疗法等。当这些物理能量作用于人体时，会被人体组织吸收，发生神经学、体液因素学、内分泌学等一系列物理基本变化，即物理能的基础作用，随后，这些基础作用会进一步产生电力学、生物物理学、生物化学以及生物电磁学等理化反应，继而引起局部和全身的生理效应，从而实现止痛、消肿、消炎、脱敏、促进康复以及保健等物理因子的治疗作用。

水疗是一种以水为媒介，利用水的浮力、压力、热容量和阻力等物理特性进行训练，旨在强化运动机能，提高肢体运动和感觉功能的治疗方法。其中，最核心的治疗方法是水中运动治疗。水中运动治疗是一种效果突出的康复疗法，对骨科疾病、关节炎、不完全性脊髓损伤、脑外伤、脑血管意外恢复期及烧伤等都有独到的疗效，同时，水疗法也可以作为一种强化性运动，尤其对心肺功能的提升帮助很大。

2. 作业治疗（occupational therapy，OT）

2001 年，世界卫生组织对作业治疗的定义是，协助残疾者和患者选择、参与、应用有目的和意义的活动，以最大限度地恢复躯体、心理和社会方面的功能，增进健康、预防能力的丧失及残疾的发生，以发展为目的，鼓励他们参与及贡献社会。

2012 年，世界作业治疗师联盟（World Federation of Occupational Therapists，WFOT）将作业治疗的定义改为，以患者为中心，通过作业促进健康与幸福的一门健康专业。作业治疗的基本目标是使人们更好地参与 ADL。作业治疗师通过促进患者与个人及社区的合作，提升他们从事自己想要做、需要做以及期望做的活动的能力。同时，作业治疗师也会通过改善作业环境来更好地支持他们实现目标。这一定义突出强调了"以患者为中心"的作业治疗基本理念以及参与的重要性。

工伤作业治疗是指针对工伤职工这一特定对象所进行的作业治疗。在内涵上，工伤作业治疗与其他作业治疗并无不同之处，只是治疗对象为工伤职工，这一群体多为青壮年，他们是单位的骨干、家庭的经济支柱，更易出现心理上的负担和对未来的担忧。因此，工伤作业治疗师应在心理方面给予工伤职工更多的关注，同时充分考虑他们的再就业问题。

3. 言语治疗（speech therapy，ST）

言语治疗学是一门专注于对言语障碍患者进行针对性检测、治疗评价并提供必要指导和训练的医学学科。言语治疗的目的是最大限度地恢复患者的社会交往能力，包括临床医学检查和治疗、康复医学检查和治疗两大部分，两者相互渗透、相互补充，是一个相对完善的医学体系。言语障碍检查目的主要包括两个方面：一是确定诊断并据此决定治疗方针，为制订个性化训练计划提供依据；二是在治疗、手术、使用辅助装置、施行训练计划前后，对其采用的干预措施的效果进行客观评价。检查过程是对患者全面了解的过程，治疗评价是基于问诊、观察、检查的结果进行总结、分析与综合而得出的专业结论。言语治疗师只有掌握了正确的检查和治疗评价方法，详细分析患者的功能现状，才能准确地设定治疗目标。因此，没有经过检查与治疗评价，盲目进行言语治疗是不可取的。

言语障碍的核心对策在于训练和指导，包括促进言语的理解和表达、恢复和改善构音器官的功能、提高语音清晰度等。因此，言语治疗师要根据检查与治疗评价的结果制定相应训练方案，对患者及其家属或陪护人员进行训练和指导。言语训练的基本原则是，训练者通过提供某种刺激（如图片或文字等），引导患者作出相应反应，正确时给予正强化，错误时给予负强化（或更正）。反复进行这样的过程，使之形成正确反应。言语训练看上去似乎是非常简单的工作，而实际上，其难度在于如何正确评价患者，在把握好障碍种类、障碍程度、障碍特征的基础上设计适当的程序和训练策略，再根据患者的反应适时调整以达到良好效果。因此，言语治疗师需要仔细观察，并注重长期进行学习和实践。

4. 音乐治疗（music therapy，MT）

音乐治疗是一种以音乐的实用性功能为基础，按照系统科学的治疗程序，应用音乐或与音乐相关体验（如听、唱、演奏、创作、律动等），治疗疾病或促进身心健康的治疗方法。音乐治疗可以改善工伤职工的言语功能、认知功能、呼吸功能、运动功能等，还可以对工伤职工的心理进行干预。

5. 假肢/矫形治疗（prosthetics and orthoses，P&O）

假肢/矫形医学是康复工程与康复医学的交叉学科。假肢/矫形治疗利用人工肢体来弥补截肢的工伤职工肢体缺损，并代偿其失去的肢体功能；同时，利用矫形器的力学作用来预防、矫正畸形，并补偿和改善工伤职工的功能。关于假肢矫形的具体内容将在本章第二节进一步介绍。

6. 心理治疗（psychotherapy，PST）

康复过程中的心理治疗是康复心理学的一项综合实践内容，专业的心理治疗师必须具备帮助患者及其家属适应工伤残疾的干预能力和专业技能。他们能应用心理学的理论与方法，对工伤职工存在的各种心理障碍进行咨询和治疗，以改善他们的认知功能障碍和情感障碍，矫正不良行为和异常行为，使他们更好地投入康复治疗中，从而为工伤职工重返工作岗位及回归社会提供有力支持。

7. 中医传统治疗（Chinese traditional medicine，TCM）

工伤职工大多为外来暴力致伤、致残，其伤残特点属于中医传统康复的范畴，治疗则分为内治与外治两种方法。内治法主要根据患者伤情阶段和特点进行，如中晚期患者，此时损伤局部肿胀已消失，离断的筋骨已经连接但尚未坚固，或组织基本修复但气血消耗严重，或伤病日久导致瘀血凝结、筋络粘连、挛缩，甚至兼有风寒湿邪，引发关节酸痛、屈伸不利等症状。此时可根据患者具体情况采取补气养血、和营止痛、补益肝肾、温经散瘀、舒筋活络等治法，通过内服中药（包括膏、丸、丹、散、酒等剂型）来实现。外治法则包括按摩、推拿、点穴、刺灸等多种手法，其中推拿、按摩、理筋、点穴等手法是常用的治疗方法。此外，外用药物也是外治法的重要组成部分，包括药酒、药膏、药熨、中药熏蒸、药浴等多种剂型。

8. 康复护理技术（rehabilitation nursing technology，RNT）

康复护理技术是康复护理学的重要组成部分，是促进病伤残者身心健康和功能恢复的重要手段之一。在实施康复护理过程中，要根据总体康复计划，并与其他康复专业人员紧密配合，共同组成康复治疗小组，以全面系统地完成患者的康复工作。康复护理技术包括基础护理和专业护理技术，基础护理包含输液、注射、导尿、口腔护理、肠道护理、压疮预防与护理、皮肤护理、心理护理、饮食护理等内容，与临床护理基本相同。专业护理技术则包括体位及其变换、床与轮椅间的安全转移、ADL能力的训练指导等内容。此外，康复治疗方法多种多样，与其配合的护理技术也各不相同，因此，康复护士除需掌握康复护理知识外，还应学会常用的康复治疗方法及与其配套的护理技术，只有这样才能更好地为工伤职工服务。

第二节 工伤的辅助器具装配

一、康复辅助器具装配在工伤康复中的作用

康复辅助器具装配在工伤康复中的主要任务是通过运用工程技术或辅助器具的方法和手段,帮助工伤职工实现身体功能恢复、重建或代偿已失去的身体功能。对于因颅脑外伤、脊髓损伤以及意外损伤造成肢体伤残的工伤职工,借助工程手段是主要的有时甚至是唯一的康复方法。例如,下肢瘫痪患者通过使用矫形器可重新恢复站立和行走功能;截瘫患者则可以借助轮椅进行移动和转移;而对于截肢的工伤职工,安装假肢则是他们重新获得缺失肢体功能的重要途径。由此可见,康复辅助器具装配在提高工伤职工生活自理能力和生活质量,帮助他们重返工作岗位、回归社会方面,发挥着不可替代的重要作用。

二、工伤职工配置辅助器具的政策支持

《工伤保险条例》第三十二条规定,工伤职工因日常生活或者就业需要,经劳动能力鉴定委员会确认,可以安装假肢、矫形器、假眼、假牙和配置轮椅等辅助器具,所需费用按照国家规定的标准从工伤保险基金支付。这样的规定,为工伤职工配置辅助器具提供了有力的法律保障。

1. 工伤保险辅助器具配置管理

为了规范工伤保险辅助器具配置管理,维护工伤职工的合法权益,根据《工伤保险条例》,人力资源社会保障部、民政部、国家卫生计生委于2016年2月26日公布了《工伤保险辅助器具配置管理办法》(根据2018年12月14日《人力资源社会保障部关于修改部分规章的决定》修订),对工伤职工配置辅助器具的具体实施工作进行了规定。该办法规定,人力资源社会保障行政部门负责工伤保险辅助器具配置的监督管理工作,民政、卫生健康等行政部门在各自职责范围内负责工伤保险辅助器具配置的有关监督管理工作。社会保险经办机构负责对申请承担工伤保险辅助器具配置服务的辅助器具装配机构和医疗机构进行协议管理,并按照规定核付配置费用。设区的市级

(含直辖市的市辖区、县)劳动能力鉴定委员会负责工伤保险辅助器具配置的确认工作。省、自治区、直辖市人力资源社会保障行政部门负责制定工伤保险辅助器具配置服务的辅助器具装配机构和医疗机构评估确定办法。社会保险经办机构按照评估确定办法，与工伤保险辅助器具配置服务的辅助器具装配机构和医疗机构签订服务协议，并向社会公布签订服务协议的工伤保险辅助器具配置服务的辅助器具装配机构和医疗机构名单。

2. 工伤保险辅助器具配置目录的制定

人力资源社会保障部根据社会经济发展水平、工伤职工日常生活和就业需要等，组织制定工伤保险辅助器具配置国家目录，确定配置项目、适用范围、最低使用年限等内容，并适时调整。省、自治区、直辖市人力资源社会保障行政部门可以结合本地区实际，在国家目录确定的配置项目基础上，制定省级工伤保险辅助器具配置目录，适当增加辅助器具配置项目，并确定本地区辅助器具配置最高支付限额等具体标准。2012年8月，人力资源社会保障部首次制定了全国统一的《工伤保险辅助器具配置目录》，含假肢23项、矫形器23项、生活类辅助器具13项，以及其他辅助器具11项，共计70项。该目录的制定遵循了"保障基本、普遍适用、安全稳定、循序渐进"的原则。人力资源社会保障部还将根据经济社会、辅助器具产品的发展，以及工伤保险基金的支付情况，适时对《工伤保险辅助器具配置目录》进行补充、修订，不断增加种类，提高标准。同时允许地方根据实际情况适当扩大《工伤保险辅助器具配置目录》。鉴于我国国情和社会保障基金支付水平，工伤职工申请配置的辅助器具应当限于辅助日常生活及生产劳动之必需，并采用国内市场的普及型产品。工伤职工选择其他型号产品，费用高出普及型产品的部分，由个人自付。

三、康复辅助器具的分类

康复工程技术应用的最终成果是形成产品，这些产品以实物的形式帮助残疾人更好地融入社会。人们通常将这类实物或产品称为康复辅助器具。康复辅助器具可以根据不同方法进行分类。传统上，人们习惯按照残疾的性质进行分类，即不同性质的残疾人需要使用不同类型的康复辅助器具。例如，视力残疾人需要助视器和导盲装置等辅助器具；听力残疾人需要助听器和其他听障辅助器具；肢体残疾人需要假肢、轮椅等移动辅助器具等。

根据《辅助器具　分类和术语》(ISO 9999：2022) 及《康复辅助器具　分类和术语》(GB/T 16432—2016)，将辅助器具分为10主类、122次类，共涵盖622种，具体包括如下各个方面。

(1) 医疗、康复及个人护理辅助器具，如防褥疮辅助器具、康复治疗器具等。

(2) 矫形器和假肢，如上下肢矫形器和假肢等。

(3) 生活自理和防护辅助器具，如如厕辅助器具、穿脱衣服辅助器具等。

(4) 个人移动和运输辅助器具，如各种轮椅、拐杖、盲人导向装置、升降辅助装置，以及各种特制汽车和改装汽车等。

(5) 家务管理辅助器具，如饮水和进食辅助器具、清洁辅助器具等。

(6) 家具及适配件，如各种栏杆、扶手、可调节高度的家具、轮椅升降台等。

(7) 通信、信息和信号辅助器具，如助视器、助听器、书写辅助器、盲人用语音计算器，以及各种计算机软硬件的改装等。

(8) 产品和物品管理辅助器具，如吸着杯、防滑垫、抓握器、工具固定器等。

(9) 环境控制和辅助设备，如减震器、光线控制器等。

(10) 休闲娱乐辅助器具，如各种适合残疾人的玩具、游戏用具等。

以上关于康复辅助器具的国际、国家标准分类，其优点在于能够清晰地反映出各种辅助器具在功能上的联系和区别，便于我们进行分类和管理。然而，在实际操作和康复专业分工的具体实践中，大部分国家和地区则是将上述分类中的假肢和矫形器作为一种康复的手段或方法纳入了康复治疗的范畴；同时，用于治疗和训练的辅助器具则归为康复专用设备的范畴。

四、工伤辅助器具的服务流程

根据已经形成的模式，工伤辅助器具（以下简称辅具）的应用需经过以下8个步骤。辅具的服务流程如图2-1所示。

1. 功能评估

在配置、安装辅具之前，均需对患者进行详细的功能检查和评估。这一过程最好由康复治疗组共同完成，包括医师、与患者治疗相关的治疗师及假肢矫形师等。功能

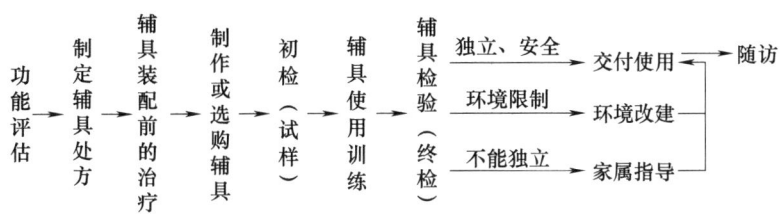

图 2-1　辅具的服务流程

评估的内容包括病史询问、肢体功能检查评估及心理评估等。

2. 制定辅具处方

辅具处方一般由医师制定。制定辅具处方前,应对患者的各项检查结果进行详细分析,并针对这些问题的解决方案进行认真考量。对于复杂的病例,可以在功能评估会上提出,由医师、假肢矫形师及治疗师共同讨论,以制定更合适患者的辅具处方。

3. 辅具装配前的治疗

在辅具装配前或已开始制作辅具但等待试样的过程中,需对患者进行增加肌力、改善关节活动度以及提高协调能力的锻炼等一系列康复治疗,为日后更有效地使用辅具创造条件。治疗方法包括肌力训练、耐力训练、关节活动度训练、协调能力训练及理疗等多个方面。

4. 制作或选购辅具

辅具按照制作形式可分为成品辅具及定制辅具两大类。成品辅具是按照相应规格,由辅具生产单位加工生产而成,临床应用时,可根据患者的体型和功能需求直接选配。成品辅具的应用可大大提高辅具适配效率,并且价格相对定制辅具更为低廉。在临床适配时应优先考虑,如成品辅具不能满足患者的功能需求,才考虑定制辅具。定制辅具是由假肢矫形师按照辅具处方,根据患者的体型进行设计和量身定制而成,其制作程序包括如下 4 个步骤。

(1) 确定辅具结构型式、具体材料选择、关节与关节锁的种类,以及各种附加部件的使用等。

(2) 测量及绘图步骤,量取患肢和健肢的相关尺寸,并绘制肢体轮廓图,以供装配时使用。

(3) 石膏取型步骤,根据生物力学要求对石膏模型进行修整。

（4）成型、打磨及组装过程。

5. 初检（试样）

初检（试样）是指辅具装配就绪但尚未最后完工时，通过患者的试穿对辅具进行的检查。初检（试样）工作通常由处方医师承担，其目的包括以下3个方面。

（1）了解辅具是否达到了处方中的各项要求。

（2）对辅具的设计、结构、装配质量及适合情况能否起到治疗作用等作出评价。

（3）便于在辅具最后完工之前及时进行修改。

6. 辅具使用训练

辅具在经过初期适合性检查并加工为成品后，即可开始使用训练。辅具使用训练内容包括教会患者正确穿脱辅具，以及根据不同残疾程度和辅具类型进行必要的功能训练。例如，对于上肢假肢，需教会患者正确的使用方法，同时进行日常生活的训练；而对于下肢假肢则需要进行保持身体平衡、迈步、行走、坐下起立、上下楼梯等练习，并教会患者如何正确使用拐杖或借助其他行走辅具。

7. 辅具检验（终检）

辅具检验（终检）是指在辅具制作完成并经过功能训练后，在正式交付患者使用之前，对辅具的质量、功能及代偿情况进行综合性检查和评价，包括辅具功能训练所能达到的熟练程度，以及患者的身体和心理适应状况。终检由处方医师、假肢矫形师以及物理治疗师参加。如患者已配置辅具的使用受到家居或工作环境限制，可由作业治疗师为患者出具环境改造建议，并进行相应的环境改造；如患者不能独立使用辅具，则需要对患者家属进行辅具使用培训，指导其如何有效协助患者使用辅具。经过全面检查，确认各项指标均已达到要求后，才可将辅具正式交付患者使用。

8. 随访

辅具交付患者使用后，假肢矫形师应定期随访，一般3个月或半年随访1次。随访主要是为了了解辅具的使用情况和疗效、有无不良副作用、病情的变化等内容。如有必要还应对辅具进行必要的调整。

第五章　颅脑损伤的康复

第一节　颅脑损伤概述

一、颅脑损伤的原因及发生率

颅脑损伤是创伤中发病率仅次于四肢伤的常见创伤，其原因多为暴力直接或间接作用于头部。其中，交通事故是导致颅脑损伤的首要原因，其次是高处坠落、暴力伤害、劳动损伤和运动损伤等。据统计，我国每年有超过130万人因交通事故导致意外伤害，其中，颅脑损伤占全部创伤的17%~23%，仅次于四肢伤居第二位，但死亡率高居首位。重型颅脑损伤的死亡率超过20%，严重致残率超过50%。颅脑损伤很少是孤立的，大多数患者还伴有身体其他部位的严重损伤，因此，必须进行全面检查。

二、颅脑损伤的临床分型

颅脑损伤分为开放性和闭合性两种。开放性颅脑损伤是指头皮、颅骨、硬脑膜均有破裂，导致脑组织和外界接触；而闭合性颅脑损伤则是指头皮可能有破裂，颅骨可能有骨折，但脑组织并未与外界接触。闭合性颅脑损伤又进一步可分为脑震荡和脑挫裂伤，前者属于轻型损伤，患者伤后昏迷时间通常在半小时内，表现为短暂脑功能障碍，但无确定的器质性改变；后者则为脑器质性损伤，轻者昏迷一般不超过12小时，并可能出现神经系统体征；重者昏迷时间超过12小时，神经系统阳性体征明显。

第二节 颅脑损伤康复评定

一、颅脑损伤严重程度的评定

颅脑损伤后，通常根据格拉斯哥昏迷评定量表（见表2-1）（Glasgow coma soale，GCS）进行评分定级，其得分与脑外伤的预后密切相关。

表2-1　　　　　　　　　　　格拉斯哥昏迷评定量表

项目	刺激	患者反应	评分
睁眼 （E）	自发	自己睁眼	4分
	言语	呼叫时睁眼	3分
	疼痛	疼痛刺激时睁眼	2分
		任何刺激都不睁眼	1分
	如因眼肿、骨折等不能睁眼，应以"C"（closed）表示		C
言语反应 （V）	言语	能正确会话	5分
		言语错乱，定向障碍	4分
		说话能被理解，但无意义	3分
		能发出声音，但不能被理解	2分
		不发声	1分
	因气管插管或切开而无法正常发声，以"T"（tube）表示		T
	平素有言语障碍史，以"D"（dysphasic）表示		D
运动反应 （M）	口令	能执行简单的命令	6分
	疼痛	疼痛时能拨开医师的手	5分
		对疼痛刺激有反应，肢体会回缩	4分
		对疼痛刺激有反应，肢体会弯曲，呈"去皮质强直"姿势	3分
		对疼痛刺激有反应，肢体会伸直，呈"去大脑强直"姿势	2分
		对疼痛无任何反应	1分
总分			

注：15分表示意识清楚，12~14分表示轻度意识障碍，9~11分表示中度意识障碍，3~8分表示昏迷。

GCS最高分是15分，最低分是3分。其中，7分以下被视为昏迷状态；得分大于或等于9分不被认为是昏迷。昏迷程度越深，伤情越重，GCS得分也越低。

根据昏迷时间的长短，可将颅脑损伤分为以下4型：

(1) 轻型，GCS 总分为 13~15 分，伤后昏迷时间不超过 20 分钟。

(2) 中型，GCS 总分为 9~12 分，伤后昏迷时间持续 20 分钟至 6 小时。

(3) 重型，GCS 总分为 6~8 分，伤后昏迷或再次昏迷持续时间超过 6 小时。

(4) 特重型，GCS 总分为 3~5 分，这通常提示脑死亡或预后极差。

需要注意的是，许多颅脑损伤患者会使用镇静剂治疗或进行气管插管，这些操作会影响 GCS 评分的准确性。因此，比较实用的做法是将 GCS 评分与 CT 等影像学检查结果相结合加以判定。

二、认知的评定

1. 认知障碍筛选

常见的认知障碍筛选方法包括简短智能测验（mini-mental state examination，MMSE）、认知能力筛选检查（cognitive capacity screening examination，CCSE）、神经行为认知状况测试（neurobehavioral cognitive status examination，NCSE）。

(1) MMSE 是一种简单且易于应用的测试方法，总分共 30 分。若总分低于 23 分，则表明患者可能存在认知障碍。但该方法无法分辨局部性和全面性的认知缺陷。

(2) CCSE 用于评估痴呆患者的认知功能，因此，若测试结果正常，仅能排除严重的认知障碍而不能排除较轻的认知障碍。

(3) NCSE 针对局部性认知缺陷，筛选测验患者的意识能力、定向能力、专注能力、言语能力（包括理解能力、复述能力、命名能力）、结构组织能力、记忆能力、计算能力及推理能力（包括类比推理、判断能力）。

2. 特定评估

(1) 注意障碍评定

1) 概念。注意并非一种独立的心理过程，而是一切心理活动的共同特性，是一种限制性精神活动。根据参与的感官不同，注意可以分为听觉注意、视觉注意等。

2) 评定方法。对于视觉注意的测试，可以采用视跟踪、形态辨认、删字母等方法；对于听觉注意的测试，则可使用听认字母、重复数字、词辨认、声辨认等方法。此外，韦氏记忆测试中的数字长度分测试和韦氏智力测试中的算术测试、数字广度测试、数字符号测试都可用于注意的评定。

(2) 记忆障碍评定

1) 韦氏记忆测试（Wechsler memory scale，WMS）适用于7岁以上的儿童和成人。该测试包括常识、定向力、数字顺序、再认能力、图片回忆、视觉再生、联想学习、触觉记忆、逻辑记忆和背诵数字共10个项目。

2) 临床记忆测验量表适用于成人，该量表包括指向记忆、联想学习、图像自由回忆、无意义图形再认和人像特点回忆共5个项目。

3) 行为记忆量表（rivermead behavioral memory test，RBMT）与以往临床上常用的记忆量表相比有其独到之处，它设立了一些与日常生活关系密切的项目，包括记姓名、记被藏物、记约定事项、图片再认、即刻路径记忆、延迟路径记忆、信封使用、定向力、日期记忆、照片再认、即刻故事记忆、延迟故事记忆共12个分项目。

3. 成套认知测验

神经心理测验是以心理测验的结果作为脑损伤诊断的重要依据。成套认知测验所涵盖的行为功能范围广泛，可以代表人类的主要认知能力。

(1) 霍尔斯特德-里坦神经心理学成套测试（Halstead-Reitan battery，HRB）是在研究人脑与行为关系的基础上编制而成的，包括成人、儿童、幼儿3种测试形式。该测试包含10个分测验，分别用于检查优势大脑半球功能、失语情况、握力、连线任务、触觉操作能力、音乐节律感知、手指敲击速度、言语知觉能力、范畴归类能力和感知觉功能。根据其中5个基本测验（范畴归类能力、触觉操作能力、手指敲击速度、音乐节律感知、言语知觉能力）的7个关键分数指标，可以计算大脑的损害指数，从而评估大脑损害的程度。

(2) 勒文斯泰因作业治疗认知评定包括4个方面共20项检查，这4个方面分别是定向能力、知觉能力、视运动组织能力和思维运作能力，其中的每一项检查得分可为4分或5分，通过评价这些检查项目的得分可全面了解每个方面（领域）的认知情况。根据实际需要评定也可分几次进行。

三、感知障碍的评定

1. 失认症

失认症是指患者无法识别经由某一感觉通道（如视觉、听觉、触觉）所感知的事物，例如，患者可能无法认出放在眼前的茶杯，无法识别听到的是汽车喇叭声，或无法判断手中触摸的是钢笔。这种障碍并非由于感觉器官缺失、言语障碍、智能低下或意识障碍引起，也不是因为不熟悉这些物体造成，而是由于颅脑损伤使患者对经由视觉、听觉、触觉等途径接收的信息丧失了正确的分析和识别能力，即感觉皮质整合功能出现了障碍。因此，尽管患者的视觉、触觉和听觉功能均正常，但他们却无法通过这些途径辨认物体。失认症的发生主要与大脑颞叶、顶叶和枕叶交界区皮质受损有关，具体检查方法如下：

（1）触觉失认检查，包括对物品的质感、形态和实体进行辨认测验。

（2）听觉失认检查，包括无意义声音配对测验、声源匹配测验、音乐匹配测验等。

（3）视觉失认检查，包括形态辨别测验、物品辨认和挑选测验、图片辨别测验、涂色试验、相片辨认测验等。这些测验常用于评估患者的视觉识别能力，并与弥漫性大脑后部以及下部颞枕结合部和周围白质损伤有关。

（4）视空间失认检查，包括物品位置辨认测验、图形-背景测试、空间关系辨认测验、地形方位辨认测验、重叠图试验、深度和距离辨认测验等。

（5）单侧忽略评定，包括等分线段测验、划消测验、画图测验、空间表象试验、阅读试验、书写试验以及日常生活活动（ADL）行为检查等。单侧忽略在大脑右半球损伤者中的发生率高于左半球损伤者，且多发于右后顶叶（右顶颞交界区）、右前额叶和右基底节区。

（6）身体失认检查，包括身体部位识别及命名测试、手指识别及命名测试、拼图测验、画人像测验、动作模仿测验、左右分辨测验、双手操作测验等。病灶常在大脑右侧顶叶。

（7）疾病失认及格斯特曼（Gerstman）综合征，主要依据临床表现及医师的检查发现，病灶常在大脑左侧顶叶后部和颞叶交界处。

2. 失用症

失用症是由于中枢神经损伤后，在运动功能、感觉输入和反射活动均保持正常的情况下，患者无法按照指令完成先前已经学会的动作的一种症状。这一情况并非因肌肉瘫痪、感觉缺失、共济失调或理解障碍等因素造成的，而是因大脑皮质受损造成其所储存的运动程序提取出现紊乱，导致对其所接受到的外周刺激不能调动相应的程序予以应答，具体检查方法如下：

（1）意念性失用症检查，使用活动逻辑测验，主要项目包括口述动作过程、模仿检查者的动作、完成从简单到复杂的动作、完成组合动作、执行指令等。

（2）意念运动性失用症检查，主要测验项目包括模仿运动或按口头命令做出动作（涉及颜面、上肢、下肢、全身）。

（3）穿衣失用症检查，通过让患者给玩具娃娃穿衣来检查。这种病症多见于大脑顶叶受损的患者，特别是右侧顶叶受损时更为常见。

（4）结构性失用检查，通过画空心十字试验、火柴棒拼图试验、积木试验和几何图形临摹试验来判断。这种失用症常见于大脑非优势侧（右侧）下顶叶损伤或枕叶与角回之间的联合纤维中断。

（5）步行失用检查，常通过患者迈步的动作试验来判断。

四、运动功能的评定

1. 评定项目

常见运动功能的评定方法有布伦斯特伦（Brunnstrom）评定、富尔-迈耶（Fugl-Meyer）评定、肌痉挛评定、关节活动度（ROM）评定、平衡功能评定、协调评定、肢体形态评定等。

2. 运动障碍主要表现

颅脑损伤引起的运动障碍是多种多样的，主要是上运动神经元综合征，常见的症状包括异常姿势、痉挛、挛缩、偏瘫、截瘫、四肢瘫等。

五、ADL 能力评定

1. ADL 评定

ADL 评定常用功能独立性量表（functional independence measure，FIM）及巴塞尔指数（barthel lndex，BI）等测量工具。

2. 功能性 ADL 评定

功能性 ADL 评定采用劳顿工具性日常生活活动量表（Lawton instrumental activities of daily living，lawton IADL）进行评定，项目包括食药管理、烹饪、对外沟通、衣物清洁、家务管理、外出活动（包括乘坐交通工具）、财务管理以及购物等。它的设计主要针对除基本日常生活自理能力之外的高级日常功能，因此比较适合用于评估有中度至严重认知障碍的患者。

六、言语吞咽功能的评定

1. 言语功能障碍

颅脑损伤患者常见的言语功能障碍的类型有错乱言语、构音障碍、失语、命名障碍、言语失用、阅读困难、书写困难等。这些功能障碍有时可单独出现，有时也可合并多种类型，需要针对类型进行评定。

2. 吞咽功能障碍

颅脑损伤的患者在开始经口摄入液体或食物之前，需要采用简单有效的床边检查方案对其吞咽功能进行筛查，如饮水试验、吞咽能力评定等。确有吞咽功能障碍时，应由言语治疗师进行评定并提出个性化治疗方案。必要时，可进行进一步检查，如吞咽造影录像检查、纤维内镜吞咽功能评定以及伴有感觉测试的纤维内镜吞咽功能检查等。

七、行为障碍的评定

行为障碍和思维及情感障碍往往同时存在，并且它们之间有着密切联系。颅脑损伤后常见的行为障碍分类如下：

（1）正性的异常行为，包括攻击性行为、冲动行为、脱抑制行为、幼稚行为、反社会性行为、持续动作等。

（2）负性的异常行为，包括丧失自知力、情感淡漠、无积极性、缺乏目的的行为、缺乏主动性、自我价值降低、兴趣低落等。

（3）症状性异常行为，包括抑郁、类妄想症状、强迫观念、循环性情感障碍（躁狂-抑郁双相情感障碍）、情绪不稳定、癔症症状以及药物依赖等。

八、性格、情绪和器质性精神障碍的评定

1. 性格障碍

颅脑损伤患者常见的性格障碍可以分为以下3类：

（1）反应性情绪障碍，包括焦虑、抑郁、神经过敏、不信任感、绝望和无援感、易怒、社交退缩、恐惧等。

（2）神经心理学障碍，包括易冲动、社会适应性障碍、情绪不稳定、焦躁、偏执观念、自知力受损、幼稚行为、社交理解障碍、缺乏主动性和警醒性等。

（3）性格特质障碍，包括强迫性行为、非传统行为不可靠性、多疑、缺乏自我反思、操纵他人、依赖他人、抗议或挑战行为等。

2. 情绪障碍

颅脑损伤患者的常见情绪障碍包括情感淡漠、易激惹性、抑郁、焦虑、神经过敏、攻击性、认知迟钝等。

3. 器质性精神障碍

（1）谵妄。谵妄是以意识障碍为主要特征，表现为失定向、注意力涣散、记忆困难、思维凌乱、出现幻觉和错觉、情绪紧张和精神运动兴奋等，并有昼轻夜重现象。在颅脑损伤患者中，谵妄多发生在医学上不稳定的错乱期。

（2）妄想和幻觉。妄想为思维障碍，是一种不符合客观实际的病态信念，无法通过论证和说理来纠正，并非固执或偏见。幻觉是在没有客观刺激作用于感官时产生的虚幻知觉。

（3）创伤后遗忘（post-traumative amnesia，PTA）。创伤后遗忘分为长期和短期记忆损伤：长期记忆损伤表现为无法回忆过去熟知的信息，如个人经历、重要日期等；短期记忆损伤表现为无法学习新信息，如看过物体后很快忘记。在 PTA 后期，患者甚至难以保持对特殊事件的记忆。PTA 出现之后，患者对于整个 PTA 阶段和昏迷期间的事件可能永久失去记忆，这被称为逆行性遗忘。

第三节　颅脑损伤康复治疗

一、康复治疗原则与目标

颅脑损伤基本治疗原则是抢救患者生命，预防及减少脑功能丧失，积极防治并发症，利用脑的可塑性、神经再生、功能重组与代偿等机制，促进脑功能恢复和改善。

第二篇
常见工伤病种康复服务规范

颅脑损伤患者的康复目标是要最大限度地恢复患者的感觉、运动、日常生活自理能力、认知能力、言语交流功能和社会生活技能。

不论颅脑损伤程度如何，即使患者的认知能力降低，但经过康复训练，仍可不同程度地提高其运动和认知能力。因此，康复过程实质上是一个再学习的过程，在这种过程中主要是对患者进行针对性训练，教会他们代偿的方法而不是单纯追求完全恢复这些功能。

二、康复治疗方法

颅脑损伤的主要治疗方法和程序与某些类型的脑卒中有相似之处，只要抢救及时、治疗措施合理，并且患者年龄相对较小，同时能积极配合进行功能锻炼，常可较快恢复，且容易收到较为满意的效果。

1. 急性期康复

目前国际上一致强调颅脑损伤的康复治疗应尽早介入，即从急性期患者病情相对稳定后就应开始，甚至主张"康复与临床救治同步"。这是提高脑损伤康复治疗效果的关键。

（1）临床康复治疗

1）维持营养并保持水、电解质平衡。昏迷患者应采用鼻饲，所摄入的热量宜根据患者的功能状态和消化功能逐步增加，以维持正氮平衡，并补充必要的电解质。

2）药物治疗。适当应用中枢神经系统代谢药物，如三磷酸腺苷、辅酶A等；同时选择使用脑神经营养药物，如吡拉西坦、胞二磷胆碱、活血素、银杏叶制剂、小牛血清去蛋白提取物、神经生长因子、神经节苷脂等。此外，还可以选用苏醒药物，如氯酯醒、纳洛酮、回苏灵等，以促进患者意识的恢复。

3）应注意防治各种并发症，如挛缩、褥疮、肺炎、尿路感染、营养不良等。对于无禁忌的意识障碍患者可以进行被动关节活动，每天进行两次，以预防挛缩和关节异常；同时，患者应处于良姿位，维持合理体位，以预防水肿、褥疮和挛缩，头的位置不宜过低，以利于颅内静脉血回流。肢体应置于功能位，尤其注意防止下肢屈曲挛缩和足下垂畸形。

（2）康复措施

1）急性不稳定期（伤后1~4周），在药物、手术、高压氧治疗的同时，可渐进性地进行床上（床边）康复，康复内容包括昏迷患者的促醒治疗（如音乐刺激、穴位刺激、光电刺激、生活护理刺激等）、定时变换体位、良肢位摆放、关节主被动活动、呼吸功能管理、血管舒缩功能训练、坐位训练、膀胱训练、理疗等，以预防早期并发症。

2）急性稳定期（伤后5~8周），康复成为首要任务，此时患者可离床进入物理治疗（PT）、作业治疗（OT）室训练，在强化急性不稳定期相关训练的基础上，可增加力量训练、体位变换与转移训练、轮椅训练、认知训练、言语训练、吞咽训练、手功能训练，或者佩戴支具、理疗等。在康复护理中应加强指导患者的膀胱、直肠训练以及 ADL 自理能力。

2. 恢复期康复

（1）恢复期康复的目的

颅脑损伤患者病情相对平稳后，应尽早转入康复中心进入恢复期的全面康复。这一阶段康复的目的是把患者存在的各种不同的功能障碍，尽可能改善到最佳水平，防止可能出现的各种并发症，最大限度地提高患者的自理能力，帮助患者恢复原有的工作或就业能力。

（2）恢复期康复的措施

在常规促醒、支持和对症治疗及护理基础上，颅脑损伤患者恢复期康复的措施主要包括以下内容：

1）运动疗法。继续进行被动活动、牵伸、四肢肌力训练，并进行站立床治疗、坐位和立位平衡训练等。这些训练的目的是为患者今后操纵轮椅、拐杖和步行器等做好准备。随着治疗的进行，若患者能自行或通过借助矫形器具步行，则进行步行训练。

2）作业治疗。旨在提高患者的生活能力，包括床上翻身训练、平衡训练、转移训练（如从卧位到坐位，在床与轮椅之间、轮椅与坐便器之间转移）、穿衣训练、如厕训练、洗澡训练、轮椅使用训练、手及上肢功能训练等。同时，针对认知障碍、失认及失用症、行为障碍等进行专项治疗。

3）物理因子治疗（理疗）。采用超短波电疗、直流电疗、红外线疗、蜡疗、生物反馈疗、神经肌肉电刺激等方法。促进神经再生、减低肌张力、防止肌肉萎缩、消除局部水肿、改善血液循环，并预防褥疮。

4）言语与吞咽障碍治疗。言语交流困难者采用非发音交流系统（如借助交流板）辅助交流，对于吞咽障碍者进行吞咽功能训练、神经电刺激、肌电生物反馈治疗等。

5）心理治疗。针对抑郁症、焦虑症、躁狂症等伤后心理障碍进行专业治疗。

6）中医康复治疗。包括中药治疗、针刺治疗、推拿治疗等手段。

7）矫形器和辅助器具应用。对于颅脑损伤患者运动障碍时，可使用各种矫形器、助行工具、普通轮椅或电动轮椅等；对于生活自理困难患者，可使用各类自助具。

8）水疗。如情况允许，可进行水中运动疗法。

9）其他治疗。如呼吸训练、心血管功能训练、二便障碍治疗、性功能障碍治疗等。

3. 后遗症期康复

大约在伤后半年至一年，部分颅脑损伤患者仍可能遗留有不同程度的功能障碍，即进入后遗症期。此期的康复内容虽沿用恢复期的各种治疗方法，但治疗的具体目的及内容由恢复期的促进躯体功能的恢复转变为使患者学会应对功能不全状况，学会用新的方法代偿功能不全，从而增强其在各种环境中的独立生活能力和社会适应能力，最终实现回归社会的目标。

4. 职业康复和社会康复

（1）职业康复

1）职业咨询。通过个案面谈、就业意愿评估和职业询问，确定职业康复的目标和方向。

2）就业前培训。通过 BTE 职业模拟训练、工作耐力训练、工作强化训练、专业技能培训、工作调整与就业选配等方法，全面提升患者的职业技能。

3）就业安置与重返工作岗位。根据患者实际情况，协助其重返工作岗位或寻找新的工种，实现重新就业。

4）跟踪观察。对患者的就业状态和职业进展进行持续跟踪观察。

（2）社会康复

社会康复是指进行行为评估与社会功能评估，然后开展工伤保险政策指导、伤残适应指导、压力与疼痛舒缓指导、家庭关系指导、病患照顾者技巧指导、家庭康复技巧指导、家居环境无障碍改造指导、家庭财政与生计指导、重返社区跟进协调指导等。

第四节 颅脑损伤康复护理

一、康复护理的评估

1. 一般情况

进行康复护理应了解的一般情况包括患者的意识状态、生命体征、皮肤情况、营养状态、个人史、发育史、既往史、治疗史以及家族史等。

2. 专科护理评估

专科护理评估主要包括颅脑损伤的严重程度评估、运动功能评估、言语功能评估、认知功能评估、情绪行为评估、ADL能力评估、吞咽功能评估和排泄功能评估等。

3. 心理社会评估

心理社会评估主要是进行心理测验，并对患者的情感和情绪状态、个性特征、压力与应对方式、角色与角色适应情况等进行全面评估。

二、康复护理的目标

（1）患者能恢复最佳的活动能力，能够在适当的范围内自由活动，保持良好的身体平衡。

（2）患者能够最大限度地保持沟通能力。

（3）患者能够维持良好的心理状态。

（4）患者及其家属能够掌握相关康复知识和康复训练方法。

（5）提高患者的ADL能力，帮助他们顺利回归家庭和社会。

三、康复护理的内容

1. 心理护理

颅脑损伤往往由意外原因引发，患者原本身体健康，工作、生活井然有序，却突然变为肢体功能障碍，需要他人照顾，导致其心理上承受了巨大的打击和压力，常表现出消沉、抑郁、悲观和焦虑等情绪，甚至会产生轻生的念头及其他异常行为。因此，对于这类患者，特别是有情绪和行为障碍的患者，应多与他们交谈，在情感上给予支持和同情，行动上设法为他们改变困难处境。行为矫正疗法是一种有效的心理护理方法，通过不断再学习，可以帮助患者消除病态行为，建立健康行为模式，使其能面对现实，学会放松，逐步消除内心的恐惧、焦虑与抑郁。同时，应鼓励患者尽可能参与力所能及的活动，逐步学会生活自理。对负性行为障碍的患者可采用代币奖励法或适度惩罚法进行干预。

2. 体位护理

颅脑损伤患者特别是重度颅脑损伤患者，常存在肢体功能障碍。正确的体位护理对于保持各关节功能位置至关重要，能够预防关节挛缩和足下垂等并发症，从而避免继发性功能障碍的发生。

3. 功能训练指导

颅脑损伤患者常常面临多种功能障碍，因此，对患者进行循序渐进的训练指导至关重要。根据患者的情况，康复治疗师会视情况制订个性化康复计划，包括运动功能训练指导、言语功能训练指导、认知功能训练指导以及ADL训练指导等。

4. 并发症的预防及护理

（1）外伤性癫痫

外伤性癫痫是颅脑损伤常见并发症之一，其发生的频率与受伤部位、外伤严重程度以及已受伤的时间等因素有关。癫痫发作时，切忌强行搬动患者或按压其肢体，以免引发进一步损伤或骨折。此时，应迅速使患者侧卧，并解开其衣领，以确保其呼吸道通畅。同时，应将缠有纱布的压舌板插入患者的上下臼齿之间，以防其咬伤舌头和减少窒息的风险。

（2）肩-手综合征

肩-手综合征表现为突然发生的手部肿痛，以手背部位尤为明显，患者皮肤呈粉红色或淡紫色，手部下垂时颜色变化更加明显。同时，患者的皮温增高，掌指关节、腕关节活动受限，如果未能得到及时治疗，后期可能出现关节畸形的严重后果。因此，对于肩-手综合征应及早发现、及时治疗，以预防为主，以免发生手部挛缩和功能丧失。肩-手综合征的预防及护理措施如下：

1）良肢位摆放，应保持正确的坐卧姿势，避免长时间手下垂。

2）为了维持全关节的活动范围，需要加强患臂的主动和被动运动。同时，尽量避免在患手进行静脉输液。

3）对患侧手掌出现水肿者，可采用压迫性向心缠绕的方法缓解水肿。具体操作时，先对肿胀的手指采用向心性加压缠绕，通常使用1~2毫米宽的线绳从手指远端（指甲处）开始，做一小环后快速有力地向近端缠绕至手指根部，立即从指端绳环处迅速拉开缠绕的线绳。每个手指都缠绕一遍后，最后缠绕整个手掌。

4）冰水疗法是一种有效的消肿、止痛并解痉的方法，将冰与水按2:1混合后放在容器内，将患手连续浸泡3次，每次约3秒，两次浸泡之间可以有短暂的休息。此方法应注意避免冻伤。

5）对患肢进行理疗，如超声波、磁疗等疗法，可消炎、消肿及改善局部血液循环。

（3）颅脑损伤后综合征

颅脑损伤3个月后，患者可能仍会经历头痛、头晕、注意力不集中、记忆力衰退、失眠等症状，甚至出现癔症样发作等自主神经功能失调或精神症状。然而，神经系统检查无确切的阳性体征，且各项医学检查均无异常。为缓解患者的焦虑情绪，可以采用转移注意力的方法，如看小说、漫画等。此外，保持环境安静舒适，执行保护性医疗制度，耐心听取患者的倾诉，给予其适当安慰，也是减轻患者心理负担，提高痛阈的有效手段。

四、出院后健康指导

1. 家庭参与，协作进行

对于颅脑损伤患者，应将康复训练融入家庭日常生活中，确保患者在家庭得到长期、系统且合理的训练。家属或陪护人员要掌握基本的训练方法和原则，并深刻理解训练的长期性、艰巨性及家庭康复的重要性和价值。对于长期卧床的患者，回归家庭后，其亲属及其他家庭成员应共同参与康复过程，并学习正确的护理方法，以防止压疮、关节畸形、肌肉萎缩以及感染等并发症的发生。

2. 防止意外，定期随访

在训练过程中，陪护人员必须在旁边指导，不能急于求成，应以患者能接受的程度为原则，防止运动量过大导致虚脱。训练计划因人而异，并应定期前往门诊随访。

3. 按时服药，定期检查

要建立良好的家庭情感支持系统，增强患者战胜疾病的信心，按时服用药物，定期前往医院检查。

4. 综合康复，持之以恒

患者回归家庭后，既要选择适当的运动疗法进行反复训练，又必须配合心理康复、生活护理、药物治疗等其他措施。

第六章 植物状态的康复

第一节 植物状态概述

一、定义

植物状态（vegetative state，VS）是一种特殊类型的意识障碍，患者对自身及周围环境完全缺乏意识，但能够睁眼，并保留有睡眠-觉醒周期，其下丘脑及脑干基本功能得以保存。在经历严重颅脑损伤后，患者通常会陷入昏迷状态，约有半数患者，若昏迷时间持续超过6小时，可能无法恢复神志而导致死亡。也有部分患者在伤后1个月内仍无反应，则进入植物状态。在早期阶段，昏迷和植物状态可相互转化：患者在昏迷症状好转后可表现为植物状态；或原来处于短期植物状态的患者，在病情恶化时陷入深度昏迷。

为了区分植物状态的不同程度，学界还提出了一些相关概念如持续性植物状态、永久性植物状态、初步脱离植物状态和脱离植物状态等。持续性植物状态（persistent vegetative state，PVS）是指植物状态持续1个月以上（在日本该标准被定为3个月以上）。关于永久性植物状态的判定，美国PVS专题研究组的意见是，外伤性PVS持续12个月以上即可被判定为永久性植物状态，而非外伤性PVS只需持续3个月即可被判定为永久性植物状态。初步脱离植物状态是指患者能执行简单指令或进行简单对答，而脱离植物状态则是指能执行较复杂的指令或进行对答。此外，还有过渡性植物状态（与初步脱离植物状态相当）、不完全性植物状态等概念。

在诊断植物状态时，要与昏迷、闭锁综合征、无动性缄默、脑死亡、痴呆等病情鉴别开来。

二、诊断

1. 我国的植物状态诊断标准

1996年,在南京召开的持续性植物状态诊断标准专家讨论会上,提出了暂定的植物状态诊断标准,这一标准在随后的多年得到了沿用,直至2011年在南京召开的全国脑复苏和持续性植物状态学术会议上,此诊断标准仍被维持使用,具体内容如下:

(1) 认知功能完全丧失,无意识活动,无法执行任何指令。

(2) 能够保持自主呼吸和血压稳定。

(3) 有睡眠-觉醒周期。

(4) 无法理解或表达言语。

(5) 能自动睁眼或在外部刺激下睁眼。

(6) 可出现无目的性的眼球跟踪运动。

(7) 下丘脑及脑干功能基本保存。

上述7条标准既能准确反映临床特点,又有利于与其他疾病进行鉴别诊断,且表述简明扼要。为便于操作,另有如下说明:

(1) 认知功能丧失是指患者对自身或外界刺激(如视觉、听觉、触觉、痛觉等)缺乏有意识的情感和行为反应。

(2) 下丘脑及脑干功能基本保存是指患者的心搏、呼吸、血压以及脑干反射(包括瞳孔反射、角膜反射、前庭-眼反射、咳嗽反射、吞咽反射、呕吐反射等)均得以保持。

(3) 诊断植物状态主要根据患者的临床表现,但为了明确病因、观察病情的动态变化、评估治疗效果及预测预后,也可根据患者的病情及客观条件,选择脑电图、体感诱发电位、CT、磁共振或单光子发射计算机断层扫描等客观检查。

2. 美国的植物状态诊断指标

美国于1994年提出的植物状态诊断标准,主要内容包括以下7条:

(1) 患者没有自我意识和环境意识,无法与他人进行互动或影响。

(2) 对视觉、听觉、触觉和伤害性刺激不能产生持续性、再现性、目的性和自发性行为反应。

（3）没有言语理解和言语表达能力。

（4）间歇的觉醒状态，表现为具有睡眠-觉醒周期。

（5）下丘脑和脑干自主功能充分保留。

（6）大小便失禁。

（7）具有不同程度的脑神经和脊髓反射。

第二节 植物状态评定

对于意识障碍的评定，国外已开发了多种量表，而在国内最常用的量表是格拉斯哥昏迷评定量表。但此量表只适用于意识障碍的急性期评估，而持续性植物状态是一种慢性意识障碍。1996年，在南京召开的持续性植物状态诊断标准专家讨论会上，专家们选择了执行指令、情感反应、眼球跟踪、言语、肢体运动及吞咽6项指标，并针对持续性植物状态制定了评定量表（见表2-2）。

表2-2　　　　　　　　　　持续性植物状态评定量表

指标	反应	评分
执行指令	无	0
	微弱动作	1
	能执行简单指令	2
	能执行各种指令	3
情感反应	无	0
	偶尔流泪	1
	能哭笑	2
	正常情感反应	3
眼球跟踪	无	0
	偶有眼球跟踪	1
	经常有眼球跟踪	2
	有意注视	3
言语	无	0
	能发声	1
	能说单词	2
	能说整句	3

第二篇
常见工伤病种康复服务规范

续表

指标	反应	评分
肢体运动	无	0
	刺激后能运动	1
	无目的随意运动	2
	有目的随意运动	3
吞咽	无	0
	能吞咽流质	1
	能吞咽稠食	2
	能咀嚼	3

2011年，在南京召开的全国脑复苏和持续性植物状态学术会议修订形成了持续性植物状态疗效临床评定量表（见表2-3），可作为持续性植物状态的严重程度及疗效的评定量表。

表2-3　　　　　　　　　　　持续性植物状态疗效临床评定量表

评分	肢体运动	眼球运动	听觉功能	进食	情感	备注
0	无	无	无	无	无	
1	刺激可有屈伸反应	眼前飞物时，有警觉或有追踪	声音刺激能够睁眼	能吞咽	时有兴奋表现（呼吸、心率增快）	
2	刺激可定位躲避	眼球能持续追踪	对声音刺激能够定位，偶尔能执行简单指令	能咀嚼，可执行简单的指令	对亲人的情感言语，出现流泪、兴奋、痛苦等表现	☆MCS
3	可简单摆弄物体	固定注视物体或伸手欲拿	可重复执行简单的指令	能进食普通食物	对亲人的情感言语有较复杂的反应	
4	能随意运动，能完成较复杂的自主运动	列举的物体能够辨认	可完成较复杂的指令	自动进食	正常情感反应	

说明：
①持续性植物状态（评分为0~1）疗效评估：评分提高≤1分视为无效、≥2分视为好转、≥4分视为显效。
②初步脱离持续性植物状态（评分达到2分数值行内任何一项）：可判定为微小意识状态（MCS）。
③脱离MCS：评分为3~4分数值行内。

第三节　植物状态康复治疗

国际上对持续性植物状态已经进行了很多治疗尝试，但至今尚无明确有效的方法。由于持续性植物状态的病理变化极为复杂，因而不可能采取单一方法就取得显著疗效。

一、一般治疗

1. 基础护理

基础护理包括防治压疮和肺部感染的翻身、拍背措施；对大小便失禁患者的给予处理；减轻关节挛缩的良肢位摆放和被动关节活动；保持呼吸道通畅，并对气管切开的患者实施专业的气管切开护理。良好的护理能有效降低并发症的发生率，可以说，护理的水平直接关系持续性植物状态患者的存活时间。

2. 营养支持

持续性植物状态患者因无法自主进食，容易造成营养不良和体液不足。为改善这一状况，要提供足够热量，同时加用各种果汁、蔬菜汁以补充维生素及水分，并注意关注水、电解质的平衡，确保营养成分的充分供给。对于能吞咽者应给予喂食半流质食物（如糊食），对于不能吞咽者则应用胃管鼻饲的方式给予半流质食物（同样为糊食）。

3. 积极防治并发症

积极防治如脑水肿、继发性癫痫、中枢性自主神经紊乱、皮肤压疮、肌肉挛缩、骨质疏松、肺部和泌尿道感染等并发症和合并症。要避免使用镇静剂，包括抗痉挛药、抗惊厥剂、抗高血压药、抗胆碱能及抗组胺类药，因为这些药物都有可能促进认知功能的恢复。

二、促醒及综合康复治疗

1. 药物治疗

尽管药物的促醒作用尚未完全明确，但大量报道表明，某些药物有促进意识好转的作用。持续性植物状态患者的神经细胞会发生脑代谢紊乱、缺血缺氧、自由基增多等一系列病理生理改变，因此，早期、足量使用营养药物保护脑神经细胞，可以避免脑细胞进一步受到损害。基本的药物治疗主要是应用增加脑血流量的药物，如溴隐亭和美多巴。美多巴能转化为多巴胺和去甲肾上腺素，从而增加神经递质的量，而溴隐亭能提高多巴胺受体的敏感性。具体用药方案为：溴隐亭每次 2.5 毫克，每天 3 次；美多巴每次 0.25 毫克，每天 3 次。每 10 天为一个疗程，每一疗程结束后，溴隐亭每次增加 2.5 毫克（每天最大剂量不超过 20 毫克，每天 3 次），美多巴每次增加 0.25 毫克（每天最大剂量不超过 2.0 毫克，每天 3 次），最大剂量持续使用 2 个疗程后渐减至维持量（即起始量）。此外，还有改善脑循环的药物，如钙拮抗剂西比灵、尼莫通、吡拉西坦、舒脑宁、活血素、银杏叶制剂等。同时，还有活化神经细胞的药物，如胞二磷胆碱、氯酯醒、小牛血清去蛋白提取物等。营养和促进神经生长的药物也必不可少，如神经生长因子、神经节苷脂等。

2. 高压氧治疗

高压氧治疗是指在大于一个标准大气压的高压氧舱内间断吸入 100% 氧气的一种治疗方法。高压氧治疗是当前国内外备受推崇的一种方法，为治疗植物状态患者展示了鼓舞人心的前景。国内有报道显示，其总有效率高达 87%。临床实践证实，高压氧可以：①纠正脑缺氧状态，维持神经细胞的能量供应；②降低颅内压，减轻脑水肿；③改善脑微循环；④改善脑干网状激活系统功能，促进昏迷患者的觉醒。目前认为，高压氧治疗开始越早、疗程越长，效果往往越好。

3. 运动疗法

运动疗法主要应用鲁德法（多感觉刺激法），通过快速擦刷、拍打、挤按、冰热刺激等方法作用于患者皮肤，特别是较为敏感的部位如手、脚、面部等，以诱发运动反应；同时，应用神经肌肉本体感觉促进法进行被动活动，通过关节深感觉来促进中枢神经系统的功能恢复。在此过程中，还需进行维持与恢复关节活动范围的练习，并逐步过渡到坐位平衡、斜板站立等训练项目（患者苏醒后可增加主动运动训练项目）。运动疗法应坚持循序渐进、持之以恒、个体化方案的原则。阿福尔特理念由瑞士心理学家、言语治疗师阿福尔特提出，其应用的核心是给予患者最基础的感觉刺激。治疗师或其他医务人员结合患者的生活规律和原有生活习惯，通过手把手的指导方式，帮助患者再学习日常生活活动（如刷牙、洗脸、穿脱衣物、进食等），旨在建立固定熟悉的日常生活模式，同时输入和刺激患者对日常生活中物品与环境的感知觉。通过反复、连续性的融于日常生活中的实践，最终达到加速恢复感知能力的目的。

4. 言语疗法

持续性植物状态患者虽无意识活动，但其听、视、触的感觉传导通路是正常的。因此，应给予患者视觉及听觉的刺激，同时给予发声器官以一定的刺激，如使用冰棉签进行口腔刺激、进行口周肌群训练等，为患者苏醒后进一步的言语治疗作准备。此外，平时还可应用"亲情疗法"，即让患者熟悉的亲人每日陪伴，进行强化性言语交流，这种交流有助于促进患者皮层与皮层下结构的联系。

5. 饮食疗法

对吞咽障碍的治疗，切忌简单地采用永久性鼻饲的方法，而应尽早开始吞咽功能训练，尝试经口喂食，对于能经口进食者应及早拔除胃管，以恢复其正常进食功能。训练初期，可以利用棉签蘸取冰橙汁对口腔感觉末梢点进行刺激，每日3次，每次刺激10遍。然后逐渐过渡到用食物刺激，食物质地应由稀到稠，少量多次，根据患者吞咽反射的变化及进食后呛咳情况，逐渐减少鼻饲流质的量，并逐渐增加口腔进食的比例，直到最后完全拔除胃管实现全部经口进食。

6. 电刺激治疗

通过植入电极刺激中脑网状结构或非特异性丘脑活化系统，可改善患者的脑电异常和临床症状。神经电刺激的方法包括脊髓电刺激、深部脑刺激、周围神经刺激等。自从1982年日本菅野等开始尝试脊髓硬膜外刺激催醒持续性植物状态患者以来，神经电刺激就开始较多地应用于临床治疗，并且基础和临床试验研究均取得很好疗效。对于昏迷患者，只要病情允许，应尽早进行神经电刺激治疗。此外，对持续性植物状态患者的昏迷刺激治疗也已普遍应用，包括系统地或定期地提供环境刺激、感觉刺激、药物刺激、神经刺激及条件操作治疗等。这些方法的理论依据是，丰富的外周环境有助于促进神经功能恢复，但这尚需进一步得到证实。

7. 感觉统合刺激治疗

（1）环境刺激治疗

制订生活计划，保持正常人的活动状态，定时生活起居。条件允许时，可定期进行户外活动，以接触丰富的周围环境。通过大脑接收外界信息的5个感觉（视觉、听觉、嗅觉、味觉、触觉）通路来促进意识改善。

（2）音乐治疗

可在病房或专门的音乐治疗室内进行，根据患者爱好选择音乐，并配以光电刺激。患者戴耳机听音乐，同时安置彩灯，在肢体穴位放置极板，使患者同时接受视、听、肢体同步刺激，根据患者反应调整穴位重复电刺激，还可为患者配置玩具、物品等，给予视觉、听觉及触觉等多种刺激。

8. 中医药治疗

中医药治疗持续性植物状态的基本原则是扶正祛邪。其中，扶正主要以益肾填精、补气养血为主，祛邪则以祛瘀血、化痰浊、通经络为主，以达到肾精充足、脑髓充盈、瘀浊消散的目的，从而有助于恢复神志。有报道指出，使用安宫牛黄丸、醒脑静等中药对持续性植物状态患者促醒有较好疗效。采用针灸治疗时，穴位选择主要以头面部、冲脉、任脉、督脉及经验穴为主，但需较长疗程才能显效，短疗程的治疗意义相对有限。此外，对持续性植物状态患者采取头颈部、面部、口内、四肢、腹部、腰背部等各部位穴位按摩，也被证实对持续性植物状态患者促醒是有效的。

在治疗过程中，必须定期检查和定量评估患者状态，即使发现极为轻微的进步，也应予以重视，并及时更新治疗计划。如果患者病情出现恶化，则需进一步检查以明确其原因。如无显著变化，也需与家属沟通讨论其预后情况，并考虑是否转入家庭护理计划中去。

第四节　植物状态康复护理

一、康复护理评估

1. 一般情况评估

一般情况评估内容主要包括患者的生命体征、皮肤状况、饮食习惯、营养状态、个人史、发育史、既往史、过敏史、治疗史、家庭史等。

2. 专科护理评估

专科护理评估主要包括颅脑损伤严重程度的评估以及四肢肌力、肌张力、关节活动度等运动功能的评估，以及心肺功能评估，吞咽功能评估，排泄功能评估等。

3. 心理社会评估

心理社会评估主要是对患者家属进行心理测验，评估他们的情感状态、情绪反应、个性特征、压力应对方式、角色适应情况等。同时，了解患者家属对疾病预后的期望值、家庭支持系统状况、住院经费的来源以及照顾者技能掌握情况和对治疗护理的依存性。此外，还需了解家属对住院环境和治疗护理有无特殊要求。

4. 安全风险评估

为确保患者住院期间的安全，避免各种因素对患者造成再次伤害，应评估患者是否存在坠床、烫伤、冻伤、皮肤损伤等继发性伤害风险。

二、康复护理目标

（1）家属或照顾者能知晓相关病症的基本知识，认识到有可能导致的各类并发症，并掌握应对措施。

（2）家属或照顾者对患者实施的各项康复治疗项目知识，包括治疗目的，对功能促进的意义，康复治疗的流程，训练的时间、频次及强度、安全注意事项等，都能全面掌握。

（3）家属或照顾者能认识到早期康复的重要性，并严格遵循各项诊疗计划，积极主动配合医护人员完成各项康复治疗和护理工作。同时，应能够熟练掌握各项照护技巧，并根据护士在病房的指导，坚持为患者实施必要的延伸训练，如促醒护理、肢体被动运动、正确喂食技巧、转移训练等。

（4）患者在住院期间未发生各类并发症及意外伤害。

（5）患者意识逐渐恢复。

三、康复护理的内容

1. 基础护理

持续性植物状态患者因生活不能自理，其生存质量高度依赖于良好的护理工作。

因此，对持续性植物状态患者应做好全面的基础护理，其中包括饮食、皮肤、五官、呼吸道、胃肠道、二便护理和高热等的护理。

2. 心理护理

传统观念认为，持续性植物状态患者无法苏醒，但实际情况并非如此。应鼓励患者家属树立战胜疾病的信心，增强他们对促进患者意识恢复的信心。同时，鼓励家属积极配合完成各项康复治疗和护理工作，以达到早期促醒的目的。

3. 体位护理

正确的体位对于预防持续性植物状态患者的关节挛缩畸形具有重要作用。

（1）摆放方法

1）仰卧位

①上肢。肩部可置于内收、中立或轻度前伸的位置，肘关节伸直，腕关节背伸约30°~40°，手指轻微屈曲，拇指处于对掌位；必要时，可佩戴手功能位矫形器。

②下肢。髋关节伸直并轻度外展，膝关节伸直但避免过度伸展，踝关节保持中立位，双侧髋关节外侧各放置一个枕头（或用大浴巾卷成卷，各垫于两侧大腿至小腿外侧），以保持髋关节外展而不旋转。双下肢之间放置一个枕头，双足下方各放置一个大枕头（或佩戴辅助性下肢矫形器），以保持踝关节的中立位。

2）侧卧位

①上肢。下方的上肢肩关节前伸并屈曲90°，以防身体直接压迫肩部，肘关节伸直，前臂旋后。上方上肢肩关节同样处理，肘关节轻度屈直，前臂旋前，并在胸壁和上肢之间放置一个枕头以支持手臂。腕关节背伸约30°~40°，手指轻微屈曲，拇指处于对掌位；必要时，可佩戴手功能位矫形器。

②下肢。双下肢轻度屈髋（骨盆旋转不超过30°为宜）、屈膝、踝关节背伸。上方的下肢放置于下方下肢前方并垫一薄枕，以维持姿势的稳定性和舒适性，同时防止骨突部位受压。在脚底和床架之间增加软垫，以保持踝关节的背伸状态。

3）高靠背轮椅上坐位，持续性植物状态的患者尽可能选择高靠背轮椅以支持其头颈部，具体如下：

①头。放于高靠背轮椅的头托凹槽处，保持中立位。

②上肢。双肘放在扶手上，双手掌伸展放置在扶手上或胸前放一枕头将双手置于

枕头上。

③躯干和下肢。背部紧靠椅背，体重要平均分布在两边臀部，不要偏坐；系好轮椅安全带；双下肢之间夹一枕头，可防止股骨或脚内髁受压；双脚平放在地上或脚踏板上。

（2）注意事项及防范处理

1）长时间处于仰卧位的患者，由于大小便失禁易患压疮。应每1~2小时变换1次体位，以避免长时间仰卧位诱发屈反射；同时，应保持床单平整、干燥，并做好大小便失禁护理工作。

2）长时间侧卧位时，尽量使头部和脊柱保持正常力线，避免扭曲。可在背后放置长枕以支撑身体，保持侧卧位，从而防止脊柱扭曲。

3）体位摆放后，应妥善安置患者各外插管道，防止管道脱落、扭曲，确保管道固定通畅，同时，应做到每班次在床边交接。

4）可借助相关辅助器具，如静态踝足矫形器、矫形鞋等，尽可能确保患肢处于功能位。

5）护理人员为患者进行体位摆放时，动作应轻柔、稳定、缓慢，不可拖拉肢体，以防擦伤皮肤或造成二次损伤。同时，应确保患者身体得到充分支持，避免肢体悬空。在摆放时，应拉好对侧床栏，摆放好体位后及时拉好同侧床栏，以防止患者坠床。

6）护理人员应根据人体力学原理移动患者，注意节力原则，避免护理人员自身造成伤害。

7）术后的患者在进行头颈部体位摆放时，应严密观察患者的生命体征及瞳孔、面色变化，防止病情突变。

4. 促醒护理

实施前，需做好护理人员或患者家属的健康教育工作，讲解促醒护理的意义、目的及持续性，确保他们能充分理解并掌握相关知识。同时，要明确告知护理人员或患者家属促醒护理的各种方法及具体实施措施，包括实施时间及频次，以取得他们的配合。

（1）实施方法

1）躯体感觉刺激。通过手把手的方式，引导患者进行日常生活行为训练，帮助患者再学习并掌握日常生活活动（如刷牙、洗脸、穿脱衣服、进食等）。通过建立固定熟悉的日常生活模式，不断输入和刺激患者对日常生活中物品与环境的感知觉。这些实践应反复、连续性地融于日常生活中，最终达到加速恢复感知能力的目的。

2）听觉刺激

①轻呼患者名字，给患者讲熟悉的故事，并与患者交谈，每天进行 4~6 次。

②播放患者喜欢的音乐和熟悉的歌曲，每次 30 分钟，每天进行 4~6 次。

3）视觉刺激

①将彩灯悬挂于患者眼前，并不断变换颜色，每次 10~30 分钟，每天 4~6 次。

②用彩色的布条包裹手电筒发光端，反复照射患者眼部，每次照射 10 下，每天 4~6 次。

4）嗅觉和味觉刺激

①将刺激性较强或具有香味的药品或者物品放在患者的鼻孔前，刺激患者的嗅觉，每次刺激 10 下，每下 1~2 分钟，每天进行 4~6 次。

②选用具有酸、甜、苦、辣等不同味道的食品，轻轻放在患者的舌尖上，以刺激味觉，每次刺激 10 下，每下 30 秒，每天进行 4~6 次。

5）冷刺激。将冰袋外包裹一层薄毛巾，在患者的脸颊、手臂外侧、双腿外侧快速擦拭，每个部位擦拭 8~10 下，每天进行 4~6 次。

6）疼痛刺激。在患者较敏感的部位（如足底、四肢、耳垂、手心等）用棉签施加适当的压力进行按压，每个部位按压 8~10 下，每天进行 4~6 次。

7）抚摩刺激

①用毛巾轻轻包裹患者的手掌，并握住患者的手腕，引导患者抚摩自己的脸部、颈部和另一侧手臂等部位，每个部位抚摩 8~10 下，每天进行 4~6 次。

②在安全的环境下，让患者的亲属对患者进行头面部、手掌、胸口等部位的抚摩，或者进行被动的关节活动，并结合言语上的鼓励和抚慰，每次持续约 10 分钟。

8）情感分离与接触刺激。让患者最亲近的家人在接触患者后，告知患者自己要暂时离开患者（如回家），并观察患者的反应。间隔几分钟后，家人又来到患者的身边，告知患者自己已经回来，并再次观察患者的反应。

(2) 注意事项及防范处理

1) 患者生命体征稳定后,方可实施促醒护理措施,实施得越早效果可能越好。

2) 护理人员或者患者家属实施方法和措施要准确并持之以恒。

3) 在实施过程中,应注意患者的体位是否舒适、安全,定时为患者翻身。

4) 在实施过程中,应防止冻伤、皮肤损伤、误吸、刺激过度而引发的继发性损伤。

5. 功能训练指导

持续性植物状态患者最易发生关节挛缩畸形及废用性肌萎缩。为有效预防肢体畸形,必须指导家属每天为患者进行肢体各关节的被动运动,并确保运动幅度达到最大生理范围。在进行踝关节的背屈、旋转运动及足趾的伸屈运动时,要注意髋关节的伸展和外展运动,防止髋关节僵硬及肌肉萎缩。此外,对于吞咽功能障碍的患者,应进行摄食-吞咽训练等。

6. 并发症的预防及护理

(1) 肺部感染

患者长期卧床容易发生坠积性肺炎。因此,应保持室内空气新鲜、对流,温度适宜,并注意保暖,定时为患者翻身、拍背,以促进排痰。保持口腔清洁和呼吸道通畅也是预防肺部感染的主要措施,对于气管切开患者应严格遵循无菌操作,并在病情许可的情况下尽早拔除气管导管。

(2) 尿路感染

为预防尿路感染,应鼓励患者多饮水(每天饮水量不少于2 000毫升)。保持会阴部清洁、干燥。对于使用尿袋的男性患者,每次排尿后1小时左右再套上尿袋。对于留置尿管的患者,每天应冲洗膀胱两次,并定时开放尿管,同时定时按压膀胱,以促使其排尿,减少尿路感染的发生率。

(3) 压疮

为预防压疮,应给患者交替地采用仰卧位、侧卧位,间隔时间不得超过2小时。严格执行翻身时间,并在翻身前后对受压部位皮肤认真观察并做好记录。翻身动作要轻柔,不可拖拽,同时使用海绵垫、啫喱垫、软枕等减压用具给骨突部位减压,以降低压疮的发生率。

四、出院后健康指导

（1）指导照顾者掌握正确的护理方法。家属或陪护人员要掌握基本的训练方法和原则，明确训练的长期性、艰巨性，同时认识到家庭康复的重要性和意义。在护理过程中，要保持患者身体的清洁，防止压疮发生，预防关节畸形和肌肉萎缩，防止感染等并发症发生。

（2）确保患者营养充足，定期检查，建立社会支持。保证患者足够的营养需要，同时，应定期到医院检查。此外，要建立良好的社会支持系统，以增强患者及其家属对恢复意识的信心。

（3）注重家庭参与，促进康复。通过配合促醒护理的方法，每天定时给患者进行促醒刺激，促使患者早日恢复意识。

第七章 脊髓损伤的康复

第一节 脊髓损伤概述

脊髓损伤（spinal cord injury，SCI）是指直接暴力或间接暴力作用于正常脊柱和脊髓组织，导致脊髓结构和功能损伤，造成损伤平面以下的运动、感觉及自主神经功能障碍，具体表现为截瘫或四肢瘫，是一种极为严重的致残性损伤。

一、损伤原因及发生率

脊髓损伤的常见原因有高处坠落、交通事故、房屋倒塌、暴力打击以及体育运动意外等。在发达国家，外伤性脊髓损伤的发病率为每年20~60例/百万人。具体来说，美国的年发病率约为50例/百万人，在澳大利亚、法国、加拿大和挪威等国家则为12~24例/百万人。在我国，北京市的调查数据显示，1982—1986年这5年的回顾性调查结果表明，北京地区的脊髓损伤发病率约为6.7例/百万人，而到2002年脊髓损伤的发病率较1986年上升了近10倍。

二、病理分型

1. 原发性脊髓损伤

（1）脊髓震荡，是指暂时性和可逆性的脊髓或马尾神经生理功能丧失，常见于单纯性压缩性骨折，甚至X射线检查阴性的患者。一般认为，脊髓振荡时并没有明显的机械性压迫或解剖上的损伤。也有观点认为，脊髓振荡造成的脊髓功能暂时丧失，可能是由于短时间内压力波作用所致。脊髓震荡的恢复过程通常较为缓慢，这可能与反应性脊髓水肿消退有关。此型患者在恢复过程中可见反射亢进，但通常不会出现肌痉挛。

（2）脊髓挫伤，表现在血管、神经细胞和神经纤维等方面发生的变化。根据损伤程度的不同，轻度挫伤可能仅局限于脊髓表面，中度挫伤可能涉及脊髓中央，而重度挫伤可能涉及脊髓整个横断面。

（3）脊髓横断与灰质白质坏死在伤后 72 小时内通常达到最大限度，约 3 周后其空腔部分会被瘢痕组织填塞。

2. 继发性脊髓损伤

（1）脊髓水肿，通常是由于脊髓缺氧或脊髓受压突然解除，脊髓组织内液体积聚所致。这可导致机体功能障碍，但随着水肿的减轻和消失，其功能也会逐渐恢复。

（2）脊髓受压，若脊髓未受到直接损伤，当压迫解除后其功能可能全部或大部分恢复。若脊髓受压时间过长、程度过重时，可因血液供应受阻导致局部缺血、缺氧，甚至导致脊髓组织坏死、液化，最终形成瘢痕，造成其功能永久不能恢复。

（3）椎管内出血、脊柱外伤、血管畸形、动脉硬化等，是血管破裂导致椎管内压力升高而压迫脊髓，出现不同程度的脊髓损伤症状。

3. 脊髓损伤后瘫痪的定义

（1）四肢瘫，是指由于椎管内颈段脊髓神经组织受损而造成运动和感觉功能的损伤和丧失。这种损伤通常会影响到上肢、躯干、下肢及盆腔器官的功能。四肢瘫定义中明确了臂丛损伤或者椎管外的周围神经损伤导致的类似症状。

（2）截瘫，是指脊髓胸段、腰段或骶段（不包括颈段）椎管内损伤后，造成运动和感觉功能的损伤或丧失。截瘫时，上肢功能不受影响，但根据具体的损伤水平，躯干、下肢及盆腔脏器功能可能受影响。截瘫包括马尾和圆椎损伤，但不包括腰骶丛病变或者椎管外周围神经损伤导致的类似症状。

三、临床表现

（1）功能障碍，表现为本应具有的生理功能不能正常发挥，四肢或双下肢无力、肌肉松弛、肌肉萎缩、肌肉痉挛或腱反射增强。损伤平面以下感觉功能可能出现丧失或减退，甚至出现异常疼痛。

（2）自主神经功能障碍，包括心脏与血管的控制失调、肠道功能的紊乱、大小便排泄的控制障碍、出汗的调节异常及性功能障碍等。

第二节 脊髓损伤康复评定

脊髓损伤后主要表现为损伤平面以下的感觉、运动和大小便功能出现不同程度障碍，因此其康复评定的核心包括两个方面：一是确定损伤的神经平面、感觉平面及运动平面；二是确定损伤的程度，即判断损伤是完全性还是不完全性。

一、神经平面的确定

神经平面是指在身体两侧有正常感觉和运动功能的最低脊髓节段。在实际检查中，身体两侧的感觉、运动功能常常不完全一致。因此，在确定神经平面时，应分别考虑右侧感觉、左侧感觉及右侧运动、左侧运动平面，而不采用单一的平面，以免造成误解。其中，感觉平面是指身体两侧各自具有正常感觉功能的最低脊髓节段；运动平面是指身体两侧各自具有正常运动功能的最低脊髓节段。脊髓损伤平面通过两种神经检查方法来确定：一是检查身体两侧各自28个神经节段的关键点；二是检查身体两侧各自10个肌节的关键肌。

1. 感觉损伤平面的确定

选择身体两侧共计28个神经节段作为感觉检查的关键点，详见表2-4。每个关键点需要检查锐/钝辨别觉（针刺觉）和轻触觉，并按3个级别评分：0级为缺失，1级为感觉障碍，2级为感觉正常，如果不能区别锐性和钝性刺激应该评为0级。正常情况下总分为224分。如果关键点因石膏包裹、伤口、敷料覆盖或截肢等原因而无法检查时，可在同一被推荐的神经节段内选择其他点作为替代检查点。建议选择替代检查点时对其进行特别说明。

在进行面部检查时，若患者因石膏包裹、伤口、烧伤、敷料覆盖或截肢等原因，不能可靠描述轻触觉或关键点（或替代检查点），或相应的关键点（或可能的替代检查点）无法被检查，则应记录为无法检查。此外，若肛门周围（S4~S5神经节段）的锐/钝辨别觉（针刺觉）和轻触觉检查均显示消失，则需进一步进行肛门内深压觉检查，以辅助确定是否为完全性损伤。肛门内深压觉检查是通过手指对直肠壁给予一定

第二篇
常见工伤病种康复服务规范

压力，并询问患者是否有任何感觉，包括触觉和（或）压觉。检查结果应明确记录为肛门深感觉存在或消失（即有或无）。若鞍区（通常涉及S2~S4神经节段）存在任何感觉，都说明患者的感觉是不完全性损伤。

表2-4　　　　　　　　　　　　　感觉检查的关键点

神经节段	关键点	神经节段	关键点
C2	枕骨粗隆外侧1厘米处	T8	第8肋间，剑突与脐水平距离的1/2处*
C3	锁骨上窝顶部	T9	第9肋间，剑突与脐水平距离的3/4处*
C4	肩锁关节顶部	T10	位于脐水平*
C5	肘前窝桡侧面	T11	脐与腹股沟韧带的中点*
C6	拇指近节背侧皮肤	T12	腹股沟韧带中点
C7	中指近节背侧皮肤	L1	T12与L2关键感觉点间的1/2处
C8	小指近节背侧皮肤	L2	大腿前中部
T1	肘前窝尺侧面	L3	股骨内侧
T2	腋窝顶部	L4	内踝
T3	第3肋间*	L5	足背第三跖趾关节
T4	第4肋间，位于乳头水平*	S1	足跟外侧
T5	第5肋间*	S2	腘窝中点
T6	第6肋间，位于剑突水平*	S3	坐骨结节
T7	第7肋间*	S4~S5	肛门周围，小于1厘米的范围内，黏膜与皮肤交界处的外侧

注：*表示位于锁骨中线上的关键点。

在脊髓损伤康复评定中，美国脊髓损伤协会（American spinal injury association, ASIA）建议将关节运动觉和深压觉检查作为选择性检查项目列入。关节运动觉检查部位包括腕关节、拇指的指间关节、小指的近端指间关节、膝关节、踝关节、拇趾的趾间关节，分级标准为：0级为缺失，即关节进行大范围运动时（通常测试时至少进行10次尝试，其中有8次或8次以上）患者不能正确说出关节的运动方向或状态；1级为障碍，患者仅在关节进行大范围运动时能持续（10次尝试中有8次）回答正确，但当在关节进行小范围（10°或以下）运动时，大部分回答错误（10次尝试中有8次或8次以上）；2级为正常，即在关节进行小范围（10°或以下）运动以及大范围运动时，能持续（10次尝试中有8次）回答正确。深压觉检查部位包括腕部-桡骨茎突、拇指-远节指骨背侧（甲床区域）、小指-远节指骨背侧（甲床区域）、踝部-内踝、拇趾-远节趾骨背侧（甲床区域）、小趾-远节趾骨背侧（甲床区域），分级标准为：0级为缺失，即给予检查部位压力时，患者没有感觉；1级为存在，即给予检查部位压力时，患者能可靠地感觉到压力存在。

2. 运动损伤平面的确定

对运动功能的检查要根据检查的具体内容和患者的具体情况选择合适的体位。在检查中，选择身体两侧10个神经节段的关键肌（key muscle）作为检查点（见表2-5）。肌力测定采用Lovett 6级分级法，肌力从0~5级分别评分为0~5分，满分为100分，评分越高则肌肉功能越好。在神经支配完好的情况下，即使存在如疼痛或肌张力亢进等可能影响患者充分用力的影响因素，只要一块肌肉的肌力表现符合其正常应有的水平，仍可被评为正常（5级）。由于脊髓节段支配肌肉运动存在重叠性和交叉性，在确定损伤平面时，应选择肌力至少为3级的最低关键肌来确定。同时该平面以上的那一块关键肌肌力必须是5级。例如，C7支配的关键肌无任何运动，C6支配的关键肌肌力为3级，C5支配的关键肌肌力为5级，那么可以确定运动平面应在C6水平。临床上对于肌力无法检查的神经节段，如C1~C4、T2~L1、S2~S5，其运动平面通常根据感觉平面的检查结果推断。

表2-5　　　　　　　　　　运动关键肌的检查点

神经节段	关键肌
C5	屈肘肌（肱二头肌、肱肌）
C6	伸腕肌（桡侧腕长短伸肌）
C7	伸肘肌（肱三头肌）
C8	中指指屈肌（指深屈肌）
T1	小指展肌
L2	屈髋肌（髂腰肌）
L3	伸膝肌（股四头肌）
L4	踝背屈肌（胫前肌）
L5	拇长伸肌
S1	踝跖屈肌（腓肠肌、比目鱼肌）

二、严重程度评定

1. 脊髓休克的评定

脊髓休克（spinal shock）是指脊髓在受到外力作用后，其支配区域的功能出现暂时性完全丧失的状态。这种状态的持续时间一般为数小时至数周，偶有数月之久。在脊髓休克期间，包括躯体感觉、内脏感觉、运动功能、肌张力和损伤平面以下的神经反射都会完全消失或显著减弱，但并不意味着完全性脊髓损伤。

2. 完全性与不完全性脊髓损伤

（1）完全性脊髓损伤，是指脊髓损伤平面以下的所有感觉和运动功能完全消失。

（2）脊髓功能部分保留，是指脊髓损伤后，损伤平面以下仍保留有部分神经支配的皮节或肌节。这些保留的感觉和运动功能的节段范围称为部分保留带，它们应按照身体两侧感觉和运动功能分别进行记录。保留感觉或运动功能的最下端节段界定了感觉或运动的部分保留区域（zone partial preservation，ZPP）的范围。在记录 ZPP 时，应分别描述身体左右两侧的情况。部分功能保留带可以超过 3 个节段，且 S4~S5 节段的感觉和运动功能残留与否并不是定义部分保留带的决定性因素。

（3）不完全性脊髓损伤，是指脊髓损伤后，损伤平面以下的最低位骶节段（S4~S5）仍有运动和（或）感觉功能保存。骶部感觉包括肛门黏膜与皮肤交界处的浅感觉以及肛门的深感觉。骶部运动功能检查是通过肛门指检来确定肛门外括约肌有无自主收缩能力。不完全性脊髓损伤表明脊髓损伤平面未发生完全的横贯性损伤，在临床上不同的患者有不同程度的恢复潜力。

（4）不完全性运动损伤必须是不完全性脊髓损伤（鞍区保留），并有肛门括约肌的自主收缩能力或是在损伤平面以下保留了 3 个以上节段的运动功能。

3. ASIA 残损指数

根据神经功能检查结果，并参照弗兰科尔（Frankel）分级标准，可使用 ASIA 残损指数（见表 2-6）反映脊髓损伤后功能障碍的程度。

表 2-6　ASIA 残损指数

等级	损伤类型	临床表现
A	完全性脊髓损伤	在骶段（S4~S5 节段）无任何感觉和运动功能保留
B	感觉不完全性脊髓损伤	在神经平面以下包括骶段存在感觉功能，但无运动功能
C	运动不完全性脊髓损伤，保留关键肌功能	在神经平面以下有运动功能，且神经平面以下至少一半关键肌肌力小于 3 级*
D	运动不完全性脊髓损伤，保留非关键肌功能	在神经平面以下有运动功能，且神经平面以下至少一半关键肌肌力大于或等于 3 级*
E	正常	感觉和运动功能正常

注：*若评为 C 级或 D 级，则为不完全性脊髓损伤，即在 S4~S5 节段有感觉或运动功能存留。此外，必须具备以下两点之一：一是肛门括约肌有自主收缩能力；二是损伤平面以下保留有运动功能的节段超过 3 个。

第三节　脊髓损伤康复治疗

一、康复治疗原则和目标

脊髓损伤基本治疗原则是抢救患者生命，预防及减少脊髓功能丧失，预防及治疗可能出现的并发症。因此，应采取以医学手段为主的综合方法（包括医学治疗、工程技术辅助、教育康复等）最大限度地利用和恢复患者的所有残存功能（包括自主的、反射的功能），设法使患者受限或丧失的功能和能力恢复至尽可能高的水平，使患者重新获得自理能力，过上创造性生活，并最终重返社会，享受一种接近正常或比较正常的生活状态。脊髓损伤患者因损伤水平和损伤程度不同，具体康复治疗目标也有所差异。不同平面的完全性脊髓损伤的康复治疗目标见表 2-7。

表 2-7　不同平面的完全性脊髓损伤的康复治疗目标

脊髓损伤平面	康复治疗目标
C4	ADL 高度依赖：用口棍或气控开关控制环境控制系统；用颌控或气控开关控制电动轮椅
C5	ADL 大部分依赖：用辅助工具自己进食；利用手摇杆控制电动轮椅；在他人帮助下完成从床到轮椅的转移
C6	ADL 中度依赖：自己穿上衣；利用大摩擦力的手轮圈，用手驱动轮椅；独立进行某些转移动作

续表

脊髓损伤平面	康复治疗目标
C7~C8	ADL 小部分自理；独立起坐、支撑、移乘；自由地使用轮椅，进行各种转移；独立进行大小便；可驾驶残疾人专用汽车
T1~T4	ADL 大部分自理；借助 HKAFO 可站立
T5~T8	ADL 大部分自理；借助 KAFO 可站立；应用 RGO 和双拐可进行治疗性步行
T8~T12	ADL 基本自理；借助 RGO 和双拐可进行治疗性步行
L1~L2	ADL 基本自理；借助 KAFO 和拐杖可进行家庭功能性步行
L3~L5	ADL 基本自理；借助 AFO 和手杖可进行社区性功能性步行

注：HKAFO、KAFO、RGO、AFO 为不同类型的下肢矫形器。

二、早期康复治疗

对脊髓损伤患者提倡早期强化康复治疗，从而有助于实现康复期短、康复效果好的目标。美国谢泼德脊髓损伤中心于1997年的临床研究结果显示，伤后 2 周内开始康复者，住院康复时间最短仅 30 天，其功能恢复的增加值最高达 41 分；伤后 85 天开始康复者，住院康复时间平均为 35 天，但功能恢复的增加值只有 22 分。由此得出研究结论，脊髓损伤患者的功能恢复和住院时间与开始实施康复计划的时间相关，伤后康复计划实施得越早，所需住院康复时间越短，经费开支越少，而所获功能恢复的增加值分数越高，并发症越少。因此，脊髓损伤必须开展早期康复治疗。

1. 早期康复治疗程序

（1）急性不稳定期为伤后 1~4 周，在这一时期，脊柱或相关病情尚不稳定，因此，任何造成脊髓损伤加重的治疗都应避免。在采取药物治疗、手术治疗的同时，可渐进性地进行床上（床边）康复训练，每日应进行 1~2 次，但训练强度不宜过大，确保每日康复训练总时间控制在 2 小时左右。在康复训练过程中，应注意监护患者的心肺功能变化。康复训练内容包括被动 ROM 训练、残存肌力训练、呼吸训练、体位变换训练、膀胱功能训练和间歇导尿等，以预防早期并发症。

（2）急性稳定期为伤后 5~8 周，在这一时期，患者的脊柱与病情均已稳定，此期临床治疗主要任务已基本完成，除继续必要的药物治疗外，康复成为此时首位或唯一的任务。根据损伤部位的具体情况，患者可佩戴颈托或颈胸腰骶、胸腰骶部矫形器，以便离床进入物理治疗（PT）和作业治疗（OT）康复训练室开展训练，在强化急性不稳定期相关训练的基础上，增加体位变换与平衡训练、转移训练、斜床站立训练及手功能训练等。在康复护理过程中，应加强患者的膀胱功能训练和 ADL 自理能力指导。

2. 早期康复训练的内容和原则

（1）在进行关节活动度训练时，对于颈椎不稳定者，肩关节外展角度不应超过 90°；对于胸腰椎不稳定者，髋关节屈曲角度不宜超过 90°。

（2）在进行肌力训练时，原则上所有能够主动运动的肌肉都应当得到锻炼，以防止在急性期发生肌肉萎缩或肌力下降。

（3）呼吸功能训练包括胸式呼吸训练（适用于胸腰段损伤）和腹式呼吸训练（适用于颈段损伤），此外，还包括体位排痰训练和胸廓被动运动训练。每日应进行两次适度胸骨压迫，以促进肋骨活动，防止肋椎关节或肋横突关节粘连，但有肋骨骨折等胸部损伤者禁用此法。

（4）膀胱功能训练。在急救阶段，若小便控制困难，需控制液体摄入量并留置尿管。急救期过后，伤后 1~2 周，开始夹闭尿管并定期开放以训练膀胱容量。拔尿管后，根据残余尿情况进行间歇导尿训练以及自主排尿或反射排尿训练。

（5）对于刚离床进行斜床站立训练的患者，可先从 30° 的角度开始，每日进行 2 次，每次持续 0.5~2 小时。之后，每 3 日逐渐增加 15° 的角度，直到患者能直立站立为止。斜床站立训练不仅能帮助患者克服直立性低血压，而且有与治疗性站立和步行相似的康复效果。

（6）轮椅训练。当患者能够坐直并在轮椅上保持坐姿 2 小时左右时，即可进行各种轮椅训练。但必须记住，在轮椅上久坐时，患者应每隔 30 分钟左右用上肢撑起躯干或侧倾躯干，使臀部离开椅面进行减压一次，以防止坐骨结节等部位形成压疮。如果患者自己无法进行这一动作，可在他人帮助下开展。

三、恢复期不同损伤水平的康复训练

伤后 8 周至 3 个月，患者进入恢复期康复训练阶段，需继续进入 PT、OT 康复训练室进行训练，训练内容包括 ROM 训练、肌力训练、坐位平衡训练及手功能训练，并

逐步进行站立训练、转移训练或在平行杠内进行步行训练。由于每个患者的年龄、体质不同，以及脊髓损伤水平与程度不同，因此，训练的内容、强度和方式均有所区别。下面以不同损伤水平的完全性脊髓损伤为例进行讲解。

1. C4损伤

（1）功能特点

此类型患者四肢肌和躯干肌完全瘫痪，四肢失去功能，但头颈部可活动。肋间肌瘫痪导致患者呼吸功能差，日常生活完全不能自理，完全依赖他人帮助，并需应用环境控制系统来提供生活服务。

（2）治疗方法与训练

1）环境控制系统的使用。一些环境控制系统能为C4损伤患者提供服务，但需训练患者用口棒、声音或气控来操纵这些系统。使用口棒时，患者需按下电源键，系统面板上有各个项目供选择，当选择某个项目时，指示灯会依次亮起并熄灭，直到亮到患者需要的项目，此时患者只需用口棒按下该项目处的按键即可。

2）颌控或气控轮椅的使用。对于手部功能丧失者，需使用颌控或气控轮椅。利用下巴推动颌控开关，可使轮椅向前、后、左、右移动。而气控则是利用一根吹管，通过变换吹、吸的次数来控制轮椅的行动。由于患者的控制力较弱，轮椅上通常配备头托；对于躯干不稳定患者则需用安全带固定躯干。此外，两上肢无力下垂的患者容易被轮椅轮子碰伤，因此需将双手放置于轮椅的手托板上，或用前管平衡支具将两手托起。为了防止手部因毫无肌力而发生畸形，常常需要用静力性腕手夹板将手保持于功能位。

2. C5损伤

（1）功能特点

此类型患者上肢的三角肌、肱二头肌仍保留功能，可完成肩部大部分活动及屈肘动作，但缺乏伸肘及前臂、腕部和手部的活动功能。肋间肌的瘫痪导致患者呼吸功能差，此外躯干和下肢完全瘫痪导致患者不能独立翻身和坐起，在日常生活中，他们绝大部分时间需要他人帮助。

（2）治疗方法与训练

1）训练患者利用辅助工具进食。例如，将手支具及C型ADL箍套套在患者手上后，在箍套中插入勺子，然后利用患者尚存的屈肘动作完成进食。

2）增强肱二头肌肌力训练。训练患者利用手的粗大移动功能拨动电动轮椅扶手上的杆式开关，从而用手控制电动轮椅。

3）训练患者在他人帮助下完成从床到轮椅间的转移。具体方法可以是患者屈肘用上肢勾住护理者的颈部，再由护理者协助转移身体。

4）在利用三角肌等肌肉施行的手功能重建手术后，应训练患者的伸肘功能及拇食指对捏功能等。由于三角肌、肱二头肌等尚保留一定功能，因此可以完成一些动作。

5）其他训练方法还包括呼吸功能训练、站立床训练、全关节活动度训练等。

3. C6损伤

（1）功能特点

1）患者可屈肘，但伸肘功能受限，同时可伸腕，却不能屈腕、屈指及进行抓握动作。

2）手功能基本丧失。

3）躯干和下肢处于完全瘫痪状态，无法自主活动。

4）肋间肌的瘫痪导致患者呼吸功能减弱。

5）患者能达到一定程度上生活自理，但需中等程度的外部帮助。

（2）治疗方法与训练

1）训练患者自己穿着经过简单改制的衣服，这些衣服应设计得宽大且简单，同时衣扣和带子应替换为尼龙搭扣。

2）训练患者利用头上方的三角框架或横木进行转移活动，具体方法是让患者将上肢屈肘并勾在头上方的三角框架或横木上，悬起臀部再转移到他处。

3）训练患者使用加大手轮圈摩擦力的轮椅，利用屈肘力带动伸腕的手，推动加大摩擦力的手轮圈驱动轮椅。由于患者不能抓握，因此不能推动光滑的手轮圈，同时为了避免手部擦伤，患者在推轮椅时应佩戴露指手套，并用掌根部推动手轮圈。

4）训练患者使用手驱动抓捏支具，使其伸腕力可以驱动这种支具完成抓捏动作。训练时，要让患者充分了解支具的结构和性能，然后由治疗师反复示范。训练应从简单的动作开始，如先让患者尝试抓取 2.5~3.75 厘米宽度的泡沫塑料方块。随着训练程度的深入，再让患者抓取较光滑的方块积木，捏木栓、螺栓、串珠、核桃、钥匙、花生等物品。此外，还可以训练患者持笔写字，先从大字开始，逐渐过渡到写小字。为训练手的灵巧度，还可让患者持笔从迷宫的入口一直追溯到出口。在训练过程中，逐渐增加一些 ADL 训练，但一定不能超出患者的能力，以帮助他们树立信心。

5）对于手功能重建手术后的患者，需进行上肢和手的功能训练，通过外科手术，C6 患者可以实现伸肘、拇食指对捏等；为了增强患者抓握能力，可将桡侧腕长伸肌固定在指屈肌上。训练后，患者可完成如伸肘、拇食指对捏、手抓握等动作，从而恢复或提高上肢和手的功能。

（3）康复目标

康复目标为：患者能独立驱动经过手轮圈改装后的轮椅，并在坐位时能主动为受压部位减压，以防止压疮发生；利用床栏，患者能自如翻身；通过上肢屈肘勾住系于床脚的绳梯或头上方的三角框架，患者可以顺利坐起；利用腕驱动抓捏矫形器和 ADL 套箍，患者能够自主进食、梳洗、清洁上身；借助自助具，患者的上肢能完成穿衣、写字、打字等动作；患者能打电话，并用滑板进行身体转移。但患者仍然主要是在轮椅上进行活动，尚不具备自行步行的能力。

4. C7 损伤

（1）功能特点

1）患者的上肢肘关节屈伸活动良好，但手指功能仍然受限，具体表现为抓握、释放物品和手指的灵巧度存在一定障碍，尤其无法完成精细的捏取动作。

2）由于躯干肌肉麻痹，患者对身体的控制存在困难，但他们在床上仍然能够自行翻身、坐起和进行有限的床上移动。

3）患者的下肢功能完全丧失，处于瘫痪状态。

4）患者能自己进食、穿衣、脱衣，能独立进行各种位置转移活动。

5）患者拥有大部分生活自理能力。

（2）治疗方法与训练

1）坐位或在轮椅上的减压训练。由于患者能够进行撑起动作，因此他们可以通过将臀部在躯干左右倾斜和前后倾斜时撑离椅面，从而使坐骨结节区域得到减压。

2）利用滑板进行各种转移活动训练。患者利用滑板可以实现在床与轮椅之间转移。在进行转移时，轮椅应与床保持平行，前轮尽量向前靠近床边，拆去靠床一侧扶手并架上滑板,通过一系列撑起动作将臀部移至滑板上,再利用撑起动作将臀部从床上移至轮椅上。其他转移过程类似。

3）肌力训练。C7损伤患者应使用背阔肌训练器、人力车训练器或重锤滑车等装置进行训练,重点训练三角肌、胸大肌、肱三头肌,特别对背阔肌有重要意义,此肌由C6、C7、C8神经节段支配,但其肌纤维却一直向下分布到骨盆。因此,在C6、C7、C8以下损伤时,背阔肌成为将骨盆和下部脊柱的信号传向中枢的重要桥梁,被称为桥肌。此外,背阔肌也是撑起动作中下压和固定肩胛的重要肌肉,因此必须着重训练。

4）抓握力弱的患者,可以学习使用腕驱动抓握支具等辅助设施进行训练,该方法与C6损伤患者训练方法相似。

5）斜床站立训练。由于患者已经具备伸肘能力,在进行斜床站立训练时可围成一圈,中央放置一个经过改装的篮球筐,让患者进行投篮活动。这样,一方面可免去久站的枯燥感,另一方面可以同时训练上肢功能。

6）手功能重建手术。为了使拇指实现对掌功能,可将肱桡肌固定到拇指对掌肌上。

（3）康复目标

康复目标包括：患者能在床上自如活动和独立完成轮椅转移；自我减压能力得到提高,能够熟练驱动轮椅；生活自理方面能实现大部分独立。最终目标是可驾驶残疾人专用汽车实现自主出行。

5. C8~T2损伤

（1）功能特点

1）上肢功能完好,手功能大部分保留。

2）躯干肌大部分麻痹,导致平衡困难。

3）下肢完全瘫痪。

4）肋间肌部分瘫痪,导致呼吸功能减弱,身体耐力较差。

5）能进行一般的家务劳动,可胜任坐位的工作。生活基本能够自理。

（2）治疗方法与训练

1）加强上肢肌强度和耐力训练。可继续采用C7损伤时训练背阔肌的各种方法以及探索类似方法提高耐力。

2）采用前述方法在坐位上给予坐骨结节区减压。

3）加强坐位平衡训练和转移训练。

4）加强轮椅控制技巧转移训练和户外轮椅转移穿越训练。

5）利用腰背支架及膝踝足矫形器在双杠内进行站立训练和治疗性步行训练。

（3）康复目标

康复目标包括：患者生活大部分能够自理；能够熟练控制轮椅进行各种操作，包括但不限于驱动标准轮椅上下马路镶边石，具备轮椅后轮平衡能力；能独自大小便，查看容易发生压疮部位的皮肤，并进行独立使用通信工具、写字、穿衣等日常活动；可从事在家中能够进行的工作或轮椅可以靠近的坐位工作。对于少数人而言，他们能借助腰背支架及膝踝足矫形器在双杠内进行站立训练及治疗性步行训练。

6. T3~12损伤

（1）功能特点

1）上肢和手功能完全正常。

2）躯干部分肌肉麻痹，但经训练能在坐位上保持平衡。

3）下肢完全瘫痪。

4）肋间肌大部分功能正常，因此呼吸正常，身体耐力良好。

5）生活能够完全自理。

（2）治疗方法与训练

治疗与训练的重点在于站立和治疗性步行，需要的辅助用具包括双腋杖（拐杖）、助行器、交替迈步行走的矫形器、腰背支具等。支具制成后即可按以下步骤进行步行训练。

1）在步行训练双杠内进行活动。穿上支具，在治疗师辅助下进行：①站立平衡训练，在步行双杠内训练，包括头、躯干和骨盆稳定性在内的平衡；②迈步训练，在步行双杠内进行迈步练习。

2）使用双拐和支具在步行双杠外重复进行上述步行练习，包括迈至步和迈越步。在进行迈至步时，双拐需同时向前着地，随后抬起躯干将双足离地并向拐杖迈进，直到双足的落点不超出拐杖的着地点。由于双足迈至拐杖的着地点，故名迈至步，这是一种相对稳定的步态。迈越步是一种速度较快、姿势较为雅观的步态，但也是最难掌握的步态。在进行迈越步时，双拐先向前着地，然后抬起躯干，将双足离地向前越过双拐的着地点。由于双足最终落在拐杖的前方，故名迈越步。这种步态对 T3~T8 损伤的患者而言，不如迈至步安全，因为肩部和髋关节均落在膝关节的后方，一旦发生意外的屈膝痉挛，患者将失去平衡而跌倒，因此只有 T9~T12 损伤患者才可试用这种步法。

3）训练向外侧踏步及向后踏步。有条件的患者可装配新型截瘫步行器进行训练。例如，1973 年美国道格拉斯教授开发的一种能帮助患者独立地交替迈步行走的矫形器（reciprocating gait orthosis，RGO），在此基础上，英国 Steeper 公司于 1987 年推出了改进型 RGO（advanced reciprocating gait orthosis，ARGO）。此外，德国最近推出了 Walkabout 截瘫步行器，这类截瘫步行矫形器是由一对髋膝踝-足矫形器（hip-knee-ankle-foot orthoses，HKAFO）连接硬骨盆带构成，并装配有复杂的联动、助力等辅助步行装置，经过几十年的发展，这些设备已进入实用阶段，佩戴后，患者可扶着双拐或助行器向前迈步，并通过训练达到功能性步行。

（3）康复目标

康复目标包括：患者能够生活完全自理；能独立驱动标准轮椅自由活动，能独立完成轻度家务活动；可以胜任坐位的工作；佩戴 KAFO 时能进行站立，佩戴 RGO 时能进行治疗性步行。

7. L1~L2 损伤

（1）功能特点

1）上肢运动功能完全正常。

2）躯干稳定性良好。

3）呼吸肌功能正常，身体耐力较强。

4）下肢大部分肌肉存在麻痹现象。

5）能够借助支具进行功能性步行。

6）日常生活能够完全自理。

（2）治疗方法与训练

1）进行双杠内站立及行走训练时应佩戴 KAFO。

2）进行双杠外训练站立及行走训练时，使用肘拐、助行器作迈至步、迈越步及四点步等训练。

3）进行外侧踏步及后踏步训练。

4）在不平坦的地面上进行行走训练，以提高步行能力和平衡感。

5）进行上下楼梯训练时，对于L1~L2损伤患者，有能力将骨盆抬起使足部跨越楼梯，可以利用单侧扶手辅助上下楼梯。

6）进行上下斜坡、跨过马路镶边石以及越过门槛训练。

7）学习相对安全地跌倒并重新爬起，这对于有家庭或社区功能性步行能力的人来说至关重要。这种训练开始一定要在垫子上进行，并由治疗师全程监督和帮助。同时，训练好躯干前倾并依靠一侧拐杖保持平衡的能力，以便腾出另一只手来支撑地面，从而确保跌倒后不致受伤。

（3）康复目标

康复目标包括：患者能够实现生活完全自理；用KAFO和肘拐或助行器可进行家庭功能性步行。但在进行长时间户外活动时，为减少体力消耗并保证行动方便，可选择使用轮椅代步。

8. L3~L5损伤

（1）功能特点

1）上肢及躯干功能完好，但下肢仍有部分麻痹现象。

2）借助手杖可实现实用性步行。

3）日常生活能够完全自理。

（2）治疗方法与训练

步行训练步骤基本与上述L1~L2损伤者训练步骤相同，但患者只需用手拐即可进行。在迈步训练时患者可不用KAFO，而仅使用踝-足矫形器（ankle-foot orthoses，AFO）进行四点步、迈至步、迈越步的训练，并多以四点步或两点步为主，其他训练方法同L1~L2损伤患者。

（3）康复目标

康复目标包括：患者能够使用手杖及AFO，甚至不用任何辅助用品（L5以下），在社区内进行较长距离的自由步行；他们能进行社区功能性步行，步态接近常人。

第四节 脊髓损伤常见合并症的康复

一、神经源性膀胱

脊髓损伤后，患者可能出现膀胱肌张力增高或降低，导致小便失控和感觉丧失等症状，膀胱不平衡及上尿路的不稳定表现为不同程度的尿潴留、尿失禁、输尿管逆流等，这些统称为神经源性膀胱。在脊髓休克期，通常表现为尿潴留，是由于膀胱逼尿肌麻痹所致。休克期过后，若脊髓损伤在骶髓平面以上，会形成反射性膀胱，即建立反射性排尿机制。此类膀胱肌张力较高，膀胱顺应性较差，容量相对较小，较易出现溢尿现象，且不能随意排尿。若脊髓损伤平面位于圆锥部骶髓或骶神经根，则可能出现尿失禁，此时膀胱的排空需通过增加腹压（如用手挤压腹部）或使用导尿管来实现。

患者泌尿系统康复过程大致可分为留置导尿、间歇导尿和达到平衡膀胱三个阶段，康复训练的最终目标是尽早地建立自主性排尿节律，减少或避免导尿，降低随身携带尿袋的需求，尽可能提高患者的生活质量。具体康复训练方法和步骤如下。

1. 持续引流

在脊髓损伤早期，膀胱逼尿肌无力导致尿液被括约肌阻挡无法排出，在急性期1周以内，治疗时应置导尿管进行持续引流，并保持其开放状态，让尿液自然流出，其目的是使膀胱保持空虚状态，从而避免膀胱逼尿肌在低张力状态下受到过度牵拉和导致疲劳。

2. 间歇引流

伤后1周起，为了使膀胱保持一定容量并防止膀胱挛缩，应用夹子把导管夹住，每3~4小时开放一次导管，排出尿液并把膀胱排空，以避免过多尿液留在膀胱内，其目的是使膀胱形成节律性充盈和排空，从而促使膀胱产生反射性收缩，加速膀胱功能的恢复。

3. 手法排尿

为了降低反复插导尿管带来的尿路感染风险，导尿管拔除后，患者应尝试进行自行排尿，若仍不能自行排尿，可采用手法排尿。用手轻轻按摩下腹部，力量逐渐由轻转重，按摩方法由脐部向下，以促使尿液排出，直至膀胱完全排空。经过数周训练后，如果膀胱肌张力逐渐恢复，那么即使叩击下腹部也可能产生不随意的自律性排尿。

4. 反射性排尿训练

经过以上几个步骤的训练，大部分骶髓以上部位损伤的患者能够自行排尿，但这种排尿行为不受大脑意识控制，因此，需要将排尿训练成一个条件反射，即在每次排尿时应进行排尿意识训练，患者应模拟正常排尿动作，并在排尿时刺激大腿内侧，以此作为排尿的信号。经过一段时间训练，患者就会逐渐形成条件反射，即当膀胱充盈时，只需刺激大腿内侧就能成功排出尿液。对于颈髓损伤的患者会出现膀胱充盈的先兆症状，如出汗、心搏加快等，这些称为"代偿性尿意"，每当先兆症状出现时，即可刺激大腿内侧或下腹部来引起排尿行为。

5. 间歇性导尿

如经过上述训练后患者仍完全无法排尿，或无法完全排空膀胱，且残余尿量大于100毫升，此时可考虑采用间歇性导尿（intermittent catheterization，IC）。一般情况下，如果每4~6小时间隔导尿，且操作过程保持清洁，只需将导尿者的双手用肥皂在流动水中冲洗二次，并使用一次性导尿管（硅胶管为佳）。在导尿前，将尿道口用消毒液消毒，然后轻柔地将尿管送入尿道，男性插入深度约15厘米，女性插入5~7厘米。导出尿液时，以不残留尿液为好，并辅以体位变化和轻轻压迫下腹部，以促进尿液排出，必要时可用生理盐水进行膀胱冲洗以改良效果。目前，间歇性导尿现已成为脊髓损伤患者膀胱管理最常见的方法之一，但严重泌尿系统感染时不主张应用。

膀胱管理良好的客观指标包括：①去除导尿管；②泌尿系统造影结果正常；③建立及维持无菌尿状态。如能达到第一项指标，可视为膀胱达到平衡状态，如能同时达到前两项，则认为尿路稳定。若上尿路出现扩张，无论是否伴有输尿管逆流，都可视为上尿路具有不稳定状态。

神经源性膀胱的功能康复目标包括：①无须使用导尿管；②随意或虽不随意但能有规律地排尿；③没有或仅有少量残余尿；④无尿失禁，特别是没有滴漏性尿失禁。

二、尿路感染

由于排尿障碍和持续性导尿，容易出现反复泌尿系统感染和尿液反流，从而造成肾功能衰竭。因此，预防尿路感染具有重要意义，具体防治方法包括：①排尿时保持适当体位，以利于尿液自肾脏流入膀胱，减少逆流引起的肾盂肾炎、肾盂积水风险；②大量饮水，保持每日进水量为1 800~2 000毫升，起到机械冲洗的作用；③膀胱冲洗，可用生理盐水每日冲洗1~2次，每次500~1 000毫升；④定期更换导尿管，清除尿道口周围的分泌物，减少感染风险；⑤因为脊髓损伤后感觉障碍，泌尿系统感染时尿道刺激症状不明显，因此应密切关注尿液的颜色、气味、温度变化，以及血常规、尿常规的检查结果，及时选择合适的抗生素控制感染；⑥超短波治疗适用于急慢性肾盂肾炎，每日1次，每次15~20分钟，10~15次为一个疗程；⑦微波治疗仪适用于慢性感染，每日1次，每次5~10分钟。

三、肌肉痉挛

脊髓损伤后，大脑皮质对脊髓中枢的控制作用减弱或丧失，而脊髓前角细胞和肌肉间的联系却保持相对完整，这导致肌肉张力异常增高形成肌痉挛。这种痉挛一般在伤后1~2个月逐渐出现，3~4个月达中等程度，6~12个月达到高峰。肌肉痉挛可出现在肢体整体或局部，甚至波及胸、背、腹部肌肉，给患者带来极大痛苦。肌肉痉挛的治疗手段除运动治疗和理疗外，还包括：①解除诱因。常见的诱因包括尿路感染、褥疮、膀胱和肠道扩张以及肌腱挛缩等，此类诱因应在治疗前解除。②矫形器使用。合理使用矫形器能有效防止肌肉痉挛加重和肌挛缩畸形发生。③药物治疗。目前较有效的药物之一是巴氯芬，口服时，初始剂量为每次5毫克，每日3次，之后每间隔3日增加5毫克，直至达到成人每日最大量80~100毫克。巴氯芬可以长期服用。此外，服用替扎尼定每日3次，每次4毫克也能对一部分肌肉痉挛治疗有效，其每日最大量可用36毫克；服用妙纳每日3次，每次50毫克也有降低肌肉痉挛作用。④局部注射治疗。用A型肉毒毒素和5%酚溶液局部注射。⑤手术治疗。严重的肌肉痉挛经过较长时间保守治疗无效时，可考虑手术治疗，方法包括巴氯芬泵植入手术、选择性脊神经后根切断术、肌腱延长术以及神经切断术等。

四、神经性疼痛

神经性疼痛是指脊髓损伤平面以下可能出现的不同程度的感觉异常。其早期病因主要包括合并脊神经损伤、脊髓受刺激症状、椎间盘突出压迫神经根以及损伤周围软组织炎症反应。晚期病因则包括脊柱失稳、创伤性小关节炎和损伤神经的粘连等。

1. 预防措施

应正确处理骨折及周围软组织损伤，保持正确的体位，进行适当的关节活动，并避免感染、压疮、痉挛等可能的诱发因素。

2. 药物治疗

可根据疼痛性质选用适当药物，如卡马西平、加巴喷丁等解痉止痛药物，芬必得、双氯芬酸钠片等非甾体消炎药，曲马朵、泰勒宁等三环类抗抑郁药，阿米替林等中枢止痛剂。

3. 推拿和理疗

推拿和理疗可以改善局部血液循环，促进炎症的吸收，放松紧张的肌肉，并有助于松解粘连的软组织。

4. 心理治疗

心理治疗方面，可以采用放松术、催眠术、生物反馈疗法等方法。

5. 中医治疗

中医治疗包括针灸、中药等多种手段。

五、压疮

压疮是指长期受压导致受压部位发生缺血性坏死的一种皮肤损伤。如果压疮的面积较大、坏死较深，患者会丢失大量蛋白质，进而引发营养不良、贫血等问题。此外，压疮还可能继发感染引起高热、毒血症，甚至发生败血症等严重后果，最终导致患者死亡。常用防治压疮的方法有以下3种。

（1）解除压迫

勤翻身、减压是预防和治疗压疮的关键，应设法使压疮部位不再受压，可以使用波浪式气垫床等。

（2）改善全身情况

增加蛋白质和维生素的摄入量，调整水、电解质平衡。

（3）处理伤口

对于无明显感染的压疮，应使用生理盐水清洁伤口，再根据渗液及肉芽组织情况选用溃疡糊、溃疡粉、藻酸盐、泡沫敷料、水胶体敷料等敷料，还可选用高渗糖加胰岛素、生肌膏等药物促进创面生长。采用如红外线、紫外线、共鸣火花等理疗方法对改善局部血液循环、控制感染、促进肉芽生长也有帮助。若压疮面积较大、较深，可以考虑进行外科皮瓣转移、压疮缝合或植皮手术等治疗方法。

六、自主神经反射亢进

自主神经反射亢进多见于慢性四肢瘫和T6水平以上的脊髓损伤患者，脊髓休克期过后即会发生。其主要原因是损伤平面以下的交感神经兴奋失控，加上膀胱充盈、便秘、感染、痉挛、结石等不良刺激，导致脊髓交感神经节过度兴奋，从而引起血压升高、心动过缓、大汗淋漓、面部潮红和头痛等一系列症状。治疗该综合征的关键在于及时发现并解除其诱因，改变体位，使静脉回流更多地集中于下肢，从而降低心输出量。必要时可使用快速降压药物，避免出现脑卒中等严重并发症。

七、深静脉血栓

深静脉血栓主要由于血液淤积、高凝状态以及血管壁损伤等原因所致，多发于脊髓损伤后3个月之内。其防治方法有以下4种。

（1）早期活动，改善肢体循环。

（2）使用弹性袜和弹性腹带等辅助穿戴促进血液回流。

（3）抗凝治疗。及时检查，一旦确诊，应及时使用肝素和其他抗凝剂。

（4）控制炎症。对于已经发生感染或炎症的患者，应使用足量有效抗生素进行治疗。同时，局部可使用抗生素电离子导入、紫外线照射和超短波等物理疗法。

八、体温调节障碍

脊髓损伤后，体温调节中枢的传导途径遭到破坏，机体对体温的调节作用失控，导致产热和散热过程失衡。因此，多数患者的体温升高，而小部分患者可能出现体温降低。因此要定期测量体温，并采取预防和治疗相结合的措施。

（1）控制病房环境。在病房内设置空调，将室温控制在20~22℃。

（2）适当着装。采取适当的衣着，外出时要特别注意保暖。

(3) 保持皮肤干燥，谨防受凉。

(4) 处理原因不明的发热。对于原因不明的发热，应首先排除感染因素，同时进行物理降温。

(5) 处理低体温。当遇到患者体温过低时，应立即进行复温和人工调温，以防止出现生理功能紊乱。

九、异位骨化

脊髓损伤后，有16%~35%的患者会出现异位骨化并发症，一般在损伤后1~4个月内多发，常发生于脊髓损伤平面以下的大关节周围结缔组织中，以髋关节最为常见，其次为膝关节、肩关节、肘关节、腕关节和脊柱。此病症一般为单侧发病，但也有双侧同时发病的情况，临床表现为局部红肿、发热、出现硬结，一旦出现需立即停止活动，并在1周后逐渐开始较轻的按摩，但手法一定要轻柔。辅助检查方面，早期可能出现碱性磷酸酶升高，X线片在1~4周内可能显示正常，但之后可能看到钙化影。该病症治疗比较困难，常用依地酸二钠每日20毫克/千克体重，以延缓异位骨化的速度，但是无法阻止或逆转其进程。对于晚期异位骨化，若其已成熟（约1年半后），且严重影响关节功能或妨碍坐立时，应采取手术切除治疗。

十、性功能障碍

1. 损伤平面和性功能障碍的关系

T10~L2平面以上的完全性脊髓损伤会导致生殖器感觉全部丧失；S2~S4平面以上的完全性脊髓损伤同样会使生殖器感觉完全丧失；L2~S1平面发生完全性脊髓损伤会出现分离现象，即男性可以有生殖器触摸勃起和心理性勃起，但是两者不能协调一致；T10~T12平面的完全性脊髓损伤可导致交感神经活动丧失，进而引起心理性勃起功能丧失；T12以下平面的完全性脊髓损伤后，心理性勃起仍然存在，但这种勃起的时间较短，通常不能满足性生活。

2. 恢复勃起能力的治疗方法

（1）药物治疗

这种方法包括口服西地那非片等药物，以及通过阴茎海绵体注射血管活性物质

（如酚妥拉明、苯氧苄胺、异搏定、前列腺素 E 等）进行治疗。其中，罂粟碱和酚妥拉明联合应用最为常见。

（2）真空胀大收缩疗法

这种方法采用负压装置将阴茎置于其中，利用负压使阴茎胀大，再使用收缩橡皮筋置于阴茎根部阻断血流，从而使阴茎保持勃起状态 30 分钟。

（3）手术治疗

例如采用假体植入手术以恢复阴茎勃起能力。

十一、心血管功能障碍

S6 平面以上的脊髓损伤可以导致心血管功能障碍，主要是由于自主神经功能失调造成的。其常见的心血管并发症有以下 3 种。

1. 心律失常

常见心动过缓、室上性心动过快以及原发性心搏骤停。治疗措施主要包括：维持适当的呼吸功能，保证血氧含量；减轻心脏负荷，包括使用抗心律失常药物、进行心理治疗和止痛治疗等。

2. 水肿

水肿多发生于下肢，可以采取下肢适当抬高位，按摩患肢或佩戴压力袜等方式，以促进血液流动和淋巴回流。

3. 体位性低血压

可进行体位适应性训练。训练时，早期逐步抬高床头，并逐步延长坐的时间，腹部可以用腰围束缚，下肢穿戴弹力袜至大腿根部，以减少腹腔及下肢血液淤滞。

第五节 脊髓损伤康复护理

一、康复护理评估

1. 一般情况评估

一般情况评估主要了解患者受伤的过程，包括受伤的时间、原因、部位，受伤时的体位、现场急救情况以及受伤后患者是如何被运送到医院的。此外，还应了解患者受伤前是否有结核病或其他相关病史等。

2. 专科护理评估

专科护理评估主要关注患者的损伤水平、损伤程度、ADL、大小便功能情况，了解患者存在的主要功能障碍，并根据损伤程度预测其未来功能恢复情况。这将有助于制定合适、有效的康复护理方案。

3. 心理社会评估

在心理社会评估方面，要评估患者及其亲属和用人单位对疾病及康复的认知程度、心理状态以及家庭及社会的支持程度。

二、康复护理目标

1. 情绪与配合度

确保患者情绪乐观，能积极配合治疗。

2. 功能恢复与补偿

通过治疗和训练，使患者部分已丧失的功能得到恢复，并实现功能补偿和替代。

3. 并发症预防

在治疗和训练过程中，防止并发症的发生。

4. 日常生活活动能力

提高患者 ADL，使其能够实现自理或大部分自理。

5. 社会回归

最终目标是帮助患者顺利回归家庭和社会。

三、康复护理的内容

1. 急性期护理

（1）皮肤护理

必须保持患者皮肤清洁，避免身体局部长时间受压，定时为患者翻身，以预防压疮的发生。一旦压疮出现，必须及时处理，防止其扩大，并促进早日愈合。对于已允许起床的患者,在治疗和活动过程中要注意避免烫伤、挫伤和擦伤。使用支具或夹板时,要密切关注是否压迫和摩擦损伤局部皮肤。

(2) 体位护理

颈椎术后患者,除有手术内固定和颈托外固定外,在翻身时一定要注意采用"轴线翻身"的方法,即头和躯干必须同时翻转,以避免颈椎部位扭转,造成严重后果。因此,护理人员必须帮助和指导患者及陪护人员正确的翻身和体位护理方法。正确的体位护理能有效防止关节僵硬及足下垂等并发症。

(3) 大小便护理

脊髓损伤初期,患者多采用留置导尿管的方法,护理人员应指导并教会陪护人员如何定时开放导尿管。一般建议每3~4小时开放1次,而夜间可考虑持续开放,并保证患者每天的饮水量有1 500~2 000毫升,以有效预防泌尿系统感染。脊髓损伤患者普遍存在便秘问题,应多食用粗纤维的蔬菜和水果,必要时可使用润肠药或开塞露辅助排便。而对大便失禁的患者,可以使用卫生棉条轻轻塞入肛门,以取得较好效果。

(4) 呼吸及排痰训练

对于胸腰段损伤的患者,应进行胸式呼吸训练;对于颈段损伤的患者,应进行腹式呼吸训练。此外还应包括体位排痰训练、胸廓被动运动训练等,以预防肺部感染,促进呼吸功能恢复。

(5) 关节被动活动

在康复医师的指导下,每天应对患者瘫痪的肢体关节进行1~2次的被动运动。每次运动时,每个关节应至少活动20次,以防肌肉萎缩,改善关节活动度,并有效防止关节挛缩、畸形及骨质疏松等问题的发生。

2. 恢复期护理

伤后5~8周为急性稳定期,患者脊柱与病情均已稳定,康复成为首要任务。患者可在医师指导下下床并进入康复训练室训练,训练内容包括体位变换与平衡训练、转移或移乘训练、轮椅训练、翻身起坐训练、斜床站立训练、坐位平衡训练、手功能训练、ADL训练、二便功能训练、辅助器具使用训练等。具体康复训练方法可参见本章第三节内容。

(1) ADL训练

脊髓损伤患者应在上肢运动基础上锻炼其ADL,如进食、洗漱、排泄等。有文献指出，经过系统的 ADL 训练，除四肢瘫患者外，90%的脊髓损伤患者均能达到日常生活自理或仅需较少帮助的康复水平。随着训练的加强和患者体质的恢复，可组织患者进行集体手工操作练习以及轮椅上的各种动作练习，甚至可进行轮椅上的体育、文艺活动。

（2）膀胱功能及肠道功能训练

在恢复期，根据患者的情况可逐步过渡为间歇导尿或清洁导尿，也可通过系统、正确的训练方法，逐步恢复患者的膀胱功能，使患者能够自行排尿。如有便秘或大便失禁，可参照急性期护理中的相关方法。

（3）辅助器具使用训练

对于需要使用轮椅、拐杖、自助器具及矫形器等辅助器具的患者，医务人员应指导患者及陪护人员正确的使用方法及注意事项。在训练过程中，医护人员要督促患者完成特定动作，发现问题及时进行纠正和指导。

3. 心理护理

心理康复对肢体功能的康复至关重要。护理人员应针对患者的心理状况，进行有效的心理护理。护理人员应向家属交代患者的病情及可能的预后情况，使家属有充分的思想准备，从而更好地协助康复人员做好患者的心理疏导工作。同时，护理人员应向患者说明病情及最佳康复路径，传授患者肢体功能锻炼的基本知识和简单的操作方法，并强调坚持锻炼与治疗对于功能恢复的重要性，让患者对未来充满希望，并向其介绍残疾人自强自立的典型事例，鼓励其与同类患者进行相互交流，从而发挥患者残存的功能和有利条件，帮助他们重新实现自我价值，达到生活自理或重返社会的目的。

四、出院后健康指导

多数脊髓损伤患者在出院后仍存在生活不能自理和二便功能障碍的问题，患者及家属往往缺乏必要的护理知识，导致他们返家后的护理工作问题重重。因此，在住院期间，应对患者、家属及陪护人员进行基本康复知识和训练技能指导，包括瘫痪肢体的功能训练、排尿、排便和皮肤的护理等，让他们深刻理解每一项训练的意义和重要性，防止并发症和二次残疾的发生。

（1）在住院中后期，我们应逐渐将一些护理工作转交给患者、家属或陪护人员来执行，在这一过程中，医护人员应给予具体指导和校正，从而减轻他们的思想顾虑。

(2) 医护人员要注意评价患者、家属或陪护人员对医院所提供的教育的接受程度，以及家庭环境是否适合实施所指导的护理措施，要根据患者的具体情况和家庭条件因人施教。

(3) 提供富含足够热量的多纤维素食物，及时补充训练时机体消耗的能量；多吃蔬菜、水果，以减少便秘；多吃酸性食物、多饮水，以促进体内代谢；少吃高脂肪和碱性食物，以防止骨骼脱钙和尿路结石形成。

(4) 按时准确服药，特别是在对抗痉挛药物停药时，要注意逐渐减量，以防止出现反跳现象。

(5) 对于需依赖轮椅生活的患者，回家后要按无障碍设施的原则对房屋进行必要的改造。

(6) 为患者建立出院指导卡，并经常保持联系，随时进行家访。通过指导并解决在家庭护理中遇到的困难和问题，这既促进了医疗行为走向家庭和社会，解决了患者的实际问题，同时也增强了医护人员的责任感和使命感，体现了护理工作的真正价值。此外，这一过程对提高护理理论水平、丰富护理经验产生了积极的影响。

第六节　脊髓损伤预后与社会回归

脊髓损伤患者早期（6个月以内）出现的损伤平面以下远端正常感觉和（或）运动功能障碍，其预后通常较好。其后的2年左右，患者仍有可能进一步通过康复而恢复。远端肢体的早期活动，如脚趾的主动活动，往往是良好恢复潜力的一个积极信号。然而，痉挛性运动并不能直接反映预后价值。如果瘫痪部位仍有感觉，那么运动功能恢复的机会较大。在感觉正常的部位，运动能力恢复的可能性超过50%。1991年，克罗泽等人研究发现，伤后72小时ASIA分级为B级的患者，如果损伤平面以下存在部分或完全针刺觉，那么他们以后步行的可能性就很大。1996年，加藤等人研究发现，伤后72小时ASIA分级为D级的患者，很可能恢复独立行走能力。1995年，马里诺和其同事就运动完全性四肢瘫患者的手功能进行了相关研究，发现上肢运动评分和运动平面与患者的自我摄食能力有高度相关性。虽然完全性脊髓损伤难以恢复，不完全性脊髓损伤也可能因不能完全恢复而导致患者存在不同程度的功能障碍，但在康复专科医院接受系统康复治疗，多数患者仍有可能达到脊髓损伤不同水平的康复目标，颈髓损伤的患者需要 8~12 个月的康复时间，胸腰段损伤的患者则需 4~6 个月，如果患者在医师指导下在社区或家中完成康复，则所需时间相对长一些，年老体弱患者训练时间也可能相对延长。在最大限度地恢复和利用残存的功能，使患者获得 ADL 或生活自理能力后，应鼓励患者重返家庭生活，并力争再就业和回归社会。进行社区康复、环境改造和职业康复是实现全面康复目标的一般过程。

一、社区康复

脊髓损伤患者在经过医院、康复中心、疗养院的治疗，全身情况稳定后，通常会遗留肢体瘫痪和其他功能障碍，当他们回到社区和家中后，要采取新的方式和方法，以延续康复过程，并努力达到以下目标：

（1）充分发挥剩余的身体功能，尽可能实现生活自理。

（2）积极预防合并症，增强体质，全面改善身体健康状况。

（3）在家庭和社区中营造无歧视环境，能和家人、邻居和睦相处，并得到关心和帮助。

（4）为青年患者提供学习文化科学知识的机会，鼓励他们有条件时上学接受正规教育。

（5）帮助青壮年患者接受职业训练，安排就业，使他们能够在经济上独立。

（6）鼓励患者积极参加社区的社会文化生活。

（7）保持正常的心态，树立自尊、自强、自信、自立的精神风貌。

二、环境改造

为使截瘫或四肢瘫患者能在家中顺利完成日常生活活动，应对其住房进行适当改造。门宽应能通过轮椅，去除所有台阶，并在进出大门处设置坡道，且角度不超过 15°。此外，调整床、灶具和便池高度，在床边、厨房、沙发、餐桌旁安装扶手，以利于患者转移动作完成。各种电器尽量购买备置遥控装置的，如电视、录像机、空调、电风扇、电灯等，四肢瘫患者可使用专门设计的"环境控制系统"。

三、职业康复

国外统计数据显示，85.4%的脊髓损伤患者可恢复部分或全部工作能力，我国政府通过政策鼓励患者通过职业康复重返工作岗位。脊髓损伤患者可参加的工作领域广泛，包括科研、文教、管理、电器维修、裁剪、手工艺品制作、销售、文秘、计算机应用等多个行业。

对于胸腰椎损伤导致的截瘫患者，尽管多数都保留了一定的工作能力，但他们中很多人未能实际参与工作。医疗康复机构主要为脊髓损伤患者进行职业咨询及就业训练。首先，机构会了解患者的职业兴趣、文化程度、过往职业训练经历、专长、工作经历以及对未来职业岗位的愿望。然后，机构会为患者做就业前的职业工作能力评估，并对工作性质进行分析，以了解其就业潜力和可能性。经评估后，若患者具备就业潜力，机构会建议患者进行相关的职业技能训练。对于颈髓损伤患者，特别是那些具有一定文化水平和专业技术的患者，通过必要的训练和应用现代科学技术也可从事一定的工作。

对脊髓损伤患者进行职业康复训练，不仅有助于他们重返工作岗位，更是他们真正回归社会、实现全面康复的重要途径。

第八章 烧伤的康复

第一节 烧伤概述

一、烧伤的定义

烧伤一般是指由热力（包括热液、蒸汽、高温气体、火焰、灼热金属液体或固体等）所导致的组织损伤，主要影响皮肤和/或黏膜的功能，严重时还可伤及皮下组织、血管、神经、肌肉和骨组织等。此外，由于电能、化学物质、放射线等因素所致的组织损伤及临床过程类似于热力烧伤，因此，临床上均将其归类为烧伤。也有将热液、蒸汽所导致的热力损伤称为烫伤，火焰、电流等引起的损伤则称为烧伤。

二、烧伤的分类

烧伤的分类在患者处理中具有重要意义。可根据烧伤的原因、深度和面积对其进行分类。

（1）根据烧伤的原因分类：①热烧伤，包括烫伤；②电烧伤；③化学烧伤；④辐射烧伤。

（2）根据烧伤深度分类：①Ⅰ度烧伤，仅伤及表皮浅层，生发层健在，表面红斑状、干燥，有烧灼感，3~7天可痊愈。愈合后不留瘢痕。②浅Ⅱ度烧伤，伤及真皮浅层，部分生发层健在，局部剧痛，感觉过敏。有水疱形成，疱皮薄，内含淡黄色澄清液体，基底红润，潮湿。约2周可愈合，亦不留瘢痕。③深Ⅱ度烧伤，损伤深达真皮深层，但仍有皮肤附件残留，痛觉较迟钝，可有或无水疱，水疱较小且疱皮较厚，内含混浊液体，其基底部呈粉白色。由于真皮内有残存的皮肤附件，这些附件的上皮细胞可增殖形成上皮小岛，进而融合修复，通常需3~4周可愈合，愈合后常有瘢痕增生。④Ⅲ度烧伤，皮肤全层均受损，甚至累及皮下组织、肌肉和骨骼。创面无水疱，局部呈蜡白或焦黄色甚至炭化状，皮层凝固性坏死后形成焦痂，痛觉完全消失。因皮肤及其附件已全部烧毁，无上皮再生的来源，因此必须通过植皮手术修复创面。

（3）根据烧伤面积分类（新九分法），见表2-8。

表2-8 新九分法

部位		占成人体表面积/%	按新九分法面积/%
头	发部	3	(1×9) = 9
	面部	3	
颈	颈部	3	
双上肢	双上臂	7	(2×9) = 18
	双前臂	6	
	双手	5	
躯干	前躯	13	(3×9) = 27
	后躯	13	
	会阴	1	
双下肢	臀部	5*	(5×9+1) = 46
	双大腿	21	
	双小腿	13	
	双足	7*	

注：*成年女性的臀部和双足各占6%。

（4）根据1970年全国烧伤会议提出的标准，将烧伤严重程度分为四度。

1）轻度烧伤：Ⅱ度烧伤面积9%以下。

2）中度烧伤：Ⅱ度烧伤面积10%~29%，或Ⅲ度烧伤面积不足10%。

3）重度烧伤：烧伤总面积（包含所有类型的烧伤）30%~49%；Ⅲ度烧伤面积10%~19%；Ⅱ度、Ⅲ度烧伤面积虽不到上述百分比，但已发生休克等并发症、呼吸道烧伤或有较重的复合伤。

4）特重烧伤：烧伤总面积50%以上，或Ⅲ度烧伤面积20%以上，或已有严重并发症。

三、烧伤康复的重要性

烧伤康复是烧伤治疗的重要组成部分。烧伤治疗绝不能被狭义地理解为单纯的创面愈合和保全生命，现代对于烧伤治疗的理解涵盖早期救治和后期康复两大部分，且更强调康复贯穿于整个治疗过程。烧伤愈合后的康复包括功能康复和外貌改善两个方面。功能康复疗法既包括各种非手术疗法的治疗手段，也包括必要的整形、功能重建手术。我国烧伤早期治疗水平较高，但烧伤后的康复明显滞后，与发达国家存在差距。国外将烧伤的早期治疗、理疗、体疗、职业疗法融为一体，使其成为常规治疗，他们拥有专门的人才、特殊的设备、健全的制度，视前期和后期治疗同等重要，从而使烧伤患者的身心都能得到最大限度的康复。在我国，已有越来越多的单位意识到烧伤康复的重要性，认识到烧伤治疗的目的首先是使创面愈合、保住生命，同时还要尽最大可能改善外观与恢复功能，使大面积烧伤患者不仅能够生活自理，还可以回归家庭、融入社会、参与工作，成为自食其力的劳动者。

四、烧伤康复的原则

1. 康复手段的早期介入

烧伤康复应在患者入院后尽早开始，休克期过后，医师即可指导患者进行静力性肌肉收缩，这样可促进静脉回流，有利于组织水肿的消退。同时，这种早期活动还可减轻因长期卧床而致的肌肉萎缩，有利于后期功能恢复及体能锻炼。

一旦皮片成活或创面愈合，患者即可佩戴弹性压力用品并进行被动活动和主动活动，这些活动有助于促进皮片早日软化，减轻皮片挛缩程度，从而明显改善创面愈合后的外观形态及关节功能。

在烧伤早期进行有效的康复治疗，不仅可以促进创面的早期愈合，还能缩短瘢痕成熟周期，减轻瘢痕增生程度，防止瘢痕上皮过度角化，进而预防肥厚性瘢痕的形成和关节挛缩。这种早期介入的康复手段有助于避免或减轻后期手术难度及次数。有学者研究证实，在瘢痕尚未形成前开展综合康复疗法，其效率明显优于瘢痕增生期和瘢痕挛缩期。

2. 被动锻炼和主动锻炼相结合

在功能锻炼过程及瘢痕成熟过程中，患者常伴有不同程度的疼痛，因此必须帮助患者树立克服疼痛的决心和信心。由于疼痛，患者在主动功能锻炼时，强度和幅度常不能达到预期目的，因此在锻炼时，需要辅助以被动锻炼，然后通过主动锻炼来维持和巩固效果。

3. 处理好残余创面与运动的关系

深度烧伤创面愈合后，常残留不同程度残余创面，这些创面可能迁延不愈，历时数月，严重影响患者的功能锻炼。常有患者因照顾创面而不愿进行功能锻炼，从而错过了锻炼的最好时机，造成严重的瘢痕挛缩畸形。因此，在及时封闭残余创面的同时，应贯彻功能优先的原则，不能中止功能锻炼。只有在创面较大而影响到患者的运动时，才可以适当限制肢体的运动，并适当降低弹力压迫疗法的压力。同时，也可以使用一些促进创面愈合的药物，必要时进行手术治疗以加速残余创面愈合。

4. 手术时机选择的合理性

对于烧伤较深、非植皮不能治愈的病例，早期进行切削痂并利用整形手术修复深度烧伤创面，既能尽早封闭创面，又可减少或避免后期整形手术的需求。综合性非手术治疗虽能在一定程度上预防或减轻瘢痕增生，降低挛缩所致的畸形率，却无法取代手术疗法。手术切除瘢痕增生后，再次应用压力治疗可以降低复发的可能性。后期如果需要整形手术，手术时机和手术方式的选择需要根据烧伤的病情阶段、功能的改善情况等因素综合考虑。对于活动度较大的关节，如膝关节等，瘢痕手术可适当延迟进行，而对于活动度较小、功能关键的小关节，如手指关节，一旦出现关节功能异常，宜尽早手术。

5. 矫形器具使用时机的选择

矫形器具主要用于维持受伤关节的功能位或抗挛缩位，在佩戴矫形器具期间，仅在进行康复治疗、创面换药、皮肤检查等特定情况下才需卸除。然而，佩戴矫形器具有时会影响或限制关节的自主活动，需由烧伤专科康复医师和康复治疗师协商讨论，充分权衡利弊后决定。在矫形器具佩戴过程中，应严密观察患者的皮肤状况、创面变化，及时调整佩戴策略。为了适应患者关节活动度的变化，在夜间可能需要使用特制的夹板或石膏塑型来保持适当的体位。矫形器具在肢体功能出现异常前较早使用，效果更好。儿童应用矫形器具时，要特别注意其生长发育情况，避免影响正常发育。

6. 注意烧伤患者的心理及情感康复

烧伤是一种强烈的应激性刺激源，对于深度烧伤患者来说，不仅要经历漫长的换药、手术等疼痛刺激，还要面对毁容、功能障碍等严峻的事实，患者容易产生自卑、情绪低落等心理变化，严重者甚至有自杀倾向。烧伤患者并发心理疾病已成为阻碍提高烧伤治疗质量和患者生存质量的关键因素。以往，对这种心理状态的改变，人们或熟视无睹，或认为无能为力，或认为只要通过整形手术改善功能，心理障碍就会自行消除。然而，近年来伴随着对心理康复认识的提高，心理康复的进程大大加快，同时也强调心理治疗还应包括支持性心理治疗、认知治疗、行为治疗、家庭治疗、催眠治疗等多种方法。在治疗过程中，医护人员、家属及社会多方面应共同为患者提供心理康复治疗，帮助患者树立乐观的心态和战胜疾病的信心。

7. 个体主观努力、家庭支持与社会团体及政府的帮扶相结合

在治疗过程中，家属及社会多方面为烧伤患者提供支持，能够帮助患者树立乐观的心态和战胜疾病的信心，从而提高患者的康复效果。社会团体和政府的经济帮助有利于减轻患者家庭的经济压力，使康复治疗得以持续进行。

8. 注意职业康复和社会康复的作用

有效的职业康复和社会康复能增强患者的工作技能，有利于患者回归家庭和工作岗位，提高自身生存质量。将患者培养成为有益于社会的劳动者，是烧伤康复治疗的最终目标。

第二节 烧伤后常见的康复问题

一、烧伤后疼痛

烧伤后疼痛是指患者的皮肤、黏膜或深部组织因热、冷、光、电等损伤因素而产生的急性疼痛与手术性疼痛，还包括瘢痕增生期所致的背景性疼痛，或是在后续治疗过程中出现的操作性疼痛和突发性疼痛。

烧伤急性疼痛是指烧伤后即刻至 2~3 天内患者所经历的剧烈性疼痛，这种疼痛主要是皮肤组织完整性被破坏，皮肤神经末梢受损或暴露，导致异位电流产生的疼痛，或是皮肤烧伤后诱发局部或全身性炎症反应所引起的剧痛，此种疼痛的强度、持续时间与个体因素、烧伤部位、烧伤原因、烧伤面积及烧伤深度等密切相关，通常持续时间为 2 小时至数天不等。

烧伤背景性疼痛通常发生在烧伤创面愈合过程中，或在创面愈合后瘢痕增生、挛缩过程中。患者在静息状态下疼痛尤为明显，常常影响患者的休息与睡眠。此类疼痛通常由于创面干燥、皮肤神经末梢暴露等物理因素所致，也可能是烧伤创面本身的炎症反应、受压、感染、肿胀等引起的。此外，创面周围的瘢痕组织充血、增生、挛缩也会引起疼痛。除了疼痛外，多数患者还伴有皮肤瘙痒、发热、紧绷等不适症状。

烧伤操作性疼痛和突发性疼痛则通常出现在烧伤治疗或康复过程中。例如，创面换药过程中所引起的换药痛以及主动或被动牵伸烧伤关节时所致的牵扯性疼痛等。此类疼痛往往较为剧烈，且可能突然加重。

二、水疱与残余创面

在烧伤的后续康复治疗过程中，经常会出现水疱和残余的小创面，这些水疱和残余的小创面通常是由于烧伤创面愈合后运动不当、瘢痕皮肤破溃或微生物感染等因素所致。反复产生的水疱和残余创面往往会加重瘢痕组织的疼痛，导致该区域的瘢痕继续增生，从而影响康复治疗的实施，并延长患者的住院康复时间。

三、病理性瘢痕

病理性瘢痕是指在烧伤后的组织愈合过程中，肉芽组织的成纤维细胞数量大量增加，增殖活跃，并持续合成、分泌胶原蛋白与其他细胞外基质，导致胶原纤维增生、排列紊乱。这种瘢痕色泽鲜红或发紫，质地硬，凸显于皮肤表层，并且伴有瘙痒、刺痛、易激惹等症状，严重影响患者的容貌和功能。病理性瘢痕包括增生性瘢痕、瘢痕疙瘩、表浅性瘢痕、萎缩性瘢痕、挛缩性瘢痕、凹陷性瘢痕、线状瘢痕、蹼状瘢痕等多种类型，临床上以增生性瘢痕最为常见。Ⅰ度与浅Ⅱ度烧伤创面愈合后通常不会出现病理性瘢痕。深Ⅱ度烧伤创面愈合后病理性瘢痕的发生率较高，且增生程度较Ⅲ度烧伤创面更为严重。Ⅲ度烧伤创面多经过切痂和皮肤移植修复，从而有助于减少瘢痕的增生程度。

四、关节挛缩和运动功能障碍

烧伤后关节挛缩通常源于Ⅱ度以上烧伤的创面愈合。此类烧伤愈合后常形成大量瘢痕，进而导致皮肤延展性显著下降。此外，当全层皮肤烧伤时，组织缺损会深达皮肤附件，致使伤口收缩（伤口收缩是创面愈合的重要步骤），但伤口最大可缩小40%。在此过程中，患者通常会不由自主地采取舒适体位，即类似胎儿的蜷曲体位，表现为两腿屈曲、双上臂交叉置于胸前、颈部前屈、躯干前倾，这种体位若长期保持，极易导致烧伤后关节发生屈曲挛缩畸形。

关节挛缩问题同样会出现在Ⅲ度烧伤的患者身上，由于Ⅲ度烧伤的创面通常需要植皮修复，植皮部位及其远近端的每一个关节均需要进行制动处理，若长期维持在舒适体位或制动时间过长，均会引起关节内外纤维组织发生挛缩或形成瘢痕粘连，从而进一步加重肢体运动功能障碍。对于皮肤全层烧伤与烧伤面积超过20%的患者，在经历长时间制动和关节肌肉反复损伤后，极易出现异位骨化现象，这同样会导致关节活动受限。对于烧伤儿童患者，他们的关节通过瘢痕组织连接，易导致骺板部分或全部提早闭合，进而引发骨生长障碍或畸形生长，这些都会严重影响他们的肢体运动功能。

五、肌肉萎缩和肌力下降

烧伤患者的肌肉萎缩多为失用性肌肉萎缩，这主要是因为烧伤后患者全身情况较差、可能出现意识障碍、因惧怕疼痛以及应植皮的要求等原因，导致患者长期卧床或制动，缺乏必要的肢体活动，从而引起肌肉萎缩。部分患者因深度烧伤，周围神经受损，导致其所支配的肌肉失去神经营养作用，进而出现神经源性肌肉萎缩。此外，肌肉烧伤后不能再生，也会导致肌肉丢失和肌力下降。

六、压疮

烧伤早期的患者，由于长期卧床，皮肤持续或反复受压，容易造成局部缺血、组织坏死，进而形成压疮。在烧伤康复期，使用矫形器的患者可能因矫形器局部压迫而造成压疮。此外，全身营养状况不佳、皮肤破损面积大以及失神经支配后感觉障碍等因素，也会增加压疮的发生风险。

七、心肺功能障碍

烧伤患者因长期卧床，缺少主动运动，常导致安静状态下心率增快、每搏输出量减少、心肌收缩功率降低等生理变化。此外，长期仰卧位还会减少膈肌运动，使呼吸量不足，导致大量呼吸道分泌物不易排出，从而容易并发坠积性肺炎。部分患者在烧伤过程中吸入烟雾和其他刺激性物质，会引发吸入性损伤，表现为会厌水肿、气道阻塞，进而出现气短、气促等阻塞性通气障碍症状。对于胸部环形烧伤的患者，焦痂收缩和水肿可造成限制性通气障碍。

八、ADL和职业能力障碍

大面积或深度烧伤可严重影响患者肢体运动功能，导致关节活动受限、肌力下降，并可能伴有心肺功能下降和心理障碍，这些因素共同作用，使得患者的ADL受限，职业能力受到影响。

九、心理障碍

烧伤后，患者常因疼痛、瘢痕、活动受限、毁容和畸形以及损伤时的惊恐场面和经济上的压力等因素，感到极度痛苦并产生强烈的情绪反应。在烧伤早期，患者处于心理应激状态，主要经历以下3个阶段：首先为冲击阶段，表现为焦虑，融合了忧虑、恐惧、焦灼，伴随交感或副交感神经系统功能亢进，可能出现失眠、头痛等症状；其次进入安定阶段，患者努力恢复心理平衡，尝试控制情绪紊乱；最后为解决阶段，患者将自己的注意力转向应激源（烧伤），并努力寻求处理办法，通过各种行为来减轻烧伤对自己的影响。烧伤后期，患者的注意力多集中于创面瘢痕对个人容貌的影响，以及烧伤对肢体功能、生活能力、工作和社交能力的负面影响。由于躯体和精神创伤的双重打击，患者自尊心、自信心往往受到严重损伤，会对生活丧失信心，产生强烈的依赖心理，难以自理日常生活和工作。

第三节 烧伤康复评定

一、瘢痕的评定

瘢痕的形成是由于皮肤烧伤后在愈合过程中，胶原合成代谢功能失衡，呈现持续亢进状态，致使胶原纤维过度增生。烧伤后瘢痕主要表现为凸出于正常皮肤表面，形状各异，色红质硬。临床上瘢痕的评定主要包括颜色、形态、柔软度、伸展性等方面。

1. 温哥华瘢痕量表（Vancouver scar scale，VSS）

VSS量表（见表2-9）是临床上最常用的评定烧伤后增生性瘢痕的综合性量表。该量表不需要借助任何特殊设备，临床工作者仅通过肉眼观察和徒手触诊的方式，从色泽、血管分布、柔软度和厚度4个项目对瘢痕进行描述性评分，并获得半定量的数据。VSS量表具有操作简单、内容全面的特点，且具有良好的内部一致性和重测信度，因此可广泛用于烧伤后增生性瘢痕的临床评定。此外，临床工作者还可选择使用拍照的方式，记录和比较瘢痕在不同时间段、不同部位、不同治疗方案下的差异与变化。

表2-9　　　　　　　　　　　　VSS量表

项目	评分标准
色泽	0分：皮肤颜色与身体其他部位颜色比较近似
	1分：色泽较浅
	2分：混合色泽
	3分：色泽较深
血管分布	0分：正常肤色，与身体其他部位相似
	1分：肤色偏粉红色
	2分：肤色偏红色
	3分：肤色偏紫色

续表

项目	评分标准
柔软度	0分：正常
	1分：柔软的，很小外力作用下能使其变形
	2分：较软的，压力作用下即变形
	3分：坚硬的，外力作用下不变形，不易被推动或呈块状移动
	4分：带状的，瘢痕伸展时会退缩，组织如绳状
	5分：挛缩的，瘢痕永久性缩短导致畸形
厚度	0分：正常
	1分：$0<H\leqslant 1$
	2分：$1<H\leqslant 2$
	3分：$2<H\leqslant 4$
	4分：$H>4$

注：H表示厚度。

2. 仪器评定

（1）超声波测量

该技术主要用于测量瘢痕的总厚度，包括凸出于皮肤表面的部分和未突出正常皮肤表面的部分。测量时，通常采用高分辨率的脉冲超声波探头发射超声波脉冲至被测量瘢痕处，超声波在瘢痕内传播直至到达瘢痕与正常组织分界面，然后反射回到探头。通过精确地计算超声波在瘢痕内传播的时间，可以测定瘢痕的总厚度。

（2）光学色谱仪测试

该技术用于客观地评定瘢痕的颜色，基于光学色谱仪的三基色原理，即红、绿、蓝三种颜色可以导出任何其他颜色，测试时，使用Lab三轴模型将颜色数字化。

（3）经皮氧分压（transcutaneous oxygen pressure，$TcPO_2$）测定

该技术采用血氧测量计测定瘢痕的$TcPO_2$值，以反映肥厚性瘢痕的代谢状况。通常，肥厚性瘢痕的$TcPO_2$明显高于普通瘢痕和正常皮肤。

（4）羟脯氨酸测定

通过测量血清和尿中羟脯氨酸的含量，来间接判定瘢痕组织的增生程度，因为人体内羟脯氨酸的含量与瘢痕组织的胶原合成和增生程度有一定的关联性。

(5)硬度计测定

利用硬度计可以测定瘢痕的硬度。测量时,将硬度计垂直放置于瘢痕表面,施加一定的压力后,硬度计会根据所受阻力计算出瘢痕的硬度数值。

(6)红外线温度扫描仪

临床上,红外线温度扫描仪常被用来测定瘢痕表面的温度变化。

3. 患者主观评估

(1)瘢痕部位的痛、痒症状是否减轻。

(2)瘢痕是否稳定,是否出现反复破溃的现象。

(3)瘢痕组织充血情况是否改善,毛细血管网有无消失。

(4)瘢痕的颜色是否逐渐变暗,硬度是否变软。

(5)瘢痕表面是否出现褶皱减少,凸于皮肤表面的瘢痕是否趋于平整。

(6)瘢痕部位的外观是否有所改善,患者的心理障碍是否有所减轻或消除。

(7)关节活动度是否有所增加,功能是否得到改善,体耐力有无增强。

(8)患者的日常生活能否自理,是否能独自外出活动,是否有能力重返工作岗位,是否需要更换工作。

二、感觉评定

不同程度的烧伤会导致皮肤和皮下组织感觉功能受到不同程度的损伤,烧伤患者常出现不同类型的感觉障碍,包括感觉迟钝、感觉过敏、感觉减退、感觉丧失和瘢痕痛痒等,其中最突出的症状是瘢痕痛痒。

1. 主观感觉检查

在瘢痕增生前期与增生期,烧伤患者常伴有明显的痛痒症状,这些症状不仅影响患者的日常生活与工作,还可能引发失眠、情绪波动、心情抑郁等精神心理问题。因此,瘢痕痛痒的主观评估在烧伤康复过程中尤为重要。

康复专业人员通常采用视觉模拟评分法(visual analogue scale,VAS)评定烧伤患者的痛痒症状。该评定方法具有灵敏度高、操作简单易行的特点,治疗师只需在纸上画一条10厘米长的横线,并在横线的每1厘米处标记出0~10的刻度。其中,最左端0分代表无痛痒症状,最右端10分代表剧烈痛痒,而中间刻度代表不同程度的痛痒。患者需要根据自身实际感觉，在横线上标出相应位置，以表示自己的痛痒程度。

2. 一般感觉检查

（1）浅感觉检查

1）触觉检查。受试者需闭目，检查者用柔软的棉花轻扫皮肤，并询问受试者有无触觉。为确保准确性，应进行躯体两侧对称部位的感觉对比。在检查过程中，刺激动作应轻柔，且避免过于频繁。

2）痛觉检查。受试者需闭目，检查者用回形针尖端轻刺激瘢痕区的皮肤，询问受试者有无疼痛感觉。对于痛觉减退的患者，应从感觉减退的部位逐渐向正常部位检查；而对于痛觉过敏的患者，则应从正常部位逐渐向过敏部位检查。

3）温度觉检查。包括冷、热两种感觉检查，冷觉检查使用装有 5~10 ℃的冷水试管，热觉检查使用 40~45 ℃的温水试管。受试者闭目，将两种试管交替接触需要检查的部位，接触时间为 2~3 秒，随后，嘱受试者说出冷或热的感觉。

由于烧伤后瘢痕增生的患者通常较少伴有深感觉与复合感觉障碍，因此在临床实践中，这两种感觉的检查方法并不常使用。

（2）感觉检查注意事项

1）检查所处房间应保持安静、温度适宜，受试者应保持放松、舒适体位。

2）充分暴露检查部位，对比检查两侧对称部位的感觉差异。

3）检查过程中嘱受试者保持闭目状态。

4）重复性检查应由同一人进行，避免人为误差及暗示性提问对检查结果的干扰。

三、运动功能评定

烧伤患者在康复过程中，常因早期卧床、长时间制动、缺乏主动活动、瘢痕增生及关节挛缩等因素，导致关节活动受限、肌耐力降低、平衡与步行能力受损、心肺功能减退。因此，对烧伤患者的运动功能评定应主要包括关节活动范围评定、肌耐力评定、平衡与步行能力评定以及心肺功能评定。

（1）关节活动范围评定

烧伤后，患者常因瘢痕挛缩、关节粘连等病理变化，而出现关节活动范围受限的情况。关节活动范围评定是烧伤康复评定中最基础的评定内容之一，可为制订个性化治疗目标和计划提供依据和支持，也可作为衡量患者功能进步与否的重要指标。通常采用专用的关节量角器，对肩、肘、腕、髋、膝、踝以及手指各关节的活动范围进行精确测量。

（2）肌耐力评定

烧伤患者由于早期长期制动和肢体运动不足，通常表现为失用性肌萎缩和肌耐力下降。肌耐力评定可分为徒手肌力评定和器械肌力评定两大类。

（3）平衡与步行能力评定

平衡能力评定可分为观察法、量表评定法（如 Fugl-Meyer 平衡量表、Berg 平衡量表等）、定量姿势图法（如 B-PHY-1 型平衡功能检测训练系统、计算机控制重心平衡仪等）。目前，临床上尚未形成通用的、定量的步行能力评定方法，通常采用霍弗（Hoffer）步行能力分级和纳尔逊（Nelson）功能性步行评定。

（4）心肺功能评定

心肺功能评定是指对烧伤患者的心脏功能和呼吸功能进行测定，以便为患者制定安全、有效的康复治疗方案。心肺功能评定内容包括踏车运动试验、代谢当量测定、心电图监测、肺容积和肺容量测量、肺通气功能测定以及呼吸肌功能测定等。

四、手功能评定

手作为人类重要的器官之一，在日常生活中承担着完成各种任务的重要角色，如日常生活活动、工作、学习、休闲娱乐等。据统计，手部烧伤占烧伤患者的 40%~50%，且其中 30%的患者为深度烧伤。由于手背皮肤薄且柔软，皮下脂肪组织相对较少，手部深度烧伤后极易引起瘢痕挛缩畸形及功能障碍，进而严重影响手功能的正常使用。因此，科学、系统地进行烧伤后手功能评定是确定手功能康复方案和制定目标的必要前提。

烧伤后手功能评定内容通常包括观察外观、瘢痕评定、手部运动功能评定（如关节活动度测量、肌力与肌腱功能检查）、手部感觉评定、手部灵活性及其功能性活动评定（如杰布萨手功能测试、明尼苏达操作能力测试、珀杜钉板测试等）。

五、其他烧伤康复评定

烧伤后的瘢痕问题不仅影响患者的感觉和运动功能，还严重妨碍患者的日常生活、工作、学习、休闲娱乐活动，甚至可能导致一系列的心理问题和社交障碍。因此，康复治疗师需要全面评定烧伤患者的 ADL 能力、职业能力、生存质量及心理健康状况等。

第四节　烧伤康复治疗

一、康复治疗的原则

烧伤康复治疗中，早期应以良肢位摆放、有效止痛、防止感染和促进创面愈合为主；中后期则以抑制瘢痕的形成、预防瘢痕增生、防止关节挛缩、提高肢体运动功能为主。康复治疗的原则具体包括：①促进创面完全愈合，并确保烧伤部位维持在功能位或抗挛缩体位；②抑制瘢痕增生与挛缩；③维持各关节的正常活动范围；④增强患者的肌力和耐力；⑤改善患者的日常生活自理能力与职业能力；⑥提供必要的压力衣、假肢、支具和辅助器具；⑦防止因感觉障碍导致的继发性损伤。

二、康复治疗的方法

1. 创面处理

创面愈合时间的长短及其程度对患者的功能和外观具有重要影响。创面处理的主要目的是防止或控制创面感染，避免其扩大，并促进创面尽早愈合，从而为功能锻炼和康复治疗奠定良好的基础。创面处理主要以换药为主，务必保持创面清洁和干燥。必须根据患者创面的具体情况，采取相应的处理措施。例如，对于难以愈合的创面，建议外科医师进行植皮手术；对于分泌物较多的创面，则可进行淋浴或水中疗法等。

2. 体位摆放

体位摆放是指将烧伤后身体的受累部分放置在恰当的位置，并进行适当固定。摆放的方法应遵循一个主要原则，即烧伤部位应放置在能够对抗瘢痕挛缩的体位。例如，对于膝关节后部（腘窝处）的烧伤，应将膝关节置于伸直位。恰当的体位摆放不仅可以预防水肿，维持关节活动度，防止挛缩和畸形发生，而且能够促进受损伤功能的代偿性恢复。对于大面积烧伤的患者，应每隔 2 小时变换体位 1 次，以预防压疮的发生，减少肺部感染的发生风险，需要时可用翻身床、波浪床、沙床等辅助设备。表 2-10 列出了不同体位下最易受压的身体部位，在进行早期的体位摆放时，医务工作者应注意避免这些易受压的身体部位长时间受到压迫。

表 2-10　　　　　　　　　　　不同体位下最易受压的身体部位

体位	仰卧位	俯卧位	侧卧位
最易受压的身体部位	枕部、肩胛部、脊柱、骶部、双肘部、尾骨部、双足跟	双耳部、双肩前部、髂嵴、髌骨、男性生殖器、足背部	单侧耳、双肩胛部、大转子、内踝、腓骨小头、双膝内侧面、外踝

除了传统意义上的良肢位摆放，康复治疗师还常常使用矫形器来辅助体位摆放。例如，手部烧伤早期的患者需佩戴手部保护位支具，以维持正常的关节活动度，防止挛缩，并增加肢体主动活动的功能性和安全性。

3. 关节活动度训练

预防烧伤后组织粘连和关节囊的紧缩，有助于维持关节活动范围。对于已有挛缩的关节，可通过牵伸训练逐步延长挛缩和粘连的纤维组织，从而增加关节活动度。在病情许可的情况下，应鼓励患者经常性地主动活动未受伤的肢体，并小范围地主动活动受累的肢体。主动关节活动度训练有利于改善血液循环、减少水肿，且对预防关节僵硬和挛缩、保持肌肉力量尤为重要。

4. 肌力训练

肌力训练需要因人而异，针对不同病情的烧伤患者，应选择适合的、个性化的肌力练习方案。肌力训练可以有效预防因长期卧床、肢体制动所引起的失用性肌萎缩，增强肌肉力量，加强关节的动态稳定性。特别是进行肩关节周围肌群和股四头肌的肌力训练，可以显著提高患者的上肢活动范围和下肢支撑能力，对患者早日下床活动、实现生活自理具有重要意义。

5. 耐力训练

对于病情稳定的烧伤患者，可进行有氧训练，以提高患者的心肺功能，增强体质，这将使患者在重返家庭和社会时，具备足够的能力实现生活自理和完成工作。

6. 瘢痕按摩

当创面已愈合，对瘢痕局部进行按摩，可促使瘢痕软化，进而促进关节功能的恢复。

7. 呼吸训练

呼吸训练可增加胸廓的活动度，提高呼吸肌的协调功能，进而增加肺活量与吸氧量，从而改善全身状况。配合体位引流，可以促进患者排痰，以达到维持肺活量、提高呼吸的有效性、预防或减少呼吸系并发症的目的。

8. 水中运动

温水浴疗法可以通过浮力和温度帮助减轻烧伤患肢运动时产生的疼痛，辅助患肢运动，并改善患者的心理状态。同时，患者可进行水中抗阻运动，即肢体运动方向与浮力方向相反。此外，利用水浪的冲击可训练患者的平衡协调能力。

9. 物理因子疗法

（1）电疗法与超短波治疗能够促使局部血管扩张，从而抑制细菌繁殖，加速结缔组织的再生，并促使坏死组织分离脱落，有效控制炎症。音频电疗法则可止痒止痛，软化瘢痕。直流电离子导入技术可减轻早期瘢痕带来的疼痛、瘙痒和水肿症状。

（2）光疗法中，紫外线照射能加快局部组织的血液循环，抑制细菌生长，刺激结缔组织和上皮细胞生长，达到消肿止痛、预防感染的效果，并能促进坏死组织脱落；红外线疗法能促进创面干燥结痂，减少渗出，有效防治感染，并有一定的保温作用；激光治疗（激光束针对直径小于0.05毫米的血管）可以使血管闭塞，引起周围组织的微小坏死，从而预防和治疗增生性瘢痕。

（3）超声波疗法是利用超声波的机械作用，使坚硬的结缔组织延长并变软，从而达到软化和消除瘢痕的效果。在应用中，接触移动法适用于体表较平的部位，对于肢体远端如手、足、腕、踝等部位，可用水下疗法进行治疗，面部则用水囊法。

（4）蜡疗法具有强大且持久的热敷作用，能够有效软化瘢痕组织，对于治疗烧伤后关节挛缩具有显著效果。

（5）水疗法通过水的温热作用于人体，可以减轻疼痛、清除创面分泌物、减轻创面感染的风险，同时有助于促进坏死组织的脱落，从而加速创面的愈合过程。

（6）冷疗法是在烧伤后立即对创面进行冷水浸泡、冲洗或冷敷，有助于迅速降低组织中的热量，收缩周围血管，从而减轻热对组织的进一步损伤，并能有效减轻疼痛。此外，冷冻治疗也被用于治疗瘢痕。冷冻能引起细胞内冰晶形成，使瘢痕组织中水分结冰，进而引发细胞脱水、电解质浓缩和细胞死亡。在低温（-196℃）下，细胞膜的主要成分脂蛋白复合物会发生变性，导致细胞膜破裂，使瘢痕组织及细胞坏死，从而使瘢痕变平、软化。

（7）磁疗法可改善血液循环，促进致痛物质转化和分解，并减少渗出，因此具有止痒、止痛、消除水肿的功效。

10. 压力治疗

压力治疗是一种通过采用弹性织物对烧伤后伤口愈合部位进行持续压迫，从而达到预防和治疗瘢痕增生的方法。压力治疗的目的是软化和消除瘢痕，从而预防或控制瘢痕进一步增生。在实施过程中，通常采用环形弹力套、弹力绷带等直接对伤口部位进行加压，或使用片状弹性材料根据加压部位的具体形状和大小量体裁剪。压力治疗的作用机制可能是通过外在的压力促使瘢痕组织中的毛细血管发生栓塞、数量减少，进而导致瘢痕组织缺氧，使成纤维细胞合成胶原的速度下降，同时加速胶原的降解过程，促进胶原排列样式更接近正常皮肤。此外，对于烧伤后出现的肢体水肿进行压力治疗还可有效促进体液回流，从而减轻水肿症状。

11. 硅凝胶治疗

虽然硅凝胶在临床上应用于瘢痕治疗的时间相对较晚，但其效果已被证实。该疗法的作用机制可能与以下因素有关：首先，硅凝胶下的皮肤水分蒸发速度降低，从而产生皮肤的水储存作用；其次，硅胶膜可持续缓慢释放硅酮油，有助于分离坏死组织，加速肉芽组织增生以及上皮的形成；最后，硅凝胶还能抑制成纤维细胞合成及分泌胶原，使胶原的总含量减少，同时使透明质酸含量逐渐升高，接近正常皮肤水平。这些作用共同促进瘢痕组织内胶原的过度沉积减少，从而促使瘢痕组织结构向正常皮肤转化。

12. 作业治疗

功能性作业活动旨在维持关节的活动度与灵活性，同时保持肌肉力量与耐力，并有助于减轻肢体水肿。针对ADL能力的训练能够显著提高患者的生活自理能力，对于完成活动有困难的患者，可提供改良或辅具，并指导他们正确使用辅具的方式，以鼓励患者早日实现 ADL 完全独立。

13. 心理治疗

烧伤患者往往因创面、疼痛和场景刺激而产生焦虑、恐惧等不良心理，及时的心理治疗可改善患者的心理状态，帮助他们树立对康复治疗的信心，提高康复治疗的配合程度，从而促进功能恢复。此外，烧伤后可能因瘢痕增生、毁容、肢体畸形、功能障碍等问题，使患者易产生悲观、厌世情绪。此时，需要进行安抚、心理疏导、行为矫正等心理治疗，帮助患者达到最佳心理状态，使他们早日重返家庭和社会。

14. 职业训练

职业训练可根据患者就业方面的现有和潜在功能，来判断患者有无重回原工作岗位的可能，并帮助患者重新选择适当职业。可以进行针对性的职业训练，通过职业模拟训练、职业技能培训等多种途径恢复患者的职业能力。同时，可以模拟实际工作环境，以确保患者成功回归社会。

三、烧伤后各期的康复治疗

烧伤通常分为 3 个时期：第一期（早期或急性期），这一时期从烧伤发生时开始，直至Ⅱ度烧伤愈合或Ⅲ度烧伤去痂为止；第二期（制动期），从植皮手术开始持续到移植物血管硬化完成；第三期（愈合成熟期），此时新生上皮或移植皮肤稳定地覆盖创面，并有瘢痕形成，这一时期可持续长达两年。3 个时期在实际中会相互重叠，且并不是所有的烧伤患者都会依次经过这 3 个完整的时期。例如，浅Ⅱ度烧伤且不合并感染的患者，其创面往往能在两周内痊愈，且无瘢痕形成，因此这类患者并不需要经过第二、第三期治疗。然而，对于大面积、深Ⅱ度或Ⅲ度烧伤患者而言，由于供皮区有限，植皮手术往往必须分阶段进行，因此这类患者会出现 3 期同时存在的情况。

烧伤康复治疗可根据烧伤的不同时期分为早期康复、制动期康复和愈合期康复，具体内容如下。

1. 早期康复

（1）康复目标

早期康复的主要目标是减轻疼痛、有效预防和控制感染、加速创面愈合、防止关节挛缩,以及维持患者的肌力和耐力。

(2)早期康复方法

1)通过及时换药可以促进创面愈合、有效控制感染、清理腐败组织,并保持创面干燥。应在创面涂抹表皮生长因子等促进创面愈合的药物,并覆盖足够厚度的干洁敷料,保持敷料的干燥。此外,换药过程中应充分结合水疗及理疗方法。

2)烧伤后体位摆放和矫形器类型见表2-11。

表2-11 烧伤后体位摆放和矫形器类型

部位	体位摆放	矫形器类型
颈部	颈前烧伤时,去枕,头部充分后仰;颈后或两侧烧伤时,口部闭合,保持颈部中立位	软的颈围或内加塑胶海绵的低温热塑颈围
肩部	上肢外展60°~90°,腋下烧伤时需特别注意肩外展和外旋	上肢牵引装置或腋部矫形器,两肩胛骨间垫枕,以维持肩部轻度后旋
肘部	上肢屈侧烧伤时取伸展位,背侧烧伤时允许肘屈20°,前臂保持中立位	肘伸展矫形器
手部	腕关节背伸20°~30°,掌指关节屈曲90°,拇指外展对指位,指间关节伸直,手指单独包扎以避免粘连	手部功能位矫形器,必要时可做间断固定,白天取下进行适当活动
脊柱	保持脊柱成一条直线,尤其是身体一侧烧伤者,以防脊柱侧弯	根据具体情况,可使用脊柱矫形器或体位垫
髋部	髋关节中立伸展位,大腿内侧烧伤时,髋外展15°~30°	两膝间加装的髋外展矫形器
膝部	伸直位	夜间使用膝伸直位矫形器
踝部	踝关节背屈位,以防止跟腱挛缩	足下垂矫形器

3)物理因子疗法除了对烧伤创面进行清创、去痂、抗生素应用外,还应配合适当的理疗措施,以促进创面愈合和防治感染。常用的方法包括以下5种。

①水疗。使用35~36℃旋涡浴有利于创面焦痂的脱落。对于局部烧伤的治疗,水温可稍高至37.7~38.8℃,每次浸泡30分钟。患者可在水中先浸泡5~10分钟,清理创面后,开始从小关节至大关节逐步进行主动运动,然后,由治疗师对患者每个关节进行被动活动,直至最大活动范围,每次治疗30~60分钟。水疗的禁忌证为,体温低于36.7℃或高于38.3℃、有严重电解质失衡者以及在水浴中血压、心率、体温等突

然改变者。

②冷疗法。对于中小面积和较浅的烧伤，尤其是四肢烧伤，可进行冷疗法，温度控制在 5~10 ℃ 为宜，持续 30 分钟以上，直至创面不痛或稍痛为止。

③紫外线疗法。当创面存在较多脓性分泌物或坏死组织，肉芽生长不良时，可采用中或强红斑量照射；当分泌物较少或脱痂露出新鲜肉芽组织时，可减至阈红斑量；对于浅而新鲜的创面，可采用亚红斑量照射，直至创面愈合。

④全身电光浴。对于大面积烧伤可采用此法，温度控制在 30~33 ℃ 或稍高，每日 1 次，每次 20~30 分钟。对于小面积烧伤，则可用红外线照射。

⑤超短波疗法。可采用并置法或对置法，微热量，每次治疗持续 10~15 分钟，适用于小创面的治疗。

4）运动疗法。该方法主要包括关节活动度训练、被动牵伸运动、肌力训练、耐力（有氧）训练和呼吸练习。

①关节活动度训练可以预防烧伤后组织粘连和关节囊紧缩。这一训练有助于保持关节活动范围，促进自行活动的患者进行主动活动和助力活动；通过增加关节活动度，可有效改善血液循环，减轻水肿，这对预防关节僵硬、减轻肢体水肿和保持肌肉力量尤为重要。对患者各关节做全范围被动活动练习，每天至少进行 3~4 次。有条件的情况下，上午在水中进行，下午则在床上进行，每个关节的活动次数至少达到 10 次，并努力达到全关节活动范围。此外，睡前也应进行一次关节活动训练。为了提高患者的配合度，最好在患者感觉较为舒适时进行锻炼。

②被动牵伸运动可预防烧伤后常见的肢体挛缩畸形。温和持久的牵伸往往比重复牵伸烧伤组织更为有效。

③对病情不同的烧伤患者实施不同的肌力训练，可有效预防和治疗因长期卧床、肢体制动所引起的废用性肌萎缩。对于身体情况允许的患者，应鼓励其尽早下床，并进行最大范围的主动活动，必要时可使用辅助器具，如助行器、踝矫形器等。此外，还可进行等长收缩、等张收缩和抗阻训练，着重提高肩关节周围肌群和股四头肌的力量。训练时，要确保患者的肌腱完整。温水浴可以利用水的浮力和温度来减轻患者疼痛，同时还可利用水的浮力辅助患者的运动。

④对病情稳定的患者进行耐力（有氧）训练，可有效提高患者的心肺功能与代谢

功能，从而增强体质。

⑤对于长期卧床，尤其是有呼吸道损伤的烧伤患者，应指导他们进行呼吸练习，重点训练腹式呼吸，建议每日进行多次训练，或每小时进行数次深呼吸。同时，还可以配合体位引流、胸部拍击以及躯干的屈伸、旋转等练习，有助于促进排痰、减少肺部并发症的发生。

5）作业治疗。通过功能性作业活动，可维持关节活动度与灵活性，同时保持一定的肌肉力量与耐力，有助于减轻肢体水肿。此外，ADL训练有助于提高生活自理能力。对于完成ADL有困难者，可提供改良的辅助用具。

6）心理治疗。安慰开导患者以稳定其情绪，帮助他们克服急躁心理。同时，向患者及其家属介绍烧伤康复的有关知识，鼓励患者积极配合治疗。

2. 制动期康复

（1）康复目标

制动期康复的主要目标是保持肢体处于正确位置，预防静脉炎、肺炎、挛缩等并发症的发生，并纠正患者的心理障碍。

（2）制动期康复方法

1）矫形器的应用。在自体皮植皮期间，植皮部位及其远端和近端的一个关节需保持静止。为此，可利用矫形器对上述部位进行固定，直至移植的皮肤稳定着床。根据烧伤的部位不同，矫形器的设计也有所差异。

2）运动疗法。植皮后，矫形器一般应持续固定5~7天，在术后7~9天，患者可在其辅助下进行主动活动；9~12天可进行被动伸展活动，并逐步扩大活动范围。在此期间，每日需检查植皮区域，注意有无意外损伤，而其余非制动肢体的活动不受影响。

3）心理康复。在这一阶段，需要对患者及其家属进行安慰和教育，让他们了解正常伤口的愈合过程，以及植皮后局部皮肤和关节功能的发展情况。鼓励患者战胜伤痛，积极主动地进行功能训练。

3. 愈合期康复

（1）康复目标

愈合期康复的主要目标是控制瘢痕增生，恢复肢体功能，促进患者重返家庭和社会，重返工作岗位。

(2) 愈合期康复方法

1) 压力治疗是目前广泛认可的预防和治疗肥厚性瘢痕的有效方法。通过持续施加与毛细血管压力（约3.33千帕）相等或更大的压力，可以减少瘢痕部位的血液供应和组织水肿，抑制胶原纤维的过度合成、毛细血管的增生和肌成纤维细胞的收缩，并促进胶原纤维重新排列。治疗必须持续进行，除洗漱、进食等必要活动（需暂时移除压力装置如手套和面具）外，每天宜加压治疗23~24小时，持续6~18个月，直至瘢痕达到成熟状态（表现为变薄、变白、变软）。尽管压力治疗是处理烧伤后增生性瘢痕的最佳方法，但也存在局限性，具体包括：①使用时可能产生不适感，摩擦部位易产生水疱和皮肤破溃，部分患者可能出现皮疹或皮炎；②对于面、颈和会阴等特殊部位难以维持有效的压力；③该方法仅适用于瘢痕成熟前阶段；④长期应用可能对儿童的生长发育有一定影响。

2) 硅凝胶（或硅胶）治疗能使肥厚性瘢痕在短时间变薄变软，目前已得到较广泛使用。硅凝胶治疗宜早期使用。使用硅凝胶膜有预防肥厚性瘢痕发生的作用，同时能润滑皮肤，防止瘢痕进一步发展。此外，它也可作为压力治疗衬垫，使凹凸不平的区域也能获得充分的压力。使用时，将硅凝胶膜紧贴在瘢痕上，与其直接接触，每日持续佩戴12小时以上。硅凝胶膜需每日取下，清洗瘢痕及硅凝胶膜后再重新戴上。经过几周治疗后，瘢痕质地变软，颜色和厚度的变化通常在2~3个月以后出现。硅凝胶膜的伸展性与人体皮肤的伸展性一致，因此不影响关节的正常活动。部分患者应用硅凝胶后可能感到局部瘙痒或出现汗疹样反应，但这些副作用通常不影响继续治疗。此外，也可在硅凝胶膜中加入抗生素，以达到防治瘢痕的同时控制感染的效果。

3) 物理治疗包括采用激光、超声、冷冻等治疗方法，这些手段可减轻瘢痕的症状。而磁疗、音频电疗、超声波疗法、蜡疗等方法则主要用于止痒、止痛、松解粘连。

4) 运动治疗鼓励患者进行最大幅度的主动运动，可使用徒手体操、固定自行车、滑车重锤等器械，每日进行1~2次训练。用手法或重物对瘢痕进行缓慢、持续牵张，同时配合蜡疗、红外线治疗，可改善结缔组织弹性，增强牵伸效果，并有助于恢复关节功能。应根据患者的肌力选择不同的训练方法。当肌力达到2~3级时，可进行助力运动和主动运动，当肌力达到4级以上时，则可进行抗阻练习，以进一步增强肌肉力量。此外，使用固定自行车、划船器等器械进行有氧训练，可以提高心肺功能，并增强全身耐力。

5）药物治疗。①糖皮质激素是目前最常用的药物治疗手段之一，临床上，常用曲安奈德注射于瘢痕区域，每次用量通常为20毫克，每周注射1次，一个疗程包含5~8次治疗。糖皮质激素能够抑制胶原α-肽链和脯氨酰羟化酶的合成，从而减少胶原合成，并诱导成纤维细胞产生胶原酶，增加胶原降解。这一作用机制能够改变基质环境，重新排列胶原纤维的网状结构。但其副作用较大，常见的副作用包括皮肤萎缩、色素沉着、毛细血管扩张等，因此只适用于面积较小的瘢痕治疗。②秋水仙碱是一种细胞有丝分裂的抑制剂，能够阻止胶原蛋白分泌到细胞外，并促进胶原蛋白降解。③苯海拉明能够去除肉芽组织中成纤维细胞的收缩性，从而抑制瘢痕增生过程中的免疫反应。④胶原酶能够促进胶原降解，使瘢痕缩小，质地变软。⑤积雪苷（又称积雪甙）是从中药积雪草中提取的无色晶体，具有抑制成纤维细胞增殖的作用。⑥维A酸（又称维甲酸）是维生素A的衍生物，能促进上皮细胞生长和分化，并干扰胶原代谢，常用0.05%的维A酸霜剂外用治疗。

6）放射治疗。由于生物细胞在被X射线照射后会出现损伤，尤其是正处于增殖、分裂状态的细胞对X射线更为敏感，因此常用浅层X射线照射来治疗瘢痕。此外，也可利用核素制备成敷贴器，产生β射线对瘢痕进行较长时间的照射。这种方法能够抑制成纤维细胞的增殖分化，进而抑制瘢痕过度增生。同时，它还能破坏瘢痕内血管，使血管内皮细胞萎缩，从而阻断瘢痕内血液供应，达到治疗瘢痕的目的。此法不适用于大面积瘢痕的治疗，因为容易诱发恶性肿瘤及产生全身不良反应。

7）手术切除。对于因增生造成关节挛缩的瘢痕，可通过手术切除来松解瘢痕粘连，恢复关节活动度，并重建原有的功能。手术治疗一般在瘢痕成熟后进行，但对于严重挛缩、靠康复治疗无法改善的瘢痕，也应尽早进行手术治疗。手术与康复手法治疗是治疗瘢痕的两种相辅相成的方法，只有两者结合才能使患者功能得到最大限度恢复。

8）痛症和痒症的处理。创面上皮化后，周围神经末梢会再生，瘢痕增生时会造成神经卡压，出现疼痛和瘙痒。在必要时，可给予患者止痛药、抗组胺药、抗抑郁药和抗炎药来缓解症状，局部涂抹羊脂膏、开塞露可以起到润滑和保护的作用，而冷敷有助于缓解疼痛和瘙痒。此外，注射神经妥乐平可以阻止瘙痒的传导。

9）瘢痕按摩。对新愈合的瘢痕组织进行按摩时，由于上皮组织较为娇嫩，容易起水疱，因此要求按摩动作必须轻柔，在按摩前，应先局部涂抹羊脂膏以润滑和保护皮肤。随着瘢痕组织的逐渐成熟和稳定，可适当增加按摩力度，并引入推、提、拿、捏等多种手法。

10）矫形器。在运动或牵伸治疗后，瘢痕组织仍会出现紧缩现象，此时，应用矫形器可以有效保持患者已获得的活动度，并进一步帮助患者挛缩的关节重新获得活动功能。应根据患者的具体情况设计适宜的矫形器，对于严重的挛缩畸形患者，往往需要设计系列矫形器，并根据患者情况定期予以更换。

11）作业治疗。对于大面积烧伤后创面愈合的患者，需要进行 ADL 能力的训练，包括翻身、离床活动、洗漱、进食、穿脱衣物、如厕、洗澡等训练项目。对于完成活动有困难的患者，可以提供适当的辅助器具。例如，对于上肢烧伤的患者，当他们的烧伤创面愈合且肘屈曲达到 90°时，就可以开始进行吃饭训练。如果患者握匙有困难，可将餐具用绷带等固定在手上以便练习和进食。

12）心理治疗。教育患者调整心理状态，正确面对伤残现实，鼓励他们坚持长期的功能锻炼，使肢体功能获得最佳恢复效果，从而早日重返社会。对于已进入功能平台期的患者，需给予充足的心理支持，以增强其信心，并鼓励他们继续坚持康复治疗，避免功能出现停滞不前或倒退。

13）职业康复。对于需要重返工作岗位的患者，应根据职业能力评定的结果，为他们选择适宜的工作类型，并进行针对性的职业康复训练，提供模拟的工作环境，通过职业模拟训练、电脑技能培训、职业技能培训，或调整工种等多种途径，全面恢复患者的职业能力。

第五节　烧伤康复护理

一、康复护理评估

1. 一般情况

康复护理评估中的一般情况包括性别、年龄、生命体征（如体温、脉搏、呼吸、血压等)、精神状态、睡眠质量、饮食习惯、疾病史、家族史、遗传病史、过敏史、文化程度、婚姻状况以及职业情况等。

2. 专科评定

详细内容参见本章第三节。

3. 心理社会评定

评估烧伤患者对疾病知识的掌握程度、心理感受、对疾病恢复的期望值、经济状况、自我功能锻炼的掌握程度等。

二、康复护理目标

(1) 能了解并掌握烧伤相关康复知识,并认识到康复锻炼的重要性。

(2) 能够熟练掌握瘢痕皮肤护理的方法,以及正确使用压力用品。

(3) 能正确执行烧伤体位的摆放方法。

(4) 能掌握并自行进行功能锻炼。

(5) 促进残余创面愈合,恢复肌力和关节活动。

(6) 能够利用残存的功能或借助辅助器具自理日常生活。

(7) 家属及陪护人员能够掌握正确护理患者的技巧和方法。

(8) 能够正确面对烧伤后可能发生的功能障碍甚至残疾,积极配合康复治疗和护理,减少对家人和陪护人员的依赖,保持积极乐观心态。

(9) 能够自我预防各种并发症,避免继发性损伤的发生。

三、康复护理的内容

1. 病室环境的管理

确保床面整洁、干燥且平整,被服类物品每日更换,病室应定时通风换气,每日对病室进行2次紫外线消毒,室温应保持在20~22℃,相对湿度则控制在50%~60%。

2. 饮食护理

为患者提供多纤维、低脂、低糖、多维生素、高蛋白且易消化的营养丰富的食物,忌食辛、辣和调味品较多的刺激性食物,以及油腻、腌制、高热量、高脂肪等可能加重瘙痒的食品。餐间可适当给予牛奶、鸡蛋、汤类、豆浆、水果蔬菜等。遇消化道损伤或小口畸形造成进食困难的患者，可选择如流质、半流质、软食或管饲饮食等适宜的进食方式。

3. 体位护理

详细内容参见本章第四节。

4. 创面护理

（1）对于有感染迹象的创面，应每天进行换药处理，若包扎的敷料被浸湿，应随时更换，以避免腐败组织残留加重感染。

（2）背部创面的护理。由于大面积烧伤残余创面通常位于身体背侧如背部、臀部、下肢内侧及后侧等部位，这些区域较难愈合。因此，应尽早鼓励患者坐起或站立，以减少创面受压。对于尚不能坐起的患者，应尽量避免患者平卧，协助患者侧卧超过90°，双下肢呈迈步状；同时，用软枕将屈曲的上侧下肢垫高，以保持舒适；用软枕支撑患者前胸部，双上肢可自由放置。务必充分暴露患者背部的创面，严禁压住患者的创面。根据天气情况，用被子盖好患者的身体，但需确保背部创面不受压。若创面渗液较多，可使用电吹风在距创面约30厘米的位置，用低中档热风吹干，也可使用烤灯在距创面约60厘米的位置照射30分钟。此外，应协助患者每隔1.5~2小时更换1次侧卧位。

（3）对于残留有较大创面的患者，可采用湿润烧伤膏、表皮生长因子、百多邦等药物调均匀后，涂抹在已消毒好的创面上，然后覆盖无菌凡士林油纱，再用灭菌纱块包扎。换药频率一般为隔天换药1次。

5. 皮肤护理

（1）皮肤清洁护理

烧伤后皮肤清洁护理的目的是促进残余创面的修复，预防感染，保持创面及周围皮肤的清洁，同时减轻患者痛痒感觉，提升舒适度，并有利于后续使用压力用品等。

烧伤后皮肤清洁护理的开展时间越早，疗效越好，一般应在创面开始修复后立即着手开始。患者须淋浴或使用温水全身浸浴，水温应保持在38~42℃。浸浴前，应对浴盆进行彻底的消毒处理，并使用质地柔软的浴巾和中性沐浴露。在浸浴过程中，患者应活动全身各关节部位，以防止虚脱。同时，要注意浸浴的时间不宜过长，一般控制在30分钟之内，如有条件，采用温泉水浸浴效果更好。此外，还需准备无菌治疗碗、剪刀、眼科镊、棉签、开塞露或橄榄油等。浸浴后，瘢痕皮屑会变软，此时可用眼科镊子轻轻夹起死皮，再用无菌剪刀剪除。对于未突出体表的死皮，可利用盐水棉签来回搓动，特别是凹凸处须反复多次揉搓，直至皮屑清理干净。在每次清理完皮屑后，将橄榄油、维生素E或开塞露等润肤品挤在无菌棉签上，涂抹于瘢痕区域，但须避开创面，并轻轻按摩或拍打1~2分钟，以促进皮肤充分吸收润肤剂，保持瘢痕皮肤的湿润状态，防止因干燥开裂引起新的创面。

皮肤护理操作完后，立即通知医师进行创面换药，随后帮助患者佩戴压力用品，并嘱患者穿着宽松、舒适的棉质内衣。

（2）瘙痒护理

嘱咐患者避免抓挠或磨蹭患处，建议采用降低室温、温水冲浴或冰敷、轻轻拍打患处等方法缓解症状。同时，应尽量避免一切可能刺激患处的因素，如尘埃、吸烟、日晒、过度出汗、剧烈活动等。此外，还应注意皮肤的清洁和保养。

6. 压力疗法护理

详细内容参见本章第四节。

7. 烧伤五官的护理

（1）眼部烧伤护理

每日需用生理盐水对眼部进行冲洗，之后用无菌棉签轻轻拭去眼部分泌物，滴眼药水或涂擦眼膏，以保持眼睛湿润。早期鼓励患者进行睁眼、闭眼练习，每日数次。每次练习时尽可能睁大和完全闭合眼睛。此外，也可用拇指和食指轻轻提起上下眼睑或进行被动按摩眼睑，每日数次，以患者耐受为度。

（2）耳部烧伤护理

外耳道烧伤后，局部可能出现肿胀，导致耳道阻塞，渗液增多。如果引流不畅，容易引发外耳道炎或中耳炎。耳部烧伤的护理措施：①为防止渗液流入耳内，可在外耳道口轻轻放置吸水性好的棉球以吸附渗液。②使用盐水棉签轻柔清洗外耳道，以清除血痂和分泌物，再用干棉签轻轻拭干耳道，注意棉签头一定要紧实，防止棉花脱落掉入耳内。同时，清洗外耳道时要避免棉签插入过深，以防鼓膜损伤。③涂抹药物或清洗、消毒外耳道时，要确保消毒液和盐水不流入耳道，以防感染。

(3) 鼻部烧伤护理

患者鼻腔可能因分泌物干痂堵塞而影响呼吸，且容易引发感染。同样用盐水棉签湿润鼻腔后，轻柔地清洗鼻腔，并滴入适量滴鼻液以保持鼻孔内黏膜湿润，使患者感到舒适，并预防感染发生。

(4) 口唇部烧伤护理

对于口唇部有创面或皮痂的患者，应使用湿盐水棉签轻轻清洗创面及皮痂处，能松动的皮痂用无菌镊子和剪刀轻轻清除。创面愈合后，可涂温和无刺激的润唇膏。能刷牙的患者在晨起、餐后、睡前应使用软毛牙刷刷牙；如果牙刷过硬，使用前可将牙刷放在开水中浸泡变软后再使用；对于不能刷牙的患者，应使用漱口液或盐水漱口，以保持口腔卫生，预防感染。患者饮水困难时，可使用管径稍粗的吸管辅助饮水漱口。对于双手功能良好、能独立完成持杯的患者，要鼓励自行完成饮水漱口，以提高其生活自理能力。

(5) 头皮烧伤护理

应及时剃除毛发，以暴露并及时处理局部创面。

8. 心理护理

可采用松弛疗法和催眠疗法以减轻患者的精神压力和疼痛症状。在与患者交流时，应避免使用刺激性言语，并做好患者家属的思想工作，给予患者无微不至的关怀和体贴。同时，要正确引导患者面对伤残的现实，给患者介绍治愈的典型病例，来帮助患者树立治疗信心，取得患者的主动配合，并提高和巩固患者回归社会的信心。

四、出院后健康指导

(1) 养成安全行为习惯。

(2) 指导患者坚持正确使用压力用品，以防止感染和其他并发症发生。

(3) 帮助患者建立起新的人格和价值观，重新树立生活目标和理想。

(4) 指导患者加强自我功能锻炼，提高日常生活自理能力。

(5) 指导患者学会自我护理知识和技能。

(6) 建立随访制度，告知其可能发生的并发症及预防措施。

第九章　运动创伤的康复

第一节　运动创伤概述

运动是指在特定环境下，调动全身心的能力，包括肌力、关节活动度、耐力、协调性、灵活性、注意力等，进行的具有特定速度和强度的身体活动。无论长时间持续的还是瞬时爆发的运动，都会对身体造成一定的影响，这些影响有正面的，也有负面的。正面的影响被称为运动效果，能够对人体健康产生积极的作用；负面的影响会在运动过程中给身体带来不同程度的损伤，这些损伤被称为运动创伤。运动创伤的发生与运动者自身内部因素和外部因素等诸多因素有着密切联系。掌握运动创伤的原因及规律，对于其预防、治疗与康复具有重要意义。

一、运动创伤的预防

多数运动创伤在正确预判和充分预防下是可以避免的。运动创伤的具体预防措施主要包括如下4个方面。

（1）加强身体素质训练，包括力量、柔韧性、协调性、速度、耐力和灵活性等方面的提升。同时，要加强心理辅导、专项技术训练和战术训练。对于预防慢性小创伤，特别是微细创伤来说，加强力量训练尤为重要。此外，在比赛和训练前，要调整身体及心理状态，使之处于良好的竞技状态。

（2）遵循科学的训练原则，包括积极性原则、自觉性原则、循序渐进与系统性原则、个别对待与巩固性原则。

（3）根据项目特点，学会自我保护的方法，并设置和配备必要的保护设备。

（4）提供良好的运动环境、体育器械、设备和场地等。

二、运动创伤的基本治疗

1. 运动创伤的康复目标

（1）减少损伤局部的炎症和疼痛。

（2）促进损伤组织的愈合。

（3）保持或增加关节的活动范围。

（4）预防肌肉萎缩并增强肌力。

（5）保持或增加耐力。

（6）促进运动功能的恢复。

（7）避免不正确的运动模式（技术动作）。

（8）在确保安全的前提下，重新开始体育运动。

2. 运动创伤的治疗措施

对于严重运动创伤，如骨折、关节脱位、肌腱或韧带断裂等，需要根据具体情况进行石膏固定或手术治疗。为了控制创伤反应、促进愈合和康复，一般运动创伤也需要立即进行紧急处理。在创伤情况允许时，为了继续参加比赛，常采用的临时处理方法包括局部冷疗、局部封闭及加压包扎等。

（1）急性期（通常指受伤后48小时内）治疗的措施通常遵循"RICE"原则，具体内容如下：

1）局部休息（rest），对受伤部位进行制动。

2）冰敷（ice），使用冰水混合物直接接触皮肤，每次持续20分钟。

3）加压包扎（compression），使用弹力绷带进行加压包扎，在控制肿胀方面的作用较冰敷更强。注意在加压包扎后，弹力绷带可以浸入冰水混合物中以增强效果。

4）抬高患肢（elevation），将患肢抬高至高于心脏水平。需注意这对于老年患者可能引发心血管副作用。

（2）急性期后，运动创伤治疗一般酌情作理疗、按摩、服用非类固醇类消炎止痛药物。在必要时，可用可的松类激素配合局部麻醉剂作局部注射，同时进行局部制动或使用防护支持带进行保护。有明确的手术指征时，需进行手术治疗，以消除症状、恢复功能，为后续康复治疗创造必要条件。

根据创伤的病理、病程及功能情况，合理安排创伤后的运动训练是运动创伤康复治疗中至关重要的一环。这需要兼顾两个方面：一方面，要保持适当的运动训练量，以防止肌肉萎缩、运动技能消退，以及心、肺、代谢功能的运动适应水平下降；另一方面，要避免重复出现致伤动作，以免使病情加重或演变成慢性损伤。

第二节　运动创伤康复评定

一、疼痛评定

疼痛目前已被视为与体温、脉搏、呼吸、血压并列的人体第五大生命体征，疼痛评定在运动创伤的康复过程中具有重要意义。在进行疼痛评定时，除需要询问患者在静息状态以及一般 ADL 中的疼痛情况外，还要检查躯体在负荷情况下（包括肌肉收缩、肌腱韧带紧张时）诱发疼痛的情况。目前，对疼痛的测量有视觉模拟评分法、数字疼痛评分法、口述分级评分法等多种评定方法。

二、关节活动度和肢体柔韧性测定

关节活动度和肢体柔韧性的测定，对于比较运动创伤康复前后的治疗效果以及指导实际训练、比赛都具有重要意义。可用量角器测定创伤部位各关节在各方向的活动度，来评定各关节活动范围。同时，伸膝站立前弯腰时，手指尖与足趾的距离可用来评价肢体的柔韧性；而跟臀试验可衡量下肢的柔韧性。需要注意的是，测量结果往往需要进行两侧自身的对比，同时注意是否引起患者疼痛。如果关节活动度和肢体柔韧性恢复得不充分，都可能引起运动创伤的重复发生。

三、肌力测试

鉴于肌力恢复与运动成绩的提升和防止再次损伤之间存在密切关系，需要对肌力进行较为精密的测试。常用的肌力测试方法有徒手肌力评定、等长肌力评定、等张肌力检查、等速肌力检查等。其中，等速肌力检查又包括等速向心肌力测试、等速离心肌力测试和多角度等长肌力测试。

1. 徒手肌力评定

徒手肌力评定是通过特定姿势下要求受检者完成标准动作来进行的，一般是固定关节及其近端肢体，然后让远端肢体在垂直面上作由下而上的运动。在此过程中，检查者通过判断肌纤维的收缩情况，并观察肌肉对抗肢体自身重力及抵抗检查者用手法施加的与动作方向相反的阻力而完成动作的能力，以此来评价肌力。

2. 等长肌力评定

等长肌力评定是一种在标准姿势下，用特制测力器测定一个或一组肌肉在等长收缩时所能产生的最大张力的检查方法。

3. 等张肌力检查

等张肌力检查是一种测定肌肉在等张收缩状态下，使关节在全范围内运动时所能克服的最大阻力的检查方法。

4. 等速肌力检查

等速肌力检查是利用等速测试仪进行的一种肌肉收缩检查方法，包括等速向心性收缩、离心性收缩、等长收缩的检查。在进行测定时，先规定一个运动的角速度，然后将肢体或其他被测部分固定在测试仪器的传动杆或机构上。当肢体运动时，会带动传动杆绕轴运动，此时肌肉产生的力的大小可以用力矩来表示。

四、有氧能力测定

有氧能力是指机体将氧气通过有氧代谢途径进行能量转换的能力。运动训练能够促使机体心血管系统和肌肉代谢系统发生功能适应性变化，表现为最大摄氧量提升、动静脉氧差增大以及骨骼肌线粒体氧化酶含量提高等。这些适应性的提高对于从事高耐力运动项目来说极为重要。然而，运动创伤后的停训会导致这些适应性迅速丧失，运动能力明显下降，且降低的程度和停训时间长短密切相关。因此，有氧能力测定成为评估耐力运动项目运动员伤后功能受损程度及恢复程度的重要指标，常用的评价指标为最大摄氧量和无氧阈。

五、恢复正规训练以及比赛能力的评定

这种评定是防止运动创伤再次发生的重要环节。在运动员恢复的最后阶段，康复

治疗师需对运动员专项运动进行详细分析，因为不同运动员专项运动水平不同，所要求的身体机能和整体功能水平也各不相同。因此，在此阶段应严格遵守循序渐进的原则，逐步解析运动专项动作，并据此制订相关的灵活性、协调性等专项训练计划，最后康复治疗师需与教练员和队医深入讨论，并在运动场地进行专项运动测试，以帮助运动员顺利重返赛场。

第三节 运动创伤康复治疗

一、治疗的基本原则

运动创伤康复的目的是帮助患者尽早恢复锻炼和参与比赛的能力。为了达到康复治疗的预期效果，治疗时应遵循以下基本原则。

（1）正确评估

制订科学合理的康复计划必须建立在正确、全面的诊断基础上，错误或不完整的诊断会延迟、阻碍运动创伤的康复进程。

（2）个性化治疗

根据患者的性别、年龄、病情、机能状态等因素，选择恰当的治疗项目、预备姿势及运动量，以发展和改善肌肉的功能（包括力量、速度、耐力）及关节活动度。

（3）伤后的康复训练

伤后的康复训练应以不加重损伤、不影响损伤愈合为前提。否则，可能导致损伤久治不愈而形成陈旧性损伤。在康复训练过程中，应注意将局部专门练习与全面身体活动相结合。在运动创伤初期，由于局部肿胀、充血、疼痛和功能障碍，应以全身性活动为主，同时在不加重局部肿胀和疼痛的前提下，进行适当的局部活动。随着损伤逐渐好转或趋向愈合，可逐渐增加局部活动的量和时间。

（4）康复训练的原则

康复训练应遵循全面训练、循序渐进的原则。在损伤愈合过程中，康复训练动作的幅度、频率、持续时间、负荷量等都应逐渐增加。

二、治疗的任务和方法

1. 维持整体运动训练水平

为了保持机体的运动适应性并预防停训综合征，保持一定量的全身性运动是至关重要的，其中适量的耐力运动尤为适宜。美国运动医学会建议，进行60%~90%最大储备心率或50%~85%最大摄氧量的耐力运动，每次运动时长为15~60分钟，每周进行3~5次。若身体某部位受伤，可利用健康肢体进行。例如，上肢受伤者可作跑步、阻力自行车、爬楼梯等运动，下肢受伤者可作拉力器、举哑铃、手摇功率计运动或进行徒手体操。在可能情况下，尽量选择与专项运动有关的运动方式。

2. 恢复肌力

除肌肉直接受损外，运动创伤后制动及停止运动也会导致肌肉萎缩。特别是关节内损伤引起的疼痛及炎症，可反射抑制脊髓前角细胞，从而加速废用性肌萎缩，这种现象称为关节源性肌萎缩。

预防肌肉萎缩的主要措施是在不影响创伤愈合的前提下，尽可能维持肌肉活动。伤肢在制动期间，应采取积极措施消炎止痛，同时进行肌肉的等长收缩练习或进行肌肉电刺激治疗。恢复肌肉功能的练习方法有等长收缩、等张运动、渐进抗阻运动、向心收缩、离心收缩、短促最大肌力练习以及等速练习。对于不伴神经损伤的运动创伤，患者多能保持4级以上肌力，因此肌肉功能练习以各种抗阻练习为主。

3. 恢复关节活动度及肢体柔韧性

在愈合过程中，组织挛缩和粘连、制动引起肌腱及关节韧带废用性挛缩和肌肉缩短，都可能引起关节活动度障碍和肢体柔韧性下降。为了恢复关节活动度和肢体柔韧性，需要牵伸这些挛缩及粘连的组织，使其逐渐延长。在此过程中，不可使用暴力撕裂粘连、挛缩的组织，以免造成新的损伤或引发骨化性肌炎等并发症。

恢复关节活动度的主要方法是进行关节活动练习，同时结合热疗、手法松解和关节松动术等手段。关节活动练习的具体方法有主动运动、被动运动、助力运动、关节功能牵引法等。除恢复各关节活动幅度外，还要恢复各肌肉的伸展度，特别是多关节肌肉的伸展度，以全面恢复整个肢体的柔韧性。为此，须作相邻关节的联合运动，以有效牵伸多关节肌肉。

4. 本体感觉和神经控制训练

在运动创伤早期，患肢活动受限时，患者可接受健侧肢体本体感觉训练，这同样有助于患肢本体感觉的恢复。随着患肢功能的逐渐恢复，可通过关节挤压，主动或被动关节位置重现、角度重现等方法来进行本体感觉练习。此外，还可以通过单侧肢体多关节运动或双侧肢体协同运动等方式进行运动协调性练习。

5. 预防因重复受伤动作而引起的再伤

运动创伤往往与运动技术动作密切相关，多数为过度使用性损伤（过劳伤）。因此，在治疗运动创伤时，应暂时减少或停止受伤动作练习。同时，如果有些动作本身就是错误的，应及时予以纠正。

6. 改善组织代谢，促进组织修复与再生

关节软骨和肌腱的营养主要依赖于挤压与牵拉产生的弥散机制。如果缺乏运动，这些组织会产生退行性改变，因此适当的运动训练可以改善其代谢状况。此外，当软骨发生骨折或进行软骨病灶清除手术且深达骨髓时，新生的肉芽组织必须有对应关节面的滑动刺激，才能进一步生成新的关节面。

7. 恢复运动协调与专项运动技术定型

运动创伤后，中止训练往往会导致运动技术定型消退，原本熟练的动作会变得生疏。同时，疼痛及肌力下降也可使运动技术定型改变，使动作变形，这也是引起再次损伤的重要原因。因此，在恢复正规训练及比赛前，必须进行恢复运动协调及正确运动技术定型的训练。这种训练实质上是一个运动技术的再学习过程，有时需要数月时间才能完成。

8. 防护支持带和运动支架的使用

防护支持带和运动支架的主要作用是将关节活动度限制在一定方向及范围内，从而加强关节稳定性，保护已愈合但未坚固的韧带和肌腱，以保证其良好愈合，同时便于提前开始康复性训练及技术性训练，加速恢复运动能力，并减少创伤再次发生的机会。因此，防护支持带和运动支架在多种关节韧带损伤中发挥着重要作用。

防护支持带使用广泛，常见类型有肌内效贴布、弹力绷带、黏胶绷带、黏胶弹力绷带等。这些防护支持带可用于手指、腕、肘、肩、髋、膝、踝等关节，此外，各种宽度及硬度的腰围也可用于限制腰椎活动度。运动支架多用于膝部，可以限制膝关节

的屈伸范围，防止其内外翻或旋转运动。其中的两端用石膏模制的限幅运动支架能更可靠地控制膝前、后方不稳及旋转不稳，对于踝关节及距下关节不稳的情况可使用模塑的塑料支具进行保护。

9. 物理因子治疗的应用

物理因子治疗常简称为理疗，在运动创伤中的应用非常广泛，常用的疗法有以下几种。

（1）冷疗法

局部降温可立即引起血管收缩，降低毛细血管通透性，减缓局部代谢。这有助于制止组织内部出血、水肿及炎症，并有麻醉止痛的作用。因此，在发生轻度软组织损伤时，冷疗法常被用于运动比赛现场，以帮助运动员继续完成比赛。近年来发现，冷疗即时反应过后，局部温度明显上升，血流量也会增加，具有消炎作用，因此，需要将冷疗的时间控制在15~20分钟。此外，寒冷刺激还可降低肌梭反应性，提高痛阈，具有解痉镇痛作用，因此也可用于软组织损伤的后继治疗。冷疗常用方法包括使用制冷剂，如氯乙烷或氟利昂制剂喷雾，常用于运动比赛现场的治疗。在使用冷疗法时要防止冻伤，通常应在距离皮肤30厘米处进行喷射，至皮肤稍变白即可停止，可间断喷射数次。在后继治疗时，常用冰按摩，即用布袋装上碎冰在体表进行移动按摩。

（2）温热疗法

温热疗法通过使创伤身体局部温度升高，促进代谢活跃和血液循环增加，从而促进炎症消除及组织愈合，并能提高感觉神经兴奋阈，起到解痉止痛的作用，因此被广泛用于多种运动创伤的治疗中。对于急性创伤，需在24~48小时后使用温热疗法，以避免增加出血及渗出，从而加剧创伤反应。常用的温热疗法有红外线或白炽灯照射、热敷、蜡疗等。当纤维组织因挛缩、粘连引起关节活动度受限时，在牵伸治疗的同时进行热疗，可增强纤维组织的可塑性，并显著提高牵伸效果。

（3）低频脉冲及中频电疗法

低频脉冲电疗法中的感应电疗法和断续直流电疗法以及中频电疗法中的干扰电疗法，都能引起骨骼肌兴奋，因此常用于防治废用性肌萎缩及周围神经损伤引起的肌萎缩。当肌肉随意收缩能力越弱时，电刺激的治疗价值越大。此外，经皮神经刺激疗法通过使用低频脉冲电流来兴奋周围神经中的粗纤维，从而阻断痛觉的传入，对缓解各种疼痛有较好的作用。

（4）高频电疗法

在运动创伤的治疗中，常用短波疗法及超短波电疗的热效应及非热效应来消炎止痛，促进组织愈合。对于急性损伤，宜在伤后 24~48 小时开始，以避免增加出血倾向。

（5）超声波疗法

超声波疗法是利用超声波的机械效应、温热效应及化学作用，以助消肿、消炎及促进组织愈合。同时，超声波疗法还能使瘢痕软化，加强其吸收及松解作用，因此被广泛用于软组织损伤及纤维组织粘连、挛缩的治疗中。

（6）水中运动疗法

水中运动疗法是利用水的浮力、压力和温度等物理特性，让运动员尽早地在水中进行肌力训练、耐力训练、平衡训练、肌肉牵伸和核心力量训练等专项运动。这种方法不仅有助于加快运动员的康复进程，而且对其克服心理障碍也有很大帮助。

（7）体外冲击波疗法

体外冲击波疗法在运动康复领域的应用日益普遍，尤其是针对慢性疼痛的治疗效果尤为显著。当冲击波作用于疼痛部位时，相当于进行深层微动按摩，能使局部因慢性炎症而硬化的组织变软，降低其张力和压力。同时，它还能改善局部充血时的微循环，减少组织代谢产物局部积聚。此外，冲击波还能增加病变组织细胞膜的通透性，使细胞质中的酶和某些因子再次被激活，从而恢复细胞活性。这些作用共同使局部疼痛减轻或消失。

10. 中医治疗法

按摩、针灸和中药外敷等中医治疗法在运动创伤中的应用同样广泛。

11. 运动创伤康复治疗流程

运动创伤康复治疗的一般流程与其他创伤的康复基本相同，大致可以分为以下 3 个阶段。

（1）创伤后急性期或手术后愈合期

在这一阶段，需要积极控制炎症和疼痛。在进行必要的局部休息或制动的同时，应尽量保持一定量的全身性运动。同时，可进行伤肢未受累关节大幅度运动及肌肉的动力性或静力性收缩练习。

(2) 创伤愈合后期

在这一阶段,需要依次进行恢复关节活动度及肢体柔韧性的练习,以及增强肌力及肌肉耐力的练习。这些练习通常重叠进行,但在不同阶段会有不同的侧重点。此外,还需要进行恢复心血管和代谢功能的耐力性练习。

(3) 运动机能恢复期

在这一阶段,需要按特殊适应原则进行专项运动所需的运动素质训练、运动协调训练以及专项技术训练,然后逐步过渡到正规训练。在全面康复评估后,如果各项功能性指数均达标,才能正式恢复训练及比赛。

第四节 常见运动创伤及其康复

一、韧带损伤

1. 一般情况

韧带损伤可分为局部扭伤、部分断裂和完全断裂。韧带作为关节囊的增厚部分,在断裂时往往伴随关节内积血。韧带断裂后,关节稳定性受损,可能导致脱位与半脱位,进而引发其他组织的损伤,如半月板撕裂、肋软骨骨折、骨软骨骨折等。

(1) 愈合过程

韧带损伤后的愈合过程一般分为3个阶段。

1) 第一阶段为伤后1~7天,主要表现为出血和炎症反应,韧带受损部分的抗张强度几乎完全丧失。

2) 第二阶段为纤维组织增殖期,通常在伤后2~3周达到高峰。在这一阶段,伤部胶原纤维逐渐积聚,机械强度也随之提高。

3) 第三阶段为成熟期或重塑形期。此阶段胶原纤维逐步更新并重新排列,使得韧带机械强度缓慢而持续地增强,可持续数月至1年以上。第三阶段早期,运动对韧带的恢复影响较大,适当的运动应力刺激可增加胶原纤维密度,并使其排列更加整齐,从而有助于韧带强度及刚度更好恢复。

(2) 病理表现及治疗手段

韧带损伤的病理表现及其处理方式、治疗手段因损伤的严重程度而异。

1) 轻度损伤。只有少数纤维断裂，表现为局部疼痛、压痛及轻度肿胀，关节稳定性未受损伤。一般对症治疗后预后良好。

2) 中度损伤。局部出现肿胀、压痛，进行张力试验时疼痛加剧，可能伴随轻度关节不稳，韧带的部分纤维断裂。早期宜按 RICE 原则进行局部常规治疗，随后在贴胶保护下进行适量运动。一般情况下预后良好，关节不稳较明显时，宜固定3~4周以改善愈合质量。

3) 重度损伤。出现明显关节失稳、血肿和关节积血，提示韧带完全断裂。此时韧带断端常回缩分离，愈合后韧带松弛，导致关节不稳持续存在。对于重度韧带损伤的治疗，特别是在膝部韧带完全断裂时，一般主张早期手术修复，2周内进行手术修复愈合较快，远期效果也较好。对于陈旧性韧带断裂导致的关节不稳，也需手术修复或韧带重建，但关节的稳定性可能不易完全恢复，远期发生骨关节炎的风险较高。进行张力位关节X射线检查有助于确定手术指征及评估疗效。

2. 韧带损伤后的康复

(1) 基本原则

韧带损伤后，无论是手术还是非手术治疗，康复的目标都是尽早开始医疗性及竞技性运动训练，但同时要避免过早对愈合未坚的韧带施加不适当应力。为此要根据伤情及愈合进程选择合适的运动方式。在固定期间，应开始肌肉等长收缩练习；去除固定后，要认真进行关节周围各组肌肉训练，使其尽快恢复甚至超过正常水平，从而重建关节的稳定性。在恢复运动时，如果必要，可使用贴胶或支架来保护关节和韧带。考虑到韧带损伤或废用性改变后，其强度可能需数月才能恢复正常，因此，较长期使用贴胶保护是必要的。

贴胶在关节韧带损伤时的应用非常广泛。临床常用的贴胶有弹力胶布（如 KT 胶布）与无弹力胶布，一般情况下，会先使用无弹力胶布进行保护，然后逐步过渡到弹力胶布。贴胶的应用需要根据个体差异、创伤部位、损伤程度、愈合程度等因素来不断调整其厚度及力度，既要达到保护关节稳定性的目的，又要不影响今后运动员的技术动作。在粘贴胶前，通常需先对皮肤进行消毒清洁。粘贴胶布后，可在胶布外面裹上弹力绷带,以防胶布在运动过程中脱落,从而确保其能维持关节稳定性。此外,运动前可进行关节稳定性测试,以确认贴胶的保护作用,避免产生虚假安全感。

(2) 膝部韧带损伤的康复

膝部的主要韧带中,内侧副韧带最易受损,其次是前交叉韧带,再次为后交叉韧带,而外侧副韧带相对较少受损。韧带损伤可能是单独发生的,也可能是伴随其他韧带及半月板损伤的。例如,在膝部承受外翻暴力时,首先损伤内侧副韧带,随着暴力增大,可依次损伤内侧半月板、前交叉韧带,最后是后交叉韧带。当伴半月板或膝交叉韧带损伤时,后期发生骨关节炎的机会较多,因此在治疗及康复过程中更应加以重视。

实验研究显示,膝内侧副韧带在膝屈曲20°~60°时不承受明显张力,外侧副韧带在20°~130°时张力较小,前交叉韧带在20°~80°时张力较小,后交叉韧带在20°~100°时张力也相对较小。这些安全范围提示,在创伤愈合早期阶段,可在这些安全角度范围内进行关节活动,包括适当的负重和抗阻练习,而不干扰韧带的愈合。因此,在各种韧带损伤时,可用限幅运动支架限制膝关节屈伸幅度,将运动幅度控制在20°~60°,同时防止侧向及旋转运动,以进行早期膝部运动康复。

韧带修复或重建术后,通常会将膝关节用夹板固定于屈曲20°的位置,并立即开始股四头肌等长收缩练习。术后2~3天,可小心地屈膝至60°的位置,并可在屈曲20°~60°时用器械作膝关节连续被动运动。术后约10天,可以装上限幅运动石膏,将膝关节活动范围控制在20°~60°,作抗阻练习及站立步行训练。5周后,去除限幅运动石膏,开始进行进一步的关节活动度及肌力练习。

前交叉韧带损伤后,早期不宜进行充分的伸膝练习,因为这样可使胫骨前移,从而增加新愈合韧带的张力。因此,应优先恢复腘绳肌的力量,使其领先于股四头肌的恢复。也有专家主张先使腘绳肌恢复至健侧水平,再进行股四头肌练习。而对于后交叉韧带损伤及内侧副韧带损伤后的康复,重点是进行股四头肌的练习。

(3) 踝部韧带损伤后的康复

踝部韧带损伤在各类韧带损伤中发病率最高,其中约70%为距腓前韧带损伤。

1) Ⅰ度损伤多为距腓前韧带单独损伤,表现为局限性肿胀和压痛,但无关节不稳。在贴胶及弹力绷带保护下,患者可继续进行不引起疼痛的运动。若局部症状消除缓慢,可考虑进行可的松类激素局部注射或理疗。随后,应进行关节活动度练习及肌力练习，特别是腓骨肌练习。

2）Ⅱ度损伤时，早期应按 RICE 原则进行常规治疗。若关节出现轻度不稳时，可在贴胶保护下进行早期运动。

3）对于有明显关节不稳的Ⅱ度、Ⅲ度韧带损伤，宜用带跟的石膏靴固定踝关节2~3周，同时作等长肌肉练习及步行活动。去除石膏后，用贴胶保护3周，并继续进行肌力练习。外侧副韧带损伤时，应着重进行腓骨肌练习；内侧副韧带损伤时，则着重进行胫前肌、胫后肌练习。停用贴胶保护带后，应进行关节活动度练习。本体感觉反射恢复不佳可能是踝关节重复性损伤的重要原因之一，因此，有专家主张进行恢复本体反射的专门练习。例如，在平衡板（即上面为平面，下面呈球面凸起的圆木板）上进行站立及活动练习。经治疗后仍有明显关节不稳或存在陈旧性关节不稳时，须考虑进行韧带重建手术。

二、肌腱单位损伤

肌腱单位包括肌腹、肌腱和肌筋膜，以及腱止结构及其附属结构，如腱鞘和腱围。

1. 肌肉损伤

肌肉可因直接暴力打击或过大应力撕拉而损伤，前者常导致肌肉挫伤，可伴有肌纤维断裂和肌肉内血肿，随后可能发展为纤维化。后者常因肌肉爆发性用力收缩时遭受强大阻力而引起，常见于股四头肌、小腿三头肌及肱二头肌等肌肉群。轻度或Ⅰ度拉伤时，有少数肌纤维断裂，表现为局部疼痛、压痛和轻度肿胀。中度或Ⅱ度拉伤时，部分肌纤维断裂，局部症状及体征较为明显，且伴有肌肉功能障碍。严重或Ⅲ度拉伤时，肌纤维可能完全断裂，局部先有凹陷，随后可能被血肿掩盖，导致肌肉功能完全丧失。

肌肉愈合力较强，在断端接触良好或经手术缝合后，通常能够愈合。然而，如果断端分离或有血肿间隔时，则可能形成较多瘢痕组织，从而影响肌肉功能。因肌肉组织与瘢痕组织力学特性不同，运动时可因受力不匀而重复受伤。

肌肉挫伤及轻中度拉伤在早期应按 RICE 原则进行常规治疗。对于较大的血肿，特别是筋膜腔内血肿，要及时穿刺抽吸或引流减压，必要时还需手术止血，避免形成过多瘢痕组织，并防止因局部高压造成肌肉缺血性坏死或肌间隙综合征。当疼痛、肿胀等症状逐渐消退时，即可开始早期肌肉练习。可先进行等长练习，然后逐渐过渡到等张练习，在无痛范围内逐步加大练习负荷。同时，要特别注意逐步牵伸受伤肌肉，以防止其缩短，并注意充分恢复肢体的柔韧性，以避免重复拉伤。断裂范围较大时，宜在肌肉较长部位进行短期固定，以防止肌肉挛缩。另外，还可酌情进行按摩、热疗或其他理疗。当运动员发生完全性肌肉断裂时，应立即进行手术修复，术后肌肉需固定3~4周，然后再进行牵伸肌肉的练习及肌力练习。

2. 肌腱损伤

肌腱主要由排列整齐的胶原纤维构成，其最大抗拉强度为50~100兆帕。当肌腱被拉伸约4%时，胶原纤维的波状皱曲会被拉直；拉伸至4%~8%时，胶原分子间的横键联合开始断裂，导致纤维间出现相对滑动；当被拉伸至8%~10%时，纤维本身开始断裂。

肌腱损伤常见于跟腱、冈上肌腱、肱二头肌腱、股四头肌腱及髌腱等部位。特别是在肌腱血供不佳部位，如跟腱上方2~5厘米处，冈上肌腱止点以上1~2厘米处。完全性肌腱断裂通常发生在肌腱过度使用而引起的退行性改变的基础上。

肌腱损伤同样可分为轻度、中度及重度（Ⅰ度、Ⅱ度、Ⅲ度）。对于轻度和中度损伤，可酌情按RICE原则进行常规治疗，随后可采用冷疗、热疗、按摩或局部注射肾上腺皮质激素等方法进行治疗。撕裂较严重时也可固定2~3周，之后进行关节活动度练习及肌力练习。在恢复过程中，应保护受伤肌腱，避免其过早承受大力牵拉。例如，在跟腱部分损伤时，患者宜先扶拐行走，并将鞋跟垫高1~2厘米，5~6周后逐渐放平。然后进行牵伸跟腱练习，即垫高前足掌的放松站立练习，并加强腓肠肌及下肢各组肌肉的练习。

对于完全性肌腱断裂，通常需要进行手术修复，术后需固定4~6周。以跟腱断裂为例，修复后先用长腿石膏将膝微屈及踝轻度跖屈位固定，3周后改用短腿石膏固定，4周后每日去除石膏进行不负重的踝关节屈伸练习，6周后可垫高鞋跟扶拐行走，之后逐渐放低鞋跟高度，进行踝关节活动度练习、腓肠肌牵伸练习及肌力练习。术后3个月可以开始慢跑练习。

3. 创伤性腱围炎和腱鞘炎

腱围及腱鞘是肌腱周围的润滑结构，它们在反复紧张的摩擦下容易受损，进而引起炎症及粘连。这种损伤表现为局部肿胀、疼痛，并可能伴有摩擦音。此外，受损的肌腱还可能发生变性硬化甚至断裂。这种病理机制可能与过度使用或血管损伤致营养障碍有关。常见的腱围炎和腱鞘炎包括跟腱腱围炎、髌腱腱围炎，以及肱二头肌长头肌腱鞘炎、腕部和踝部各肌腱的腱鞘炎等。

这类炎症发病早期通过局部休息、制动及理疗，多数症状可得到消除，肾上腺皮质激素局部注射常有良效。症状消除后，应进行小负荷主动活动及无痛的肌力练习，并逐步增加负荷。例如，跟腱腱围炎患者可练习全足着地的放松慢跑，并逐渐延长跑步距离，同时可使用贴胶进行保护。对于慢性病例，常用按摩、激光、超短波、微波、超声、音频电疗、直流电碘离子导入等方法改善局部血液循环及营养状况，以促进组织修复。当组织粘连及增厚致疗效不显著时，可考虑手术切除粘连及变性增厚的腱鞘或腱围组织，术后再进行理疗及运动训练。当肌腱增粗变硬时，应避免承受过大的应力负荷。例如，跟腱受累时，在踝背屈姿位下突然用力起跳可能导致跟腱断裂。

4. 末端病

末端病又称腱止结构损伤，是指肌腱在骨骼附着处发生的慢性损伤。在此处，柔软的肌腱组织与坚硬的骨组织相连，尽管存在骨组织、钙化软骨带、潮线、纤维软骨带以及腱纤维等多种不同硬度的组织逐步过渡，但在运动中由于应力过大和过度集中，仍易引起过度使用性损伤。其症状表现为局部肿胀、疼痛及压痛，严重时可妨碍运动；病理变化包括腱及腱围组织充血、增厚、变性、粘连，腱止点钙化软骨层断裂或消失，潮线下移以及新骨增生等现象。此类损伤若出现在髌腱髌骨附着点，则被称为跳跃者膝；若出现在肘部伸肌总起点，则被称为肱骨外上髁炎或网球肘；若出现在第三腰椎横突的肌肉附着区，则被称为第三腰椎横突综合征。其他较常见部位还包括内收肌耻骨起点、跟腱止点、跖筋膜跟骨起点等。

末端病常用的治疗方法包括肾上腺皮质激素局部注射、理疗、按摩等，同时，进行无痛的肌力练习和牵伸受累肌肉的练习，有助于防止肌萎缩、挛缩或粘连，改善局部血液循环和营养状况，促进组织修复。对于慢性损伤反复发作且久治不愈的患者，可考虑进行手术剥离并切除粘连增厚的腱围组织，酌情结扎怒张血管，切除增生骨片，松解肌腱或纵行切开肌腱表层以改善血液循环。组织愈合后，应进行活动度及肌力练习。例如，如果切除增生的髌尖，术后应固定3周，3个月后开始练习跑步，半年后开始练习跳跃。

5. 肩袖损伤

肩袖损伤是肩袖肌腱损伤以及继发的肩峰下滑囊炎的统称。有报道指出，肩袖损伤约占运动创伤的5.1%，占肩部运动损伤的75%。肩袖肌腱由冈上肌肌腱、冈下肌肌腱、小圆肌肌腱及肩胛下肌腱构成，其中，冈上肌肌腱在肩外展外旋时易受到肩峰碾压而受损，进而引发变性甚至断裂。肩袖损伤的症状可以是急性的，也可以是慢性的，其病理特征是：当肩主动或被动外展至60°~120°时，患者会出现明显的疼痛，特别是在外旋时疼痛加剧；而当外展超过120°时，疼痛通常会减轻或消失。

在肩袖损伤急性期，治疗主要包括局部休息、制动以及理疗，使用肾上腺皮质激素进行痛点及肩峰下滑囊内注射治疗常有良效。症状缓解后，患者可以进行无痛的关节活动练习及肌肉练习，特别是三角肌的等张或等长练习。对于慢性病例，患者可以从事一般性运动，但必须避免致痛动作。大约90%的肩袖损伤病例可以治愈，然而，对于少数久治不愈患者可以进行手术治疗，如部分切除肩峰，术后经康复治疗，患者通常仍可从事体育训练。

6. 腰背部肌肉筋膜炎

腰背部肌肉筋膜炎约占运动员慢性腰痛病例的60%，顽固的疼痛症状可能与筋膜裂隙处脂肪疝、神经粘连或受压、肌肉痉挛以及神经周围组织慢性炎症等因素有关。有时，这些症状也可能与筋膜在髂嵴或腰椎横突附着处的末端发生病理变化有关，常用的治疗方法有理疗、按摩、局部皮质激素注射、口服抗炎药物以及短期的腰围固定支持等。在治疗的同时，推荐进行无痛的腰腹肌练习，特别是针对腰背筋膜的牵伸练习及腰椎活动度练习。对于顽固难愈患者可进行手术治疗，酌情松解粘连，修补筋膜裂隙，并切除受累的皮神经分支等。组织愈合后，应进行腰部活动度练习及腰腹肌练习。

三、关节软骨损伤

关节软骨损伤十分多见，主要分为急性损伤和慢性过度使用性损伤两大类，前者如半月板损伤，后者如髌骨软骨病等。

1. 半月板损伤

半月板损伤通常是由于膝关节过度屈曲、外展、外旋、内收、内旋位或急剧伸展造成的。内侧半月板损伤多伴有内侧副韧带和前交叉韧带的损伤。

第二篇
常见工伤病种康复服务规范

半月板损伤的急性期治疗以处理关节腔积血及损伤性滑膜炎为主，治疗方法主要是抽出关节积液后进行加压包扎，局部休息制动2~3天，之后可开始超声波治疗，以促进半月板边缘区损伤的自行愈合。若慢性期无症状，可在密切观察下继续运动，一旦出现症状，应及时进行手术，以防止半月板碎片卡压并损伤关节软骨。可酌情进行关节镜手术以摘除碎片、修整半月板，甚至部分或全部切除半月板。

不论手术与否，都应高度重视防止半月板损伤引起的废用性及关节源性肌萎缩，力求肌力的充分恢复。急性期初步治疗后或手术后次日，应立即开始股四头肌等长收缩练习，并逐渐增加负荷。传统的直腿抬高练习虽初期有效，但阻力负荷相对较小。待肿胀、疼痛消失后，应转为渐进抗阻练习。若运动至某一关节角度时出现疼痛，可避开此角度进行短弧等张或等速练习以及多点等长练习。一般术后2周可拄拐行走，3周后逐渐恢复正常行走。3个月后，如下蹲起立无痛且无响声，可开始准备性训练。应进行循序渐进的跑步、变速跑、8字形跑、突停、跳跃等训练，但要确保不引起疼痛或肿胀。关节活动度充分恢复，肌力恢复至90%以上，方能参加正规训练。

2. 髌骨软骨病

髌骨软骨病主要是指因过度使用引起的髌骨软骨退行性改变。该病变也可累及对应的股骨头表面软骨，因此也被称为髌股关节退行性改变。其典型症状表现为髌骨后方疼痛，特别是在半蹲时疼痛加剧，同时伴有膝软无力、股四头肌萎缩、髌骨周围压痛，以及在推动髌骨时产生摩擦声，部分患者可有关节积液。在X射线片上，有时可见髌骨软骨下骨密度增高，或髌骨上下极出现骨赘增生。随着病情进展，具体观察可见软骨表面失泽、粗糙、龟裂、软化、起泡甚至脱落。临床上可按症状轻重分3型：轻型指仅运动中出现膝软，但不伴有疼痛，髌骨边缘可能有压痛；中型指上下楼、半蹲或进行某些动作时感到疼痛，但经过准备活动后疼痛可减轻或消失，训练后又加重，有明显压痛，并可能出现轻度关节积液；重型指上述症状和体征均加重，步行时也会感到疼痛，甚至丧失体育运动能力。

由于关节软骨无再生修复能力，非手术治疗旨在消除伴发的炎症，控制症状。常用的非手术治疗方法包括理疗、皮质激素关节外痛点注射以及使用活血化瘀的中药制剂外敷等。对于轻型病症，这些治疗方法通常能取得良效，而对于重型病例，则需要进行手术治疗。手术治疗方法多为切除软骨软化病灶，并在骨床上钻孔以促进肉芽组织修复。术后 2 周，患者可开始接受连续被动运动，通过多次反复的摩擦应力刺激，促进修复区的软骨化生；4~5 周后可以负重活动。此外，还有髌骨钻孔减压术、髌骨部分或全部切除术及胫骨结节垫高或内移术等手术方法，但这些方法较少应用。

由于废用性及关节源性因素的影响，髌骨软骨病患者常出现明显的股四头肌萎缩，这不仅使膝关节稳定性受损，还进一步加剧了软骨磨损，从而形成了一个恶性循环。因此，保持并恢复膝部肌力，特别是股四头肌的肌力，具有特殊重要意义。对于中度、重度病症，应采用避开痛点的短弧等张或等长收缩练习或者多点等长练习。常用的站桩法，即选择数个无痛角度依次进行练习，便是一种有效的多点等长练习方法。在进行肌力练习时，负荷不宜太大，且负荷的增加应循序渐进，练习时应确保无痛、无摩擦感，同时密切观察症状及体征变化。

由于股四头肌的拉力线与髌韧带中轴线间存在一定的角度，被称为 Q 角，股四头肌收缩时可将髌骨向外牵拉，而股四头肌内侧头则具有对抗伸膝时髌骨外移的倾向，对于维持髌股关节应力的正常分布起着特殊作用，因此必须特别注意加强股四头肌内侧头的训练。为此，可以进行最后 30° 的抗阻伸膝练习。这一姿势用力伸膝时，髌股关节受力相对较小，对髌骨软骨病患者来说尤为适宜。此外，也有人认为股内收肌的止点与股四头肌内侧头有关，内收肌的软弱可使内侧头功能受损。因此，在髌骨软骨病治疗时，应同时加强内收肌训练。在连续被动运动治疗时，通过低负荷的反复加压和减压，可以促进软骨基质液与关节滑液的交换，改善软骨营养状况，可能对防治本病具有一定价值，也宜在无痛幅度内进行。

四、应力性骨膜炎及应力性骨折

应力性骨膜炎及应力性骨折又称疲劳性骨膜炎及疲劳性骨折。应力性骨膜炎是指骨膜上肌肉、筋膜附着处受到过于频繁的应力牵扯，导致骨膜微小损伤。而应力性骨折则是由于反复低强度负荷长期作用于骨骼，这种负荷虽然不足以使骨骼在一次负荷中断裂，但反复的负荷累积所造成的损伤会逐渐超过机体的修复能力，最终导致部分或完全性骨折。下肢是应力性骨膜炎及应力性骨折最常见的发生部位，其中跑和跳运动在多数病例中，是造成这类损伤的常见原因。

这些病症一般表现为渐发或突发的局部疼痛、压痛和肿胀，局部可能出现骨膜增厚现象，在X射线片上可以观察到骨膜反应或骨皮质增厚。早期的应力性骨折在X射线片上骨折线常不明显，因此需要密切随访观察，同位素扫描等辅助检查手段有助于早期诊断。治疗方面主要以局部休息为主，辅以抗炎治疗，可采用热疗或热疗与冷疗交替进行，中药外敷和肾上腺皮质激素骨膜外注射等方法也可作为辅助治疗手段。

胫骨和腓骨是最易发生应力性骨折的部位，绝大多数骨折位于胫骨近端、远端1/3处或中后部。这些骨折经过保守治疗通常可以愈合。在初期症状缓解后，应进行牵伸练习及增强小腿肌肉的练习。如果胫骨前区出现疼痛时，应加强前方肌肉力量，并牵伸后方肌肉；如果胫骨后方出现疼痛时，则应牵伸前方肌肉，并加强后方肌肉力量，之后逐步地恢复专项运动。此外，每天使用电磁刺激8小时，持续4~6周，在临床上也被证明会产生良好效果。

腰椎椎弓峡部应力骨折多因频繁过度伸腰动作引起，也有人认为与腰椎的过度屈曲活动有关，其典型表现为顽固性下腰痛。当两侧椎弓峡发生骨折时，会损伤腰椎稳定性，导致上部椎体向前滑脱，严重时可能引起马尾神经受压。对于新发的腰椎椎弓峡部应力骨折，通常处理方法是卧床休息2周左右，然后采用石膏背心固定1~1.5个月，以促进骨折愈合。对于陈旧性骨折，由于其不易愈合，当无症状时患者只需改进运动技术，避免腰部过伸动作，同时增强腰背肌及腹肌的力量以改善脊柱的稳定性。当患者出现病症时，应停止专项运动，并进行增强腹肌、臀肌以及牵伸腰骶部肌肉韧带的练习，其目的在于减少腰椎前凸角度及骨盆前倾角度，从而进一步改善腰椎的稳定性，防止椎体继续滑脱。当椎体滑脱达到Ⅱ度，即上一椎体前移距离超过椎体前后径的1/4时，或者滑脱幅度逐渐增大，或者出现马尾神经受压症状时，应考虑进行椎体固定手术。

第五节　运动创伤康复护理

一、康复护理评估

1. 一般情况

运动创伤康复护理评估的一般情况包括性别、年龄、文化程度、婚姻状况、职业背景，生命体征，性格特征、情绪状态、心理感受、精神状态、睡眠质量、饮食习惯、疾病史、家族史、遗传史、过敏史，患者对疾病相关知识掌握程度，家庭对患者的期望值与支持情况，个人经济状况与收入，自我功能锻炼的了解与掌握程度等。

2. 专科护理评估

详细内容请参考本章第二节。

二、康复护理目标

（1）改善损伤部位的运动功能和感觉功能。

（2）确保患者能够全面掌握与疾病相关的康复知识及自我功能训练的方法。

（3）鼓励并帮助患者运用残存的功能独立完成日常生活活动。

（4）有效预防各类并发症及继发性损伤的发生。

三、康复护理的内容

1. 损伤早期处理

（1）冷敷法，是通过使血管收缩，减少局部充血，降低组织温度，从而达到止痛、止血、防肿的作用。冷敷法常用于急性闭合性软组织损伤初期。

（2）抬高四肢法，适用于四肢出血，如手、足部的小静脉和毛细血管出血，有助于减少出血量。但对于大静脉和动脉出血，抬高四肢法只能作为辅助方法。

（3）绷带加压包扎法，适用于小静脉和毛细血管出血。

（4）手指直接指压止血法，用指腹直接压迫出血动脉的近心端，适用于动脉出血的急救止血。

（5）对于损伤较严重的患者，如脑震荡等，应立即停止锻炼，安静卧床休息，并密切观察患者病情变化，如无其他严重症状出现，可在医师指导下逐步参加适当体育活动。

（6）对于关节脱臼损伤，处理时动作要轻巧，首先进行冷敷，再扎上绷带固定关节，随后请专科医师进行矫治。

（7）在处理多个损伤患者时，护理人员应按照损伤的严重程度决定处理的先后顺序。一般情况下，应先抢救生命垂危的患者，然后再配合医师对其他患者做进一步处理。

2. 康复期的护理指导和康复延续训练

（1）对于四肢运动损伤的患者，可采用多种方法消除肿胀和疼痛，包括抬高患肢、主动收缩肌肉、使用压力手套及压力袜、温水浸泡、中药浸泡、中药外敷、局部贴止痛膏药、局部冰敷、按摩等。同时，要密切观察患肢血液循环情况，注意皮肤颜色、温度、感觉以及疼痛经治疗后的改善情况。

（2）保持合适体位，抬高肿胀的患肢，以利于静脉回流。同时，将损伤患肢放置于功能位，可减少异常运动模式，预防功能受限，从而有利于后期康复进程加快。

（3）督促并指导患者进行科学、合理的功能锻炼。

（4）注意锻炼的强度和时间，应以患者不感到疲劳和疼痛为原则，活动应以恢复肢体固有的生理功能为目标。

（5）向患者宣教和指导相关辅助器具如轮椅、腋拐、手拐等的使用方法。

（6）对患者开展病房延伸康复服务，并制定早中远期护理目标，阶段性地进行护理评估。

（7）了解患者是否掌握病房延伸康复的锻炼方法以及注意事项。

四、出院后健康指导

（1）出院带药健康指导。

（2）辅助及矫形器具的使用及保养注意事项。

（3）家庭及社区自我功能锻炼。

（4）自我照顾、家属照顾及陪护人员照顾的技巧。

（5）电话回访与动态监测。

（6）运动创伤预防知识。

（7）遵守纪律，听从指挥，做好体育锻炼的组织工作。采取必要的安全措施，如锻炼前检查运动场地和器材的安全性，穿着合适的服装。

（8）在激烈运动和比赛前都要做好充分的准备活动。

（9）根据自己的情况选择合适的活动内容，并适当控制运动量。

（10）掌握动作要领，加强保护和支持工作。

（11）加强医务监督，提高自我保健意识。

第十章 骨折的康复

第一节 骨折概述

骨折是指骨和（或）软骨的连续性和完整性发生断裂，是临床上常见的创伤之一。在日常生活、工作中，如运动、出行、高空作业等活动中，人们可能因各种意外而发生骨折。其中，四肢骨折和脊柱骨折尤为多见，且往往伴有关节及周围软组织不同程度的损伤。

一、临床特点

1. 骨折的病因

骨折的病因主要分为外力作用及病理因素两大类，本章主要针对外力作用进行阐述。根据外力作用的性质与特点，又可分为直接暴力、间接暴力、慢性累积性损伤。

2. 骨折的临床表现

骨折局部的临床表现主要分为以下两种：

（1）一般症状，如疼痛、肿胀、功能障碍等。

（2）特殊症状，如畸形、骨擦声或骨擦感、异常活动等。

二、分类

骨折的分类方法多样，常用的主要有以下 4 种：

（1）根据骨折处是否与外界相通，可分为闭合性骨折与开放性骨折。

（2）根据骨折的稳定程度，可分为稳定性骨折与不稳定性骨折。

（3）根据骨折线的形态，可分为横断骨折、斜形骨折、螺旋骨折、粉碎性骨折、压缩性骨折、嵌插骨折、裂隙骨折与青枝骨折。

（4）根据骨折后的时间，可分为新鲜骨折与陈旧性骨折。

三、临床处理

1. 骨折的处理原则

骨折的处理原则主要包括复位、固定、功能锻炼3个方面。

（1）复位

良好的复位是治疗骨折的首要步骤。复位方法包括手法整复、牵引复位和切开复位。复位越满意，骨折就越稳定，愈合也越快，对功能的影响也越小。

（2）固定

稳妥的固定是治疗骨折的必要过程。骨折复位后，因其稳定性差，容易发生骨折断端再移位。因此，需要采用不同的方法将其固定在满意的位置上，以促进骨折逐渐愈合。

（3）功能锻炼

及时、合理的功能锻炼是治疗骨折的重要组成部分。功能锻炼的原则是尽早介入，根据骨折的不同阶段循序渐进。目前已有某些骨折固定方法的改进，可使功能锻炼提早进行，以利于早期康复。

2. 骨折的愈合过程

骨折的愈合是一个连续且复杂的过程，为了叙述方便，通常将骨折愈合分为4个阶段。实际上各阶段之间紧密联系、互相交错，并不能截然分开。

（1）血肿机化期

这一阶段通常持续2周时间。骨折发生后6~8小时内，血肿逐渐被肉芽组织、纤维组织所取代，这些组织将骨折端初步连接在一起。

（2）原始骨痂形成期

这一阶段通常需要4~8周。此阶段包括两个过程：一是膜内化骨，形成内骨痂和外骨痂；二是软骨内化骨，形成环状骨痂和髓腔内骨痂。当这两部分骨痂回合并钙化后，其强度可抵抗肌收缩力、剪力和旋转力时，骨折则达到临床愈合。此时，X射线片可见骨折处四周有梭形骨痂阴影，但骨折线仍隐约可见。

(3) 骨痂成熟期

这一阶段通常需 8~12 周。在这一阶段，原始骨痂逐渐被成熟的永久骨替代，但在组织学和放射学上的骨折痕迹尚未完全消失。

(4) 塑形期

这一阶段通常需数月至数年。在骨的塑形过程中，主要受应力的影响，骨折愈合部位会逐渐塑造得更加结实，髓腔再通，骨髓组织恢复，最终达到以前正常的骨结构。

第二节　骨折康复评定

一、功能评定

1. 生理功能评定

肌力评定、关节活动度（ROM）评定、感觉功能评定、肢体形态评定、疼痛评定、ADL 能力评定是生理功能评定的主要内容，对于上肢骨折患者，还需进行上肢功能评定和手功能评定，对于下肢骨折患者则需进行平衡功能评定和步态分析。

2. ADL 能力评定

常用的 ADL 能力评定方法有 Barthel 指数、Katz 指数、PULSES 量表以及修订的 Kenny 自理评定等。

3. 生存质量评定

生存质量常用的评定量表包括世界卫生组织生存质量评定量表和健康状况 SF-36 健康状况调查问卷。

4. 精神心理评定

对于因相关事故和身体创伤可能引起的心理问题，如急性应激障碍、创伤后应激障碍、适应障碍、人格障碍、情绪问题、心理压力等，常用的评定量表有 90 项症状清单（SCL-90）、匹兹堡睡眠质量指数量表（PSQI）等。

二、护理评估

护理评估主要包括对患者一般情况、专科护理需求、心理社会状况的评估。

三、职业康复评定

在伤后 4~7 周，进行职业调查、就业意愿评估、工作需求分析、功能性能力评估、现场工作分析评估等职业康复评定。对于特定情况，如腰椎骨折的患者，可增加腰背功能评估。在伤后 12 周，增加工作模拟评估；对于疼痛较敏感的患者，进行疼痛信念评估；对患者的能力表现存在疑虑时，可进行症状放大评估。此外，根据患者身体功能康复进展，还可进行现场工作能力测评等评估。

四、社会康复评定

社会康复评定主要包括伤后心理社会适应评估、伤后与家庭关系有关的评估、与重返工作和社区独立生活有关的评估、伤后经济保障及补偿制度的评估等。此外，还可进行伤后应激障碍评估、社会与家庭支持评估以及社会适应能力评估等。

第三节　骨折康复治疗

一、早期康复（愈合期康复）治疗

早期康复治疗包括了骨折愈合的前两个时期，即从受伤制动到解除制动并达到临床愈合的时期，通常需 4~8 周。这一时期对于骨折后的康复尤为重要，可以明显减轻骨折带来的不良影响，并为恢复期的进一步康复治疗奠定坚实基础。骨折后早期康复治疗一般在骨折复位并完成固定或牵引后 1~3 天，待患者生命体征平稳后即可开始，治疗方法包括运动治疗、物理因子治疗、作业治疗、心理支持与康复护理等。

1. 运动治疗

在早期阶段，主要进行骨折肢体相关肌肉的等长及等张肌力训练、关节活动训练、牵伸以及持续被动活动等。具体方法参照人民卫生出版社出版的《肌肉骨骼康复学》相关章节内容。康复治疗师需在手术医师的指导下，充分了解并根据患者具体手术固定情况，制定个性化患肢早期活动方案。例如，对于脊柱骨折患者，可进行坐起与下床站立训练；对于下肢骨折患者，可进行患肢承重行走训练等。

(1) 关节活动训练

骨折手术后,患者应尽早开展各关节的活动,以防止关节僵硬。例如上肢骨折后,手腕关节的活动应立即开始;肩部骨折时,应特别注意防止肩关节僵直;对于肘关节的功能锻炼,应仅限于主动活动,强力被动活动会导致骨化性肌炎的发生等。具体方法如下:

1) 未固定关节的训练。上下肢骨折患者的固定部位远端和近端的关节,应进行主动或被动活动训练,训练应逐渐增加活动范围和运动量,同时确保不影响骨折断端的稳定性。每日可进行2~3次训练,每个活动轴位进行10~20次活动。此外,应特别注意加强易发生挛缩关节的活动,如肩关节外展、外旋,掌指关节屈伸和踝关节背伸等活动。对于脊柱骨折患者,其四肢可在不影响脊柱稳定性的前提下,尽早进行正常活动范围的主动活动。

2) 固定关节的训练。上下肢骨折患者在关节内骨折固定3~4周后,可在每日适当时间取下外固定物,进行受累关节短时间、不负重的主动活动。活动结束后,应再次固定,这样的训练每日可进行1~2次,活动幅度及重复次数应逐渐增加。

同时,要注意不同骨折的特异性,关节活动训练不可影响骨折的愈合。例如,肱骨外科颈外展型及内收型骨折患者,在早期应避免肩内外摆动练习;对于股骨颈骨折患者,则应避免过度的髋关节外展、外旋活动。

(2) 肌力训练

主动的肌肉收缩能使肌腹和肌腱向近端滑移,这是防止或减轻粘连的重要方法之一。当骨折复位基本稳定且患者无明显疼痛时,固定区域的肌肉可进行等长收缩练习,建议每日进行2~3次,每次持续5~10分钟。例如,对于下肢骨折患者,可以进行股四头肌的等长收缩练习;对于稳定的脊柱骨折患者,在控制疼痛的情况下,早期可以开始进行腰背肌训练,在1~2周后,可以适度增加腹肌练习;对于不稳定的脊柱骨折患者,须进行手术处理以恢复脊柱稳定性,在手术后2~3周,患者可以开始轻度背肌等长收缩训练及轻度腹肌训练,在4~5周后,可根据具体情况进行站立、行走及转移训练。

需要注意的是,肌力训练不会影响骨折的愈合。例如,肱骨髁上骨折伸展型患者在早期应增加肱二头肌及旋前圆肌的静力性等长练习,同时避免肱三头肌和旋后肌的主动收缩;肱骨髁上骨折屈曲型患者则应进行肱三头肌静力性等长收缩练习,并避免肱二头肌的主动收缩。

(3) 站立与行走训练

对于脊柱骨折和下肢骨折患者,应尽可能保持未受伤肢体的正常活动。对于下肢骨折患者,鼓励他们尽早下床进行患肢不负重站立与行走训练。对于必须卧床的脊柱骨折患者,特别是年老体弱者,应鼓励他们做卧位医疗体操,包括深呼吸和咳嗽练习、腹背肌练习、未受伤肢体的正常活动以及大肌群的用力收缩等。这些体操每日应进行2~3次,每次5~10分钟。

要特别注意,在早期康复阶段,脊柱骨折患者的躯干和下肢骨折患者的患肢不可过早负重坐、站和行走,以免影响骨折愈合。

(4) 持续被动活动(continuous passive motion,CPM)治疗

对于下肢骨折行手术内固定且不需要外固定的患者,根据骨折固定的稳定性和患者的康复进程,可选择早期进行 CPM 治疗。CPM 治疗可以有效缓解疼痛,改善关节活动范围,防止粘连和关节僵硬,并有助于消除手术和制动带来的并发症。CPM 治疗应每日进行1~2次,每次10~20分钟。

2. 物理因子治疗

骨折患者早期可进行局部冷疗、光疗、热疗、电疗等物理因子治疗,以减轻水肿、促进局部血液循环、缓解疼痛并减少粘连形成,进而促进骨痂生长。这些治疗通常每日进行1~2次,每次持续10~20分钟。肢体骨折越靠近关节,关节功能损伤风险越大,且血肿越容易导致关节软组织粘连,进而造成严重的关节活动度障碍。因此,应在早期采用物理因子治疗。

(1) 冷疗

可在手术24小时内或局部运动治疗后使用冷疗,以抑制手术部位软组织水肿等创伤反应。

(2) 光疗与热疗

光疗,如红外线、激光治疗,以及热疗,如热敷等,均可改善血液循环,促进血肿吸收。

(3) 电疗

电疗包括神经肌肉电刺激、功能性电刺激(functional electrical stimulation,FES)、

音频刺激、经皮神经电刺激（transcutaneous electrical nerve stimulation，TENS）、短波刺激、超短波刺激等多种方式，其中，FES可刺激肌肉被动收缩，预防肌肉萎缩；对于合并周围神经损伤患者，可以在石膏上开窗进行FES治疗；音频刺激、TENS有镇痛与防止粘连的作用；超短波刺激、短波刺激则可改善局部血液循环，消除肿胀。需要注意的是，对局部有金属内固定物的患者，不可进行电疗。

3. 作业治疗

根据患者骨折愈合情况，可以进行ADL能力训练。对于上肢骨折患者，重点进行上肢功能、手功能等训练；对于下肢骨折和脊柱骨折患者，重点进行床上体位转换、进餐、排便等日常活动训练。这些训练应每日进行2~3次，每次持续5~10分钟。

4. 心理支持与康复护理

这一环节包括心理护理、体位护理、功能训练指导、并发症的预防与护理以及健康指导等。

二、恢复期康复治疗

恢复期康复治疗主要针对骨折愈合的后两期，即伤后大约8周以后。在这一阶段，骨折患者在手术后或外固定去除后，通常存在不同程度的关节活动受限和肌肉萎缩问题。因此，康复治疗的主要目的是争取关节活动度及肌力得到最充分、最快速的改善，以恢复日常生活、工作和运动能力。对于上肢骨折患者，此期应重点恢复肩关节、肘关节、腕关节的正常活动范围和肌力，并逐步恢复上肢及手功能。对于下肢及脊柱骨折患者，则应重点恢复髋关节、膝关节、踝关节的活动范围和肌力，让患肢和脊柱逐步恢复负重能力以及行走时下肢和躯干的稳定性。恢复期康复治疗手段包括运动治疗、物理因子治疗、作业治疗、辅助器具训练、中医传统康复治疗、心理支持与康复护理、职业康复和社会康复等。

1. 运动治疗

（1）关节活动度训练

恢复关节活动度常常是骨折患者的首要康复目标。轻度的关节活动受限可以通过主动锻炼、助力锻炼和被动锻炼逐步改善。当关节存在较为严重的挛缩和粘连时，可能需要进行关节持续牵引，有时还需要选用以下治疗方法：

1）关节松动术。这是一种主要利用关节的生理运动和附属运动使患者关节被动活动的方法，以改善关节活动范围。在进行关节松动术时，通常选用Ⅲ级或Ⅳ级手法，每日进行1~2次，每次持续时间10~20分钟。

2）牵伸技术。这是一种通过拉长挛缩或缩短软组织的治疗方法，目的在于增加组织的伸展性和关节的活动范围，每日进行2~3次，每次持续时间10~20分钟。

3）牵引固定。对于严重挛缩的关节，在进行上述各种增加关节活动范围治疗的间隙可以进行牵引固定，以减少纤维组织的弹性回缩，从而加强牵引效果。固定材料可选用夹板、石膏、热塑材料等，固定的位置应根据患肢恢复情况逐渐进行调整。例如，当关节活动度增加时，应在新的角度进行固定。需要注意的是，固定不宜过紧，以免导致压疮等并发症的发生。一般来说，牵引固定每日应进行2~3次，每次10~30分钟；对术后关节粘连严重者，牵引的时间可适当延长。

（2）肌力训练

如无周围神经损伤或特别严重的肌肉损伤，且肌力在3级以上者，应进行抗阻练习。在骨折恢复后期，上肢骨折患者除加强肩关节、肘关节、腕关节肌群的肌力训练外，还应注重斜方肌、背阔肌、胸大肌等肌力的增强；下肢骨折患者在加强髋关节、膝关节、踝关节肌群肌力训练的同时，还需关注骨盆稳定性训练以及足内部肌群的肌力训练；脊柱稳定性骨折患者可在3个月后，视恢复情况进一步加强脊柱核心肌群训练以及腰椎柔韧性练习。肌力训练应和关节活动度训练同时进行，每日进行2~3次，每次练习时间5~10分钟。

（3）行走训练

若脊柱骨折、下肢骨折影响步行能力，则需进行平衡功能训练、减重步态训练、步态训练等，每日应进行2~3次，每次练习时间10~20分钟。对于脊柱稳定性骨折患者，可在骨折术后2个月后，根据骨折愈合情况和医师建议，开始部分承重站立及行走。当骨折涉及关节面且整复效果欠佳时，易产生创伤性关节炎，此时关节恢复负重应循序渐进，特别是对于股骨颈骨折患者，需逐步提高下肢负重能力、耐力、行动能力以及ADL能力，包括变速行走、跨越障碍、拾取落地物件、上下楼梯、如厕、洗浴等，这一过程可长达1~1.5年，在这期间应定期复查，包括X射线片复查，以观察功能恢复状况，并监测有无股骨头无菌性坏死的倾向。

2. 物理因子治疗

骨折恢复期患者，可进行局部热疗、电疗、水疗等物理因子治疗，以促进局部血液循环、减轻疼痛、松解粘连组织、增加肌力。这些治疗每日可进行 1~2 次，每次持续时间 10~20 分钟。

(1) 热疗

热疗可在关节活动练习前和牵引过程中配合使用，有助于放松挛缩、粘连的组织，软化瘢痕，从而增强练习的效果。

(2) 电疗

电疗可选用神经肌肉电刺激、经皮神经电刺激、功能性电刺激、干扰电疗法、肌电生物反馈疗法以及短波疗法等，旨在改善肌肉营养状态，延缓肌萎缩。

(3) 水疗

有条件的情况下，可进行水中运动治疗（即水疗），如肌力训练、关节活动度训练、平衡训练、协调训练、步行训练等。

3. 作业治疗

随着关节活动度和肌力的逐渐恢复，患者应逐渐增加肢体动作的复杂性和精确性练习，以恢复其实用功能。对于上肢骨折患者，需进行上肢功能训练、手功能训练、ADL 能力训练以及家务劳动训练；若合并感觉障碍者，需进行专门的感觉训练；对于下肢骨折患者，可进行感觉训练小组活动、负重训练小组活动等。此外，有需要者可进行文体训练，包括手工艺训练、园艺训练等。

4. 辅助器具训练

(1) 矫形器

根据患者的损伤情况，主要应用骨折固定矫形器（如臂套筒式矫形器、长/短臂铰链矫形器、腕固定矫形器等）、功能位矫形器、功能训练矫形器。对于下肢骨折患者，可配置相应部位的免荷性矫形器或固定式矫形器。对于脊柱骨折患者，可以配备腰背部支具等。

(2) 其他辅助器具

对于存在肢体肿胀患者，需制作压力套或压力衣。脊柱骨折、下肢骨折患者，可根据需要选用腋杖、肘杖、手杖等助行器。此外，部分患者还可使用轮椅坐便器和洗澡椅等。

5. 中医传统康复治疗

根据患者具体病情，可进行针灸、推拿、中药熏洗、拔罐以及服用中药等中医传统康复治疗。

6. 心理支持与康复护理

（1）健康宣教

向患者讲解骨折的相关康复护理知识、康复流程以及疾病的愈合过程。所有患者都应获得如何预防跌倒以及对骨质疏松进行治疗和评估的知识；同时，应进行营养学评价，以获得必需的营养支持。

（2）心理支持

医师和心理医师应该共同组成医疗小组，以处理患者可能出现的代偿失调、焦虑和压抑等心理问题。在急性治疗期后，应鼓励所有患者保持积极心态，主动参与上肢、下肢、躯干力量训练和功能训练。

（3）体位护理

根据患者不同的骨折部位和愈合情况，给予正确的体位摆放、体位变换、体位转移等指导。

（4）延伸康复治疗

根据康复治疗师意见，监督和指导患者在病房内选择性地进行简单的关节活动度训练、肌力训练、负重训练、步行训练等延伸康复治疗。

（5）并发症的防治护理

应预防继发性损伤（如摔伤、烫伤等）、废用综合征、下肢静脉血栓、患肢肿胀、疼痛及各类感染等并发症的发生。

7. 职业康复

职业康复包括职业康复训练技术和工作技能培训。在伤后4~7周，为患者提供职业咨询和工作模拟训练；伤后12周，可根据患者情况增加就业选配、工作强化训练、工作适应与调整等训练内容。根据患者的身体功能恢复及工作安置情况，具体开展以下训练。

（1）现场工作强化训练

此训练是在工厂企业等现场工作环境中进行的工作能力训练。

（2）体力操作技巧训练

此训练可协助患者学习和掌握正确的体力处理技巧，规避再次受伤的风险，从而确保患者安全返回工作岗位。

（3）基本工作姿势训练

通过纠正及强化患者的工作姿势维持及变化能力，提升他们的工作耐力，并进一步提高工作安全性。

（4）职业技能再培训

根据患者躯体功能状况及个人兴趣爱好，推荐他们参加如计算机操作、金工、木工、手工艺制作等职业技能培训班。

8. 社会康复

社会康复包括社会康复辅导技术和社会适应训练技术，主要采用个案管理的方式进行，由个案管理员（社会工作者或康复治疗师）对患者提供由入院开始直至回归工作岗位或社区生活的全程个案服务，主要包括以下内容。

（1）康复辅导

采取"一对一"或小组治疗的形式，以提高患者的适应能力和解决问题能力，教会他们如何管理自我情绪，并提升自我效能。

（2）出院准备指导

在住院期间向患者提供适当的社区资源的信息和转介服务，包括患者出院后所需的社区医疗、社区康复服务、残疾人公共服务政策、社区服务资源、就业辅助政策等，确保患者能及时、安心且满意地离开医院，顺利回归家庭或转至后续照顾系统，并维持良好的健康状况与生活质量。

（3）工作安置协调指导

在患者能够返回工作岗位之前，与其单位进行联系协商，对患者原工作场所的工作环境、岗位安排、同事关系等进行全面评估，并进行必要的协调，为患者重返工作做好充分准备，并在出院后继续跟进，直至其完全适应工作岗位，或在患者重返工作岗位后的2~3周内到其工作场所给予实地指导，协助其更好地适应工作岗位。

（4）社会行为活动训练

为患者提供与个人能力、功能程度以及环境需求相符的社会行为活动训练。

（5）用人单位综合咨询

为用人单位提供与工伤保险相关的全面咨询服务，协助患者与单位理性、有效处理工伤后可能面临的问题。

第二篇
常见工伤病种康复服务规范

第十一章　手外伤的康复

第一节　手外伤概述

手是非常精细的工作和感觉器官，也是重要的"表情"器官。由于手的功能多样且复杂，其受损伤的机会也相对较多。上海华山医院曾对 2 272 例急诊手外伤患者进行流行病学调查，结果显示，工伤占比高达 49.7%，家中受伤占比 24.2%。在损伤类型中，开放性损伤占 83.2%，手指损伤占 71.7%。其中，大部分为工业和农业损伤，且多为骨关节损伤以及皮肤与软组织同时受损的复合性损伤，功能损伤情况也较复杂。

手作为上肢的终末器官，在远离躯体的位置工作，需要肩、上臂、肘、前臂与腕的协同配合。因此，手外伤也常伴有上肢其他部分的损伤，这意味着在手的康复过程中，通常包括整个上肢的康复。手的功能恢复不仅指其运动功能的恢复，还包括感觉功能的恢复。

手是具有运动和感觉两种功能的器官，这两种功能在手部具有同等的重要性。手的动作精细且繁多，其基本动作可归纳为提物动作、夹物动作、平持动作、钳捏动作、握圆柱动作和拧圆盘动作 6 种。

手的感觉神经非常丰富，特别是手指的掌面以及正中神经分布的区域，通过手的触觉，可以感知物体的大小、轻重、质地和温度等。特别是指腹区域，其感觉更为完善，这使得我们在工作及日常生活中能够完成许多精细的动作。因此，在手部指腹外伤缺损修复后，不仅要关注手的运动功能康复，还应重视手的感觉功能恢复。

手部运动功能非常精细复杂，但其基础主要在于关节活动度和肌力这两个要素。只要关节活动度和肌力能够恢复到一定水平，且没有中枢神经损伤导致的协调功能破坏，各种精细复杂的技能动作就不难恢复。因此，手外伤的康复治疗应从手部关节活动度锻炼和肌肉锻炼这两个方面入手。

近年来，手部外伤后的创伤修复和后期功能重建治疗取得了迅速发展，我国的学者在这一领域提出了不少新的手术方法，并为此作出了重要贡献。精湛的手术技术为手外伤患者手功能的恢复创造了必要条件，但要达到预期治疗效果，则必须强调系统的康复治疗。从20世纪60年代后期开始，欧美国家就强调手康复治疗的重要性，并配备了专门从事手康复治疗的物理治疗师和作业治疗师，他们参与到手外科临床工作中，为患者提供手术前后的康复治疗。由于康复治疗的早期介入，手外伤患者的手术效果和手功能恢复情况有了明显提高，取得了巨大的经济效应和广泛的社会效应。

第二节　手外伤康复评定

一、器官水平功能评定

1. 一般检查

观察手皮肤的营养情况，包括色泽、纹理，检查是否有瘢痕、伤口、红肿、溃疡及窦道。同时，观察手及手指的形态，注意有无畸形。评估手的休息位及功能位的完成程度，这对于判断患手的伤情及预后极其重要。此外，还需感觉患手皮肤的温度、弹性，检查软组织质地，并通过观察皮肤毛细血管反应来判断手指的血液循环情况。

2. 关节活动度测量

使用测量器具准确测量各掌指关节（metacarpophalangeal point，MP）、近侧指间关节（proximal interphalangeal point，PIP）、远侧指间关节（distal interphalangeal point，DIP）测量的主动及被动活动范围。对于拇指，除测量屈伸活动范围外，还需测量外展、对掌、对指的活动范围。1975年，伊顿提出的测量关节总主动活动度（total active motion，TAM）的方法，作为一种肌腱功能评定的有效手段，能够全面反映手指肌腱的功能状况，具有很高的使用价值。TAM的计算公式为：TAM＝屈曲角度（MP+PIP+DIP）－伸直受限角度（MP+PIP+DIP）。在很多情况下，还需同时检查腕关节、肘关节及肩关节的活动度。

3. 肌力评定

进行握力、捏力测定时，可使用握力器、捏力器进行测量，同时，也可采用徒手肌力测试（manual muscle test，MMT）来评定肌力。对于等速肌力测试，可使用专门的等速肌力测试仪进行。捏力测试包括拇指对食指、中指、环指、小指的捏力，以及拇指与食指、中指三指同时的捏力，拇指与食指桡侧的侧捏力。在进行握力、捏力测定时，常常需要双侧对比以评估患侧手的肌力恢复情况。

4. 感觉评定

感觉评定包括对手部各区域浅感觉（如温度觉、触觉、痛觉）、深感觉（如运动觉、振动觉、位置觉）以及复合感觉（如两点辨别觉、形状觉、实体觉）的评定，通过这些判定，可以判断是否存在感觉减退或感觉丧失，并确定其范围。其中，两点辨别觉是神经修复后常用的检查方法之一。当两点辨别觉的距离越接近正常范围时，说明神经恢复程度越好。一般来说，正常人手指末节掌侧皮肤的两点辨别觉为2~3毫米，中节为4~5毫米，近节为5~6毫米。

5. 灵巧性和协调性测试

灵巧性和协调性测试主要包括乔布森手功能测试、珀杜钉板测试等。这些测试的基本原理是，要求受检者将物品从某一位置转移到另一位置，并记录完成操作所需的时间。手部的灵巧性和协调性不仅依赖于感觉和运动功能的健全，还与视觉等其他感觉灵敏度有关。

二、整体水平的功能评定

1. 完成规定操作的能力

嘱患者按照治疗师的指导进行一组手工操作，以评定其完成的速度和质量。

2. ADL 评定

采用功能独立性量表及 Barthel 指数量表等测量工具，对患者进行 ADL 评定。

第三节　手外伤康复治疗

手外伤的康复治疗需要综合运用运动疗法、作业疗法、物理因子治疗法以及必要时配置假肢、矫形器等手段。这些疗法前文已有专门介绍，这里将结合手外伤的特点作一些补充介绍。

一、疗程分期

手外伤康复治疗以择期手术患者为例，可按以下分期进行。

1. 手术前期

在手术前进行康复治疗，可为手术及手术后的康复创造有利条件。手术应尽可能纠正已存在的关节挛缩和肌肉萎缩，以防止这些情况在术后固定期间进一步恶化。术前将远端关节的被动活动度恢复到满意水平，是肌腱修复、松解或移位术取得预期效果的必要条件。同时，消除一些可以消除的功能障碍，有助于集中治疗目标，更好地设计手术方案。此外，患者在术前形成进行功能锻炼的习惯，并掌握等长收缩等锻炼技术，将使得术后早期康复治疗更为顺利。

2. 术后早期

此期相当于组织愈合阶段，通常伴有一定形式的外固定。早期开始康复治疗对预防手术及术后固定所引起的关节僵硬和肌肉功能障碍具有积极作用，并有助于促进消肿。在肌腱缝接尚未愈合时，必须避免相应肌肉的主动等长收缩。

3. 术后中期

此期相当于功能恢复期。此时，组织已愈合，外固定已被去除，因此应及时进行系统的关节活动度训练和肌力训练。同时，进行必要的作业疗法和感觉训练，以最大限度地恢复手功能。

4. 术后后期

此期相当于疗效巩固期。此时，手功能已获得满意恢复或已达到稳定状态，积极的康复治疗已告一段落。然而，患者仍需继续进行较简单的功能锻炼，并坚持用患手进行日常功能活动，以防止手功能出现退化。在此阶段，患者可同时进行健身运动。

二、水肿的消除

手外伤及术后，由于血液循环受阻，常出现水肿现象。上肢制动会促进手淋巴和血液循环的肌肉泵功能丧失，淋巴和静脉回流减少，进而可能导致慢性水肿。若不及时消肿，渗出液机化可能造成皮下组织、筋膜间隙、肌肉间筋膜和腱鞘等组织粘连、僵硬。预防和治疗水肿是手康复治疗的重要环节，常用方法有以下 7 种。

1. 抬高患肢

抬高患肢是预防水肿的基本方法，要求患肢的远端比近端高，近端比心脏水平高，一般抬高至心脏水平以上 10~20 厘米的位置。

2. 主动功能锻炼

肌肉主动收缩具有"唧筒效应"，可以有效地促进组织间液的回流，从而消除肿胀，具体方法需要根据不同的损伤情况而定。例如，对于处于石膏或支具外固定中的肢体，可以采用肌肉等长收缩的方式进行锻炼。

3. 物理因子治疗

物理因子治疗包括红外线、蜡疗、短波、微波、冷疗、超声波以及肢体气压治疗等多种方法。

4. 弹性绳索缠绕法

使用弹性绳索从指尖向近心端缠绕至肿胀水平以上，缠绕完后抬高患肢 5 分钟，然后解除缠绕。此方法效果迅速但持续时间不长，同时配合给予向心性按摩效果更好。

5. 慢性水肿的加压治疗

当慢性水肿形成时，使用弹力绷带或弹力手套进行连续加压治疗。在治疗期间需密切观察手指末端的颜色、温度和是否出现麻木感，以避免压力过大。

6. 支具应用

使用支具可使手处于安全位置，以有效预防患肢肿胀。

7. 改善血管活性的药物

可考虑使用改善血管活性的药物，如七叶皂苷钠等。

三、物理治疗

1. 运动疗法

（1）肌力训练

肌力训练的方法包括助动肌力训练、抗阻肌力训练、等张肌力训练、等长肌力训练和等速肌力训练。其中，等速肌力训练需借助特定的仪器来完成。

（2）关节活动度训练

关节活动度训练包括关节松动技术、牵伸技术、被动关节活动训练、持续性被动运动等，这些方法可改善受限关节的活动度。

（3）水疗

水疗是一种利用水的温度、静水压、浮力、阻力和所含成分来治疗疾病的方法，常用方法有浸浴、中药浴、气泡浴和漩涡浴等。

（4）按摩

按摩可以促进肢体消肿。因此，可进行向心性按摩，采用轻到中度的力量，由远心端向近心端按摩患者肢体，以促进组织间液向心脏回流。对于有瘢痕的肢体，也可进行按摩治疗，方法是根据瘢痕的位置选择指腹或鱼际按压住瘢痕，力量大小以瘢痕泛白为度。为避免摩擦损伤皮肤，在按摩时可使用少许护手霜。

2. 物理因子治疗

（1）热疗

在软组织浅薄处，可采用红外线、蜡疗、热水浸浴等方法。对于损伤部位较深的情况，则宜用短波、超短波、微波等深部透热疗法。热疗的主要作用包括增强局部血液循环、消炎以及促进创伤愈合。此外，上述物理治疗方法还能放松痉挛肌肉，软化瘢痕组织，提高纤维组织的可塑性，从而为主动或被动的组织牵伸做准备，提高关节活动度训练的疗效。

（2）肌肉电刺激

肌肉电刺激常用低频脉冲电疗法、干扰电疗法等。其目的在于引起肌肉收缩，尤其适用于周围神经不完全性损伤的患者，用以预防和治疗肌肉能力萎缩。主动收缩肌肉能力越弱，肌肉电刺激的价值就越大。

（3）镇痛治疗

镇痛治疗常用经皮神经电刺激疗法、间动电流疗法及低频脉冲调制电疗法等。对于炎症引起的疼痛可作热疗及其他抗炎治疗。

（4）超声波治疗

超声波治疗具有对组织的微细按摩作用、温热作用以及促进组织的生物化学效应等，常用于软组织扭挫伤、关节炎、瘢痕增生、体表组织粘连等问题的治疗。

（5）紫外线治疗

紫外线治疗具有杀菌、消炎、镇痛、脱敏以及促进组织生长等作用。它适用于伤口感染或愈合不良、皮肤或皮下急性化脓性感染、急性关节炎、急性神经痛等情况的治疗。

四、作业疗法

作业疗法旨在为患者提供有助于改善关节活动度、增强肌力，以及提升手部协调运动的机会。此类治疗应尽可能结合患者的爱好及日常生活需求，在治疗过程中，需要评价患者对日常生活的适应能力，确定是否需要对工具、家具及环境进行必要的调整或改造。在作业疗法中还可以试探性地提供 ADL 辅助用具，如用尼龙搭扣替代纽扣，改装日常用具的把手，以及提供可供单手操作的各种日常生活用具等，以方便患者独立生活。对于手外伤患者，作业治疗方法应特别注重练习手部各种方式的抓握及操作技能，包括包装、印刷、金工、木工、装配、编织、镶嵌、制陶、园艺等，这些既可作为模拟生产的训练项目，也可作为正式生产活动。此外，还可利用适当的文娱活动来辅助治疗，如弹奏乐器、玩纸牌、球类活动等，这些活动应根据患者功能情况及个人条件进行选用。

五、支具应用

支具应用是手外伤康复过程中不可缺少的一部分。按照功能，支具可分为固定性（静止性）和功能性（动力性）两大类。前者没有可动部分，主要用于将肢体固定于功能位，限制异常运动，常用于骨折脱位、关节炎及手术后暂时性制动等情况。后者配备有运动装置，允许肢体有一定程度的活动，或者能够控制、辅助肢体运动，从而促进运动功能的恢复。在制作支具时，常用材料包括低温热塑板材、高温热塑板材以及石膏等。在手外伤康复中，常用支具包括休息位支具、抗痉挛支具、手舟骨固定支具、短前臂铰链支具、克莱纳特支具、动力型指伸肌腱支具、伸腕固定支具、动力型伸腕支具、动力型伸指伸腕支具、动力型正中神经和尺神经麻痹支具以及动力型尺神经麻痹支具等。

六、职业康复

手外伤职业康复的宗旨是在尽可能短的时间内，帮助患者恢复至最佳功能状态，以便他们能顺利重返社会和工作岗位。职业康复通过为手外伤患者在重返工作岗位前提供一个模拟工作的环境，旨在加速其恢复进程，使其能够更快适应新的环境，并安全、有效地投入工作。以下是职业康复的流程。

1. 职业评定

职业评定是职业康复的首要环节，其目的在于评定患者的作业水平以及适应未来职业的可能性。这一环节包括身体功能评定、心理状况评定以及职业适应性评定。

2. 职业咨询

职业咨询基于职业评定得到的资料，结合患者的特殊情况和就业相关问题，进行综合分析与考察，旨在帮助患者解决在职业选择和发展中可能出现的问题。具体步骤包括查阅康复档案、填写咨询表格、了解就业要求、撰写咨询报告等。

3. 职业训练

职业训练是对患者进行就业前训练和就业后训练，是帮助患者从事职业活动的有效手段。这一环节具体包括就业准备训练、岗位技能训练、对职业环境的适应性训练、人际关系和社交能力训练。在训练结束后，应撰写出详细的训练报告。

4. 职业指导

根据患者的情况，为其提供有关劳务市场、就业方向以及职业发展等方面信息，还要针对患者在职业工作领域中可能出现的问题，提供持续性的跟踪服务。

第四节　常见手外伤的康复

手外伤可能仅涉及手部某一组织的损伤，如骨折、皮肤撕脱等，也可能是多种损伤并存的复合伤，其复杂程度差异很大。本章内容主要围绕各种组织单独损伤后的康复进行讨论，对于复合伤的情况，则需进行综合考虑，关于骨折及周围神经损伤的康复，已有专章讨论可以参考，此处不再赘述。

一、皮肤损伤后的康复

皮肤撕裂伤经过清创缝合后，以及皮肤缺损通过皮肤移植修复术后，均需要进行康复治疗。这些治疗旨在预防创伤及术后固定可能引起的关节僵硬、肌肉萎缩，同时预防瘢痕增生和组织粘连。然而，在康复早期，必须严格防止缝合区或植皮区的皮肤过早承受张力，以免影响皮肤愈合或导致植皮移位而影响其成活率。因此，对于靠近伤区的关节，应保持静止状态，待缝合的皮肤或植皮基本愈合后，可以开始小幅度的主动和被动运动，并逐渐扩大活动范围，而对于远离创伤区的关节，则应尽早开始关节运动和肌肉的主动或抗阻运动。在伤区附近的肌肉，早期只能进行轻度的等长收缩练习，待植皮愈合后，再进行动力性练习及抗阻练习。当采用带蒂皮瓣移植修复创面时，需要相应的制动以避免造成蒂部血管痉挛，从而影响皮瓣供血。但是在制动期间，仍可指导患者进行制动区各组肌肉的等长收缩练习，一旦断蒂，应及时进行恢复被制动关节活动度的练习。

二、肌腱损伤的康复

1. 指屈伸肌腱分区

由于指屈肌腱损伤康复的重要性，以下重点介绍指屈肌腱的解剖和生理特点。指屈肌腱可以划分为5个区域。

（1）Ⅰ区（接近指深屈肌腱止点处）

此区域从末节指骨基底延伸至中节指骨中部，且远离指浅屈肌腱附着点处。在此区域内，肌腱被包裹在鞘管内，但仅有一条指深屈肌腱或拇长屈肌腱。当肌腱在此区域断裂后，应争取尽早修复。修复方法有两种：若肌腱断裂处距离止点在1厘米内，可切除断裂的肌腱远端，采用近断端前移的方式，并通过锚钉或抽出钢丝缝合法将肌腱固定在止点处，以避免肌腱缝合处发生粘连；若肌腱断裂发生在距止点1厘米以外，则不宜采用近段肌腱前移并固定在止点的方法，应进行肌腱直接缝合的方法，否则由于肌腱缺损较多，肌腹无法代偿，影响手指的伸直功能。在这种情况下，应切开腱鞘，先缝合断裂的指深屈肌腱，再缝合切开的腱鞘。

（2）Ⅱ区（位于手指的纤维鞘管内）

此区域从中节指骨中部指浅屈肌腱止点延伸至掌骨颈，相当于远侧掌横纹腱鞘管入口处。在此区域内，指浅屈肌腱和指深屈肌腱上下重叠地穿过硬韧而狭长的纤维鞘管。该区肌腱损伤后修复较为困难，且容易发生粘连，效果也最差。著名外科医师宾内尔曾称此区为"无人区"，意指该区域肌腱修复难度大，修复效果不理想，且常被忽视，并主张当鞘管内两条指屈肌腱均断裂时，应留待二期进行游离肌腱移植手术，或只缝接指深屈肌腱，同时将指浅屈肌腱切除。随着手外科技术的发展，清创技术和无创技术得到了显著改进。近年来，绝大多数学者均主张早期修复此区域内的损伤肌腱，以避免断端回缩，肌肉废用，并促进手指早期恢复功能。若早期缝合肌腱失败，二期还可以进行肌腱松解或肌腱移植等手术。

在Ⅱ区内，肌腱损伤有3种情况：一是在鞘管的近端，浅肌腱位于浅层，单纯的浅肌腱断裂对屈指功能影响不大，因此可以不做修复；二是在鞘管的远端，深肌腱位于浅层，单纯的深肌腱断裂时，在条件允许的情况下，应进行缝合并修复鞘管；三是当指浅屈肌腱和指深屈肌腱均断裂时，近年来不少学者主张对指浅屈肌腱和指深屈肌腱均进行修复，并尽可能修复损伤的腱鞘。

(3) Ⅲ区（位于手掌内）

此区域从掌骨颈延伸至腕横韧带远侧缘。在此区域内，损伤可累及指浅屈肌腱和指深屈肌腱、蚓状肌、指总动脉以及指总神经，单纯的指浅屈肌腱断裂对屈指功能影响不大，因此可以不做缝合。然而，当指浅屈肌腱和指深屈肌腱均断裂时，应缝合指深屈肌腱，并切除指浅屈肌腱近、远断端各一段长度。同时，指深屈肌腱缝合处用蚓状肌包绕缝合，以进一步降低粘连发生的风险。如果合并指总神经断裂，应同时进行修复。

(4) Ⅳ区（位于腕管内）

腕管掌侧由硬韧的腕横韧带构成，桡侧、尺侧和背侧则由腕骨包围。在这个狭窄的管道内，拇长屈肌腱，食指、中指、环指和小指的指浅屈肌腱和指深屈肌腱以及正中神经均由此通过。肌腱外面覆盖有滑膜鞘，在正常情况下，肌腱能够滑动无阻。但在损伤后，由于肌腱肿胀，狭窄且硬韧的腕管内无缓冲余地。因此，如果损伤的肌腱均进行修复，将会引起严重的粘连。所以，在腕管内对于指浅屈肌腱和指深屈肌腱、正中神经、拇长屈肌腱的断裂，只应缝接正中神经、指深屈肌腱和拇长屈肌腱。而指浅屈肌腱的近、远端应各切除一段，以减少肌腱粘连的机会。切开的腕横韧带无须缝合，因为术后不会出现弓弦状改变。

(5) Ⅴ区（位于前臂部）

此区域从腕横韧带近侧缘延伸至指屈肌腱与肌腹移行部。该区的指屈肌腱被丰富

第二篇
常见工伤病种康复服务规范

的腱周组织所包围，被松软的皮肤和皮下组织覆盖。在此区域内的所有肌腱损伤，包括掌长肌腱、正中神经和尺神经、桡动脉和尺动脉的损伤，均应进行早期修复。此区域肌腱修复的效果相比其他区域通常更为理想，因此不应放弃早期修复的机会，以免影响手部功能的早日恢复。

拇长屈肌腱在Ⅰ~Ⅴ区内损伤的修复原则和要求，与手指在各区域损伤的修复相同。所有指屈肌腱修复后，应使用前臂至手指末端的背侧石膏托进行制动，并注意将手置于屈腕、屈掌指关节，伸直近侧、远侧指关节的良好位置。术后3~4周去除制动后，要尽早进行手部功能锻炼，并辅助物理治疗。

根据Verdana分类法，将2~5指的伸肌腱分为8个区。其中，奇数区对应关节，偶数区对应骨干，从远到近依次为远侧指间关节区（Ⅰ）、中节指骨区（Ⅱ）、近节指间关节区（Ⅲ）、近节指骨区（Ⅳ）、掌指关节区（Ⅴ）、掌骨区（Ⅵ）、腕区（Ⅶ）以及前臂区（Ⅷ）。拇指则分为5个区。指伸肌腱位置表浅，手术操作相对方便，且术后效果较好。无论何区的指伸肌腱损伤，在条件允许的情况下，均应争取一期缝合。

肌腱损伤修复后，最主要的功能障碍是瘢痕粘连导致肌腱滑动受限。在腕部，正常肌腱滑动范围情况如下：各指伸肌腱约为5厘米，指屈肌腱约为6厘米，拇长屈肌腱约为5厘米，腕屈肌和腕伸肌约为3.3厘米。这些数据通常无法直接测量，因此可以通过测定屈指至掌心及伸指至水平的距离，来作为指屈肌腱和指伸肌腱活动度的指标。当肌腱发生粘连时，其远端关节活动度受限，这与关节本身活动度受限需区别开来。关节本身活动度受限时，无论主动还是被动屈伸活动都是一致的，而肌腱粘连时，被动活动范围通常大于主动活动范围。例如，当指屈肌腱粘连时，远端手指被动屈曲往往大于主动屈曲；当掌指关节和指间关节有一个被动固定于屈曲位时，另一个关节可进行更大的伸展。

为了防治肌腱粘连，主要方法是主动及被动运动牵引肌腱向近端及远端滑移。要使肌腱向远端滑移，除了依靠其拮抗肌主动收缩外，还可通过被动手法或关节功能牵引来向远端牵拉肌腱。然而，要使肌腱向近端滑移，则主要依靠自身肌肉的主动收缩，被动的方法在这一方面效果有限。在掌指至近指关节区域（通常称为Ⅱ区）及腕管内（Ⅳ区），由于指屈肌腱周围空隙很小，因此肌腱损伤后极易发生粘连。相比之下，在掌心部（Ⅲ区）及腕管上区域（Ⅴ区），肌腱周围组织较为松弛，空隙较大，因此较少发生粘连。总之，不同区域肌腱损伤后，对康复治疗的要求有所不同。

2. 指屈肌腱修复术后的康复

Ⅱ区指屈肌腱损伤最难处理，因为指浅肌腱和指深肌腱位于同一腱鞘内，特别容易发生粘连。指屈肌腱的修复理论是早期活动，特别是在Ⅱ区修复后，早期活动的重要性尤为突出。

（1）Ⅰ～Ⅲ区指屈肌腱修复术后的康复计划

1）术后1~2.5周，制作背侧限制位支具，将腕关节屈曲20°~30°，掌指关节屈曲45°，指间关节保持伸直位。指导患者在支具内进行家庭练习，每2小时进行一次，每次分别作8~10次远侧指间关节、近侧指间关节以及全手指被动屈曲，然后慢慢伸直到支具限制位。

2）术后3周，将支具调整到腕中立位，并允许患者每2小时取下支具进行一次练习，在手指放松情况下，开始主动屈曲-背伸腕关节练习以及手指屈曲-保持屈曲练习。

3）术后6周，不再使用限制位支具，可以开始使用纠正支具，此时可以开始进行关节被动活动、关节锁定活动以及轻度抗阻活动，如使用橡皮泥进行手指力量训练。

4）术后8周，开始渐进抗阻力量训练。

（2）Ⅳ区、Ⅴ区指屈肌腱修复术后的康复计划

1）术后3~5天，制作背侧限制位支具，将腕关节屈曲30°、掌指关节屈曲70°，手指保持伸直位。在支具限制范围内，指导患者手指被动复合屈曲和主动伸直活动，每组重复25次，每天进行3~4组。

2）术后3周，在支具限制范围内开始主动活动，使用掌侧挡板锁定腕关节和掌指关节，然后进行单独的近侧指间关节和远侧指间关节的主动屈曲活动练习。

3）术后6周，可以使用伸直位休息支具，此时患者可以进行不受限制的主动、被动活动，开始进行腕关节和手指关节的被动活动，并开始渐进性力量练习。

3. 指伸肌腱修复术后的康复

指伸肌腱修复术后（Ⅳ～Ⅶ区），早期在控制范围内进行屈曲活动有助于瘢痕组织重新塑形，使得肌腱获得较大活动度，并有效防止粘连。

（1）Ⅰ区、Ⅱ区指伸肌腱损伤的康复计划

1）伤后0~6周，将损伤手指的远侧指间关节固定在轻度过伸位，同时鼓励患者

进行未受伤的近侧指间关节和掌指关节的主动活动。

2）6周后，如果支具取下后远侧指间关节无欠伸现象，则可以开始该关节的主动活动。

3）第8周开始，进行远侧指间关节渐进性抗阻训练，如使用橡皮泥进行屈伸的抗阻练习。

（2）Ⅲ区、Ⅳ区指伸肌腱损伤

1）术后0~4周，制作掌背侧近侧指间关节伸直位动力型支具，将近侧指间关节悬吊于伸直位，在支具的保护下，患者可进行限制范围内的近侧指间关节屈曲活动。屈曲度数随时间逐渐增加，第1周为30°，第2周为40°，第3周为50°，第4周则不受限制。

2）术后5周，更换为近侧指间关节伸直位保护性支具，并开始进行轻轻的被动屈曲单个关节练习，但要避免多个关节同时屈曲。

3）术后8周，开始渐进性抗阻力量训练。

（3）Ⅴ~Ⅷ区指伸肌腱损伤的康复计划

1）术后0~3周，制作静止型前臂掌侧支具，将腕关节背伸30°~40°，掌指关节保持中立或略屈曲位，同时开放指间关节。

2）术后3~4周，在保持腕背伸和近侧指间关节伸直的基础上，开始进行掌指关节屈曲和伸直活动。同时，主动进行腕关节由背伸30°位到完全背伸位的活动练习，以及指间关节的屈伸练习。

3）术后8周，可以开始进行指屈、指伸肌腱渐进性力量训练，如使用橡皮泥、毛巾、海绵等物品进行手指和手腕的力量练习和灵活性训练。

4. 肌腱松解术后的康复

为了使肌腱松解达到预期目标，康复计划应细致且有序。首先，术前应确保关节被动活动尽可能达到最大范围，其次，术中肌腱松解应完全彻底。

（1）松解术后24小时开始，去除敷料后，患者可在无痛或微痛范围内进行主动屈伸练习。练习内容包括指屈浅肌腱和指屈深肌腱单独滑动练习、钩指动作、握拳练习、直角握拳练习等。

（2）在主动活动基础上，可结合助动活动进一步增加掌指关节、近指间关节和远指间关节的屈伸范围，使其达到最大范围。

（3）疼痛和水肿是术后康复过程中妨碍练习的最主要原因，必须及时给予对症处理。

（4）术后2周，根据伤口愈合情况拆线，并进行软化松解瘢痕的处理。

（5）术后2~3周，开始进行功能性活动练习。

（6）术后6周，开始逐步引入抗阻练习。

此外，如果肌腱松解术后PIP关节挛缩已经得到矫正，可使用伸展支具来维持手术中获得的伸直度。在松解术后几天内，只要不影响伤口愈合或加重水肿，应每小时练习1次，每次约10下，之后逐渐增加活动次数和强度。

5. 肌腱移位术后的康复

当周围神经损伤引起某些肌肉发生不可恢复的瘫痪，或其他原因引起严重的肌肉损伤且无法恢复时，常采用肌腱移位术，以较次要的肌腱移位重建重要肌腱的功能。例如，在桡神经损伤致腕下垂情况下，可以通过将部分腕屈肌腱背移来重建伸腕功能，在正中神经损伤导致大鱼际瘫痪时，可以利用掌长肌腱移位来重建拇对掌功能等。术后康复治疗任务、方法与肌腱修复后的康复大致相同，但移位肌腱在术后发挥的功能与术前不同，大脑运动皮质中原有的运动模式不能适应这种变化，从而导致动作协调性被破坏。因此，患者必须经训练重建新的运动模式。例如，在腕屈肌腱背移后，患者需要通过训练使移植肌腱的功能由腕屈肌转变为腕伸肌。这一转变可在日常生活中完成，但进行有意识的训练可以加速这一过程完成。训练方法是集中注意力，在视觉监督下试图用移植肌的收缩产生所要重建的动作，并反复练习达到熟练。

此外，由于肌腱被切断、移位，缝合后需要长期固定，必然引起明显的肌萎缩。肌力会下降1级甚至2级，再加上肌肉走向改变会影响其机械效率，从而导致移位肌肉达不到预期功能。因此，在移位手术前，对待移位肌肉必须预先进行训练，这可使肌力尽可能恢复到正常水平，术后，在协调训练的同时也要进行肌力训练。

三、手部骨折后的康复

手部骨关节损伤在临床上十分常见，多由直接暴力所致。其类型多种多样，治疗方法也需因伤而定。鉴于手的功能非常重要，因此，在治疗手部骨关节损伤时，应给予高度重视。

1. 远节指骨骨折

（1）固定期。术后第 2 天，即可开始健指的主动活动，每次活动应尽力达到最大范围。同时，鼓励患者进行腕关节和前臂的主动活动。待患指疼痛、肿胀开始消退后，可逐步进行患指的被动屈伸活动，并根据情况适当进行掌指关节活动。

（2）外固定去除后，重点是指间关节屈伸练习。若骨折愈合良好，先进行被动的附属活动，随后以被动生理活动为主，主动活动为辅；若骨折愈合不良，则在活动时将手指固定以保护骨折部位，然后再进行指间关节的被动活动。待指间关节的挛缩、粘连情况有所改善后，应以主动活动为主，助动活动为辅，直至各个关节活动度恢复到最大范围。远节指骨骨折后，常伴有感觉过敏现象，需脱敏进行治疗，可用不同质地的物质摩擦、敲打或按摩指尖。

（3）根据伤口及骨折内固定情况，可进行相应的物理疗法，以预防组织感染，促进肿胀消退、伤口愈合及骨痂生长等。

2. 近节、中节指骨骨折

在近节、中节指骨骨折康复过程中，如果是近节指骨骨折，固定期内不宜活动掌指关节，因为过度的掌指关节活动会影响骨折愈合。其余康复措施可参照远节指骨骨折康复计划进行。

3. 掌骨骨折

（1）第 1 掌骨骨折时，需使用支具使虎口尽量分开，以防止指蹼发生挛缩。对于第 2 至第 3 掌骨骨折时，应保持掌横弓形态，无论运动时还是不运动时，都应使用支具固定。

（2）固定期时，食指、中指、环指和小指可进行主动与被动活动。开始时应以被动活动为主，进行指间关节的屈伸运动。待局部疼痛消失后，逐渐增加主动活动比例，每次活动时间以局部无疲劳感为宜。同时，可以进行局部按摩，对患手软组织进行揉搓和挤捏。每次按摩以局部有明显的热感为宜。

（3）外固定去除后，对于拇指，应进行外展、内收、对掌及屈伸活动练习。开始时，应以被动活动为主，运动幅度不宜过大，以骨折部位不感到疼痛为宜。1 周后，可以逐渐增加主动活动比例，并以主动活动为主，活动范围逐渐加大。

(4) 根据伤口及骨折内固定情况，可以进行相应的物理疗法，以预防组织感染，促进肿胀消退、伤口愈合及骨痂生长等。

四、前臂肌肉缺血性挛缩康复治疗

前臂肌肉缺血性挛缩多因肘部或前臂骨折后局部肿胀严重，加之石膏包扎过紧，导致血液循环受损引起。此外，肘部骨折脱位损伤肱动脉也是该病症一个重要原因，严重时可致残疾，因此预防极其重要。这种疾病轻度患者主要表现为前臂肌肉挛缩，中度患者则伴有手内在肌瘫痪，重度患者不仅前臂肌及手内在肌发生挛缩畸形，还可能出现各种前臂肌及内部肌受累的组合。

对于轻度的前臂肌肉缺血性挛缩，非手术治疗通常有效，治疗方法包括油剂按摩、蜡疗、音频刺激、超声波刺激等物理疗法，之后患者应进行手部主动运动，并尝试对屈曲挛缩关节进行被动伸展或作关节功能牵引，治疗后，需用支具将患肢维持在治疗后姿态和位置。对于严重的病例需进行适当的手术治疗，并在术后配合康复治疗。

五、断肢再植康复治疗

如今，断肢再植技术已在各地得到普遍施行，随着显微外科技术的不断进步，再植成活率显著提高。然而，在肢体成活后，如果没有康复治疗的及时介入，往往遗留严重的关节挛缩、肌肉瘫痪及萎缩、肌腱粘连、感觉丧失等问题。在极端情况下，即使肢体成活但无功能，其实际价值甚至不如进行前臂分叉术或装配假肢。因此，防治功能障碍的断肢再植康复治疗极其重要。

肢体离断造成患者极大的心理创伤，因此，必须使患者及时稳定情绪，帮助他们正视现实，建立起恢复功能的信心，并做好长期从事功能锻炼的思想准备。断肢再植康复治疗主要依照骨折后康复治疗的程序和方法，同时兼顾神经损伤及肌肉、肌腱损伤后康复治疗的特点，广泛运用运动疗法、作业疗法及物理疗法等多种手段。在物理疗法方面，断肢再植的各阶段都有广泛应用，如采用直流电离子透入、超短波、微波、超声、音频和肌肉电等刺激疗法，以达到消肿、改善患肢血液淋巴循环、减轻肌肉萎缩与软化瘢痕组织的目的。应注意，血液循环恢复不完善时，应慎用热疗，以免因局部温度升高而加重组织缺氧。

以前臂离断再植为例，康复治疗分期及内容大致如下。

1. 术后早期

从再植肢体血液循环基本建立，且患者全身情况稳定时开始，进入术后早期康复阶段。此期，组织愈合过程正在进行，康复治疗的目的是减轻肌肉萎缩与关节挛缩，以防止或减轻可能出现的功能障碍，同时促进组织愈合，保持全身健康。

术后，患肢通常被固定于安全位。为了促进血液回流，减轻肿胀，应抬高患肢。早期，患者应采取卧位，用枕头或垫子将患肢抬高至高过心脏的水平。在确保再植肢体成活的情况下，患者应尽可能早期起床活动。若不能起床时，可在床上进行保健体操，以预防肺炎、尿路感染、静脉血栓形成等全身性合并症，从而保持全身健康。

再植的肢体由于创伤严重，同时血管运动功能尚未恢复，静脉和淋巴回流不畅，因此常有持续而明显的肿胀，这不仅可能影响组织愈合，还可能加重瘢痕粘连和关节挛缩，因此，积极消肿十分重要。除抬高患肢外，还可以进行按摩，按摩应在离断处近侧进行。同时，可进行白炽灯、红外线等物理治疗，这些治疗对局部具有保温以及预防血管痉挛和促进伤口愈合的作用。

此期除维持肢体于功能位外，还应托住患肢，小心地进行近端及远端未被固定关节的被动运动，以防止关节废用性挛缩。

2. 术后中期

术后3~4周，当软组织基本愈合且骨折固定稳定时，可以按照骨折后第一期康复的原则进行未被固定关节的运动。此时，近端以主动活动为主，远端则进行被动活动，要特别注意掌指关节的屈曲、指间关节的伸展以及拇掌侧的外展活动度。近端肌肉应进行主动及抗阻活动，对于离断处以下肌肉，可做神经肌肉电刺激及传递冲动练习，同时还需进行扩大肌腱活动度的练习。为了牵拉肌腱使其向远端滑移，可做腕关节、掌指关节及指间各关节的同时背伸和屈曲被动活动。为了牵拉肌腱使其向近端滑移，可以依靠相应肌肉的主动用力收缩和电刺激。

3. 恢复期

当骨折完全愈合且外固定去除后，进入恢复期。此期可参照骨折后恢复期的康复治疗原则继续进行康复治疗。然而，此时患者通常面临关节活动度受限、肌腱粘连、肌肉瘫痪与萎缩以及皮肤感觉丧失等问题。其中，以远侧邻近离断处的关节（如腕关节）活动度障碍尤为严重。通过系统的关节活动度练习，可以相对容易地取得进步。然而，肌腱粘连导致肌腱活动度受限较难消除，往往需要进行肌腱松解术，术后再按肌腱松解术后的方案进行康复治疗。神经损伤后，肌肉功能恢复通常不理想，特别是手内部肌，一般不能完全恢复。在这种情况下，常需进行功能重建手术，如拇指对掌功能重建术，然后利用前臂的指屈肌完成抓握动作，以恢复手的基本功能。对于感觉功能的训练，一般应从离断处由近向远进行。

当手部功能恢复不完善时，为了改善ADL能力，可以配置特殊改制的辅助工具。例如，为梳子、汤匙、牙刷等用具装上较粗、较长或特殊形状的把手，在笔杆上装上套圈或弹性夹具，并将其固定于手指或手掌上等。通过使用这些辅助工具进行ADL能力训练。

六、拇指再造术后的康复

拇指的功能约占全手功能的50%，在手乃至整个上肢功能中扮演着十分重要的作用。拇指的关节运动包括屈伸、收展、对掌等运动。拇指所处的位置特殊，是完成手的抓、握、捏和持动作的结构基础。由于拇指对手功能的影响非常大，因此拇指损伤后的功能恢复十分重要。临床上已经试行过多种拇指重建方法，在我国，以第二足趾游离移植再造拇指的方法应用最为广泛。这种方法使得拇指的外形、运动和感觉结构都得到了较为理想的重建，为恢复良好的功能奠定了坚实基础。但当拇指缺失后，支配拇指运动的肌肉必然发生废用性萎缩，手术创伤及术后固定会进一步加重肌肉萎缩，并可能引起组织粘连和关节挛缩。因此，术后常存在不同程度的功能障碍，需要通过康复治疗加以解决，使手术获得最佳效果。

拇指再造时的骨连接主要有两种方法：一种是在关节处作关节囊缝合，另一种是在关节外进行骨嵌接。一般来说，关节囊缝合病例在术后4周、骨嵌接病例在术后8周去除外固定时，即可开始拇指功能锻炼。功能锻炼时，先进行拇指及全手的主动运动作为准备活动，然后进行拇指的关节活动度练习和肌力练习。活动度练习包括主动活动和被动活动，涵盖拇指屈、伸、收展及对掌活动。当拇指功能初步恢复时，可以进行作业疗法，练习使用各种握持方式持物，如捏持木块、纸片、茶杯、饭碗、铅笔等，同时练习各种作业操作，如进食、洗漱、写字、玩纸牌、编织、缝纫，以及使用各种工具，如锤子、螺丝刀、刀子、剪子、扳手、钢丝钳等。实践证明，当拇指关节活动度和肌力恢复至相当于健手的50%~60%时，患者即可在各种ADL能力及工具操作能力上获得较为满意的恢复，并有可能重新恢复工作，包括需要复杂手工操作的工作。

第五节　手外伤康复护理

一、康复护理评估

1. 一般情况

手外伤康复护理评估一般情况包括性别、年龄、文化程度、婚姻状况、职业情况、生命体征、精神状态、睡眠质量、饮食习惯、疾病史、家族史、遗传病史和药物过敏史等。

2. 专科评估

手外伤康复护理专科评估内容详见本章第二节。

3. 心理社会评估

手外伤康复护理心理社会评估内容包括性格特点、情绪状态、心理感受与应对机制、疾病相关知识的掌握程度、家庭对患者的期望与支持情况、经济状况与医疗资源获取能力、自我功能锻炼的掌握程度与依从性等。

二、康复护理目标

（1）改善并促进损伤部位功能恢复。

（2）确保患者能够掌握手外伤的相关康复知识及功能训练的方法。

（3）减少患者对陪护人员的依赖，通过利手交换练习等方法，提高患者的生活自理能力。

（4）促进组织愈合，减少因肢体制动所致的各种并发症。

三、康复护理内容

1. 控制肿胀、疼痛的方法

（1）抬高患肢：卧床时，使用枕头垫高患手，确保手高于心脏水平；行走时，采用三角巾或支具固定患肢，确保手始终高于肘部平面。

(2) 肌肉收缩与放松练习：指导患者进行前臂和手部肌肉有节奏动力性或静力性收缩和放松练习。

(3) 物理治疗：可采用红外线照射患手，或利用温泉水及中药浸泡患手。

(4) 压力疗法：使用弹力绷带缠绕或佩戴压力手套、指套，配合向心性按摩。

(5) 冰疗：使用碎冰颗粒制成的冰袋局部冰敷患处，每天进行3次，每次持续15~20分钟。

2. 感觉训练

感觉训练包括感觉缺失训练、感觉减退训练和脱敏训练。对于感觉缺失训练，训练刺激是由重到轻，而对于感觉减退训练和脱敏训练则是由轻到重。

3. 功能训练指导

具体内容详见本章第三节。

4. 手工艺活动练习

手工艺活动练习包括多种活动，例如，握小球、拾物、捏橡皮泥、写字、叠纸、篆刻、编织、绘图、画画等；练习握力和捏力；进行简单的家务劳动，如捡拾豆子或珠子、黏土塑形、和面、捏饺子等。此外，木刻、拼图、刺绣、串珠子游戏、弹琴、书法训练、打字等也是很好的练习方式。通过这些练习，患者可以提高手-眼协调性，增加手的灵巧性等（见图2-2），利手交换练习是另一种重要的康复手段。通过让患者在日常生活中尝试使用健侧手写字、进食、洗衣、单手拧毛巾等活动（见图2-3、图2-4），以提高患者的日常生活自理能力。

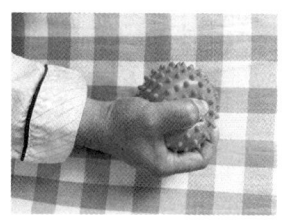 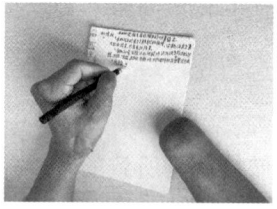 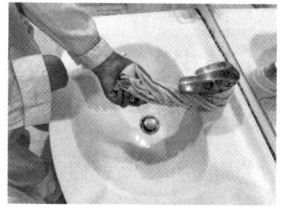

图2-2　捏球　　　　图2-3　利手交换练习　　　　图2-4　单手拧毛巾

5. 支具的使用指导

(1) 伸腕及伸指支具

伸腕及伸指支具一般用于桡神经损伤导致指伸肌腱功能障碍的患者。通过弹力钢丝或橡皮筋等装置协助拇指和其他手指进行伸展练习，以恢复手指的屈曲和伸展功能（见图2-5）。

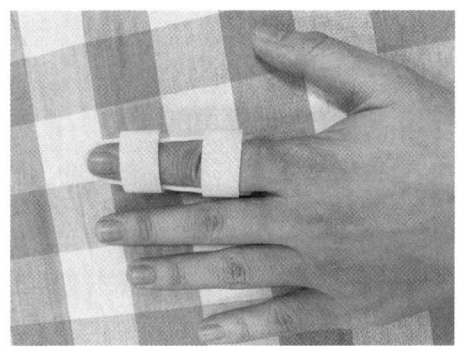

图2-5　佩戴伸指支具

（2）指关节屈曲支具

指关节屈曲支具利用低温热塑料板材矫形器的特点制作，能帮助手指屈曲功能障碍的患者进行康复练习，逐渐矫正指关节的屈曲功能。

（3）弹力运动支具

弹力运动支具是一种防止指关节僵硬和变形的康复辅助器具，常用于帮助手指进行活动，通常由橡皮筋和弹簧等弹性材料制成（见图2-6）。

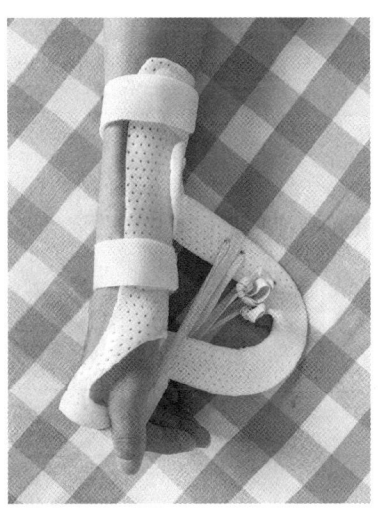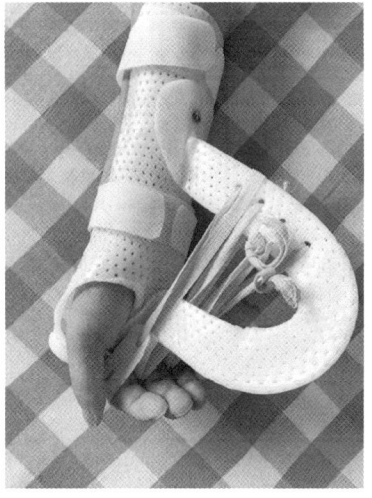

图2-6　弹力运动支具

6. 手部感觉丧失病人的安全指导

（1）避免接触过热、过冷物品和锐器。

（2）避免使用小把柄或难以握持的工具。

（3）抓握物品时不宜用力过猛。

（4）避免长时间连续使用手部进行同一动作。

（5）使用工具时，应经常更换部位，以防某一部位的皮肤受到过多压力。

（6）经常检查手部皮肤有无受压征象，如红肿、发热等情况。

（7）如果感觉缺损区皮肤出现破溃，应及时清洁并处理伤口，避免感染和组织进一步损伤。

（8）保持良好的皮肤护理习惯，保持无感觉区皮肤的柔软及弹性，避免继发性损伤。

7. 心理护理

多鼓励患者，尽量满足其心理和日常生活需求，以缓解患者紧张情绪，调动其积极性以配合各项治疗。帮助患者分析病情，了解治疗目的，解释康复治疗及自我功能锻炼的重要性，鼓励患者保持耐心、信心，避免厌烦情绪。

四、出院后健康指导

（1）鼓励患者利用健侧手辅助患侧手进行交换练习，提高日常生活自理能力。

（2）注意保护患侧手，避免烫伤、刮伤、冻伤等。

（3）避免患侧手长时间负重和受压。

（4）鼓励患者进行一些手工艺活动，以促进手部精细功能的恢复。

（5）如伴有患侧手肿胀、疼痛加重等症状，应及时复诊。

第十二章　截肢的康复

第一节　截肢概述

截肢（amputation）是指截除因疾病、损伤等原因失去生机、功能或因局部疾病严重威胁生命的肢体。确切地说，截肢术是通过切除一部分或大部分骨及其相连的软组织，以切除肢体的一部分。特别地，将通过关节部位的肢体切除称为关节离断术。

截肢的康复是一个复杂的系统工程，是应用医学与工程学相结合的多种康复手段，包括各种医疗和康复方法，如外科手术、药物治疗、中医按摩与针灸、运动疗法、作业疗法、理学疗法（声、光、电、水浴和蜡疗等）、假肢装配、心理疗法、职业前训练与社会工作的参与等。通过这些综合措施，截肢患者可接受全面康复服务，使其残肢或假肢发挥最佳的代偿功能，努力实现生活自理并从事力所能及的工作，从而尽快回归家庭与社会。因此，截肢的康复是指从截肢手术，到术后处理、康复训练、临时与正式假肢的安装、训练和使用，直至重返社会的全过程。截肢的康复是康复医学的一个重要组成部分，是涵盖从截肢手术到术后处理、康复训练、临时和永久假肢的安装和使用，以及帮助截肢患者重返社会的全过程。

一、截肢水平的选择

在选择截肢水平时，首先应该对患者的康复能力做出实际且全面的评估，要从患者的年龄、全身状态等多方面进行考虑，评估的内容应包括患者截肢后能否佩戴假肢，能否进行佩戴假肢后的康复训练，以及能否恢复到独立活动和生活自理的状态。选择截肢水平时，必须从病理与功能两方面进行综合考虑。从病理角度看，要将全部病变、异常和无生机组织切除，在软组织条件良好，且皮肤能达到满意愈合的部位，即最远的部位进行截肢。从功能水平角度看,应在这个部位截肢可以获得最佳的功能代偿。一般原则是,在达到截肢目的的前提下,尽可能地保留残肢长度,使其功能得到最大限度地发挥。截肢长度的保留对假肢装配、代偿功能的发挥、下肢截肢患者佩戴假肢行走时的能量消耗、患者的生活活动能力和就业能力等都有着直接关系。因此,外科医师在选择截肢水平时极为审慎。

1. 上肢截肢部位的选择

上肢截肢部位的选择原则是应尽量保留残肢长度,以最大化残肢的功能性和假肢的适配性。

(1) 肩部截肢

应尽可能保留肱骨头。从生物力学角度,肱骨头的保留有助于假肢的肘关节与手钩的活动。

(2) 上臂截肢

肘上截肢患者的假肢装配通常包括一个内部的肘关节绞锁装置和一个肘关节旋转盘装置。绞锁装置用于使肘关节在完全伸直位、充分屈曲位或在伸屈之间的某一位置上保持稳定,旋转盘装置则用以代替肱骨旋转功能。

(3) 肘部截肢

由于肘关节侧方铰链的设计,肘关节离断假肢得到了有效应用。因此,肘关节离断是一个良好的截肢部位,相较于肘上截肢更可取。

(4) 前臂截肢

要尽量保留长度,因为残肢越长,其杠杆功能越大,越利于假手旋转功能的发挥。此外,残肢肌肉保留得越多,就越容易获得良好的肌电信号,这对于装配肌电假手是非常有益的。

(5) 腕部截肢

腕关节离断或经腕关节是较为理想的截肢部位,因为这样可以使残肢功能得到最大限度的发挥。

(6) 腕掌关节离断

桡腕关节的屈伸运动在假肢中可以得到应用。因此,腕掌关节离断也是一个可以选择的截肢部位。

（7）手掌与手指截肢

各指尤其是拇指截肢时更应想方设法保留长度。当多手指损伤需要截肢时，应优先考虑保留手的捏和握的功能。

2. 下肢截肢部位的选择

与上肢截肢相似，下肢截肢也倾向于保留较长残肢，但小腿截肢除外。

（1）半骨盆切除

髂嵴对于假肢接受腔的适配性及悬吊非常重要，坐骨结节则有利于负重。因此，应根据条件设法保留髂嵴和坐骨结节。

（2）髋部截肢

如果条件允许，髋部截肢应保留股骨头和股骨颈，在小转子下方进行截肢，而不进行髋关节离断。从假肢装配角度看，虽然它类似于髋关节离断假肢，但保留股骨头和股骨颈有助于接受腔的适配和悬吊，增加假肢的侧方稳定性，并增加负重面积。

（3）大腿截肢

大腿截肢应尽量保留残肢长度，即使是短残肢也应尽力保留。

（4）大腿远端截肢

大腿远端截肢同样应尽量保留残肢长度，由于现代假肢技术，特别是四联杆膝关节的应用，可以无困难地用于任何大腿长度残肢，并取得良好的功能和步态。距离股骨髁关节面5厘米以内的截肢均可以安装膝关节离断假肢。

（5）膝关节离断

膝关节是最理想的截肢部位之一，因为它提供了极好的残肢端负重能力，其负重代偿功能要明显优于大腿假肢。

（6）小腿近端截肢

在保留髌韧带附着的前提下，应在胫骨结节以下进行截肢并安装小腿假肢。由于膝关节的保留，小腿近端截肢功能明显优于膝关节离断假肢。

（7）小腿截肢

小腿截肢部位以中下1/3交界处为佳，一般保留15厘米长的残肢就能够安装较为理想的假肢。

（8）足踝部截肢

足踝部截肢水平相当于踝关节离断，残肢端具有良好的承重能力，行走能力良好，有利于患者的日常生活，其功能明显优于小腿假肢。

（9）足部截肢

足部截肢应尽量保留前足杠杆力臂的长度，这对于步态周期中前足具有足够的后推力是非常重要的。当前足杠杆力臂长度缩短时，会对快步行走、跑和跳跃造成极大障碍。

二、截肢的外科原则

截肢手术同样需要遵守矫形外科手术的基本原则，要认真周密地设计、仔细地组织处理，为切口良好愈合以及获得满意功能的残肢创造条件。截肢手术的外科原则如下。

1. 止血带的应用

除了因血管病变导致缺血的肢体截肢不能应用止血带外，其他截肢手术通常都要应用止血带。止血带的应用可以减少出血，使手术视野清楚，从而便于手术操作。在止血带充气前，先要用橡皮驱血带驱血。然而，在感染肢体截肢时，不能使用这种方法进行驱血，此时应该让肢体先抬高5分钟，然后再将止血带充气。

2. 皮肤处理

不论在哪个水平进行截肢，残端都要有良好的皮肤覆盖，良好的残肢皮肤应具有适当的活动性、伸缩力和正常的感觉。伤口愈合后产生的瘢痕会在假肢接受腔的活塞运动中造成残肢疼痛和皮肤损伤。因此，在进行创伤性截肢时，应根据皮肤存活情况进行处理，不要因追求常规截肢手术时皮肤切口的要求而短缩肢体。在实际操作中，经常采用的是非典型的皮肤切口和皮瓣。

（1）上肢截肢皮肤的处理

对于上肢截肢，应保证残肢的前后侧皮瓣等长。然而，在前臂长残肢或腕关节离断情况下，为了使瘢痕移向背侧，屈侧的皮瓣要长于背侧。

（2）下肢截肢皮肤的处理

对于小腿截肢，传统的前长后短的鱼嘴形皮瓣已不再被普遍采用，目前更多应用的是需要加长的后方皮瓣。这种皮瓣通常带有腓肠肌的内外侧头，实际上是一种肌皮瓣。由于这种皮瓣的血液循环系统比较发达，因此可以为残肢端提供更好的软组织垫。

3. 肌肉处理

现代的肌肉处理方法主要包括肌肉固定术和肌肉成形术。

（1）肌肉固定术（myodesis）

在截骨端远侧方至少3厘米处切断肌肉，形成肌肉瓣。在保持肌肉原有张力情况下，经由骨端部钻孔，将肌肉瓣与骨相邻侧通过骨孔缝合固定，从而为肌肉提供新的附着点，防止肌肉在骨端滑动和继续回缩。然而，当截肢部位的血液循环状况不佳时，肌肉固定是被禁止的。特别是对14岁以下儿童和小腿供血不良的患者，应禁止施行肌肉固定术。

（2）肌肉成形术（myoplastic）

将相对应的肌瓣进行对端缝合，使截骨端被完全覆盖包埋。这种方法可以保持肌肉处于正常的生理功能状态，并形成圆柱状残肢。这样的残肢形状可以满足全面接触、全面承重假肢接受腔的装配要求。

4. 神经处理

为了预防被切断神经伴行的血管出血和神经瘤的形成，目前主张采用以下方法：在切断较大神经干前，先用丝线结扎，或将神经外膜纵行切开，剥离神经束后切断，再将神经外膜结扎闭锁。这样可以使神经纤维被包埋在闭锁的神经外膜管内，避免切断的神经残断向外生长而形成神经瘤。

5. 骨处理

在截肢手术中，一般骨与骨膜应在同一水平进行切断，以避免骨膜剥离过多而导致骨端环形坏死。对于小腿截肢，为获得良好的残端负重能力，增加残端负重面积，同时避免腓骨继发性外展畸形，并增加残肢外侧方的稳定性，截骨端的处理方法应确保胫腓骨等长，用保留的胫腓骨骨膜瓣互相缝合，最好使其骨膜瓣带有薄层骨皮质。这些骨膜瓣在胫腓骨端之间起到架桥作用，促进胫腓骨端融合，这一过程被称为骨成形术。需要强调的是，16岁以下的儿童禁止施行此手术。

6. 引流

在闭合切口前，除了要放松止血带彻底止血外，还应根据截肢部位、创面大小与深度合理地放置引流装置，如橡皮引流条或引流管，以进行持续负压引流等。一般来说，引流装置应该在手术后 48~72 小时拔除，以避免术后血肿的形成。

三、截肢术后并发症及处理

1. 早期并发症及处理

（1）出血和血肿

出血量大时应立即应用止血带，并迅速转移至手术室进行手术探查和彻底止血。对于一般的血肿，可以通过局部穿刺将血液抽出后并进行加压包扎，或根据情况拆除一两针缝线，引流消除血肿后加压包扎。

（2）感染

一旦发生感染，应立即采取措施进行处理，除了全身应用对致病菌敏感的抗生素外，彻底的引流是非常重要的。应进行细菌培养和药敏实验，选择有效的抗生素进行治疗，同时，配合物理治疗，如超声波治疗等。对于长期不愈的慢性感染灶，必要时可以进行手术彻底清创并使用含有抗生素的溶液进行持续冲洗，直到炎症完全得到控制。

（3）皮肤坏死

小面积的皮肤坏死可以通过换药处理，但可能造成伤口愈合延迟，对于较大面积的皮肤坏死，应根据情况进行游离植皮或皮瓣移植处理，甚至可能需要进行更高水平的再截肢手术。

（4）溃疡和窦道

应根据病因治疗溃疡和窦道，可以采取刮除术、中西药物换药治疗等方法。必要时可以进行彻底清创，并缝合皮肤。如果皮肤缺损，可以应用皮瓣移植来关闭伤口。此外，放置引流管进行持续灌洗也是有效的治疗方法。

2. 常见晚期并发症

（1）残肢外形不良

这种并发症通常是由于不适当的手术所致。例如，圆锥状残肢，即骨端过于突出于皮下；小腿截肢后腓骨残留比胫骨长，且腓骨端突出于皮下；腓骨外展畸形等。这些问题都会影响假肢接受腔的适配性。

(2) 皮肤瘢痕和皮肤增生角化

当病变区皮肤受到假肢接受腔壁的压迫和摩擦时，很容易发生破溃，并且不易愈合。较大面积或增生早期的瘢痕，将影响假肢的佩戴。

(3) 残肢端皮肤红肿、增生角化

这种情况通常发生在佩戴假肢时，残肢端没有充分接触到接受腔的最底端，而留有一定的空隙。接受腔内部产生的负压像拔火罐一样，长时间作用造成残肢端皮肤红肿、增生角化，并伴有疼痛，从而影响假肢的佩戴。

(4) 残肢肿胀

这种并发症通常是由于静脉、淋巴回流障碍、深部静脉炎、深部静脉栓塞或炎症等原因所致。

(5) 皮肤及软组织臃肿

这种情况会影响到假肢接受腔的适配性和患者对假肢的控制能力。

(6) 关节挛缩畸形

关节挛缩多发生在特定截肢部位后，如上臂截肢可能导致肩关节内收挛缩，前臂截肢可能引发肘关节屈曲挛缩，大腿截肢可能导致髋关节屈曲、外展、外旋挛缩，小腿截肢可能引发膝关节屈曲挛缩，足部截肢可能导致马蹄内翻等畸形。轻度畸形会影响假肢的对线，而较严重的畸形则可能导致无法佩戴假肢。因此，截肢手术后早期预防关节挛缩是非常关键的，肢体应置于正确的体位，并尽早进行功能锻炼。

(7) 残肢合并损伤

残肢可能合并骨折、骨折不愈合、畸形愈合或关节损伤等并发症，如小腿截肢合并股骨骨折或髋关节、膝关节损伤等。

(8) 残肢痛

残肢痛的原因多种多样，可分为4类：一是神经断端刺激所致，如神经瘤粘连或位于瘢痕内受到牵拉；二是残肢端循环障碍；三是残端肌肉紧张异常；四是残端骨刺等。

(9) 幻肢及幻肢痛

截肢术后，患者仍可能感觉到已截除的肢体存在，这被称为幻肢现象，而发生在该幻肢上的疼痛被称为幻肢痛。幻肢痛的性质常有不同表现，如痒、针刺感、火灼感、冰冷感、蚂蚁爬行感等。幻肢痛严重时，可伴有同侧感觉过敏、出汗异常、植物神经系统功能不稳定等症状，甚至可能在排尿或性交时加重疼痛。

第二节　截肢康复评定

评定工作在截肢康复过程中是非常关键的，贯穿于整个截肢康复流程。截肢康复评定是利用各种仪器、设备、技术和手段以及徒手检查等方法，对患者的全身情况、残肢情况及假肢功能作出系统、全面且准确的评价。这一环节对制订康复目标和计划、开具康复治疗处方具有重要意义，它既是对前一段康复工作的总结，也是制订和修改下一步康复计划和处方的依据。同时，评定还应着重强调对生活自理、学习及劳动有关的综合性功能。对于上肢与下肢截肢患者，有不同的检查指标和评定标准，应分别设计专门的功能评定量表，以便更精准、更全面地反映患者的功能状态。

一、常用的评定手段

常用的截肢康复评定手段包括视触叩听等物理检查、各种临床化验项目、影像学检查（如 X 射线、CT、核磁共振及各种造影技术）、电生理检查（肌电图、诱发电位）、超声诊断、骨密度检测、红外热像检查、等速肌力测试、平衡功能测试（负荷限制平衡仪）和步态分析等。

二、评定的内容

截肢患者在不同时期的评定内容各有侧重点，主要包括截肢前评定、截肢后评定以及 ADL 能力评定。截肢前评定除对患者进行全身健康和体能评定外，还需对截肢肢体及其他肢体的功能进行评定。对截肢后残肢的评定包括假肢适配性、训练效果、功能表现以及假肢质量等方面。ADL 能力评定是另一项重要内容，它采用量化指标对多种 ADL 能力进行评分，这些活动是人们为了独立生活而每天必须反复进行的、最基本的、具有共同性的身体动作，即进行衣、食、住、行、个人卫生等基本动作和技巧。评定内容需要根据上肢截肢或下肢截肢的不同特点制定。例如，上肢截肢的评定内容可能包括个人卫生（如洗脸、刷牙等）、进食动作、更衣动作、排便动作、器具使用、床上运动、移动动作、步行动作以及认识交流动作等。每一项再细分成若干小项,根据患者完成的程度进行打分,满分设为100分。评分标准如下:能独立完成且动作流畅,每项2分;能独立完成但时间较长,每项1.5分;能完成但需辅助,每项1分;不能完成,每项0分。对于下肢截肢患者,除以上内容外,还要有步行能力等。

康复的基本目标就是改善患者的ADL能力,因此,ADL能力评定,不仅是功能评定和康复诊断的重要组成部分,还是确立康复目标,指导康复计划制订和评定康复疗效的重要依据。评定工作往往不是主管患者的医师一人能够完成的,而需要一组人的共同协作。

1. 截肢术前的评定

(1) 全身情况的评定

首先要明确截肢的原因,并针对不同病因的截肢患者作出不同评定。例如,对于外伤性截肢:要排除身体其他部位的合并损伤;要确定患者是否伴有糖尿病、动脉硬化、心脑血管病等慢性疾病,并评估主要脏器的功能状况;需评估患者能否经受麻醉和手术的应激,特别是年老体弱患者,需要更加谨慎地评估;通过生化检验,如血清总蛋白和淋巴细胞计数,了解患者的营养状况和免疫水平。最后,要判断截肢后能否装配假肢,以及能否承受佩戴假肢后的康复功能训练,并评估其利用假肢进行日常活动的能力。

(2) 准备截肢的肢体评定

需根据不同的截肢原因对准备截肢的肢体开展评定工作。例如,对于外伤患者,应根据损伤肢体严重程度评分和一些综合因素来评定是进行截肢还是保肢处理,一般损伤肢体严重程度评分为7~12分属于截肢适应证,而评分为3~6分则可考虑保肢治疗。在决定截肢水平时,则要充分设计手术方案保证截肢残端有良好的皮肤及软组织覆盖。对于血管损伤导致的截肢,要确定患肢的血液循环情况,再据此决定是否实施开放截肢手术。

(3) 心理评定

做好截肢患者的心理康复工作是至关重要的。要向患者充分解释截肢的重要性,强调这是抢救生命的必要措施,同时,要使患者了解截肢的具体水平、手术前后的配合训练事项、术后会出现的并发症以及如何安装和佩戴假肢等。心理工作者要根据不同患者的心理状态，采取个性化的辅导方式，不断增强他们继续生活和工作的勇气和信心。只有做好心理康复工作，才能调动患者的主观积极性，使他们更好地配合治疗。

（4）患者综合情况了解

在准备截肢前，需要全面了解患者家庭和工作情况、经济状况、居住和生活环境以及截肢后是否有安装假肢的需求等。

2. 截肢术后的康复评定

截肢后，肢体的正常解剖结构部分缺失，这导致缺失部分的生理功能也随之丧失。缺失部分越多，生理功能的丧失就越严重，功能障碍也就越明显。

（1）上肢截肢术后的功能障碍

上肢的主要功能是负责完成人的日常生活中的各种活动和劳动，而上肢功能主要通过手部来完成。手具有极高的灵巧性和协调能力，可以从事各种精细的作业，即使是最先进的智能型假手，也不能完全代偿手的功能，即使是一个小指头缺失，也会导致手的功能减弱。例如，对于从事乐器演奏等工作的人来说，他将再也无法灵活地演奏乐器。同样地，拇指的缺失会使手的功能丧失约40%，因为拇指的对掌功能是手部捏、握动作的关键，残留手掌部分则只有推、拉、托、提、压的功能。当前臂截肢时，手部的功能将全部丧失，仅能在肩关节和肘关节的协同作用下进行按压和提物等简单动作。

（2）下肢截肢术后的功能障碍

1）足部截肢术后的功能障碍。单独一个足趾被截肢，通常对站立及步行的影响不大。在正常步态周期中，大脚趾（拇趾）起到稳定作用，拇趾截肢后，虽然对正常步行中的站立和行走影响较小，但对快速行走、跑步及跳跃会产生影响，因为失去了由拇趾提供的正常推力。第二趾截肢后，会伴有拇趾外翻畸形，因为拇趾很容易向第三趾侧倾斜，填充截肢后存留的空隙。其他趾的截肢所造成的干扰相对较少，小趾截肢通常对功能影响不大。全部足趾截肢的患者在慢走时影响可能并不明显，但当需要快速行走、跳跃等利用足部的弹性时，就会表现出明显的障碍。此外，对下蹲及踮脚尖站立也会造成一定影响。足趾截肢患者一般不需要佩戴假肢，只需穿比较合适的鞋即可。

涉及跖骨的截肢将造成残疾，其残疾程度与截肢的水平相关。越靠近跖骨近端部位的截肢，残疾程度也越严重。第一和第五跖骨作为足的支点，其推开力量的丧失将对步态会产生显著影响。这样的截肢患者同样不需要佩戴假肢，但需要穿矫形鞋辅助行走。

经跖骨上端水平的截肢由于失去了前足的支撑和推开力，对行走产生更大影响，走路更加不便。前足的大部分截肢或中足截肢将使足部丧失更多功能，仅保留后足或踝的功能。跗跖关节离断由于足背伸肌肉附着点的丧失，后期可能造成足的马蹄畸形。中跗关节离断则可能造成严重的马蹄内翻畸形。当需要进行两种以上截肢时，通常需要进行肌力再平衡的肌腱移位、跟腱延长或切断手术。

2）踝部截肢后的功能障碍。踝部截肢虽然保留了负重的残端，但全足的丧失，导致肢体短缩、负重面积减少，从而使足的稳定作用减弱，并丧失了足对地面的缓冲机制。此外，踝关节和足趾的跖屈功能丧失，导致后推及蹬踏功能受损，如果不佩戴假肢，将对站立及行走产生极大影响。因此，必须佩戴特制的假肢才能得到功能代偿。

3）小腿截肢后的功能障碍。小腿截肢后的功能障碍相较于踝部截肢的功能障碍更严重，患者必须佩戴小腿假肢才能完成双下肢的站立平衡及行走。

4）大腿截肢后的功能障碍。由于大腿截肢患者丧失了膝关节，这使得佩戴假肢的康复训练变得更为困难，且需要花费更长的时间来适应。大腿假肢的代偿功能要比小腿假肢差很多，行走的安全性和步态也明显变差。此外，大腿截肢患者在行走时的能耗几乎是小腿截肢患者的两倍，这将导致严重残障，并对患者的ADL能力产生极大影响。

3. 佩戴临时假肢前的评定

在佩戴临时假肢之前，需要对患者的全身情况、家庭与社会环境进行全面评定，这包括患者的年龄、性别、截肢日期、截肢原因、截肢部位、截肢水平以及伤口处理情况等。同时，还需要了解患者截肢前是否能正常行走、是否有其他合并症，以及患者的心理素质、精神状态和认知能力等。此外，患者的主动性能力、心理状态、家庭和工作情况、经济状况以及住院和假肢费用的来源等也是需要考虑的因素。评定的目的是判断患者能否装配假肢，确定其能否承受佩戴假肢后的康复功能训练，并评定佩戴假肢后是否可以改善患者的ADL能力，以及患者有无今后终身利用假肢活动的能力。

佩戴临时假肢前对残肢评定的内容主要包括以下几个方面。

（1）残肢外形

理想的残肢外形应以圆柱形为佳，以便与假肢的接受腔具有良好的适配性。

（2）关节活动度

关节活动度对于佩戴假肢后代偿功能的发挥十分重要。例如，肩关节或肘关节活动度受限将直接影响上肢假肢的代偿功能；髋关节或膝关节活动度受限则会对下肢假肢的代偿功能产生不良影响，甚至可能导致不能安装或佩戴假肢。因此，要对关节活动度受限的残肢进行运动训练治疗，并定期测量关节活动度，以观察关节活动度是否有改善，并据此来判断对假肢功能的影响。

（3）残肢畸形

常见的残肢畸形包括上臂截肢后的肩关节内收畸形、前臂截肢后的肘关节屈曲畸形、大腿截肢后的髋关节屈曲外展外旋畸形以及小腿截肢后的膝关节屈曲畸形。此外，关节周围的皮肤瘢痕挛缩，也可能导致残肢畸形。残肢畸形对假肢的佩戴影响很大，当畸形严重时，甚至可能导致假肢无法佩戴。

（4）皮肤和软组织情况

皮肤有大片、容易破溃的瘢痕；瘢痕与肌肉或骨粘连，或瘢痕向深部凹陷；患肢有大面积游离植皮的皮肤；皮肤存在溃疡、窦道、角化等问题；皮肤与皮下软组织过多，造成松弛、皱褶与臃肿等情况，均会影响假肢的正常佩戴。尤其是对皮肤的血液循环状态和神经营养状况的评定更为重要。当残肢皮肤感觉减弱甚至丧失时，由于假肢对皮肤的压迫，很容易出现溃疡，且这些溃疡可能长期不愈合，使得假肢的佩戴变得困难。

（5）残肢长度

残肢长度对假肢的种类选择、控制能力、悬吊能力、稳定性、步态和代偿功能等都有着直接影响。残肢越长，其杠杆力臂也就越长，因此对假肢的控制能力、悬吊能力、稳定性就越好，步态和代偿功能的发挥也就越佳。而短残肢则与之相反。按照残肢的长短，残肢长度一般分为短、中、长3种类型。残肢长度的测量方法如下。

1）上肢截肢残肢的长度，通常以肩峰、肱骨外上髁、尺骨茎突等为标记点，测量这些点到残肢末端的距离。上臂与前臂的残肢长度通常以与健侧长度比的百分值来表示，其计算方式如下：

$$上臂残肢长度 = \frac{残肢长肢(肩峰至残肢末端部)}{健侧上臂长(肩峰至肱骨外上髁)} \times 100\%$$

$$前臂残肢长度 = \frac{残肢长肢(肱骨外上髁至残肢末端)}{健侧前臂长(肱骨外上髁至尺骨茎突)} \times 100\%$$

上肢残肢长度的确定,通常以相当健肢长度的百分比来表示。

上臂残肢长度分类如下。

上臂短残肢:残肢长度<50%。

上臂中残肢:残肢长度为50%~90%。

上臂长残肢:残肢长度>90%。

前臂残肢长度分类如下。

前臂极短残肢:残肢长度<35%。

前臂短残肢:残肢长度为35%~55%。

前臂中残肢:残肢长度为55%~80%。

前臂长残肢:残肢长度>80%。

2)下肢残肢长度的测量方法:大腿残肢长度,从会阴部(相当耻骨联合)到残肢末端的长度,或从坐骨结节到残肢末端的长度;小腿残肢长度,从膝关节间隙或髌韧带的中点到残肢末端的长度。

在国际标准化机构试行草案中,大腿截肢时取坐骨高度为测定位,测定下肢残肢的横径。在此位置测定的残肢长度,若比横径小则称为短残肢,大于横径2倍以上则称为长残肢,介于两者之间的称为中残肢。小腿截肢时取胫骨髁关节面为测定位,测定残肢的横径。分类方法同上。

另外一种下肢残肢长度的确定方法是,在大腿截肢中,残肢长度是按照将股骨长度分为上、中、下各1/3来区分的,在各范围内的截肢分别称为短、中、长残肢。而在小腿截肢中,一般将在小腿1/2以下截肢的称为长残肢,小腿1/4以上截肢的称为短残肢,介于两者之间部位截肢的称为中残肢。

(6)肌力

肌力强弱对假肢的佩戴和功能发挥十分重要。麻痹的残肢佩戴假肢后往往仅起到装饰作用,而无论佩戴上肢假肢还是下肢假肢,都需要具有良好的肌力。

1）对于上臂或前臂截肢的患者，需要检查上臂或前臂残留的屈伸肌力，同时还要检查双侧肩关节周围的肌力，以此判断是否能安装功能性的内源动力假手。因为假手的开闭动作通常是由肩胛部肌肉的收缩活动带动牵引索装置来完成的。如果肩部肌肉无力或麻痹，那么假手的开闭动作就不能完成。此外，对于前臂截肢的患者，残存肌肉的多少直接与肌电信号强弱有关。如果前臂残存的肌肉很少或肌肉力量不足，甚至肌肉麻痹，则不能产生足够的肌电信号，电位差也会很小，这将导致无法安装肌电假手。因此，对肌力的功能评定是判断能否佩戴肌电假手的重要依据。

2）对于下肢截肢的患者，需要检查髋关节周围的肌力，如屈髋肌肉、臀大肌、臀中肌等。对于小腿截肢的患者，除需要有良好的髋部肌力外，还要有强壮的股四头肌和屈膝关节的腘绳肌。只有当这些肌力良好时，下肢假肢才能发挥良好的代偿功能。如果肌力不良，佩戴假肢后会出现异常步态，且代偿功能也会受到影响。

（7）残肢痛

残肢痛的程度各不相同，其引起的原因也多种多样。在进行残肢痛的评定时，一定要认真详细地了解疼痛的程度、疼痛发生的时间、造成或加重疼痛的诱因，进一步确定引起残肢痛的原因，如残肢端骨刺或骨端突出于皮下、残肢端皮肤张力较大、残肢端血液循环不良、神经瘤等。其中，神经瘤是造成残肢痛的最常见原因，这会影响假肢的佩戴，因此应设法妥善解决。

（8）幻肢痛

幻肢痛在截肢患者中比较常见，特别是对于在截肢前就存在严重肢体疼痛的患者，如因肢体恶性肿瘤、血栓闭塞性脉管炎、外伤性神经撕脱粘连等导致的疼痛。截肢后，患者可能仍会感觉到已失去肢体的疼痛，有时甚至疼痛异常剧烈。严重的幻肢痛同样会影响假肢的佩戴。因此，需要确定幻肢痛的原因，并采取相应措施予以妥善的处理。

（9）其他肢体的评定

其他肢体的状况直接影响截肢后的康复过程。例如，当健侧上肢出现麻痹时，不仅会影响对侧上肢假肢的佩戴，还会干扰下肢假肢的功能训练。无论是在平衡杠内进行步行训练，还是使用双拐进行步行训练，都需要正常的上肢功能来辅助完成。同样，当健侧下肢出现功能障碍时，也会严重影响对侧下肢假肢的安装。例如，当一侧小腿截肢，而对侧股骨干骨折未愈合且伴有膝关节功能障碍，这将极大地影响小腿截肢侧假肢佩戴后的功能训练及实际使用效果。

通过上述对截肢患者的全面评定，才能制定出整体的、全过程的康复治疗与训练方案，若患者适合安装假肢，则根据该方案提出临时假肢及其他技术性辅助用具的具体需要，并开具临时假肢处方。

临时假肢处方中，应详细列出假肢的品种、部件、主要制作材料等具体要求。处方的书写应由康复协作组讨论后由医师负责完成。若因条件所限，康复医师单独开具处方并转交假肢技师后，假肢技师如有执行困难应及时提出修改意见，并征得医师同意后，方可修改处方并执行。

假如残肢因某些并发症或其他原因暂时不能安装，需要进一步康复处理，则应由主管医师开具具体的康复处方，如理学疗法（包括水疗、电疗、蜡疗等）、运动疗法等，甚至可能需要进一步的矫形手术处理。

4. 佩戴临时假肢后的评定

假肢一般分为临时假肢与正式假肢两大类，其中临时假肢又分成普通临时假肢和手术后即装临时假肢。通常情况下，截肢手术后，待切口拆线且愈合良好时，大约术后3周即可安装佩戴临时假肢。所谓手术后即装临时假肢，是一种更加积极有效的康复手段，它能在截肢手术后立即于手术台上安装。这种临时假肢有利于残肢尽早定型，使患者能够早期离床进行功能训练，对于减少幻肢痛具有积极作用，同时也能对患者心理产生积极影响。

临时假肢评定主要包括接受腔的适合度、假肢悬吊能力、假肢对线情况（包括工作台对线、静态对线以及动态对线）、步态分析、上肢假肢背带与控制索系统、假手功能等。此外，还要对佩戴假肢后的残肢状况进行评定。

5. 佩戴正式假肢后的评定

当残肢基本稳定并定型良好，且患者已经过佩戴临时假肢的功能训练，基本掌握了假肢的使用功能后，一般在佩戴临时假肢2~3个月的时间，即可考虑改换正式假肢。正式假肢采用耐久性强的材料制作接受腔，其支持部和外装饰材料也选择可长期使用的材料，因此也被称为永久假肢。为使截肢患者在日常生活动作中能与健康者一样自如地活动，对其假肢的评定应考虑假肢佩戴感觉、机能、步态、外观以及耐久性等因素。这些评定内容需要通过精确的适配和对线来确定，除包含临时假肢的评定内容外，还应强调的评定内容如下。

（1）上肢假肢评定

上肢假肢评定内容主要包括：假肢长度是否与健侧肢体长度相匹配；接受腔的适合度；肘关节的屈伸活动范围；前臂的旋转活动范围；肘关节完全屈曲时所需的肩关节屈曲角度；肘关节屈曲所需的力度；控制系统的效率需达到 50% 以上；肘关节屈曲 90°时假手的动作表现；假手在身体各部位进行开闭动作的能力；肘关节组件的不随意动作检查，即步行及外展 60°位时，肘关节不应锁定；假肢对旋转力和拉伸力的稳定性。

（2）上肢假肢 ADL 能力的评定

上肢假肢 ADL 能力的评定是检验上肢假肢代偿功能的重要方法，对于一侧装有假手的患者，主要观察其辅助正常手动作的功能。例如，用假手持牙刷，正常手拿牙膏，将牙膏挤出放在牙刷上，再用正常手持牙刷完成刷牙动作；用假手持电话，正常手拨电话号码，再用健康手持电话放在耳朵上，完成拨打电话动作；用健手持笔，假手压住纸张，完成写字动作等。

（3）下肢假肢功能的评定

1）假肢制作的评定。检查下肢假肢是否严格按照假肢处方进行制作；评估接受腔上缘及内壁的加工质量；重量是否控制在最小限度；与健肢侧相比，假肢长度是否合适；评估假肢的对线情况；检查膝关节及踝关节的动作是否流畅，是否有异常声音等。

2）站立位的评定。对于大腿假肢，检查残肢是否完全、舒适地纳入接受腔内，确保坐骨结节处于规定位置；观察假肢接受腔底部是否与残肢端完全接触；检查假肢侧肢体长度，确保假肢底部水平放置，即足底的内外侧均完全与地面接触；评估膝关节在前后方向及内外侧方向的稳定性，确保患者站立时无身体向前或向后倾倒的感觉。

3）坐位的评定。在坐位时，检查接受腔是否有脱出现象；当膝关节屈曲 90°时，测量假肢侧膝部比健侧高出的最小量；检查接受腔前上缘有无对残肢的压迫感；评估接受腔坐骨承载部位对大腿后肌群的压迫程度；检查坐在椅子上时，小腿部分是否垂直等。

4）步态的评定。分析下肢假肢步态时，需从截肢患者前后和左右进行观察，常见的方法是寻找步行过程中出现的异常步态，大腿假肢的步态分析相对小腿假肢更为复杂，常见的异常步态包括假肢膝关节不稳定、假脚拍地、脚踵扭转、腰椎过度前凸、外展步态导致的躯干侧倾、外甩或内甩步态、提踵异常、划弧步态、踮脚步态、步幅不均、膝撞击以及摆臂异常等。对下肢假肢步态的评定，除通过肉眼进行观察外，在有条件时，应使用步态分析仪进行更客观、精准的数据和图形分析。

5）行走能力的评定。一般以行走距离、上下阶梯的能力以及过障碍物能力等指标来评定行走能力。截肢部位和截肢水平不同，行走能力各异。排除其他因素外，踝部截肢和小腿截肢佩戴假肢患者的行走能力通常接近正常人，但跑和跳的能力会受到较大限制；膝关节离断假肢患者一般可以步行5公里以上；大腿长残肢佩戴假肢患者也可以行走3~5公里；大腿中残肢佩戴假肢患者则可能行走1~3公里。一般来说，截肢水平越高，行走能力越受限。对于一侧小腿截肢而另一侧大腿截肢患者，其行走能力更差；对于双侧大腿截肢患者，行走能力最差，通常只能进行室内或室外的近距离走动，尤其是双大腿短残肢患者一般需要手杖辅助行走。

（4）假肢质量的评定

假肢及其他技术性辅助用具的终检应在医学治疗、技术性辅助用具服务以及康复训练工作完成后进行。假肢制作部门要对假肢质量负责，提供满意且及时的服务，未通过终检批准的产品不允许正式交付给截肢患者使用。对假肢部件及整体质量进行评定时，应关注假肢的外装饰材料、形状、色泽等，尤其是假手，其大小、颜色、外形甚至指甲、皮纹等细节都要尽量接近真手，以确保患者能够获得外形满意、质量可靠、代偿功能良好的假肢。

在以上4个方面内容的评定中，都应包含ADL能力的评定。通过使用量化指标对多种ADL的完成情况进行评分，可以反映佩戴假肢后的代偿功能水平。

三、评定时间

一般对住院康复患者的评定工作至少要进行3次或3个阶段。

1. 初期评定

初期评定是在佩戴临时假肢前进行的，这是制订康复计划和开始康复治疗前的重要步骤，评定的目的在于了解患者的致残原因、截肢部位和水平、全身及其他肢体的功能状况、残肢条件、是否适合安装假肢以及适合安装何种类型的假肢。此外，还需要评估患者的康复潜力，并初步估计康复的预后情况。这些信息是制订康复目标、计划和开出康复处方的依据。

2. 中期评定

中期评定是在佩戴临时假肢后进行的，目的是发现佩戴临时假肢后存在的问题，并根据具体情况制定进一步的康复措施，如假肢的调整、残肢的处理以及功能恢复的进展情况等。中期评定为调整康复训练计划和实施策略提供了依据。

3. 终期评定

终期评定是在佩戴正式假肢后，患者出院前进行的评定。这一阶段的评定主要关注假肢代偿功能、假肢质量以及是否达到了预期的康复目标。通过终期评定，可以确定患者的康复效果、当前状态，并为患者出院后在社区及家庭进一步的康复治疗提供意见。

四、评定方式

1. 参加评定人员

一般必须参加的评定者主要包括主管患者的医师、负责为患者制作假肢的技师、负责指导训练的运动疗法指导师以及相关人员。如果患者进行了负荷限制平衡和步态分析等测定，则这项测试的负责人也应临时参加评定工作。当涉及非理想残肢需要手术矫治时，应邀请有经验的临床骨科医师参加，以制定出手术方案。

2. 评定的组织形式

应根据截肢患者的数量多少，采取不同的评定组织形式。如果设有专门从事截肢康复专业的康复机构，则应每周或隔周定期进行截肢评定。在没有专门从事截肢康复专业的康复机构中，可以根据截肢患者的具体情况来决定评定频率，应由主管患者的医师来负责组织和召集有关人员参加评定。

3. 评定方法

要提供患者的完整病历和全部有关检查的必要资料，由主管患者的医师向参加评定人员介绍患者的情况，包括康复处理情况、目前存在问题等。然后，由对患者进行康复的有关人员，如运动疗法指导师和假肢技师等，介绍近段时间患者的康复情况和存在的问题。接着，对患者进行检查，检查内容包括残肢状况、假肢适配情况、步态分析、假手功能等。最后，根据患者存在的问题进行讨论，并开出进一步康复治疗的处方。

第三节　截肢康复治疗

一、硬绷带包扎的应用

硬绷带包扎是截肢手术后常用的一种包扎方法，它使用石膏绷带作为主要材料，缠绕在已用敷料包扎好的残肢上。一般采用U形石膏固定。这种方法可以有效地预防血肿形成，减少肿胀，促进静脉回流，固定肢体。对于施以肌肉固定和肌肉成形术的患者，硬绷带包扎有利于肌肉组织愈合，使残肢尽早定型，为尽早安装正式假肢创造条件。可在手术后48小时或72小时暂时去除石膏固定，打开敷料，拔除引流管，换药后重新包扎并再次应用U形石膏夹板固定。硬绷带包扎的应用时间与截肢手术的方法有关：在没有应用残端肌肉固定和肌肉成形术的残肢上，一般应用硬绷带包扎2周左右直至伤口拆线；在应用残端肌肉固定和肌肉成形术的残肢上，一般应用硬绷带包扎3周，以确保肌肉达到愈合。

二、手术后即装临时假肢的应用

临时假肢的安装是在手术台上完成的，这种方法称为手术后即安装临时假肢。目前，这种方法在发达国家已得到广泛应用，尤其适用于小腿截肢的患者。由于临时假肢接受腔对残肢的压迫，可以限制残肢肿胀，加速残肢定型，减少幻肢痛的发生。同时，可使患者术后尽早离床活动以减少卧床并发症的发生，对其心理也能起到鼓舞的作用。

三、截肢后的运动训练

截肢后的运动训练主要包括两个方面：一方面是对全身健康状况的提升训练；另一方面是对残肢本身的适应性训练。就全身健康情况而言，这里并非指全身各系统的疾病治疗，而是指提升身体健康水平，尤其是对于佩戴下肢假肢的患者，在行走时会比正常人消耗更多的能量,且截肢的水平越高耗能越大。因此,要求截肢患者全面提高身体素质,尤其是对年老体弱者更为重要。

1. 训练目标与训练计划的制订

根据截肢术后不同阶段的功能评定结果,为截肢患者制订截肢后佩戴假肢前、佩戴临时假肢后和佩戴正式假肢后3个不同阶段的训练目标与计划。

2. 使用假肢前的训练

(1) 身体方面的训练目标

1) 改善残肢关节活动度(消除挛缩现象),并增强相关肌力。

2) 增强残肢皮肤强度,特别是负重部分的皮肤。

3) 消除或减轻残肢的肿胀。

4) 增强健侧上肢、下肢和躯干肌力。

5) 提高平衡感和协调性。

6) 提升患者整体身体素质。

(2) 精神上的准备

1) 帮助患者建立使用假肢的信心和意识。

2) 让患者了解护理残肢的必要性和方法。

3) 向患者介绍假肢的构造和机能。

4) 明确训练程序、训练内容和训练目的。

(3) 增加全身体能的运动训练

下肢截肢患者佩戴假肢行走时要比正常人消耗更多的能量,截肢水平越高,耗能越大,双侧下肢截肢比单侧下肢截肢耗能更大。以同样的速度在平地行走,一般小腿截肢患者要比正常人多耗能10%~40%,而大腿截肢患者要多耗能65%~100%,双侧大腿截肢患者平均比正常人多耗能110%。这就要求下肢截肢患者尤其是截肢水平较高或双下肢截肢以及年老体弱、多病、体质较差的患者,更加注重体能训练。他们可以进行各种适合的运动训练,如轮椅篮球、坐地排球、引体向上、上肢拉力训练、水中运动以及利用残肢端在垫子上进行的站立负重训练等。同时,要加强躯干肌和未截肢肢体的强化训练。例如,增强背肌和腹肌的训练,可在俯卧位和仰卧位进行。训练单腿站立,这样既加强了肌力又训练了平衡。

(4）残肢训练

1）残肢端训练。为了强化残肢端皮肤，增加其耐压和耐摩擦强度，可以采用按摩、拍打和敲击等方法。这些方法有助于加速残肢端对假肢接受腔的适应能力，提高其耐压和耐摩擦强度。此外，进行残端承重训练也是非常重要的，训练时可以根据残肢长度，利用其他辅助用具如椅子等，从部分负重过渡到完全负重。

2）关节活动范围训练。对于不同部位的截肢，关节活动范围训练的重点也有所不同：上臂截肢后，要早期进行肩关节活动训练；前臂截肢后，应加强肩关节、肘关节活动训练；大腿截肢后，早期应强调髋关节的内收和后伸运动训练；小腿截肢时，膝关节的屈伸运动训练尤为重要，尤其是伸直运动训练。在进行关节活动训练时，要以主动功能训练为主，对不能进行主动活动的关节，或是已出现关节挛缩的情况，被动运动训练同样重要。

3）增强肌力的训练。对上肢假肢使用者，应进行假手的开闭动作、ADL能力、协调性与灵活性等与残肢及健侧肢体有关的肌力训练。特别是前臂截肢并配备肌电假手的患者，需要在专业人员指导下进行特殊训练。在下肢截肢的情况下，残肢的肌力与假肢的悬吊能力、控制能力、步态及行走能力密切相关。因此，要在专业人员的指导下进行合理的肌力训练，利用各种器械进行抗阻力的肌力训练。具体而言，上臂截肢患者主要训练双肩关节周围肌力，可以进行抗阻力的外展、前屈、后伸、抬高肩胛的活动；前臂截肢患者应进行抗阻力的肘关节屈伸活动，以增加肘关节屈伸肌力。同时，要训练前臂截肢后残留的肌肉，其方法是进行幻手的用力握拳和伸直手指的活动，尽管手已被截除。大腿截肢患者应主要训练髋关节的屈、伸、外展和内收肌肉，可以进行抗阻力的外展、前屈、后伸活动。小腿截肢患者应主要训练股四头肌，可以进行抗阻力的膝关节伸直活动。同时，要训练小腿残留的肌肉，其方法是进行幻足的屈伸活动训练，以避免残肢肌肉萎缩。

(5）使用助行器的训练

单侧下肢截肢患者为了尽早离床下地并借助拐杖行走，必须学会正确使用双拐。因此，应对截肢患者进行使用拐杖的指导，包括腋拐和肘拐的使用方法。由于使用拐杖行走身体容易前屈，因此应特别注意纠正患者的身体姿势。此外，截肢患者为保持平衡，其残肢多呈屈曲位，应注意纠正。

（6）站立与步行训练

单腿站立训练既加强了肌力又训练了平衡能力。训练时，可让截肢患者在平衡双杠内面对镜子站立，保持骨盆水平，由双手扶杠逐渐过渡到单手扶杠直至双手离杠，以延长单腿站立的时间。最终，可以让患者练习单腿跳。此外，利用双拐进行步行训练，不仅有助于训练双拐的使用技巧，还能增强健侧下肢的肌肉力量，同时对截肢后尽早离床活动和提升全身体力也是非常有益的。

3. 佩戴假肢后的训练

（1）佩戴临时假肢的训练

1）训练目标：①掌握穿脱假肢的正确方法；②站立位平衡，假肢侧站立时间至少达到 3~5 秒；③能够不使用辅助具行走；④能够上下阶梯、跨门槛、左右转弯；⑤具有一定的行走能力。

2）训练计划：①穿脱假肢方法的训练；②站立位平衡训练；③平衡杠内的步行训练；④应用动作训练。

3）具体训练内容。

①佩戴临时假肢方法的训练：由专业人员指导佩戴方法，大腿假肢和小腿临时假肢的佩戴方法相对简单，而上臂假肢和肩关节离断假肢的佩戴方法则比较复杂，需要反复指导，确保患者家属能掌握正确的穿脱方法。

②站立位平衡训练：通常在平衡双杠内进行，首先训练双下肢站立位平衡，然后逐渐过渡到单侧肢体站立位平衡，只有当假肢侧单腿站立平衡良好时，再进行后续迈步训练。

③迈步训练：在平衡双杠内开始，双足间隔保持 10 厘米左右，训练内容包括假肢的迈步训练、健肢的迈步训练、步行训练（完成迈步训练后在平衡双杠内进行交替迈步训练）。应强调的是，一旦佩戴临时假肢，应尽量避免乘坐轮椅，并确保每天进行 5~6 小时的各种训练。

（2）佩戴正式假肢的训练

1）训练目标：①尽量减少行走的异常步态；②能够在跌倒后自己站起来，并对突发的意外做出迅速反应；③进一步提高行走的稳定性和耐力；④使假手能满足 ADL 能力自理的需求。

2）训练计划：①在砂石、泥土、不平路面进行行走训练；②进行跨过障碍和跌倒后自我站立训练；③矫正各种异常步态；④进行假手拿起较小物体，提高灵活性和协调性的训练。

3）佩戴正式假肢的条件。

①残肢条件：残肢成熟定型是佩戴正式假肢的最基本条件。这通常意味着经过临时假肢的应用和弹力绷带的缠绕，残肢已无肿胀，皮下脂肪减少，残肢肌肉稳定不再继续萎缩；连续应用临时假肢两周以上，残肢无明显变化，且接受腔适配良好，无须再修改接受腔。

②训练情况：佩戴临时假肢后的各种康复训练已达到基本目的和要求，即当佩戴正式假肢后能够立即有效应用假肢。

③上肢假肢的训练：上肢假肢的使用训练相较于下肢假肢的训练更为复杂和困难。正确指导和训练以及选择最适合截肢情况的假肢是非常必要的。对于使用上臂假肢的患者，要增加肩关节、肘关节的动作训练，并训练其进行吃饭、化妆、更衣等日常生活动作。对于单侧上肢截肢患者，首先要进行利手交换的训练，使原本不是利手的健肢变成功能性更强的利手，而假手则主要起到辅助作用。对双侧上肢截肢并佩戴假肢的患者，假肢的功能训练更加困难和复杂，训练标准也相对更高。通常还需要为截肢患者选用各种工具型手部装置，并进行实际操作训练。

④下肢假肢的训练：在训练初期，应强调站立平衡的重要性，因为没有稳定的站立平衡就无法顺利进行行走。让截肢患者面对镜子观察自己用假肢行走的步态，以便对各种异常步态予以纠正。此外，还要在石子路、砂土地等不平整路面上进行行走训练，同时，要进行上下阶梯、迈过门槛、跨过窄沟及障碍物的训练，以提高灵活性等。

四、佩戴假肢后的注意事项

1. 保持适当的体重

现代假肢的接受腔形状和容量设计十分精确，因此体重的增减超过 3 千克就可能导致接受腔过紧或过松，从而影响假肢的使用效果。对于下肢截肢患者来说，保持适当的体重更为重要。

2. 防止残肢肌肉萎缩

为了防止残肢肌肉萎缩，进行残肢肌肉训练是非常重要的，这有利于维持假肢接受腔的适配性。例如，小腿截肢患者需要训练小腿残肢的肌肉，而大腿截肢患者则需要训练残留的股四头肌和腘绳肌，以防止大腿残肢的肌肉萎缩。

3. 防止残肢肿胀及脂肪沉积

当夜间或因某些原因不能佩戴假肢时，要坚持使用弹力绷带包扎残肢，以防止残肢肿胀及脂肪沉积。

4. 保持残肢皮肤和假肢接受腔的清洁

为了防止残肢皮肤发生红肿、肥厚、角化、毛囊炎、疖肿、溃疡、过敏、皮炎等问题，残肢袜套要经常清洗，接受腔也要定期清理干净。

5. 避免长时间乘坐轮椅

在佩戴假肢的早期阶段，应避免长时间乘坐轮椅，否则可能导致髋关节屈曲外展畸形。

第四节 截肢康复护理

在截肢后的康复过程中，护理工作是一个至关重要的环节，良好的护理不仅可以有效预防和减少潜在的并发症，还能缩短康复时间，使假肢发挥最佳代偿功能。截肢手术后，对全身情况的处理同样重要，旨在改善和提高患者整体健康状况，预防手术并发症，促使伤口愈合，降低感染发生率，从而使患者的精神和体能都能得到很好康复。为此，应鼓励患者尽早下床活动，为尽早佩戴临时假肢和后续功能训练提供最有力保障。

一、康复护理评估

1. 一般情况评估

该项评估的内容包括患者的性别、年龄、文化程度、婚姻状况、职业背景、生命体征、心理状况、疾病史、对疾病的认识程度、家庭经济状况、家属对患者的期望值以及患者自我功能锻炼的掌握程度等。

2. 专科护理评估

该项评估侧重于截肢的具体情况，包括截肢水平、残肢外形、关节活动度、皮肤状况、残肢长度、肌力情况、是否存在残肢痛或幻肢痛、其他肢体的功能状况等。此外，还需评估假肢接受腔的适合程度、假肢悬吊能力、假肢对线是否准确，以及佩戴假肢后残肢的适应情况。同时，对患者的步态、站立位、坐位及行走能力进行全面评估，并检查假肢部件的质量等。

二、康复护理目标

（1）指导患者全面了解截肢的相关知识，以及佩戴假肢须具备的条件。

（2）指导患者进行残端皮肤护理，防止残端感染。同时，指导患者对假肢进行日常维护和保养。

（3）指导患者掌握残肢定型方法以及截肢部位的良肢位摆放方法。

（4）改善患者的残肢痛和幻肢痛症状。

（5）预防废用性肌萎缩。

（6）帮助患者发挥残存肢体的最佳代偿功能，通过健侧代偿、利手交换训练以及假肢和其他辅助器具的使用，最大限度地提高患者的 ADL 能力。

三、康复护理的内容

1. 观察要点

（1）心血管功能

如前所述，使用假肢行走的患者相较于正常人会消耗更多能量。因此，对有心脏疾病患者，在安装假肢时更应慎重。此外，对于闭塞性脉管炎截肢患者，如果其对侧肢体也存在间歇性跛行，使用假肢将会进一步增加对侧肢体供血不足状况。

（2）中枢神经系统

若患者存在脑部器质性病变，可能导致其认知、学习、记忆和运动能力障碍，将影响患者使用假肢的能力。

（3）视觉

在学习使用假肢行走过程中，视觉反馈对于补偿截除肢体的感觉至关重要。如果患者的视觉障碍已达到无法看清自己脚的位置的程度，则使用假肢的难度大大增加。

（4）肌力和关节活动范围

对于膝上截肢患者，其髋关节必须具有健全的主动后伸及外展功能；而对于膝下截肢患者，其膝关节伸直功能必须正常。

2. 硬绷带包扎技术

详见本章第三节相关内容。

3. 保持合理的残肢体位

详见本章第三节相关内容。

4. 残肢的护理

（1）保持残肢清洁

每天晚上睡前应仔细清洗并擦干残肢（不建议早晨进行此操作）。同时，要定期检查残肢末端有无伤痕或由于血液循环障碍引起的皮肤颜色异常。残肢袜套至少每天更换一次，若出汗较多，则需要频繁更换。

（2）注意接受腔的适配性

对于小腿接受腔的髌韧带承重部位，应特别关注皮肤颜色变化和有无疼痛感觉。一旦发现明显疼痛并伴有皮肤异常发红，应立即检查并修理接受腔，以避免该部位皮肤损伤。若大腿吸着式接受腔下端留有间隙，往往会造成残肢末端皮肤变硬、发黑。因此，应确保残肢全面接触接受腔，以改善皮肤状况。

（3）预防残肢的粘连性瘢痕

当残肢末端肌肉及皮下脂肪包裹薄弱时，皮肤可能紧贴骨，而这部分皮肤通常是残端缝合后的瘢痕组织，移动性较差，极易擦伤且很难愈合。因此，应特别注意接受腔的适配性和软衬套材料的选择，防止损伤的发生。

（4）残肢受伤时暂停使用假肢

在经常使用下肢假肢并承重的情况下，残肢的伤口将很难愈合，会逐渐扩大并感染，导致长时间无法佩戴假肢。因此，在残肢受伤时应立即停止使用假肢。

（5）选择合适的残肢套材质及厚度

残肢套最好采用棉制针织品，因为化纤针织品可能引发皮肤炎症。与残肢接触的残肢套针织网眼应细小且有一定的光滑度。在细薄的残肢套上再套上一层厚的残肢套可提供额外保护。对于小腿残肢套，可以利用底部加厚的棉毛运动袜，将袜子翻过来穿，使袜底加厚部位恰好垫在小腿残肢承重部位，以提供较好的缓冲效果。

（6）注意鞋后跟高度与假肢对线的匹配

下肢假肢的对线与截肢患者穿用的鞋后跟高度有直接关系。若所穿鞋后跟与制作假肢时设计不同，将导致假肢对线不合适。因此，在制作假肢时，务必问清楚患者经常穿用鞋的后跟高度，并提醒患者不要随意更换不同高度的鞋。

（7）保持残肢与接受腔的精确吻合

使用现代下肢假肢时，要保持体重恒定（增减一般不超过3千克为宜），以保证残肢与接受腔的精确吻合。若因特殊原因较长时间不佩戴假肢时，应经常用弹性带包扎残肢，以保持残肢体积的稳定。

5. 功能训练指导

详见本章第三节相关内容。

6. 心理护理

（1）多渠道收集信息

通过与患者交谈，深入了解患者病前的社会角色、家庭背景、个性特征以及目前对疾病的认识和截肢后的内心感受。鼓励患者倾诉其内心的苦闷，并给予安慰和心理疏导，帮助他们消除各种顾虑，以最佳的心态接受治疗。

（2）建立良好的护患关系

医护人员应以亲切热情的态度关心体贴患者，做好患者的思想工作。同时，用丰富的专业知识与患者进行交流，详细介绍康复治疗计划和自我护理方法，以取得患者的信任和配合。

（3）实施支持性心理护理

医护人员应以热情关怀的态度来化解患者心中的恐惧、自卑和逃避心理，可以向患者展示一些安装假肢后成功进行训练或工作的图片和案例，让患者看到康复希望。

（4）关注抑郁、悲观、绝望患者

对于表现出抑郁、悲观、绝望的患者，应特别给予心理疏导，从各个方面关心和体贴他们，给予同情和理解。同时，积极争取患者家属的合作，劝慰家属理解患者，尽量满足患者的合理需要，使患者感到亲情和温暖，从而树立战胜疾病的信心。

心理护理的目的在于帮助患者认识自我价值，面对现实并采取承认态度，鼓励他们积极投入恢复自身功能的训练中。

四、出院后健康指导

1. 保持适当的体重

如前所述，保持适当的体重至关重要。

2. 防止残肢肌肉萎缩

为了防止残肢肌肉萎缩，患者应进行残肢肌肉训练，如小腿截肢患者要进行幻足训练。

3. 预防残肢肿胀或脂肪沉积

为了预防残肢肿胀或脂肪沉积，建议在脱掉假肢后应立即使用弹力绷带包扎，这有助于促进血液循环，减少肿胀和脂肪沉积的风险。

4. 保持清洁

保持残肢皮肤和假肢接受腔的清洁是防止残肢皮肤问题的关键。要经常清洗残肢袜套，并确保接受腔定期清理干净，以防止残肢皮肤发生红肿、肥厚、角化、毛囊炎、溃疡、过敏、皮炎等并发症。

5. 注意安全与随访

患者应注意安全，避免跌倒及其他意外情况发生。同时，应密切观察残肢情况，防止残肢并发症发生。此外，还应定期门诊随访，以便医师及时了解患者的康复进展情况并提供必要的指导。

第十三章 职业病的康复

第一节 职业病概述

一、职业病的概念

1. 职业病及其种类

当职业病危害因素作用于人体的强度与时间超过一定限度时，人体无法代偿由此产生的功能性或器质性病理改变，从而出现相应的临床症状，影响劳动能力。这类疾病统称职业病（occupational diseases）。

广义的职业病泛指所有由职业有害因素导致的特定疾病。由于职业病涉及工伤保险待遇或经济补偿等问题，各国政府通常会根据本国的经济和科技发展水平，通过法律法规和规章的形式对职业病的范围作出明确规定，这些被明确规定的职业病称为法定职业病。不同国家所规定的职业病名单不尽相同，仅在本国范围内具有立法意义。

对法定职业病，国家可根据具体情况进行增减和调整。我国卫生部早在1957年就首次发布了《关于试行〈职业病范围和职业病患者处理办法的规定〉的通知》，将危害职工健康较为明显的14种职业病列为国家法定的职业病。1987年，该规定经过修订并由卫生部、劳动部、财政部和全国总工会联合发布，修订后的职业病名单中共包含了9大类99种职业病。2002年，卫生部、劳动和社会保障部联合发布《关于印发〈职业病目录〉的通知》，将职业病名单确定为10大类115种。2013年，国家卫生计生委、安全监管总局、人力资源社会保障部和全国总工会联合印发《职业病分类和目录》，将职业病种类增加到10大类132种，具体包括：职业性尘肺病及其他呼吸系统疾病19种、职业性皮肤病9种、职业性眼病3种、职业性耳鼻喉口腔疾病4种、职业性化学中毒 60 种、物理因素所致职业病 7 种、职业性放射性疾病 11 种、职业性传染病 5 种、职业性肿瘤 11 种，以及其他职业病 3 种。2024 年，国家卫生健康委、人力资源社会保障部、国家疾控局、全国总工会联合组织对职业病的分类和目录进行了调整。调整后的《职业病分类和目录》由原来的 10 大类 132 种增加到 12 大类 135 种，新增了职业性肌肉骨骼疾病和职业性精神和行为障碍两个类别。调整后的《职业病分类和目录》，自 2025 年 8 月 1 日起实施。根据《中华人民共和国职业病防治法》有关规定，《职业病分类和目录》中确定的职业病不仅具有医学意义，还具有重要的立法意义。

2. 职业病的特点

职业病具有以下 5 个显著特点。

（1）病因明确

职业病的直接病因是职业病危害因素，如粉尘可引起尘肺病、噪声可导致噪声聋等。只要职业病危害因素得到有效消除或控制，就能预防或减少职业病的发生。

（2）病因可检测

职业病病因主要是粉尘、化学因素、物理因素、放射性因素、生物因素和其他因素，这些因素的接触剂量可以检测和评估，并通常存在明确的剂量-反应关系。

（3）群体性发病

在接触同样病因的职业人群中，职业病的发病往往呈现出一定的群体性，很少只出现个别病例。

（4）预后较好

如果职业病能早期发现，并得到及时且合理的治疗，其预后通常较好。

（5）发现越晚，疗效越差

大多数职业病目前尚未发现特效疗法，如尘肺病、噪声聋等，因此职业病被发现得越晚，其疗效往往越差。

二、职业病危害因素

在生产过程、劳动管理和工作环境中产生和存在的，对职业人群健康、安全构成威胁，并可能影响劳动能力的各种因素，被称为职业病危害因素（occupational hazards），也称为生产性有害因素。这些因素是导致职业性损害的致病原因，其对健康的影响主要取决于它的性质和接触剂量。按其来源，职业病危害因素可分为三大类。

1. 生产过程中的有害因素

生产过程是指从原材料加工到成品产出的全部工艺过程。在此过程中，会产生多种有害因素，这些因素根据2015年国家卫生和计划生育委员会公布的《职业病危害因素分类目录》可分为以下6类。

（1）粉尘

粉尘包括矽尘（游离SiO_2含量$\geq 10\%$）、煤尘、石墨粉尘等共52种。

（2）化学因素

化学因素如铅及其化合物（不包括四乙基铅）、汞及其化合物、镉及其化合物等共375种。

（3）物理因素

物理因素包括噪声、高温、低气压、高气压等共15种。

（4）放射性因素

放射性因素包括密封放射源产生的电离辐射非密封放射性物质、X射线装置（含CT机）产生的电离辐射等共8种。

（5）生物因素

生物因素包括森林脑炎病毒、布鲁氏菌、炭疽芽孢杆菌等共6种。

（6）其他因素

其他因素包括金属烟、井下不良作业条件、刮研作业共3种。

2. 劳动管理中的有害因素

劳动管理是指生产过程中的劳动组织、劳动保护。其中的有害因素主要包括以下内容。

（1）不合理的劳动组织和制度

这类有害因素包括劳动时间过长、作息制度不合理等，易导致过度疲劳，长时间简单重复用力作业。例如，长时间腕部重复作业或用力作业的制造工人，会导致职业性肌肉骨骼疾病"腕管综合征"。

（2）生产作业中不重视劳动保护

这类有害因素如高温作业不注意防暑降温，极易发生中暑；低温作业不注意防寒保暖，极易发生冻伤。

3. 生产环境中的有害因素

生产环境是指劳动者进行生产劳动时所处的外界环境。其中的有害因素主要包括以下内容。

（1）厂房建筑或布置不合理

例如，将有毒工种与无毒工种安排在一个车间，可能导致无毒工种的劳动者受到有毒物质的损害。

（2）生产场所设计不符合卫生要求

例如，厂房狭小、阴暗潮湿、操作场所过于拥挤等，都可能影响劳动者的身心健康和工作效率。

（3）缺少必要的卫生技术设施

例如，缺少通风照明设备，污水净化设备，防尘、防毒、防暑降温和防噪声设施等，都可能造成生产环境受到污染。

（4）缺少安全防护设备或个体防护装备

安全防护设备和个体防护装备的缺失可能使劳动者在生产过程中暴露于有害因素中，从而增加患病风险。威胁我国职业人群健康的职业病危害因素主要以粉尘（如矽尘、煤尘等）、化学因素（如铅、苯及其他有机溶剂等）和某些物理因素（如噪声、放射性物质等）为主，相关生产经营单位须依法按标准为从业人员配备个体防护装备。

三、职业病发病情况

我国的职业病发病情况呈现以下特点。

1. 尘肺病发病形势依然严峻

（1）尘肺病病例占比最高

尘肺病依然是我国最严重的职业病，尘肺病新发病例数占职业病报告总例数的比例高。

(2)接尘工龄短,发病年龄轻

根据新发尘肺病病例的特点分析,这些病例往往具有接尘年龄小、发病年龄轻、接尘工龄短且病情重的特点。部分病例的接尘工龄甚至只有几个月,且很多病例初诊时已是Ⅱ期尘肺。

2. 职业中毒呈现行业集中趋势

常见的能引起急性职业中毒的化学因素主要包括刺激性气体和窒息性气体,如一氧化碳和硫化氢等。一氧化碳中毒主要分布在冶金、煤炭开采等行业,而硫化氢中毒主要分布在化工、煤炭开采和机械制造等行业。慢性职业中毒主要分布在轻工制造、机械制造、化工和冶金等行业,其中以铅及其化合物中毒和苯中毒较为常见。

3. 中小企业职业病发病率高

在我国,中小企业占企业总数的90%以上,吸纳了大量劳动力特别是农村劳动力。但中小企业的作业环境往往面临着严重污染问题,有关数据显示,超过半数的职业病病例分布在中小企业之中。

第二节 职业病的预防和监测

一、职业病的预防

职业病的发生通常涉及3个因素,即职业病危害因素的存在、职业病危害因素的作用条件以及劳动者(接触者)的接触情况。职业病危害因素在特定条件下作用于劳动者,作用条件主要包括以下4个方面:

(1)接触机会,如在生产过程中使用某种有毒物质。

(2)接触方式,通过呼吸道、皮肤或其他间接途径进入人体。

(3)接触时间,包括一生中接触的时间段以及每次接触的具体时长。

(4)接触强度(浓度),有害物质在工作环境中的强度或浓度。

消除职业病危害因素可以防止相应的职业病发生,而减少接触时间或降低接触浓度则可减少甚至避免职业病发生。在同一生产环境从事同一种作业的劳动者中,具有某些特定因素(如遗传因素、女性、未成年、老年、营养缺乏、其他疾病、精神因素、文化水平、生活方式或个人习惯等）的人可能更易患职业病。通过健康筛查，可以及时发现并预防这些人群的职业病疾患。总之，职业病是可以预防的。

1. 预防原则

职业病应遵循三级预防原则：一级预防即病因预防，是消除或控制职业病危害因素，预防职业病发生的根本性措施；二级预防即临床前期预防，通过健康检查，对职业病做到早期发现、早期诊断和早期治疗，以防止病情恶化；三级预防即临床预防，患者被诊断为职业病后，给予及时、合理的处理，防止病情进一步恶化，对已有功能障碍的患者，应进行康复治疗，努力使他们能够保持一定的学习和工作能力，延长寿命。

2. 预防措施

（1）组织措施

国家要健全职业卫生的法律法规和标准体系，我国已颁布了一系列职业卫生法律法规和标准规范，如《中华人民共和国劳动法》《中华人民共和国职业病防治法》《中华人民共和国尘肺病防治条例》《工业企业设计卫生标准》等。卫生监督机构和行政部门应加强职业卫生监督，对用人单位执行职业卫生法律法规和标准规范情况进行检查，同时在工业企业设计与投产前进行严格审查和鉴定。此外，还需加强职业卫生服务机构的建设和监管。用人单位应贯彻落实各项职业卫生法规，合理安排劳动过程，建立健全劳动保护制度。

（2）工程技术措施

科学规划厂房建筑设计，对于产生有毒物质的作业，应单独设立车间并进行有效隔离；优化生产工艺，使用无毒或低毒物质代替高毒物质，并严格禁止使用某些已证实具有致癌作用的物质；采用有效的卫生技术措施，如加强通风、除尘、排毒等，降低职业病危害因素在作业环境中的浓度；同时，要确保个体防护装备的依法配备和正确使用。

（3）职业健康监护

职业健康监护基本内容包括职业健康检查、职业健康监护档案管理以及职业健康状况分析等。

第二篇
常见工伤病种康复服务规范

1) 职业健康检查。主要包括以下检查内容：

①上岗前职业健康检查。这一环节主要目的是识别有无职业禁忌证，并为接触职业病危害因素的人员建立基础健康档案。

②在岗期间定期职业健康检查。对于长期从事需要开展健康监护的接触职业病危害因素作业的劳动者，应进行在岗期间的定期健康检查。这些检查的主要目的是在早期发现职业病患者或疑似职业病患者，以及劳动者的其他健康异常改变；同时，及时发现有职业禁忌证的劳动者，并通过动态观察劳动者群体的健康变化，评估工作场所职业病危害因素的控制效果。

③离岗时健康检查。当劳动者准备调离或脱离所从事的职业病危害作业或岗位前，应进行离岗时健康检查，这一环节的主要目的是确定劳动者在停止接触职业病危害因素时的健康状况。

④离岗后医学随访检查。如果接触的职业病危害因素具有慢性健康影响，或发病有较长的潜伏期，在脱离接触后仍有可能发生职业病的情况下，需进行医学随访检查。例如，尘肺病患者在离岗后需进行医学随访检查。

⑤应急健康检查。当发生急性职业病危害事故时，对遭受或者可能遭受急性职业病危害的劳动者，应及时组织健康检查，依据检查结果和现场职业卫生学调查来确定危害因素，为急救和治疗提供依据，并控制职业病危害的继续蔓延和发展。应急健康检查应在事故发生后立即启动。对于从事可能产生职业性传染病作业的劳动者，在疫情流行期或近期密切接触传染源的情况下，应及时开展应急健康检查，以便随时监测疫情动态。

2) 职业健康监护档案管理。健康监护档案应包括健康检查档案和工业卫生档案两部分，主要内容包括职业史和病史、家族史、接触有害因素的具体情况和时间、与职业有关的监护项目、个人生活方式及嗜好等。

3) 健康状况分析。健康状况分析通常通过计算职业病、与工作有关疾病和工伤的发病率，以及平均发病工龄和病伤缺勤率等指标来进行。

(4) 环境监测

环境监测又称接触控制。通过对生产环境中有害因素进行定性和定量监测，能够评价劳动环境的质量及劳动者的接触水平，同时，结合病因分析，可以制定出针对性的控制措施，降低工人接触有害因素的风险。在环境监测过程中，需要在劳动者生产环境中定点、定时采样分析，以了解毒物的浓度是否超标；对于移动作业者，可通过佩戴个体采样器或剂量计来监测整个工作班的接触量。

二、职业病的监测

职业病监测旨在收集、汇总、分析职业病危害因素对职业人群健康的影响信息，为职业病防治计划执行过程提供信息支持，为卫生健康部门制定和评价职业病防治规划提供重要依据，也为预防、控制职业病提供必要的信息服务。职业病监测项目一般包括以下内容。

1. 职业卫生信息收集

此环节旨在全面掌握本地区企业职业卫生的基本情况及其动态变化，包括本地区各企业的基本信息、主要产品和工艺流程、存在的职业病危害因素和接触人数、接触者的健康情况、防护设备的使用情况等。

2. 作业环境职业病危害因素的监测

通过定期检测作业场所职业病危害因素的强度或浓度，来评价作业环境的卫生质量，并估计劳动者接触毒物的水平。

3. 职业健康监护

通过定期或不定期的职业健康检查和健康相关资料的收集，连续性地监测劳动者的健康状况。同时，分析劳动者健康变化与所接触的职业病危害因素的关系，并将检查和分析结果及时报告给用人单位和劳动者本人，以便及时采取干预措施，保护劳动者健康。

4. 职业病报告

职业病诊断机构、医疗机构和用人单位等应及时将新发现的职业病和职业病患者的病情变化及死亡情况等报告卫生健康部门和应急管理部门，一旦确诊为职业病，用人单位还应当向所在地人力资源社会保障部门报告。各部门对数据进行汇总和分析，为职业病防治提供服务。

5. 意外伤害监测

开展工伤和意外事故的报告、登记工作，并对事故现场进行调查。通过了解事故发生的各个环节，分析事故发生的原因，找出意外事故发生的规律，为制定预防和控制措施提供科学依据。

第三节　尘肺病的康复

一、尘肺病概述

1. 定义

尘肺病是指在职业活动中长期吸入生产性粉尘，导致粉尘在肺内潴留而引起的以肺组织弥漫性纤维化为主的疾病。引起尘肺病的生产性粉尘主要是无机矿物性粉尘，包括石英粉尘、煤尘、石棉尘、水泥尘、电焊烟尘、滑石尘、云母尘、铸造粉尘等。在各类尘肺病中，矽肺、煤工尘肺和石棉尘肺对劳动者健康危害最大，因其导致肺间质纤维化显著，肺功能损伤严重，并发症多，且劳动者劳动能力丧失较严重。

2. 病理

（1）尘肺病的基本病理改变

1）粉尘性反应。该反应是指肺、胸膜及肺引流区淋巴结内的粉尘沉积，以及由此引发的巨噬细胞反应和轻微纤维组织增生等。

2）尘斑。肉眼观察，尘斑病灶呈暗黑色，质软，界限不清，病灶周常伴有直径1.5毫米以上的扩大的气腔（即灶性肺气肿）。镜检可见病灶中网织纤维、胶原纤维与粉尘相间混杂，且胶原纤维成分不足50%。

3）尘肺结节。肉眼观察，尘肺结节病灶呈类圆形，界限清楚，色灰黑，触摸有坚实感。镜检可见，或为矽结节，即具有胶原纤维核心的粉尘性病灶；或为混合尘结节，即胶原纤维与粉尘相间混杂，且胶原纤维成分占50%以上的病灶；或为矽结核结节，即矽结节或混合尘结节与结核性病变混合形成的结节。

4）尘性弥漫性纤维化。该病症在呼吸细支气管、肺泡、小叶间隔、小支气管和小血管周围以及胸膜下区，可见弥漫性胶原纤维增生。

5）尘性块状纤维化。该病症肉眼观察，病灶为灰黑色或黑色，索条状，质地坚韧，界限清楚。镜检可见，或为尘肺结节融合，或为大片尘性胶原纤维化；或为各种尘肺病变混杂交织所组成。

（2）尘肺病的病理类型

根据我国的病理诊断标准，尘肺病分为以下3种类型：

1）结节型。该型尘肺病变以尘性胶原纤维结节为主，同时伴有其他尘性病理改变。

2）弥漫纤维化型。该型尘肺病变以尘性弥漫性胶原纤维增生为主，同时伴有其他尘性病理改变。

3）尘斑型。该型尘肺病变以尘斑伴灶性肺气肿改变为主，并有其他尘性病理改变。

3. 临床症状

尘肺病早期常无明显自觉症状，随着疾病的进展，会出现以呼吸系统为主的轻重不一的症状。

（1）气短

尘肺病患者常见的首发症状是气短，尤其在从事重体力劳动或爬山时更为明显，休息后可缓解。但随着病情的发展，在轻体力劳动、走上坡路或上楼梯时也会出现明显气短。

（2）咳嗽

早期尘肺病患者咳嗽多不明显，但随着病程进展，常并发慢性支气管炎，晚期患者常合并肺部感染，导致咳嗽明显加重。

（3）咳痰

尘肺病患者一般咳痰量不多，多为黏液痰。如并发慢性支气管炎，痰量会增多。合并肺部感染时，痰量明显增多，呈黄色黏稠状或块状，且不易咳出。

（4）胸痛

几乎每个尘肺病患者都常常感到胸痛，胸痛和尘肺分期多无相关或平行关系。尘肺病患者胸痛因人而异，部位不一，且常有变化，多为局限性隐痛，也可表现为胀痛、针刺样痛等。

（5）咯血

尘肺病患者咯血较为少见，发病原因主要是呼吸道长期慢性炎症引起黏膜血管损伤，痰中带少量血丝。若咯血时间较长、量较多，应警惕是否合并肺结核。

4. X射线检查表现

当尘肺病的病理改变发展到一定程度时,即可在X射线胸片上显示出来,主要的影像特征包括小阴影、大阴影、胸膜斑。

(1)小阴影

在尘肺病患者X射线胸片上,肺照射野内直径或宽度不超过10毫米的阴影被称为小阴影。小阴影根据形态可分为圆形和不规则形两类,按其大小又各分为3种。小阴影的形态及大小以标准片比较为准。

1)圆形小阴影。以字母 p、q、r 表示:p 表示阴影直径最大不超过1.5毫米;q 表示阴影直径大于或等于1.5毫米且不超过3毫米;r 表示阴影直径大于或等于3毫米且不超过10毫米。

2)不规则形小阴影。以字母 s、t、u 表示:s 表示阴影最大宽度不超过1.5毫米;t 表示阴影最大宽度大于或等于1.5毫米且不超过3毫米;u 表示阴影最大宽度大于或等于3毫米且不超过10毫米。

(2)大阴影

在尘肺病患者X射线胸片上,肺照射野内直径或最大宽度大于或等于10毫米的阴影被称为大阴影。

(3)胸膜斑

在尘肺病患者X射线胸片上,肺照射野内除肺尖部和肋膈角区以外的厚度大于5毫米的局限性胸膜增厚或局限性钙化胸膜斑块被称为胸膜斑。长期吸入石棉粉尘可引起局限性胸膜斑。

5. 诊断原则

国家职业病诊断标准中的尘肺病诊断原则是:根据可靠的生产性矿物性粉尘接触史,以技术质量合格的X射线高千伏或数字化摄影(DR)后前位胸片表现为主要依据,结合工作场所职业卫生学调查资料、尘肺流行病学调查资料和职业健康监护资料,参考临床表现和实验室检查,并排除其他肺部类似疾病后,对照尘肺病诊断标准片,方可作出尘肺病的诊断。

若劳动者临床表现和实验室检查符合尘肺病的特征,且没有证据否定其与接触粉尘之间存在必然联系的,则应当诊断为尘肺病。

二、康复评定

正常肺功能的保持取决于完整而扩张良好的胸廓、健全的呼吸肌和肺组织以及呼吸中枢,对尘肺病患者的肺功能可以根据其临床表现、肺通气功能、换气功能、呼吸肌力量测定等方面来进行评定。通过相应检查,可以了解尘肺病患者呼吸功能不全的严重程度,鉴别通气障碍的类型,评估耐受呼吸康复训练的能力,以及评价康复治疗的效果等。

1. 病史

尘肺病患者常常有咳嗽、咳痰、呼吸困难等症状。对于咳嗽,应注意了解其咳嗽的性质、严重程度、持续时间、伴随症状等;对于咳痰,应了解其量、性质、颜色、气味、持续存在的时间等;对于呼吸困难,应注意其严重程度、呼吸频率及节律的改变等。

要特别了解患者作业过程中的粉尘接触情况,包括粉尘的种类、浓度、作业时间、防护情况等。对有吸烟史、过敏史、手术史、药物治疗情况(包括氧疗情况)以及伴随其他疾病(如冠心病、高血压病、心力衰竭、脑血管病后遗症、严重关节炎等)的情况,也应进行详细的询问。

2. 体格检查

在对患者进行全面体格检查时,应重点关注呼吸系统检查,可按视、触、叩、听的顺序进行诊断。

(1)视诊

通过观察患者休息及活动时的呼吸频率、节律及深度来了解其呼吸模式。正常人在休息状态下,呼吸平稳、节律均匀,而活动时呼吸频率会相应增加。辅助呼吸肌只有在深呼吸或呼吸困难时才起作用。

异常的呼吸模式主要包括:①吸气性呼吸困难,常见于气管阻塞、喉水肿等。②呼气性呼吸困难,常见于支气管哮喘、慢性阻塞性肺疾病等。③端坐呼吸,常见于充血性心力衰竭等。④过度换气,表现为深而快速的呼吸,潮气量及呼吸速率均增加,常见于癔症、精神紧张等。⑤呼吸浅快(急促),表现为快速、浅表的呼吸,潮气量减少,常见于呼吸肌麻痹、腹水、肺炎、胸腔积液、气胸、间质性肺疾病等。⑥间停呼吸（呼吸暂停、比奥呼吸），表现为有规律呼吸几次后，突然停止一段时间，然后再次或循环出现。⑦潮式呼吸（陈-施呼吸），表现为呼吸由浅慢逐渐变为深快，然后又由深快变为浅慢，随之出现一段时间的呼吸暂停，依次循环。间停呼吸和潮式呼吸多见于严重脑外伤、脑炎、脑膜炎等中枢神经系统疾病患者。⑧叹息样呼吸，表现为在正常呼吸节律中插入一次深呼吸，常见于神经症、抑郁症等。⑨呼吸浅慢，常见于麻醉剂或镇静剂过量、颅内压增高。⑩呼吸深慢，常见于代谢性酸中毒，如糖尿病酮症酸中毒、尿毒症酸中毒等。

（2）触诊

检查呼吸活动度、语音震颤、胸膜摩擦感等。

（3）叩诊

肺部叩诊区分清音、过清音、浊音或是实音，并叩诊肺下界。

（4）听诊

听诊判断有无异常呼吸音和呼吸附加音。

3. 呼吸困难评定分级

可根据患者的 ADL 能力评估呼吸困难级别，国内学者通常采用南京医科大学的 6 级制分级。

（1）0 级：虽存在不同程度的肺气肿，但患者活动如常人，对日常生活无影响，无气短表现。

（2）1 级：一般劳动时出现气短。

（3）2 级：平地步行时不气短，但在速度较快或登楼、上坡等稍费力活动时，患者会感到气短，而同龄健康人则通常不会。

（4）3 级：慢走不到百步即有气短表现。

（5）4 级：讲话或穿衣等轻微活动时就会引起气短。

（6）5 级：安静状态下即出现气短，且患者无法平卧。

当然，还存在其他多种呼吸困难的分级方法。

4. 肺功能测定

肺功能测定已在临床上应用多年，是评定呼吸功能最基本、最成熟且应用最广泛的方法，可明确肺功能障碍的程度和类型。

(1) 肺容积检查

肺容积是指安静状态下，一次呼吸所出现的呼吸气量变化，不受时间限制，理论上具有静态解剖学意义。肺容积包括潮气容积、补呼气容积、补吸气容积和残气容积，这4种肺容积彼此互不重叠。肺容量是由两个或两个以上的基础肺容积组成，包括深吸气量、功能残气量、肺活量、肺总量4种基础肺容量。临床上，残气量、肺总量通常须先测定出功能残气量后通过计算求得，而其他各项均可直接测定。

1）潮气容积，一次平静呼吸进或出肺内的气量，正常成人约为500毫升。影响潮气容积的主要因素是呼吸肌的功能，尤其是膈肌的运动，其次是性别、年龄、身高与呼吸习惯。

2）补呼气容积，平静呼气末再用力呼气时，所能呼出的最大气量。正常成人参考值范围：男性为（1 609±492）毫升，女性为（1 126±338）毫升。

3）补吸气容积，平静吸气末再平稳吸气时，所能吸入的最大气量。正常成人参考值：男性为2 160毫升，女性为1 400毫升。

当呼气肌和吸气肌功能减弱时，补呼气容积和补吸气容积减少。

4）残气量，最大呼气后仍残留于肺内的气量。正常成人参考值范围：男性为（1 615±397）毫升，女性为（1 245±336）毫升。

5）深吸气量，平静呼气末尽力吸气所能吸入的最大气量。正常成人参考值范围：男性为（2 617±548）毫升，女性为（1 970±381）毫升。

正常深吸气量应占肺活量的2/3或4/5，约为补呼气容积的2倍。

6）功能残气量，平静呼气后残留于肺内的气量，即补呼气量加残气量。正常成人参考值范围：男性为（3 112±611）毫升，女性为（2 348±479）毫升。

7）肺活量，最大吸气后所呼出的最大气量。正常成人参考值范围：男性为（4 217±690）毫升，女性为（3 105±452）毫升。实测值/预计值小于80%为异常（其中，预计值即同年龄、同性别、同身高正常人测定的参考值），60%~79%为轻度降低，40%~59%为中度降低，小于40%为重度降低。

肺活量表示肺最大扩张和最大收缩幅度，减低提示有限制性通气障碍或严重的阻塞性通气功能障碍。正常来说，右肺肺活量占全肺肺活量的55%，左肺肺活量占全肺肺活量的45%。

8）肺总量，深吸气后肺内所含全部气量。正常成人参考值范围：男性为（5 766±782）毫升，女性为（4 353±644）毫升。肺总量的减少常见于限制性肺疾病，而增加主要见于阻塞性肺气肿。

（2）通气功能检查

通气功能又称动态肺容积，是在一段时间内（通常以某一单位时间计，如1分钟）随呼吸运动出入肺的气量和流速。

1）肺通气量。①每分钟静息通气量，是指静息状态下每分钟呼出肺内的气量，等于潮气容积乘以每分钟呼吸频率。正常成人参考值范围：男性为（6 663±200）毫升，女性为（4 217±160）毫升。平静呼吸的潮气容积中，约25%来自肋间肌的收缩，75%来自膈肌的升降运动。若每分钟静息通气量大于10升，可能提示通气过度，造成呼吸性碱中毒；若每分钟静息通气量小于3升，则可能提示通气不足，造成呼吸性酸中毒。②最大通气量，是指以最快呼吸频率和尽可能深的呼吸幅度最大自主努力重复呼吸1分钟所得的通气量。正常成人参考值范围：男性为（104±2.71）升，女性为（82.5±2.17）升。通常根据实测值占预计值百分比进行判断，低于预计值80%为异常。最大通气量降低常见于慢性阻塞性肺病、呼吸肌肌力降低、胸廓疾病、胸膜疾病、弥漫性肺间质疾病以及大面积肺实质疾病。

2）用力肺活量。深吸气至肺总量位后以最大用力、最快速度所能呼出的全部气量。一秒钟用力呼气容积（FEV1.0）是指最大吸气至肺总量位后，开始呼气第一秒内呼出气量。这既是容积测定，也是一秒内的平均呼气流量测定。常以FEV1.0、FEV1.0/FEV%（第一秒用力呼气容积占用力肺活量的百分比，简称一秒率）表示。正常人3秒内可将肺活量全部呼出，正常第1秒、第2秒、第3秒所呼出气量各占百分率分别应为83%、96%、99%。FEV1.0正常成人参考值范围：男性为（3 179±117）毫升，女性为（2 314±48）毫升。一秒率通常应大于80%。用力肺活量是测定呼吸道有无阻力的重要指标。阻塞性通气功能障碍（如慢性阻塞性肺病、支气管哮喘急性发作）患者FEV1.0和一秒率会降低，限制性通气功能障碍（如弥漫性间质性肺病）患者一秒率甚至达100%。

（3）通气功能的判定

1）肺功能不全分级（见表2-12）。

表2-12　　　　　　　　　　　　肺功能不全分级

肺功能不全分级	(肺活量或每分钟最大通气量实测值/预计值)/%	一秒率/%
基本正常	>80	>70
轻度减退	71~80	61~70
显著减退	51~70	41~60
严重减退	21~50	≤40
呼吸衰竭	≤20	—

2）通气功能障碍分型（见表2-13）。

表2-13　　　　　　　　　　　　通气功能障碍分型

指标	阻塞性	限制性	混合性
一秒率/%	降低	正常或增高	降低
每分钟最大通气量	降低	降低或正常	降低
肺活量	正常或降低	降低	降低
气速指数	<1.0	>1.0	=1.0

（4）换气功能检查

肺泡与肺毛细血管之间进行的有效气体交换取决于肺通气量、血流量、吸入气体的分布、通气与血流的比例以及气体的弥散功能等多个因素。

（5）通气/血流比值（V/Q）

肺有效的肺泡气体交换要求有足够肺泡通气量和血流量，且二者的比例要适当。正常成人的肺泡通气量约为4~6升/分钟，肺血流量约为5升/分钟，二者比例为0.8（V/Q=0.8），此时肺泡换气效率最佳。在病理情况下，如局部血液循环障碍时，会导致吸入肺泡的气体没有充足的血流与之交换，从而增加无效腔气（V/Q>0.8）；反之，如果局部气道阻塞，部分血流将无法进行通气交换，成为无效灌注，产生静-动脉样分流效应（V/Q<0.8）。

（6）弥散功能

氧气和二氧化碳通过肺泡膜隔进行交换的过程称为弥散。以弥散量作为衡量这一过程的指标，是指肺泡膜隔两侧分压为133帕条件下，气体在单位时间内所能通过的气体量。正常成人参考值范围：男性为18.23~38.41毫升/千帕·分钟，女性为20.85~23.9毫升/千帕·分钟。弥散量如果小于正常预计值的80%，则提示存在弥散功能障碍。这种弥散功能障碍常见于具有弥散面积减少、肺间质水肿、肺泡壁增厚、肺泡毛细血管纤维性病变等病理基础的疾病，如肺间质纤维化、尘肺病、肺气肿、风湿性心脏病等。

（7）尘肺病患者肺功能

矽肺的肺功能通气损伤主要表现为肺活量（VC）、用力肺活量（FVC）、FEV1.0和一秒率降低，呈现出混合性通气障碍的特点。这说明矽肺患者不仅有肺间质纤维化引起的肺弹性降低和肺容积缩小，还因为广泛的气道病变导致气道阻力增加。在Ⅲ期矽肺患者中，残气量（RV）和残气量占肺总量的百分比（RV/TLC）有明显增加，这证明肺气肿是晚期矽肺患者的常见并发症。此外，约40%的Ⅱ期矽肺患者一氧化碳比弥散量降低，这也说明存在弥散功能的损害。

石棉肺的 VC 和 FVC 也会进行性降低，其肺功能呈现出典型的限制性通气功能障碍特点。并且，石棉肺在早期即有弥散功能的损害。

5. 血液气体分析

（1）动脉血氧分压

动脉血氧分压是指血液中物理溶解的氧所产生的压力。正常成年人（下同）动脉血氧分压为 10.6~13.3 千帕，它是判断机体是否缺氧最有价值的指标。一般来说，动脉血氧分压小于 10.6 千帕被认为存在低氧血症，小于 8 千帕通常被认为呼吸衰竭，小于 6.7 千帕患者可能有发绀表现。

（2）动脉血二氧化碳分压

动脉血二氧化碳分压是指动脉血中物理溶解的二氧化碳分子所产生的压力，其正常为 4.7~6.0 千帕，平均值为 5.3 千帕。结合动脉血二氧化碳分压，可判断呼吸衰竭的类型和程度，当动脉血氧分压小于 8 千帕而动脉血二氧化碳分压正常或降低时，为Ⅰ型呼吸衰竭；当动脉血氧分压小于 8 千帕而动脉血二氧化碳分压大于 6.7 千帕时，为Ⅱ型呼吸衰竭；肺性脑病时，动脉血二氧化碳分压一般大于 9.3 千帕。此外，动脉血二氧化碳分压还可判断是否有呼吸性酸碱平衡失调：当动脉血二氧化碳分压大于 6.7 千帕时，提示呼吸性酸中毒；当动脉血二氧化碳分压小于 4.7 千帕时，提示呼吸性碱中毒。动脉血二氧化碳分压也可用于判断代谢性酸碱失衡的代偿反应，代谢性酸中毒经肺代偿后，动脉血二氧化碳分压会降低；代谢性碱中毒经肺代偿后，动脉血二氧化氧化碳分压会升高。动脉血二氧化碳分压同样可用于判断肺泡通气状态，动脉血二氧化碳分压升高，提示肺泡通气不足；动脉血二氧化碳分压下降，提示肺泡通气过度。

6. 呼吸肌功能测定

（1）呼吸肌的组成和功能

呼吸肌可分为吸气肌和呼气肌。主要的吸气肌是膈肌，在平静呼吸时，胸骨旁肋间肌和斜角肌也参与吸气过程。当用力吸气时，胸锁乳突肌和肋间外肌会辅助吸气。呼气肌则包括腹肌和肋间内肌等。呼吸肌是呼吸运动的动力来源，也被称为呼吸泵。

（2）呼吸肌疲劳

呼吸肌疲劳是指各种原因引起的呼吸肌收缩能力的暂时性下降，且经休息后可以恢复的现象。呼吸肌疲劳可表现为呼吸困难、呼吸模式异常（如呼吸浅快、动用辅助呼吸肌、反常呼吸）、肺功能障碍、休息后呼吸肌功能可逐渐恢复等。呼吸肌功能测定通常包括力量测定、耐力测定、疲劳测定等多个方面。呼吸肌疲劳测定的具体方法包括两种：一种是直接测定，显示最大等长收缩压力或力量下降，无法达到预设的吸气相压力和力量，神经电刺激诱发的反应下降；另一种是反映或预示疲劳的测定，显示肌电图频谱改变，吸气肌松弛率下降或松弛时间常数增大，潮气量/吸气时间超过疲劳阈值。

三、康复治疗

1. 呼吸训练

（1）缩唇呼气法

做这种训练时，吸气时用鼻子吸入空气，呼气时缩唇成鱼嘴状，以增加呼气时的气道阻力。这种阻力向内传递至支气管，可使支气管内压力增高，从而防止支气管过早闭合，有助于肺泡内气体充分排出，减少肺内残气量，进而使潮气量上升。这种呼吸方式可降低呼吸频率，缓解呼吸困难。

（2）腹式呼吸法

尘肺病患者常表现为呼吸浅快，这种呼吸方式导致潮气量小，生理无效腔增大，呼吸效率低。腹式呼吸法通过利用膈肌作为主要呼吸肌，可增加潮气量，降低呼吸频率，从而使通气量和血流量得到改善，提高动脉血氧分压。

2. 胸廓的放松训练

通过肋间肌、胸廓、胸部等松动术来改善胸廓的活动性、柔韧性和呼吸肌的张力，进而有助于增大潮气量，并可能降低呼吸的频率，提高呼吸效率。

3. 排痰训练

当患者出现痰多、痰液黏稠难以咳出或不能完全咳出或患者体弱等原因导致排痰困难时，可实施排痰训练。排痰训练包括体位引流、胸部叩击、震颤及咳嗽训练等。

体位引流主要利用重力作用，不同部位的痰通过采用不同的体位使病变部位的分泌物向主支气管垂直引流，从而促进各个肺段内的痰液排出。胸部叩击、震颤的目的是通过物理振动帮助黏稠的痰液脱离支气管壁，便于后续咳出。咳嗽训练通过训练尘肺病患者正确咳嗽技巧，以便更有效地咳出黏稠的痰液。正确的咳嗽方式是：一是进行深吸气以达到必要的吸气量；二是吸气后短暂闭气，使气体在肺内均匀分布；三是关闭声门，为接下来的咳嗽动作做准备；四是通过腹肌收缩增加腹内压和胸内压，形成呼气时的高速气流；五是当声门开放时，因肺泡内压力明显增高，可形成由肺内冲出的高速气流，促使痰液从肺内冲出并排出体外。

4. 运动训练

主要采用有氧训练，包括上肢训练、下肢训练及呼吸肌训练，旨在改善全身运动耐力和心肺功能，并增强身体免疫力。

（1）上肢训练

上肢肩带部众多肌群既是上肢活动肌，也是辅助呼吸的重要肌群。通过上肢训练不仅能增强上肢活动耐力，还能提升辅助呼吸活动耐力，进而降低代谢需求和呼吸需求，有助于缓解呼吸困难症状。上肢训练形式多样，包括提重物训练、划船训练等。

（2）下肢训练

下肢训练对于提升肺功能障碍患者的活动耐力具有显著效果，能够减轻呼吸困难症状，并改善患者精神状态。常用的下肢训练方法有快走、骑自行车、爬楼梯、登山等。

（3）呼吸肌训练

呼吸肌训练可以改善呼吸肌耐力，从而缓解呼吸困难症状。通过逐步增大吸气和呼气阻力，并经过反复训练，可以有效提升呼吸肌耐力。然而，对于尘肺病患者康复运动处方中的运动强度、运动持续时间和运动频率还有待进一步探索。

5. 其他康复治疗

尘肺病患者的康复治疗还包括心理治疗、教育与宣传以及中医康复治疗等多个方面。

第四节　职业性化学中毒的康复

一、常见的职业性化学中毒

劳动者在生产过程中因接触生产性毒物（化学因素）而导致的中毒性职业病被称为职业性化学中毒。由于呼吸道是吸入生产性毒物最快、量最多的靶器官，因此呼吸系统往往是首先受到化学毒物损害的系统之一。同时，神经系统对毒物极为敏感，特别是在职业性化学中毒发生时，神经系统中毒尤其是中枢神经系统损害，是常见的并发症。引起职业性化学中毒的常见生产性毒物包括金属及其化合物、刺激性气体、窒息性气体、有机溶剂、强酸强碱和农药等。

1. 职业性慢性铅中毒

铅是一种灰色金属，存在多种化合物形式，如铅的氧化物等。当人体接触过量的铅及其化合物时，可能发生铅中毒。这种情况主要发生在蓄电池制造、铅冶炼和熔化等工业领域。

（1）临床表现

职业性慢性铅中毒在临床上主要表现为神经、消化、造血等系统的症状。

1）神经系统症状，主要表现为类神经性疾病和多发性周围神经性疾病，严重时可能出现中毒性脑病。类神经性疾病是铅中毒早期表现，症状包括头晕、头痛、全身无力、记忆力减退、失眠、多梦等，其中以头晕、全身无力最为明显。多发性周围神经性疾病可分为感觉型、运动型和混合型。感觉型表现为肢端麻木，四肢末端呈手套、袜套样感觉障碍；运动型表现为肢体末端肌无力，多见于桡神经支配的手指和手腕伸肌瘫痪，形成腕下垂，也称垂腕症或铅麻痹；混合型表现为上述多种症状。

2）消化系统症状，主要表现为食欲不振、腹隐痛、腹胀和便秘。严重患者可出现腹绞痛（也称铅绞痛），这种疼痛易被误诊为外科急腹症。

3）血液及造血系统症状，可出现轻度贫血，多呈低色素正常细胞型贫血。同时，点彩红细胞、网织红细胞和碱粒红细胞数量可能增多。

4）其他系统症状，患者可能出现肾脏损害等。

（2）诊断

职业性慢性铅中毒诊断国家标准中的诊断依据和分级如下。

诊断主要依据确切的铅职业接触史，以神经、消化、造血系统损害为主的临床表现，以及有关实验室检查结果。同时，结合现场职业卫生学调查资料进行综合分析，并排除其他原因引起的类似疾病后，方可作出诊断。

1）轻度中毒。血铅含量大于或等于2.9微摩尔/升（或0.6毫克/升，即600微克/升），或尿铅含量大于或等于0.58微摩尔/升（或0.12毫克/升，即120微克/升），且具有下列一项表现者，可诊断为轻度铅中毒：

①尿5氨基酮戊酸含量大于或等于61.0微摩尔/升（或8毫克/升，即8 000微克/升）；

②红细胞锌原卟啉含量大于或等于2.91微摩尔/升；

③有腹部隐痛、腹胀、便秘等消化系统症状。

经络合剂驱铅治疗后，尿铅含量大于或等于3.86微摩尔/升（或0.8毫克/升，即800微克/升）或24小时尿铅排出量大于或等于4.82微摩尔（或1毫克，即1 000微克），也可诊断为轻度铅中毒。

2）中度中毒。在轻度铅中毒的基础上，具有下列任一项表现者，可诊断为中度铅中毒：

①腹绞痛；

②贫血；

③轻度中毒性周围神经性疾病。

3）重度中毒。在中度铅中毒的基础上，具有下列任一项表现者，可诊断为重度铅中毒：

①铅麻痹；

②中毒性脑病。

(3）治疗原则

对于铅中毒患者，治疗时主要采用金属络合剂进行驱铅治疗。首选药物是依地酸二钠钙，每日1克静脉滴注或静脉注射。治疗周期一般3~4日为一疗程，疗程之间需间隔3~4日，根据患者的具体病情，治疗可能需要3~5个疗程。此外，还可使用其他药物如二巯基丁二酸钠等进行注射治疗，或者选择二巯丁二酸进行口服治疗。对于轻度、中度铅中毒患者，在治愈后理论上可继续从事原工作。然而，对于重度铅中毒患者，治愈后必须调离铅作业岗位。

2. 职业性慢性汞中毒

汞，俗称水银，是一种银白色液态金属。在常温下即可蒸发，其蒸气比重为6.9克/厘米^3。职业性慢性汞中毒主要发生在汞矿的开采与冶炼过程中，以及电工器材、仪器仪表的制造领域，如生产日光灯、节能灯等。

（1）临床表现

1）精神症状，最初表现为一般性神经衰弱症状，如轻度头晕、头痛、健忘、多梦等。随着病情发展，患者可能出现性情抑郁、孤僻且急躁，易紧张、激动与发怒，且自己不能控制等易兴奋症状。

2）意向性震颤，手指、舌头、眼睑开始出现细微震颤，其中以手指及手部震颤最为突出。随着病情的加重，震颤可能发展为粗大的意向性震颤，并伴有共济失调。

3）口腔炎，这一症状主要见于病情较重且病程较长的患者。患者常感口中金属味，唾液分泌增加，早晨醒来时，可见枕套因唾液而潮湿。病情严重及病程长的患者还可能出现牙齿松动并易脱落。

（2）诊断原则和标准

根据接触金属汞的职业史，结合相应的临床表现及实验室检查结果，并参考职业卫生学调查资料进行综合分析，排除其他病因所致类似疾病后，方可作出诊断。

1）观察对象。长期接触汞后，尿汞增高暂无慢性汞中毒临床表现者。

2）慢性轻度中毒。长期密切接触汞后，具备下列表现中三项及以上者，可诊断为慢性轻度汞中毒：

①神经衰弱综合征；

②口腔-牙龈炎；

③手指震颤,可伴有舌、眼睑震颤;

④近端肾小管功能障碍,如尿低分子蛋白含量增高;

⑤尿汞含量增高。

3)慢性中度中毒。在轻度中毒基础上,具备下列一项表现者,可诊断为慢性中度汞中毒:

①性格情绪改变;

②明显肾脏损害。

4)慢性重度中毒。患者出现慢性中毒性脑病时,可诊断为慢性重度汞中毒。

(3)治疗方法

治疗方法包括驱汞治疗和对症治疗两种。驱汞治疗可使用二巯丙磺酸钠或二巯丁二酸钠等药物进行治疗,对症治疗则根据患者的具体情况进行相应处理。

3. 职业性慢性锰中毒

锰是一种浅灰色金属。职业性慢性锰中毒主要发生在锰矿开采、运输和加工过程中,以及制造锰合金,用锰化合物制造干电池、焊料、氧化剂和催化剂等作业中,特别是使用锰焊条电焊的从业人员更容易致病。

(1)临床表现

慢性锰中毒早期主要表现为类神经性疾病症状,如失眠、乏力、头晕、头痛、注意力涣散、记忆力减退等。随着病情的进展,患者可能出现锥体外系神经受损症状,如肌张力增高、手指明显震颤,并伴有精神情绪改变。严重患者锥体外系神经障碍明显,可呈现出帕金森病样症状。

(2)诊断原则和标准

诊断应根据密切的职业接触史和以锥体外系损害为主的临床表现,同时,需要参考作业环境调查、现场空气中锰浓度测定等资料进行综合分析。在排除其他类似疾病后,方可作出诊断。

1)观察对象。具有头晕、头痛、易疲乏、睡眠障碍、健忘等类神经性疾病症状,以及食欲减退、流涎、多汗、心悸、性欲减退等自主神经功能紊乱的表现。此外,患者还可能出现肢体疼痛、下肢无力和沉重感等症状。

2)轻度中毒。除上述症状外,具有下列情况之一者,可诊断为轻度锰中毒:肌张力增高不恒定；手指明显震颤；伴有情绪低落，注意力涣散，对周围事物缺乏兴趣或易激动、多语、欣快感等精神情绪改变。

3）中度中毒。在轻度中毒基础上，若出现恒定的四肢肌张力增高，并常伴有静止性震颤，则可诊断为中度锰中毒。

4）重度中毒。在中度中毒基础上，具有以下情况之一者，可诊断为重度锰中毒：

①明显的锥体外系损害，全身肌张力明显增高，四肢出现粗大震颤（震颤可累及下颌、颈部和头部），步态明显异常；

②严重精神障碍，有显著的精神情绪改变，如情感淡漠、反应迟钝、不自主哭笑、强迫观念、冲动行为、智力障碍等。

（3）治疗原则

早期可使用金属络合剂，如依地酸钙钠进行治疗，并适当给予对症治疗。当患者出现明显的锥体外系损害或严重精神障碍时，治疗原则应与神经-精神科相同。

4. 职业性正己烷中毒

正己烷常态下为微有异味的液体，主要用作溶剂（广泛用于制造胶水）和清洗剂，在制鞋、箱包制造及家具制造等行业，用量较大。

（1）临床表现

一般接触低浓度正己烷数月后，可引起慢性中毒，主要表现为多发性周围神经病。轻症者表现为四肢远端部对称性感觉异常（如麻木、蚁行感、刺痛）和感觉减退，这种感觉减退通常累及双手、双足，呈手套、袜套样分布，影响触觉、痛觉和振动觉。较重者会出现运动神经性疾病，通常先表现为下肢远端无力、肌肉痉挛样疼痛，上肢较少受累，仅手部肌肉可能出现无力。重者运动障碍可累及四肢近端肌肉，甚至导致下肢瘫痪、肌肉萎缩。病情在脱离正己烷接触3个月内仍可进展，病程长短不一，通常在半年至两年半之间。在严重病例中，可有视觉减退和记忆功能缺损。

（2）诊断原则和标准

根据长期接触正己烷的职业史，结合以多发性周围神经损害为主的临床表现，以及实验室检查和作业场所职业卫生学调查结果进行综合分析，排除其他原因所致类似疾病后，方可作出诊断。

1）观察对象。长期接触正己烷后无周围神经损害体征，但具有以下症状之一者：

①肢体远端麻木、疼痛，下肢有沉重感，可伴有手足发凉多汗、食欲减退、体重减轻、头晕、头痛等症状；

②神经-肌电图显示可疑的神经源性损害。

2）轻度中毒。上述症状加重，并具有以下症状之一者，可诊断为轻度正己烷中毒：

①肢体远端出现对称性分布的痛觉、触觉或音叉振动觉障碍，同时伴有跟腱反射减弱；

②神经-肌电图显示有一定的神经源性损害。

3）中度中毒。在轻度中毒的基础上，具有以下症状之一者，可诊断为中度正己烷中毒：

①跟腱反射消失；

②下肢肌力4级；

③神经-肌电图显示神经源性损害，并有较多的自发性失神经电位。

4）重度中毒。在中度中毒的基础上，具有以下症状之一者，可诊断为重度正己烷中毒：

①下肢肌力3级或以下；

②四肢远端肌肉明显萎缩，并严重影响运动功能。

（3）治疗原则

尽早脱离接触，对症支持治疗。轻度中毒者痊愈后，经评估确认无神经损伤残留，可考虑重返原工作岗位；中度及重度患者治愈后，不宜再从事接触正己烷以及其他可引起周围神经损害的工作。

二、康复评定

职业性化学中毒由于毒物侵犯机体多个系统，尤其是神经系统和运动系统等，因此应侧重对躯体功能和认知及精神心理功能进行评定。

1. 躯体功能评定

主要进行肌痉挛评定、关节活动度评定、感觉功能评定、平衡功能评定、协调功能评定、肢体形态评定、上肢及手功能评定、ADL评定、疼痛评定、肌力评定及步态分析等。

2. 认知及精神心理功能评定

对于存在相关问题者，进行认知功能评定（可先用认知筛查表、成套认知评定表、知觉障碍筛查表等工具进行评定，然后针对具体情况进行定向力、记忆力、注意力、思维能力等专项评定），同时进行人格评定、情绪状态评定。对于存在行为障碍者，进行专门行为障碍评定。

三、康复治疗

在常规临床治疗基础上，进行下列康复治疗。

1. 物理治疗

（1）运动治疗

进行关节的主动和被动运动训练、牵伸训练以及呼吸训练。同时，进行坐位、跪位、站立位的平衡训练。后期根据患者运动控制能力、肌力、平衡功能等恢复情况，循序渐进地进行减重步行训练、辅助步行训练、独立步行训练及步态训练。

（2）物理因子治疗

根据患者的功能情况，选用短波疗法、超短波疗法、传导热疗法、超声波疗法、电磁波治疗、神经肌肉电刺激疗法、痉挛肌电刺激疗法、经皮神经电刺激疗法、功能性电刺激疗法以及肌电生物反馈疗法等治疗方法。

2. 作业治疗

（1）认知训练

对有认知障碍的患者，根据认知评定结果，进行定向力、记忆力、注意力、思维能力和计算能力等方面的训练。对于严重病例，早期可进行多种感觉刺激训练，有条件的可使用电脑辅助认知系统进行训练。

（2）功能训练指导

包括 ADL 能力指导，对有需要的患者进行环境改造指导和环境适应训练。

3. 行为心理治疗

存在心理或行为障碍的患者需进行心理疏导和行为训练，以改善其心理状态，提高治疗的积极性。例如，采用精神支持疗法，即心理医师（或治疗师）通过劝导、启发、鼓励、同情、支持等交流方法，帮助患者消除疑虑，提供心理支持，从而改善其心境，提高信心，促进心身康复。

4. 职业康复

（1）职业咨询

通过个案面谈、就业意愿评估和职业咨询，确定患者的职业康复目标。

（2）就业前培训

通过工作耐力训练、工作强化训练、技能培训以及工作调整与就业选配等，培训患者的职业技能。

（3）就业安置

根据患者实际情况，帮助患者重返原工作岗位或改变工种，实现重新就业。

（4）跟踪观察

跟踪观察患者的康复状态和进展，及时调整康复计划。

5. 社会康复

开展关于工伤保险政策、伤残适应、压力舒缓、家庭关系、家庭康复技巧、家庭财务安排、家庭未来生计以及重返社区跟进协调等各个方面的指导。

第五节　噪声聋的康复

一、噪声引起听力改变的过程

噪声对听力的影响通常是一个由生理性变化逐渐发展到病理性变化的过程，具体如下。

1. 暂时性听阈位移（temporary threshold shift，TTS）

（1）听觉适应

听觉适应是指当个体短时间暴露在强烈噪声环境中，听觉系统会出现一种生理自我保护反应，即听觉器官敏感性暂时下降。此时，个体脱离接触后，会感觉外界的声音变得"小"或"远"。听力检查显示，听阈可升高 10~15 分贝，但这种变化通常在 1 分钟之内即可恢复。

（2）听觉疲劳

听觉疲劳是指若个体较长时间暴露在强烈噪声环境中，其听力可能出现明显下降。此时，离开噪声环境后，个体的听阈升高会超过 15~30 分贝，且需要数小时甚至数十小时时间听力才能恢复。

以上两种听阈位移在脱离接触后，可以恢复到原来水平，属于暂时性听阈位移，是一种生理性变化。

2. 永久性听阈位移（permanent threshold shift，PTS）

永久性听阈位移是指由噪声引起的听觉疲劳在未完全恢复的情况下，再次接触噪声，久而久之导致听阈不能恢复到正常水平，呈现持续性的听阈升高。其病理变化表现为听毛倒伏、稀疏、缺失，以及听毛细胞变性、坏死。根据损伤程度，永久性听阈位移又分为听力损伤及噪声性耳聋。

（1）听力损伤

听力损伤是为永久性听阈位移的早期表现，听力曲线在 3 000~6 000 赫兹（多在 4 000 赫兹）高频区域出现"V"形下陷。此时，患者通常无明显耳聋感觉，言语交谈能够正常进行。

（2）噪声聋

若听力损伤继续加重，除高频段听力继续下降外，500~2 000 赫兹低频区域（即言语频段）听力也会出现下降，即为噪声聋。噪声聋是一种渐进性的感音性听觉损伤，属法定职业病范畴。

二、诊断原则

根据连续 3 年以上职业性噪声环境作业史，患者出现渐进性听力下降、耳鸣等症状，并通过纯音测听确诊为感音神经性聋。同时，结合职业健康监护资料和现场职业卫生学调查进行综合分析，排除其他非职业性因素所致的听觉损害，方可作出诊断。

三、诊断分级

连续噪声作业工龄 3 年以上，纯音测听结果显示为感音神经性聋，且听力损失呈高频下降型，则根据较好耳语频（500 赫兹、1 000 赫兹、2 000 赫兹）平均听阈作出诊断分级。具体分级标准如下：

（1）轻度噪声聋，26~40分贝；

（2）中度噪声聋，41~55分贝；

（3）重度噪声聋，≥56分贝。

具体可参见《职业性噪声聋的诊断》（GBZ 49—2014）。

四、康复评定

噪声聋的康复评定方法主要通过听力检查进行，目的是明确听力损失的程度，进而确定伤残等级，并为后续康复治疗提供依据。听力检查可分为两类：一类是主观测听法，即观察患者主观判断后作出的反应，如耳语检查法、秒表检查法、音叉检查法以及纯音听力计检查法。其中，纯音听力计检查法为听力检查中测定耳聋性质及程度方面比较准确而常用的方法。另一类是客观测听法，不需要患者对声刺激作出主观判断反应，即可客观地测定听功能情况。例如，多频稳态诱发电位技术可同时采集多个不同频率可刺激脑干电位的声音，适用于助听器选配和听力残疾鉴定等。

五、康复治疗原则

1. 预防

采取控制噪声源及噪声的传播、加强个体防护、进行定期的职业健康检查以早期发现听力损伤和职业禁忌证，以及检测作业环境噪声强度等综合措施。

2. 调离噪声作业场所

无论轻度、中度还是重度噪声聋患者，均应调离噪声作业场所，以避免听力损失进一步加重。

3. 助听器选配

对于重度噪声聋患者，应根据其听力损失情况，选配合适的助听器。

第三篇

职业康复

第三篇 职业康复

第十四章 职业康复概述

第一节 职业康复的概念、发展及意义

一、职业康复的概念

职业康复是指通过评估、训练、咨询及就业支持等手段，帮助工伤职工回到或重新获得并保持适当的工作岗位，进而使其重新参与社会生活的过程。作为工伤职工全面康复的重要组成部分，职业康复在促进工伤职工就业与回归社会生活中发挥着巨大的作用。通过职业康复，工伤职工能够逐步成为一个经济独立和生活独立的人。

工伤康复的最高目标是帮助工伤职工重返工作岗位并全面融入社区生活，职业康复在其中扮演着主要角色。工伤职工群体中，大多数正处于人生事业的起点或发展阶段，协助他们应对和适应工伤带来的种种挑战，如工作适应或再就业、残疾适应、压力处理、生活自理与家庭照顾、家庭角色转变、可利用社区资源等，是实现全面工伤康复必不可少的重要环节。

职业康复也是一个管理过程，这个过程包括评估工伤职工的需求，并根据评估结果给予适当、正确及适时的服务，以达到如下目的：第一，预防工作场所中的职工发生职业伤病；第二，如果职工发生职业伤病，能够确保他们获得早期而有效的治疗和职业能力的训练，使他们能够回到原岗位从事原来的工作，或是经调整或替代后的工作，即让工伤职工能够恢复伤病前的就业状况或生活形态；第三，预防工作场所中职业伤病的再次发生。

因此，职业康复的目标包括：第一，使工伤职工能够回到原岗位从事原来的工作，或是经调整（或替代）后的工作；第二，对于无法回到原岗位工作的工伤职工，职业

康复机构应当协调为他们寻找其他工作岗位，或者调整不同的工作，或者为他们提供适当的技能训练。职业康复所提供的服务包括职业能力评定、职业训练、就业服务、职业辅导、就业转介、职务再设计等。

二、职业康复的发展

职业被定义为个人在社会中所从事的、作为主要生活收入来源的工作，它是个体在社会生存与发展的基础。一般意义上，就业是指获得职业并参加工作。因此，实现就业是残疾人走向社会、参与社会的重要标志。由于身体和精神上的障碍和损伤，残疾人在获得、保持和提升适当职业方面的前景大受影响，长期以来，促进残疾人就业一直是一个全球性的课题。

德国在1884年颁布工伤保险法律规定，工伤劳工在接受补偿前需要先进行康复和职业训练。美国在1918年颁布的《士兵康复法案》明确规定，因战争受伤的退役军人在就业上遇到困难时，可以寻求康复服务。1920年，美国联邦政府为保障伤残退役军人重新就业和独立生活，颁布了《职业康复法案》。1935年，美国通过并实施了《社会保障法》，此法明确规定美国联邦政府必须永久提供职业康复服务，美国的职业康复服务由此实现重大突破。

1955年，国际劳工组织第99号《残疾人职业康复建议书》中提倡各国政府、雇主、行业协会、专业人员和残疾人共同参与职业康复，并提议设计职业指导、职业培训和就业协调服务的原则和方法。该建议书中明确提出，对于工作能力因职业伤害而有所改变的劳工，鼓励雇主将其转换至可胜任且与原工作相关的其他工作。

1964年，国际劳工组织第121号《工伤事故和职业病津贴公约》中规定，为职业伤病者提供职业康复服务，尽可能协助其重新担任原伤病时的工作；如果不可能，则应视其体能，为其寻找另一份最适合的有酬工作。

1983年，国际劳工组织在第159号《残疾人职业康复和就业公约》中呼吁，各国政府在残疾人就业政策方面基于平等对待和平等机遇的原则，制定国家职业康复政策。该公约强调，政策应不分地区、不分性别，并可采取特殊的积极政策，为所有残疾人服务。

1998年，国际劳工组织在《关于残疾人职位保留和重返工作战略的国际研究》报告中，号召各国对残疾人就业的公共政策进行反思。该研究报告指出，职业康复政策和策略应适应受伤和生病职工的需要，与企业的实践做法相结合，并协调各种系统以及社会参与的多种方式与方法。

我国政府高度重视残疾人就业和工伤职工再就业问题，并通过立法保障他们的就业权利。在《中华人民共和国宪法》《中华人民共和国残疾人保障法》《中华人民共和国就业促进法》《残疾人就业条例》《工伤保险条例》等法律法规中，都有保障残疾人和工伤职工就业的相关条款。这些法律法规不仅有效地保障了残疾人平等参与社会生活与劳动就业的权利外，还规定了残疾人享有特别的社会福利权，并给予残疾人在就业方面的特别优惠政策和保护措施。

目前，在我国约 8 500 万残疾人中，有近 3 200 万处于就业年龄阶段，每年因工伤导致身体不同程度受损的工伤职工也有数十万人。然而，他们的就业仍存在质量普遍较低或难以再就业等问题。作为一个特殊群体，这导致他们在当今劳动力市场竞争中处于劣势，面临着严峻的挑战。

为了提高工伤职工的就业能力，增强自身竞争力，我国在 2004 年《工伤保险条例》实施后，开始推动工伤康复工作，制定了相关的政策和技术标准，通过职业康复、职业培训和职业指导等手段，帮助工伤职工提升职业技能和就业素养，每年有数万名工伤职工实现再就业，从而切实保障了他们平等参与社会生活、享受社会劳动福利的权利。

三、职业康复的意义

职业康复的宗旨是恢复工伤职工的工作就业能力，从而增强他们在开放的劳动力市场上的竞争力及生产力，进而帮助其获得就业机会或重返工作岗位，实现全面回归和融入社会。

工伤是人类工业生产和社会经济发展中不可避免的劳动风险，而工伤职工则是这一发展过程中付出代价的承受者。社会不仅应接纳和理解工伤职工，更有责任给予他们必要的补偿。帮助工伤职工恢复职业能力、重返工作岗位或重新实现就业，是社会给予工伤职工的最高层次补偿。劳动是创造人类社会物质和精神财富的源泉，工作则是个体获得生活资料最重要的途径。

在我国的社会保障体制下，工伤保险为工伤职工提供了较为完善的经济补偿制度保障。然而，工伤职工同样有工作的需求，渴望实现经济自立，他们与其他劳动者一样，拥有平等的就业权利。在这里，就业和重返工作岗位已不仅仅是工伤职工实现生存权的需要，更是他们融入社会主流、实现人的全面发展的重要途径。通过工作劳动，工伤职工能够以社会财富创造者的平等身份，有尊严和自信地参与社会生活，通过自己的努力创造更多价值，获得更多的生活资料，从而全面提高生活质量。职业康复作为全面康复的重要组成部分，在工伤职工的重返工作岗位与回归社会生活中发挥着巨大作用，通过职业评定、职业训练、职业咨询和职业指导等措施，使工伤职工逐步成为一个经济独立、有尊严、从事体面劳动的人。

第二节 职业康复的服务内容

一、职业康复的内容

职业康复作为一门科学性与应用性并重的学科，其内容随着逐步发展而得到补充和完善。国际劳工组织在1985年《残疾人职业康复的基本原则》中明确提出了职业康复的内容，主要包括6个方面：评估残疾人的身体、心理和职业能力状况；指导残疾人进行职业训练和就业的可能性分析；提供必要的适应性培训、心理功能调整以及正规的职业训练；引导残疾人从事适当的职业；为需要特殊安置的残疾人提供就业机会；提供就业后的跟踪服务。在工伤康复领域，职业康复的工作内容主要包括5个方面。

1. 工作能力评估

工作能力评估是针对工伤本身损伤、工作能力、工作分析、工作场所环境及工效学进行的全面评估。

2. 工作强化

工作强化包括身体能力训练及工作协调训练、社会心理适应训练、工作模拟训练、职务再设计与就业环境改造，以及就业辅助用具的建议及制作。

3. 其他相关性技能训练

其他相关性技能训练包括电脑技术培训、驾驶技术训练、独立生活技巧训练等。

4. 渐进式复工计划及工作尝试

制订并逐步实施复工计划，让工伤职工逐步尝试回归工作岗位。

5. 职业重建

为无法回到原单位或原工作岗位上的工伤职工提供技能再培训及就业服务，帮助他们重新找到适合自己的工作。

二、职业康复的流程

工伤职业康复工作流程如图 3-1 所示。

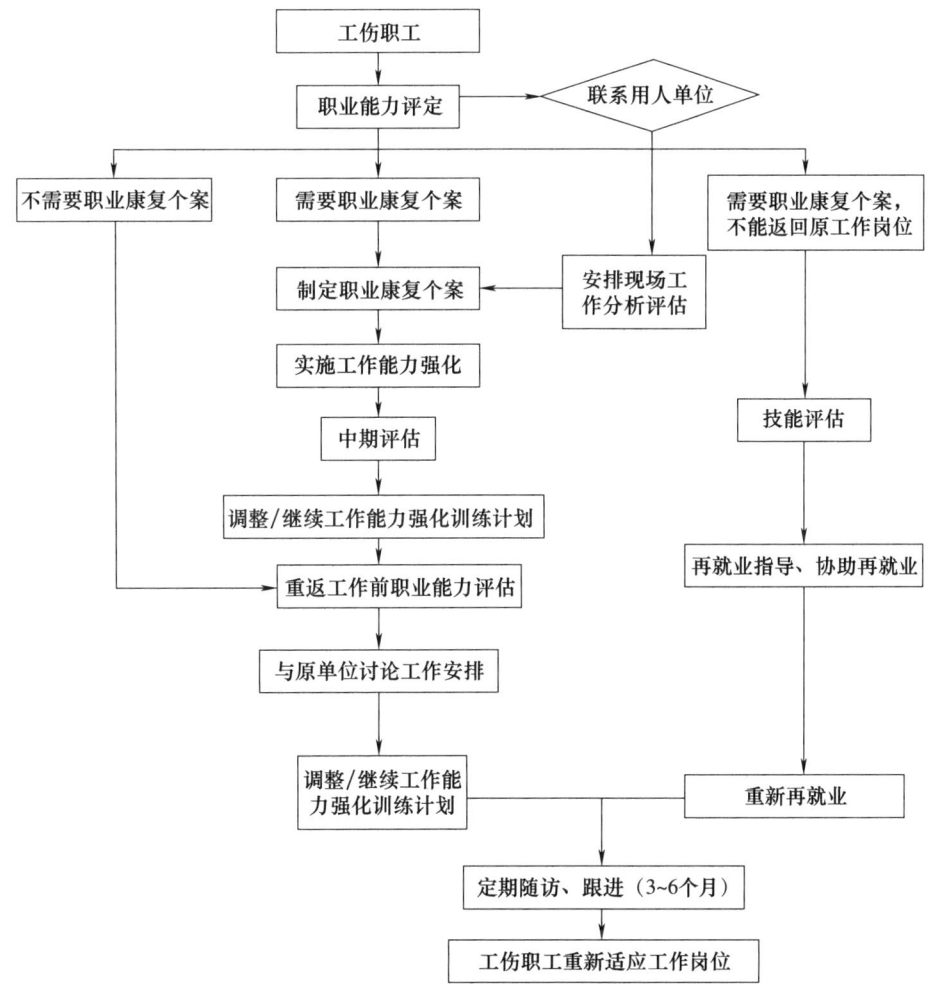

图 3-1 工伤职业康复工作流程

三、医疗康复与职业康复的差异

在许多医疗机构或康复专业机构中,由于医疗康复和职业康复通常都是由治疗师执行,且两者往往同时进行,大部分工作也在相同环境中完成,因此人们常常难以区分两者之间的差异。然而,职业康复所采用的治疗方式、治疗理念与医疗康复有明显不同,医疗康复无法完全取代职业康复。医疗康复与职业康复的差异主要表现在以下3个方面(见表3-1)。

表3-1　　　　　　　　　　医疗康复与职业康复的差异

项目	医疗康复	职业康复
服务对象	所有年龄的工伤职工	18~60岁就业年龄的工伤职工、用人单位、工伤保险行政部门等
转介来源	医院、家属	医院、家属、医疗团队、用人单位、工伤保险行政部门等
费用来源	工伤保险基金或用人单位承担	工伤保险基金或用人单位承担
治疗目标	治愈疾病、恢复功能、减轻痛苦	促进工伤职工重返工作岗位
成效导向	非正式的定义:尽最大努力、尽可能实现最大独立	明确的定义:以最快速度恢复最大功能,以最低风险重返工作岗位,提升成本效益
服务的提供者	以医疗康复团队为主	跨专业团队,包括医师、职业治疗师、心理治疗师、康复辅导员或社会工作人员,以及用人单位、工伤职工、家属、工伤保险行政部门等
评估内容	病史、基本身体功能、日常生活功能	功能性能力评估及工作分析,根据评估结果设定重返工作岗位目标,并根据重返工作岗位目标制定治疗方案
治疗过程及服务内容	住院医疗康复、教育活动 执行地点:医院、康复中心 治疗内容:身体功能评估与训练、ADL能力训练、社区生存技巧训练 治疗项目:物理治疗(PT)、作业治疗(OT)、言语治疗(ST)、中医传统治疗、心理治疗等。每天进行0.5~1小时 治疗期限:24个月	住院职业康复治疗 执行地点:医院、复健中心、工作现场 治疗内容:以重返工作岗位为目的的评估与治疗 治疗项目:功能性能力评估,工作现场分析,工作训练,工作强化,工作模拟,职务再设计,多方协调与沟通,社会心理方面的治疗、教育及预防。每天治疗时间1~8小时不等 治疗期限:1~6个月
提供重返工作之协助	无直接协助、支持或辅导	提供分析工作、能力重建、工作与工作环境调整、社会心理调适等全方位支持

1. 开始的时间不同

通常，职业康复会在医疗康复进行到一定阶段才开始。例如，对于手外伤工伤职工，其工作能力评估和工作强化训练需要等到工伤职工可以开始进行肌力增强训练时才能启动；而对于脊髓损伤工伤职工，需要等待其完成独立生活技巧训练后，才能开始工作能力评估与工作强化训练。然而，工伤职工的个案管理应在医疗前期就着手进行。但对于某些伤害程度较轻的工伤职工，医疗康复与职业康复可以同时进行，以确保工伤职工能够及时得到正确的医疗干预，并预防重复性伤害的发生。医疗康复的重点是缓解和消除症状，而职业康复则强调重返工作岗位所需要的训练。

2. 目的与介入方法不同

医疗康复的目的是让工伤职工尽可能恢复其功能，并促进其实现功能独立。治疗过程中，会采用多种专业介入方法，但每个专业都有其特定目标。职业康复的目的是让工伤职工能够重返工作岗位。同样，职业康复也采用多种专业的介入方式，但各个专业的介入都是以帮助工伤职工重返工作岗位为目标，所采用的康复活动多以模拟工作活动为主，且这些活动多半应在工作场所中进行。此外，职业康复强调多种专业的介入与合作，还包括治疗期间治疗师或个案管理员与工伤职工个人、用人单位、工伤保险行政部门等保持密切联系与沟通。

3. 所需时间不同

医疗康复治疗的时间相对固定，每天每种治疗的时间为 0.5~1 小时。而职业康复的评估则根据职业伤病者的具体情况，安排在康复机构内或工作场所进行评估，所需时间从 1 小时到 1 天。对于工作强化及工作模拟等治疗活动，每天需要的时间则根据具体情况为 1~8 小时。

第三节　职业康复的身体能力需求

一、工作中的身体能力需求

工作中的身体能力需求包括体力负荷、工作姿势、攀爬、平衡、躯干活动、上肢活动、言语能力、感官机能等多方面动作。每一个动作根据其能力高低及需执行的时间频率,又可细分成高、中、低 3 个等级。

1. 体力负荷

体力负荷主要分为提举(搬运)、带(携带)、推、拉 4 种。需考虑工作最常采用的姿势以及一般需负荷的重量需求。重量计算单位通常为千克。

(1) 提举,指将物体向上举高或放低,实现物体在不同高度间的移动,包括向上推的动作。

(2) 携带,通常指将物体放在手中、夹在手臂下或置于肩上并搬动它,包括悬空拎物或随身夹带物品。

(3) 推,指用手从后用力,使物体沿力的方向移动,包括掷出、敲击、踢、踩等动作。

(4) 拉,指用手或工具拽引物体使其移动。

2. 工作姿势

工作姿势主要分为站立、走动、坐着和其他 4 种。评估标准以各项姿势在一天工作时间中所占的百分比而定。

(1) 站立,指在工作地点站立且无须频繁移动。

(2) 走动,指在工作过程中需经常走动。

(3) 坐着,指在工作过程中主要保持坐姿,站立或移动时间较少。

(4) 其他,包括蹲姿(工作时多处于蹲姿,站立或移动时间较少)或躺姿(工作时多半躺卧于地,双手上举进行工作)等。

3. 攀爬与平衡

(1) 攀爬,指运用双脚、双腿或者双手、双臂上下阶梯、楼梯、斜坡等结构,或攀登爬高架、竿柱等物体,这一动作强调身体敏捷度。

(2) 平衡,当在狭窄、光滑、不稳或移动的地面上行走、站立、蹲伏或跑步时,需要保持身体平衡以防止跌倒。

4. 躯干活动

躯干活动主要涉及背部肌肉及下肢的活动。

(1) 弯腰,通过弯曲腰部脊柱,使身体向下、向前弯曲。这一动作需运用到四肢及背部肌肉。

(2) 跪姿,指弯曲小腿、膝盖,使身体坐靠于膝部。

（3）蹲伏，通过弯曲小腿及脊柱，使身体向下、向前弯曲。

（4）爬行，指运用双手、膝盖或双手、双脚移动身体。

（5）仰伏，指在工作时身体呈水平姿势，背对地面或面向地面，如修车工人仰躺于滑轮车上修理汽车。

5. 上肢活动

上肢活动主要包含手臂、手、手指的动作及触感。

（1）伸手，指双手和双臂能够自由地伸展。

（2）握持，指用手抓住、握住或翻转物体。

（3）抓取，指用手捡拾、夹捏物体。

（4）触觉，指通过手指（指尖）皮肤触摸物体，以了解物体的大小、形状、温度或结构等特征。

6. 言语能力

言语能力包括说话与听力两个方面，并可根据职业需求进一步分为一般情形与特殊情形。

说话，指能以清晰、准确的言语表达信息，与别人进行有效沟通，并能够用大声、快速的言语传达详细指令给其他工作人员。听力，指用耳朵感知并理解自然界的声音，此项需说明是听话筒还是面对面交谈的情形。

一般情形，指在工作中需要一定的言语能力，但非重要的工作，如接受简短的口头指示，清理或擦拭物品陈列架。特殊情形，指某项职业对言语能力有非常高的要求，如电话客服。

7. 感官机能

（1）视觉，指能将视觉范围内的物品看清楚，包括远、中、近距离的视觉敏锐度。远距离一般指6米以上，近距离指50厘米以内，中距离指50厘米至6米。需根据工作需求判断工作者是否需要此项感官机能。

（2）嗅觉与味觉，指能准确地区别味道及气味的不同及相似处，这需要使用舌头或者鼻子来识别特定味道或气味的异同。

（3）深度觉（立体觉），指具有三度空间的视觉，能够判断距离和空间的关系，从而觉察出物体及其所在位置。

（4）对物体的聚焦，指调节眼睛晶状体以聚焦物体的轮廓的能力。当从事需要眼睛近距离聚焦于某一点的工作时，就需要这一能力。

（5）对色彩的辨别，指确认和区别颜色的能力，能够调配和区别色彩的能力，以及能够辨认单一颜色或颜色组合，并觉察出对比色。

（6）对视野的广度，指能够观察某一地区的视野范围，或当眼睛固定注视于某一点时，能够看清楚该点上下左右的范围大小。

二、职业康复训练与病种损伤的关系

1. 损伤导致的身体能力受限

在发生工伤后，工伤职工的身体机能往往会受到不同程度的伤害，进而影响到工伤职工完成某些工作活动的身体能力。在工伤康复的临床实践中，可以将几种常见的损伤对身体能力的影响归纳为以下6种情况：

（1）一般骨科创伤，可能影响到提举、携带、推、拉等动作的执行。

（2）上肢创伤，可能影响到爬行、伸手、握持、抓取、操作等动作的执行。

（3）下肢创伤，可能影响到站、走动、攀爬、平衡、跪、蹲等动作的执行。

（4）腰背创伤，可能影响到坐、站、走动、攀爬、平衡、弯腰、跪、蹲等腰部及下肢相关动作的执行。

（5）身体烧伤，可能影响到走动、提举、携带、攀爬、蹲、伸手、握持、抓取等动作的执行。

（6）颅脑损伤，可能影响到各种基本身体能力的运用。

2. 身体能力训练

身体能力训练的基本原理是，训练技术必须以个体的体能需求为基础，针对其功能障碍及工作要求进行针对性训练。在身体能力训练中，治疗师通过指导工伤职工完成各种身体能力动作、模拟任务以及使用器械进行训练，以训练任务的形式规定工伤职工的训练量及频率，并渐进式地增加训练的强度，以达到提升工伤职工身体能力的目的。

第十五章 职业康复评价

第一节 职业康复评价的理论基础

一、职业康复评价的历史发展及理论基础

职业康复是一门兴起于西方发达国家的学科,其主要目标是研究如何帮助残疾人获得并保持适当职业。在第二次世界大战期间,由于战争的创伤,大量伤残人员涌现,其中大部分都是青壮年军人,如何安排他们重返工作岗位,成为当时社会面临的一个严峻挑战。鉴于当时社会上人力资源的严重短缺,以医疗康复为主导的传统康复医学亦因此演化出了职业康复的概念。职业康复一方面可以为社会提供额外的人力资源,另一方面也为伤残人员提供了安置及就业机会,帮助他们重新融入社会。职业康复的首要步骤是职业康复评价,这将为后续的职业康复训练及工作场所介入奠定基础。

在美国,职业能力评定的起源可以追溯到 20 世纪 70 年代早期的加利福尼亚州南部城市丹尼市的瑞秋洛斯阿来哥斯(Rancho Los Amigos)医院。1972 年,该医院的职业康复服务最先为心血管障碍的工伤职工进行了以躯体功能为主的职业能力评定。在随后的时间里,该医院的运动物理治疗师和心脏病学专家在该领域进行了大量研究,但当时还没有职业能力评定师参与到评定过程中。在该医院的康复计划中,患者被安排进入一个模拟的工作任务中,通过工作任务的完成情况来收集他们的体力及能量消耗等数据。医疗康复团队根据患者在模拟工作任务上的表现进行评定并提出建议,或接受进一步的临床治疗,或返回工作岗位。针对这部分工伤人群,工作模拟技术被成功地应用在职业康复过程中,这大大地提高了心脏康复团队为这类患者提供安全和适当职业建议的能力。

职业能力评定是职业康复工作中的重要一环。美国著名学者马西森在1988年出版的《职业能力评定：工伤康复中的系统方法》一书中，将其定义为：根据一般规定的工作要求，测量并发展个人能否承受或保持完成某项工作任务能力的一个系统过程。2001年12月，我国香港特别行政区医院管理局职业治疗师统筹委员会下的职业康复工作小组对职业能力评定的定义进行了细化，将其分为3个方面：一是评定某一指定工作、某一特定行业或一般竞争性工作在就业时所必需的不同工作要求；二是评定个人的工作能力；三是比较和判断以上两方面评定之间的匹配程度，进而得出被评定者是否具备或是否能够从事某一工种所需要的工作能力的结论。

马西森所定义的职业能力评定不仅仅是一个单一的测量或评估过程，它更是一个综合性的发展过程。因为在评定过程中融合了部分训练的内容，从而能更精确地评定出被评定者是否具备从事按时上下班和连续工作8小时的能力。马西森认为，职业能力并非可以直接测量到的具体数值，它总是从被评定者的实际表现中推断出来。如图3-2所示为某患者的提拉力测试表现，是其在参加为期20天的职业康复计划中，最大提拉力的表现曲线。该患者计划重返仓库工作岗位，该岗位要求至少能提拉60磅（1磅约等于0.45千克）的重物。从图3-2中可以看出，该患者从第1天至第20天的表现呈现出一个逐渐上升的趋势；同时，比较第1天和第20天的表现，可以看出在提拉重量上存在明显变化。但研究从第17天至第20天的表现时，发现这段时间的变化趋于平缓，表明已达最大提力水平。因此，我们相信该患者的最大提拉力适合的水平是80磅，能够满足该工作岗位至少需要提拉60磅的要求。若单一地关注某一天或某一点的力量水平，就可能导致职业能力评定结果出现偏差。

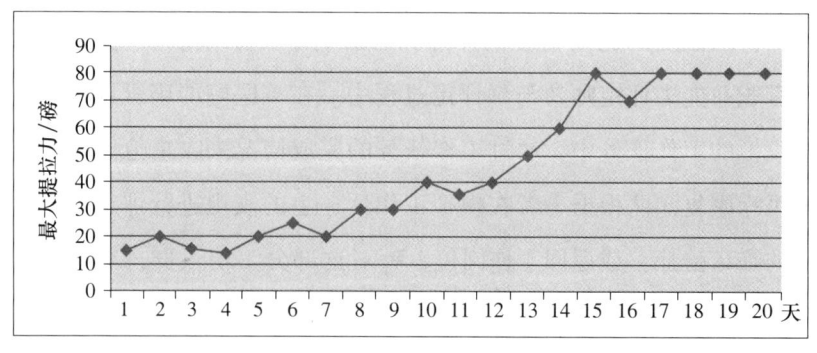

图3-2 某患者的提拉力测试表现

第三篇 职业康复

此外，马西森于1988年提出了"职业康复阶段模式"（见表3-2）。该模式将职业康复的过程细分为8个阶段，每个阶段都规定了评估/影响范围及评定标准，旨在帮助人们更好地理解职业能力评定与职业康复之间的关系。如图3-3所示为职业康复各阶段的关系，直观展示了医疗康复与职业康复之间的介入时机问题。

表3-2 职业康复阶段模式

阶段	评估/影响范围	评定标准
一	伤病/病理	身体组织/心理的病变
二	生理/心理的伤害	对生理/心理造成的伤害
三	功能受限	失去某些正常功能/机能
四	职业限制/丧失	不能拥有某些社会角色，如工人
五	就业的可能性	基本的就业能力
六	被雇用的可能性	在某劳工市场被雇用的能力
七	职业残障	拥有受雇某一职业的能力及条件
八	谋生/赚钱能力	能够以工作赚取足够收入过理想生活

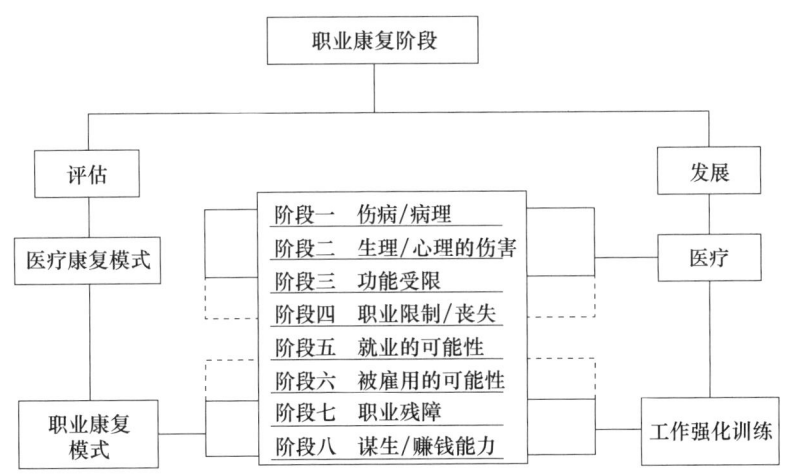

注：———表示主要受到干预的手段；--------表示有可能受到干预的手段。

图3-3 职业康复各阶段的关系

职业康复阶段模式表明，阶段一至阶段三主要属于临床及医疗康复治疗的领域，阶段六至阶段八则侧重于职业康复，阶段四和阶段五则可能同时涉及两者。

该模式的每一阶段评估和测量资料的重点都不同，信息的收集也分别由不同专业的人员负责。

阶段一,即伤病/病理期,是指患者受伤或疾病发生的过程。参与的专业人员包括医师、精神病医师、心理学家和医学检验人员。

阶段二,即生理/心理的伤害期,这一阶段主要关注患者身体或精神遭受伤害后可测量到的后果,包括解剖、生理和心理等方面。参与的专业人员包括医师、康复医师、心理学家、物理治疗师和作业治疗师。

阶段三,即功能受限期,这一阶段主要关注患者表现出来的功能上受到的限制,其症状和功能受限通过观察得以证实,该观察结果将会应用至下一阶段。参与的专业人员包括医师、康复医师、物理治疗师、心理学家、职业治疗师及康复护士。

阶段四,即职业限制/丧失期,基于上一阶段医师、康复医师和心理学家等提供的损伤评估结果而得出的结论。通常,直接评估患者职业受限情况的主要是职业治疗师、康复护士、物理治疗师、心理学家和社会工作者。

阶段五,即就业的可能性期,这一阶段主要评估患者再次就业的可能性,即被用人单位接纳成为雇员的潜力,关注的是成为雇员所需具备的工作行为表现。参与的专业人员是职业治疗师和职业能力评定师。在本阶段,患者往往不再被认为是病人,而是处在职业角色的过渡阶段。这是患者首次正式接受就业潜能评估的阶段。

阶段六,即被雇用的可能性期,这一阶段主要评估患者的一般就业能力,即他们在劳动力市场上被聘用的能力。职业治疗师、康复咨询师和职业能力评定师通常组成一个团队去评估患者的一般再就业能力。

阶段五与阶段六的区别在于,阶段五主要关注患者被任何职业接受成为雇员的程度,而阶段六则更关注患者在劳动力市场被用人单位雇用时所具备的就业能力。

阶段七,即职业残障期,这一阶段主要评估患者的就业残障情况或在某一特别行业再就业的能力。残障的种类和严重程度完全取决于工人与工作之间的匹配状态。职业治疗师、职业能力评定师、康复咨询师常常参与这一阶段的评估。

阶段八,即谋生/赚钱能力期。这是最后一个阶段,主要关注患者赚取收入的能力。评估结果主要根据职工工作所获得的收入来确定。在这一阶段,康复咨询师、职业能力评定师、劳动力市场专家和经济学家会协同工作,共同评估患者及其工作收入能力。

职业能力评定不仅可以在职业康复的训练过程中多次进行,也可以在患者返回工作岗位后，继续在工作场所中进行。

二、职业能力评定的基本过程

1. 医师转介

医师转介患者进行职业能力评定是指医师在治疗过程中，认为患者需要进行职业能力评定时，会开具评定处方并转介给治疗师，治疗师在收到评定处方后，通过电话或直接面谈的方式与患者进行初步沟通，为后续评定做准备。治疗师与医师之间的沟通为医疗康复和职业康复构建了联系的桥梁。

2. 初次面谈

治疗师在进行职业能力评定前，必须与患者（被评定者）约定时间进行初次面谈，以方便收集以下资料：

（1）一般个人资料，包括姓名、性别、年龄、教育程度、联系地址等基本信息。

（2）家庭背景，包括婚姻状况、家庭成员情况、工作情况、是不是家庭经济支柱等。

（3）工作经历，以前所从事的工作类型、工作任务、工作期限、离职原因等。

（4）医疗历史，过往是否有其他疾病，如心脏病或高血压等。

（5）补偿情况，了解被评定者与用人单位的关系，以及是否参加了工伤保险等。

3. 评定

在初次面谈过程中，治疗师应着手为被评定者构思一个大致的、个性化的职业能力评定计划，计划制订的原则应包括4个方面内容。

（1）注意个体差异

由于存在个体差异，如同一部位受伤的患者由于职业康复介入时间不同，其病情发展、预后情况、功能受限等都有可能不同，并且每个工伤职工受伤前所从事的工作情况（如工作环境、工作任务、工作流程等）也不同。因此，要求治疗师在制订职业能力评定计划时，必须根据被评定者的实际情况进行个性化调整。

（2）方法多元化

在职业能力评定过程中，主要运用的方法包括询问法、问卷评估法、机器评估法等。例如，对于腰背痛患者，可通过询问的方法了解患者对腰背功能的自我评价，如站位耐力、坐位耐力及步行能力等。为了进一步了解患者工作能力，可通过腰背功能问卷来测定他们所能从事的劳动能力强度。此外，还可以通过机器评估法，如 BTE Primus 系统的提拉力测试，评估他们在涉及提拉力的工作中所能承受的劳动强度。

(3) 内容全面

评定的内容应包括躯体功能、社会心理、智能等方面的知识，以便对被评定者作出全面的职业能力分析。

(4) 循序渐进

这一原则尤其体现在躯体功能的评定过程中。例如，在测量被评定者的最大提拉力时（如从地面提升至腰间），起始力量可以从 2 千克开始，并在此基础上逐步增加重量，每次可增加 2 千克左右，以此类推，以确保评定过程的安全性和准确性。

4. 评定结束时的面谈

一般的职业能力评定需要 1~3 天的时间。当职业能力评定结束后，应进行结束时的面谈，其主要目的在于进一步收集关于被评定者职业能力的资料。经过两天的评定后，治疗师应该对被评定者的表现、症状处理效果等有了全面了解，同时可以向被评定者解释评定结果，让被评定者清晰了解自己的工作能力。

5. 准备书写评定报告

评定报告的书写可以采用手写或计算机报告的形式。报告的框架一般包括 3 个方面内容。

(1) 一般的个人资料，如姓名、年龄、性别、职业背景、当前残疾状况、工作或活动受限等。

(2) 评定架构，包括描述被评定者的衣着、身高、体重及步态等方面的当前功能状况等。

(3) 评定发现，包括躯体功能的评定结果、潜在的能力提升空间、适应能力、气质特征和兴趣等方面的评定结果。

6. 小结和建议

治疗师应总结评定结果，并根据评定结果给出相应建议，可包括准备返回全职工作、准备返回某工作但部分工作能力受限、须接受进一步的临床治疗、进行工作强化训练等选项。

三、职业能力评定注意事项

在职业能力评定过程中,因为涉及体力上的评定,尤其在进行功能性能力评定时,它是一个集中、一对一且系统性很强的评定过程,通常需要4~6小时才能完成。职业能力评定过程所需的时间有时会连续超过2天,因此,治疗师在开始前必须仔细评估被评定者的身体状况是否适合进行全面评定。

(1) 必须详细了解被评定者的病历记录,以便对其身体功能状况有一个详细了解和认识,特别要关注已存在的隐性危险因素,如骨关节炎、骨质疏松、高血压和贫血等情况。

(2) 应用有效、简单、可靠的问卷,如美国运动医学学院设计的PAR-Q问卷(见表3-3),用以了解评定前被评定者的身体状况,以便有效分辨出被评定者适合接受体力评定和训练的程度。

(3) 被评定者如有下列情况,必须禁止体力评定:关节不稳定或骨折未愈合、剧烈疼痛、处于损伤急性期、有严重的开放性损伤、关节附近有严重撕裂等。

(4) 在评定过程中,治疗师应定期检查被评定者的血压和心律,尤其是有心脏病及高血压病史的患者。如果发现血压持续高于诊断标准,或心率超过安全范围,应立即停止评定,并让被评定者休息。

表3-3 PAR-Q问卷

姓名:		日期:	
1	你的医师是否曾经告诉你心脏有问题?		是/否
2	你的心脏和胸部是否经常出现疼痛的症状?		是/否
3	你是否经常出现头晕的症状?		是/否
4	你的医师是否曾经告诉你血压过高?		是/否
5	你的医师是否曾经告诉你身体的某个关节出现问题而不适宜进行治疗活动?		是/否
6	除以上所提出的问题外,有没有其他身体问题限制你进行治疗活动?		是/否
7	你的年龄是否超过65岁且没有经常运动的习惯?		是/否

注:如以上问题的答案选择一个及以上"是"时,必须先向医师查询被评定者的身体状况是否适宜进行评定或治疗活动;如以上问题的答案全部是"否"时,被评定者的身体状况应该适宜进行评定或治疗活动。

第二节 工伤职工职业调查

工伤职工职业调查被视为职业能力评定的首要阶段。其主要目的是收集工伤职工受伤前后的相关信息，包括工伤职工的基本资料、工作经历、医疗历史及工伤补偿情况等。在实际工作中，进行职业调查前，可以提前查阅工伤职工的入院或住院登记信息，以初步掌握其基本情况。此外，与医师沟通，了解工伤职工的当前病情及可能的预后康复情况。通过提前获取这些医疗相关资料，治疗师能够更全面地熟悉工伤职工情况，从而在后续职业相关情况调查中获得更多有价值的信息。这不仅可以使职业调查更有针对性，还能提高调查效率。

一、职业调查方式

一般来说，进行工伤职工职业调查主要有面谈和量表两种方式。在实际操作过程中，鉴于职业调查是职业康复治疗师与工伤职工第一次面对面进行的职业能力评定环节，因此，建立良好的医患关系至关重要。这不仅可以帮助职业康复治疗师掌握工伤职工更真实详尽的资料，还可与工伤职工建立良好的相互信任关系，为后续的一系列评定与治疗项目打下良好基础。为此，建议预先设计好半结构化的职业调查首次面谈问卷（见表3-4），并通过技巧性的面谈方式获得工伤职工的资料。

表3-4　　　　　　　　　　职业调查首次面谈问卷

评定日期：_____年_____月_____日

第一部分：一般个人资料

姓名：_____　年龄：_____岁　出生日期：_____年_____月_____日
编号：_____　档案号：_____
联系地址：_____
联系电话：（手机）_____（座机）_____
户籍所在地：_____
1. 性别：❑1 男　❑2 女
2. 婚姻状况：❑1 未婚　❑2 已婚　❑3 离婚（分居）　❑4 丧偶
3. 家庭成员情况：_____
4. 使用语言：❑1 中文　❑2 其他（请说明）：_____
5. 教育程度：❑1 不识字　❑2 小学　❑3 初中　❑4 高中或中专　❑5 大专
　　　　　　❑6 大学本科　❑7 硕士研究生及以上

第三篇
职业康复

续表

6. 现阶段主要经济来源：☐1 个人工资　☐2 个人储蓄　☐3 家人、亲友支持
   ☐4 失业或低收入补助金　☐5 其他（请说明）：_____
7. 工伤之前，个人每月的收入大约是：
   ☐1 没有收入　　　☐2 500 元及以下　　☐3 501~1 000 元　　☐4 1 001~1 500 元
   ☐5 1 501~2 000 元　☐6 2 001~3 500 元　☐7 3 501~5 000 元　☐8 5 000 元以上
8. 工伤之前，你的职业属于下面哪个类型：
   ☐1 行政或管理人员　☐2 专业技术人员　☐3 办事员或文员　☐4 商业服务业人员
   ☐5 农、林、牧、渔、水利业生产人员　☐6 生产、运输设备操作人员及有关人员　☐7 军人
   ☐8 其他（请说明）：_____
9. 在工伤前，你的收入是不是家庭经济的主要来源？☐1 是　　☐2 否
10. 现居住房屋情况：☐1 自购房　☐2 租住房　☐3 单位集体宿舍　☐4 其他：_____
11. 是否与家人同住？☐1 否　☐2 是；有哪些家庭成员/几人：_____
12. 家属中是否有其他残障者或需要照顾者？☐1 否　☐2 是；有几人：_____
13. 妻子/丈夫的工作：_____　工资收入：_____
14. 需承担照顾责任：☐1 父母　☐2 子女　☐3 配偶　☐4 不需照顾任何人

第二部分：与工伤有关资料

1. 是否参加工伤保险？☐1 是　☐2 否　☐3 其他保险：_____
2. 工伤认定：☐1 是　☐2 否；社保所在地：_____
3. 劳动能力（评残）鉴定：☐1 否　☐2 是；鉴定时间：_____　级别：_____
4. 是否要求行政复议？☐1 否　☐2 是；复议鉴定时间：_____　级别：_____
5. 劳动仲裁：☐1 否　☐2 是；劳动仲裁缘由：_____
6. 受伤日期：_____年_____月_____日；受伤原因：_____
7. 诊断：_____
8. 治疗经过：_____
   _____
9. 转介来源：☐1 劳动能力鉴定委员会　☐2 单位　☐3 其他医院　☐4 朋友/工伤工友
   ☐5 报纸等新闻媒介　☐6 家人　☐7 其他（请说明）：_____
10. 你的工伤类别是：
    ☐1 手部损伤　☐2 四肢骨折　☐3 烧伤　☐4 截肢　☐5 脑外伤　☐6 脊髓损伤
    ☐7 中风　☐8 周围神经受损　☐9 软组织损伤　☐10 内脏受伤　☐11 其他（请说明）：_____
11. 工伤的费用由谁支付？
    ☐1 自己及家人　☐2 用人单位　☐3 用人单位和个人共同支付　☐4 社会保险　☐5 商业保险
    ☐6 还未支付　☐7 不知道　☐8 其他（请说明）：_____

第三部分：与工作有关资料

公司名称：_____
公司地址：_____
联系人：_____　联系电话：_____　公司规模（人数）：_____人
进入此公司日期：_____年_____月_____日　离职日期：_____年_____月_____日
1. 公司性质：☐1 国有企业　☐2 私营企业　☐3 合资企业　☐4 其他（请说明）_____
2. 你所从事的工作岗位是（请填上工作岗位的名称）：_____

续表

3. 是否需要加班？ ☐1 不需要　　☐2 需要；频率：_____
4. 你每周工作时间：_____小时；其他（请说明）：_____
5. 你现在的工作状况：
☐1 全职工作　　☐2 兼职或以天计算报酬的工作　　☐3 料理家务　　☐4 上学
☐5 参加进修或职业技能培训　　☐6 退休　　☐7 待业　　☐8 其他（请说明）：_____
6. 工伤后，你对重返工作岗位的态度是：
☐1 完全没有期望　　☐2 没太大期望　　☐3 没有意见/不知　　☐4 有期望　　☐5 十分期望
7. 你的家人或朋友对你重返工作岗位的态度是：
☐1 十分反对　　☐2 反对　　☐3 没有意见　　☐4 支持　　☐5 十分支持
8. 工伤后，每个月的收入是不是家庭经济的主要来源？ ☐1 是　　☐2 否
9. 工伤后，每个月的收入大约是：
☐1 没有收入　　☐2 500 元及以下　　☐3 501～1 000 元　　☐4 1 001～1 500 元
☐5 1 501～2 000 元　　☐6 2 001～3 500 元　　☐7 3 501～5 000 元　　☐8 5 000 元以上
10. 你最理想的工作是（请填上工作岗位的名称）：_____
11. 你是否具备专业技术技能资格，是否已取得该专业技术技能资格证明？
☐1 否　　☐2 是（请填上技能资格名称）：_____　　取得证书时间：_____
12. 工伤后有没有再回原公司工作？
☐没有；原因是：☐1 医疗期　　☐2 休病假　　☐3 害怕再受伤　　☐4 交通问题　　☐5 自己无法胜任
☐6 用人单位不再继续雇用　　☐7 另有工作　　☐8 其他
☐有；开始上班的日期：_____年_____月_____日
工作场所：☐1 原公司　　☐2 不同公司　　☐3 其他_____
工作性质：☐1 原岗位　　☐2 不同岗位
工作比以前：☐1 轻　　☐2 重　　☐3 一样
工资：☐1 与工伤前一样　　☐2 比工伤前低　　☐3 比工伤前高

二、工伤职工职业调查中的注意事项

（1）必须建立良好的医患关系，在此基础上获得资料并完成资料收集工作。

（2）面谈地点应避免选择在公共场所或较嘈杂的环境，因为面谈中可能涉及较多被评定者的个人隐私，在过于公开或嘈杂的环境中，被评定者会因为保护自己的隐私而感到局促。

（3）治疗师应熟悉半结构化量表的内容，并据此引导面谈。

（4）如果初次面谈中被评定者不愿提及涉及个人隐私的问题，如工资水平、家庭背景等，应尊重其意愿，先不进行这方面的资料收集，以免影响双方的关系建立。

（5）职业调查相关信息可能无法在一次面谈中全部收集完成，因此可分次进行。

（6）一般来说，一次职业调查的资料收集时间大约为 45 分钟。

第三节 工作分析

工作分析是指观察和描述工作任务和特别工作状态的系统过程。工作分析的目的有 3 个方面：一是逐步分解并明确指定的工作任务；二是找出这些工作任务的主要工作要求；三是确定导致工效学方面压力的原因，这些原因可能与工作方法、工作场所布置、工具使用或设备的设计等有关。通过分析改良设备、工作方法或调整工作场所的需求，从而使被评定者的工作更加安全且高效。工作分析是一个非常复杂的过程，因为它需要考虑到多方面因素和不同层次的问题。职业康复治疗师必须根据所定义的工作，熟练掌握所涉及的有关身体、能力、环境和性格的要求，要成为工作分析方面的真正专家，职业康复治疗师需要经过较多工作经验积累。以下主要介绍两种常用的工作分析方法。

一、GULHEMP 工作分析系统

GULHEMP 工作分析系统是利昂·科伊尔在加拿大工作期间研究并发展起来的。GULHEMP 是英文字母的缩略词：G 代表一般体格情况，U 代表上肢功能，L 代表下肢功能，H 代表听力，E 代表视力，M 代表智力，P 代表人格特征。

早期，该系统主要用于老年人的职业能力与工作要求的比较。它通过匹配职工的职业能力和工作要求，从而方便地得到结果。系统中的每一部分为一个功能区域，并分级为 7 个匹配级别，从完全适合（1 级）到完全不适合（7 级）。评估员可以使用 GULHEMP 工作分析系统来评定职工在这 7 个部分的职业能力，同时，所获得的数据还可以用来评定工作的功能要求特性。

通过 GULHEMP 工作分析系统可以很容易地完成这 7 个部分职工职业能力和工作要求之间的比较。利昂·科伊尔曾在加拿大使用该系统对仓库工作人员进行职业能力方面的评定，发现仓库工作人员必须具备的最低的水平是一般体格情况（2 级）、上肢功能（3 级）、下肢功能（4 级）、听力（4 级）、视力（3 级）、智力（4 级）和人格特征（4 级）。

GULHEMP 工作分析系统 7 个部分的分级标准如下。

1. 一般体格情况（G）

G1 适合重体力工作，主要工作任务包括经常性挖掘、提拉、攀爬等高强度体力活动。

G2　适合体力工作，包括偶然发生的、类似 G1 的高强度体力工作，并有能力进行交接班工作。

G3　除了重体力工作外，适合所有的职业。身体情况有可能变差，例如因经常交接班工作而导致就餐不规律，休息不足等。

G4　适合轻便工作，具有规律的工作时间和就餐时间。

G5　适合受限制的工作或者兼职工作，包括有身体残疾的职工在家工作或在外工作。

G6　仅适合自我照顾，日常生活自理能力有限。

G7　卧床不起，完全不能自我照顾。

2. 上肢功能（U）

U1　适合大力提拉物体至肩部或以上水平，主要工作包括挖掘、推或者拖拉重物，例如驾驶很重的汽车（推土机等）。

U2　适合大力提拉物体至肩部或以上水平，进行挖掘、推或者大力拖拉等体力活动，同时也能应对偶尔出现的 U1 级别的重体力工作。

U3　适合中等强度的提拉或装载工作，例如驾驶轻型卡车等。

U4　单侧上肢残疾，但仍能进行有效率的轻体力工作。

U5　双侧上肢残疾或严重单侧上肢残疾，仅允许进行少量粗大或相对低效的移动动作，适合受限制的工作或兼职的工作（针对有残疾的职工）。

U6　可以进行部分自理，例如自主吃饭等。

U7　上肢功能完全丧失，不能自理。

3. 下肢功能（L）

L1　主要工作中可以持续进行跑步、攀爬、跳跃、挖掘和推拉等活动，例如能够驾驶重型拖拉机、推土机等。

L2　适合高强度体力劳动，能够完成偶尔出现的 L1 级别的站立、跑步、攀爬、跳跃和推拉。

L3　适合中等体力劳动，包括推拉和挖掘（但较长时间的脚部用力会导致疲劳），例如能够驾驶轻型货车等。

L4　存在严重的单侧下肢残疾或者轻微双侧下肢残疾，允许进行有效率的久坐工作或轻便工作。

L5　双侧下肢残疾或严重单侧下肢残疾，仅允许进行部分工作效率低的、移动受限制的工作，且主要适合久坐的工作。

L6　因为严重残疾而无法再就业。

L7　卧床不起，下肢功能完全丧失。

4. 听力（H）

H1　对于任何职业来说，都需要具备良好的听力。

H2　尽管听觉不够敏锐，但仍能够适合大多数职业。

H3　即使存在中度听力丧失，仍然能够就业。

H4　虽然有严重的听力丧失，但能够听清楚，且不妨碍工作。

H5　功能上完全耳聋，但没有额外的症状且能够看懂唇语。

H6　功能上完全耳聋，且伴有进行性疾病，不擅长看唇语。

H7　功能上完全耳聋，且伴有进行性疾病，完全看不懂唇语。

5. 视力（E）

E1　对于任何职业来说，即使没有眼镜的帮助也能够看得很清楚，包括那些需要良好视力的工作。

E2　对于大多数职业来说，在佩戴眼镜的情况下能够看得很清楚，但可能无法胜任对视力要求很高的工作。

E3　使用1只眼睛的视力已足够应付工作，且工作中没有要求必须两眼视力良好。

E4　在佩戴眼镜的情况下，使用1只眼睛的视力已足够应付工作（除近距离的工作外），且没有快速进行性疾病影响视力。

E5　在佩戴眼镜的情况下，使用1只眼睛的视力虽可以应付工作，但存在快速进行性疾病可能影响视力。

E6　能够模糊看见物体形状，或处于盲的状态但接受过相关训练。

E7　患有严重的、进展性的眼部疾病，或处于盲的状态且没有接受过相关训练。

6. 智力（M）

M1　IQ为130及以上，具备优秀的言语技巧（口语和书写能力），高度的灵活性、创造性问题解决能力，高级（或适合）的教育水平，以及领导能力的技巧和经验。

M2　IQ 为 110~129，拥有良好的言语技巧（口语和书写能力）和一定的灵活性、创造性问题解决能力，学历高于一般水平，有能力根据工作需要接受高水平的训练。

M3　IQ 为 90~109，拥有一般言语技巧和一般教育水平，有能力较快地学习并适应一般工作要求。

M4　IQ 为 80~89，拥有阅读和书写日常材料的能力，能够学会并执行简单的日常工作，但智力方面有可能出现退化。

M5　IQ 为 70~79，存在口语和书写的障碍，读写能力受限严重，有明显的智力减退，例如记忆能力极差。

M6　IQ 为 60~69，存在严重的沟通障碍，如严重的讲话或言语障碍，有严重的学习能力障碍，几乎无法读写。

M7　IQ 为 59 或以下，存在完全无能力的精神障碍或严重的沟通障碍。

7. 人格特征（P）

P1　稳定且行为可预测，能够利用智慧和才能作出快速且合理的决定，具有现实的自我尊重，在逻辑决策和人际交往中展现出良好的判断力。能够充满活力，取得良好成绩，具备激励职工发挥最佳表现的能力。

P2　与 P1 类似，但可能在生产力或人际关系方面存在一些小问题，导致在某种程度上受限。在适合的情况下，能够稳定朝着某方向发展。

P3　总体上可靠且一致，能够很好地承担责任，但仅局限于个人工作范畴，不具备管理能力层面的能力。由于个性或性格原因，在晋升上受到限制。这是一般职工的典型特征。

P4　需要鼓励和指引，不能很好地承担责任，对压力过度反映，有时会在同事之间产生矛盾。

P5　需要更多的鼓励、指导和监督，无法承受非一般的压力，对变化的适应能力较差，工作生产力仅局限于熟悉的环境和受到保护的监督之下。

P6　经常受心理或情绪上的影响，甚至崩溃。经常与同事发生严重冲突，只能完成部分工作，在自我挫折或制造麻烦上消耗大部分精力，存在严重的性格缺陷。

P7　由于严重的精神疾病而不能再就业。

二、美国职业分类大典（dictionary of occupational tles，DOT）工作分析系统

该工作分析系统是由美国劳工局人力资源管理系统发展而来的标准工作分析方法，也是目前最常用的工作分析系统之一。1991年，美国劳工局出版的《美国职业分类大典》，已设计并收集了进行工作分析所需的不同评估表格，共收录超过17 000份工作相关资料。我国香港已完成了其中的一份量表——职业分类大典身体要求问卷的本土化工作。1972年，美国劳工部在其出版的《工作分析手册》中描述了一个完善的工作分析系统信息收集方法（见图3-4），包括躯体、适应能力、环境条件、教育和性格特征等方面的工作要求。

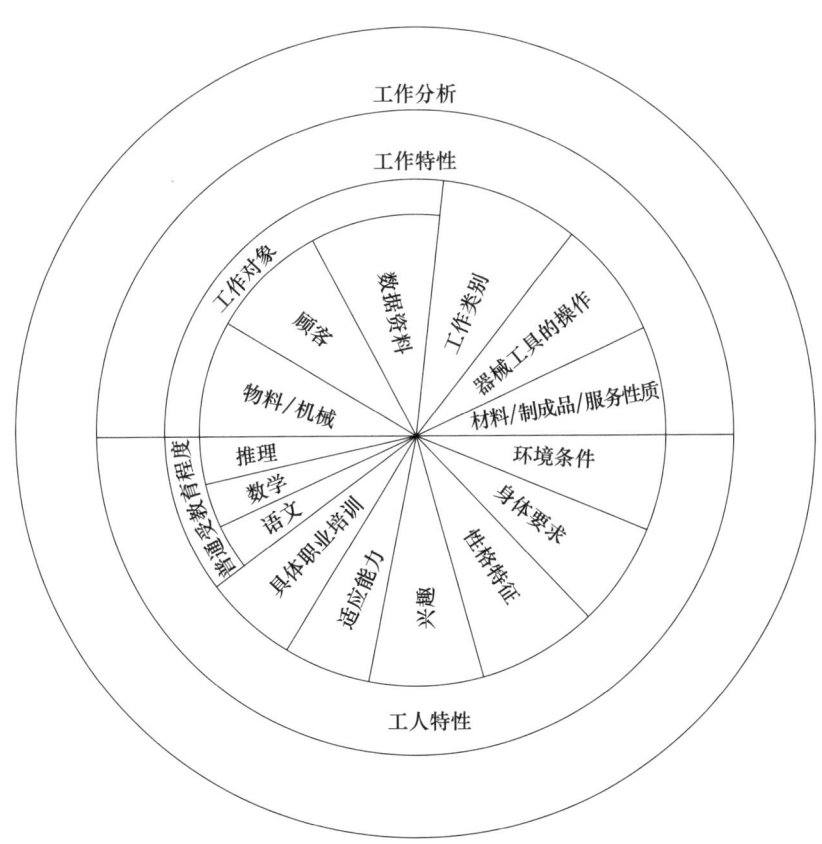

图3-4 工作分析系统信息收集方法

在美国职业分类大典工作分析系统中,工作分析主要是由工人特性和工作特性两部分构成。

1. 工人特性

(1) 具体/特定的职业训练(specific vocational preparation, SVP)

SVP 是指工人从事某一工作岗位时所需接受的各种训练,如岗前训练、进修或学徒训练等。这些训练主要体现在企业招聘时对应征者应该具备的资格条件的规定,或经训练后工人应该达到的资格水平。训练时间可根据工人能否满足工作具体要求的时间或标准来设定,不同工作所需的训练时间不同。职业训练的内容及时间主要由企业决定,如果需要进行职前训练或在职训练,则需详细记录训练的种类或方式。

训练时间一般分为7个等级:①不需要培训;②少于或等于3个月;③3~6个月(含6个月);④6~12个月(含12个月);⑤1~2年(含2年);⑥2~3年(含3年);⑦3年以上。

一般来说,SVP 技术等级可分为非技术性(对应培训时间的第1个等级)、半技术性(对应培训时间第2~第5个等级)、技术性(对应培训时间第6~第7个等级)3个等级。

(2) 普通教育程度(general education development, GED)

GED 主要分为推理能力、数学能力、语文能力3个大类,每个大类下又细分为1~6个等级,等级越高表示教育程度越好。教育程度是指通过正式或非正式的教育学习而发展起来的推理能力、依照指示工作的能力,以及获得与工作相关的言语及数学技能知识的能力。

1) 推理能力

等级1 具备运用基本常识执行1~2个步骤的简单指令的能力。在标准情况下,能够处理一般工作中遇到的异常或突发问题。

等级2 能够运用常识执行详细的书面或口头说明,能够处理一些标准化情境下的具体工作任务。

等级3 能够运用常识执行书面、口头或图表形式的说明。在标准情况下,能够处理数个具体问题。

等级4 能够运用推理系统原理,在有限且标准化的情境下,解决实际问题及处理可能发生的各种具体变化，并能解释各种书面、口头、图表或格式化的说明。

等级5　能够运用逻辑及科学思考方式，定位问题、收集资料、确定真相并归纳出可信的结论。能够以数字或图表形式解释各种技术说明，处理抽象及具体的变化情况。

等级6　能够运用逻辑和科学思考的原理解决广泛的学识问题和实际运用问题。能够处理深奥的非言语符号（如方程式、科学、图表、音符等）和各种抽象及具体变化情况，可以理解各种深奥的概念。

2）数学能力

等级1　能够进行两位数的加减运算以及十位数和百位数的简单乘除运算。会使用四则运算进行找零，并能换算长度、重量、容量等各种测量单位。

等级2　能够执行所有测量单位的加减乘除运算，包括分数及小数的四则运算，以及比例、比率及百分比的计算。了解基本的柱状图表和金融单位的运算方式。

等级3　能够计算打折、利息、利润、损失、抽成、售价、比例、部分与百分比等经济数值。能够计算面积、体积、重量与度量度。在代数方面，能够计算变异数与公式，处理单项式、多项式、比例、百分比、平方根与根数等，以及相关的面积、体积、容积、重量与测量的计算。在几何学方面，能够计算平面与物体的周长、面积、体积，并了解各个角度及对角的应用。

等级4　在代数方面，能够处理实数系，如线性、二次方程式、有理数、指数、对数运算及函数等，掌握等式与不等式的代数解法，以及极限、连续数、随机率和统计推论。在几何学方面，能够推论几何定理，了解平面与立体直角坐标系。在工程数学方面，能够进行分数、百分比、比率与比例、测量、对数值、实际代数、几何作图、与三角定理的应用练习。

等级5　在代数方面，能够处理指数、对数、线性方程式、二次方程式等，掌握数学归纳法、二项式定理和矩阵排列。在微积分方面，能够应用分析几何的概念，进行代数微分与积分运算。在统计方面，能够运用数学分析计算频率分布、信效度、常态曲线、变异数分析、相关系数、卡方检验、抽样原理及因子分析等。

等级6　在高等微积分方面，能够处理极限、连续数、实数系统、均值定理、隐函数定理。在近代代数方面，能够应用集合和区域的基本观念，处理微分方程式、线性代数、无限级数、高阶运算法,以及各种函数、实数和复杂变数。在统计方面,能够进行数学统计、概率统计与运用、实验设计、统计推理和经济统计。

3)语文能力

等级1 在阅读方面,每分钟可阅读90~120个字,可以识得2 500个字词,能够比较字与字、数字与数字之间相似或不同的内容。在写作方面,能够运用动词、主语、宾语写出简单句子,包含数字、姓名和地址等信息。在交流方面,能够进行简单会话,并使用正确的用字顺序。

等级2 在阅读方面,可以识得5 000~6 000个字词,能够阅读历险记、漫画以及模型车和飞机的组装说明,会使用字典查找不认识的字以了解其意义、写法及发音,每分钟可阅读190~215个字。在写作方面,能够使用正确的标点、形容词、副词来书写复杂句子。在交流方面,发音正确,能够恰当说明工作指令,能做出适当的停顿及对于某些话语进行强调。

等级3 在阅读方面,能够阅读各类小说、杂志、图解、百科全书等复杂文本,以及安全规则、工具的使用和维修说明、机械制图与配线方法和步骤等实用文本。在写作方面,能够以适当的格式、标点符号、词语和语法书写报告或短文。在交流方面,能在听众面前以自信的台风与恰当的音量进行演说以展现自己的风采。

等级4 在阅读方面,能够阅读小说、报纸、诗、期刊、杂志、手册、字典、文选集、百科全书等。在写作方面,能够按照规定的格式书写商业书信、公文、简介及报告等,并符合标点、语法措辞的标准。在交流方面,能够即兴演讲各种主题。

等级5 在阅读方面,能够阅读文献、书籍、剧评、科学与科技期刊、摘要、金融报告及法律文件等。在写作方面,能够撰写小说、剧本、社论期刊、演讲稿、手册、诗词、文章评论及歌曲等。在交流方面,精通各种有效且具说服力的演讲、讨论及辩论技巧,能够自如地掌握语音、措辞、用语等。

等级6 同等级5。

(3)工作倾向性

工作倾向性是指个体在学习和从事某种职业时所展现的潜在能力,主要包含以下9个倾向性。

1)一般学习能力(G),指能够理解他人的说明和掌握基本原理原则,并进行推理判断的能力。这种能力常与学习成绩有着密切关系。

2）语文能力（V），指能够理解文字的意义，并有效运用文字进行表达的能力；能够准确理解他人言语，掌握其中每句话之间的逻辑关系，并能分辨整句或整段文字的含义。

3）数字能力（N），指能够正确且迅速地作出加减乘除等数学运算，以及在特定情况下，选择适当的数学运算以求得所要结果的能力。

4）空间能力（S），指能够观察平面图，并在思考时将其转换为立体形象的能力，以及能从不同角度识别出同一物体的能力。

5）图形知觉能力（P），指能够觉察到实物或图形的细节差异，对图形的外形、明暗或长宽上的细小差别进行正确的比较和辨识的能力。

6）文书知觉能力（Q），指能够觉察文字、符号、表格上的细微差异，并快速校对文字、数目、符号，以避免抄写或计算错误的能力。

7）动作协调能力（K），指能够使眼睛和手或手指相互协调配合，作出快速且精确的细微动作的能力。

8）手指灵巧能力（F），指能够灵活运用手指，以双手手指快速、精确地分解或组合细小物体的能力。

9）手部灵巧能力（M），指能够灵活运用手腕、肘、手等部位，将物体进行快速、精确的移动或转动的能力。

以上各倾向性与工作中所要求的某种能力的复杂程度有关。例如，空间能力倾向性最低等级的职业可能涉及零件的组合或查看电器用品的线路；其上一等级可能包括根据检查报告维修仪器或根据顾客喜好裁制衣服；再上一等级可能涉及工程图的绘制或电视机的修理；而最高等级可能胜任的工作内容则是办公住宅的设计或广告杂志的插图制作。

（4）职业兴趣

职业兴趣是指喜欢从事某种职业的倾向。下面主要列出12类不同的职业兴趣维度进行说明。

1）艺术，喜欢以创造性的方式来表达感受及意念，如小说家、漫画家、音乐家等。

2）科学，喜欢发现、收集及分析自然界的事物，并将科学研究的结果应用，以解决医学、生命科学及自然科学的问题，如气象分析员、动物病理研究员、药剂师等。

3）动植物，喜欢做与农林牧渔等行业有关的职务，如森林管理员、农场工人监督员、动物园饲养员等。

4）保卫，喜欢保护生命财产安全，如警察、监狱守卫员、消防员等。

5）机械，喜欢使用机器、手工具及有关技术，将机械原理应用于日常生活之中，如道路设计员、飞机驾驶员、汽车检修员等。

6）工业生产，喜欢在工厂中做重复、具体而有组织的工作，如车床操作工、电视机装配工、挖掘机驾驶员等。

7）企业业务，喜欢做非常具体、很组织化、需要注意细节及精确性的工作，如秘书、记账员、银行柜员等。

8）销售，喜欢用个人说服的方法及销售的技术让他人听从自己的意见，如商品推销员、汽车推销员、报纸广告推销员等。

9）个人服务，喜欢依照他人的个别需要及期望，提供照顾性服务，如餐厅服务员、理发师、的士司机等。

10）社会福利，喜欢帮助他人解决心理、精神、社会、生理及职业上的困难，如活动辅导员、医院护理人员、家政服务人员等。

11）领导影响，喜欢用高等语文和数理能力来影响他人，如电脑程序设计员、教育顾问、法官等。

12）体育表演，喜欢在观众面前表演体育活动，如职业足球运动员、赛车驾驶员、职业拳击手等。

（5）工作气质

由于职业特性的不同，从业人员若具备某些特殊气质，将有助于他们在该职业上的适应和发展。下面主要列出12种工作气质维度来说明。

1）管理/指导能力，具备指导、监控或计划活动的能力；善于制定工作规划，监督下属执行工作，控制下属的活动。当从业人员的岗位需要涉及工作谈判、组织、指导、监督、规划、执行，或者需要作出最终决定时，可考虑归类于此项工作气质中，如工厂领班、护士长、校长等。

2）情感表达，以生动或新颖的方式有效地表达自己的感受与想法；以个人观点表达对于各种情境（如演出、评论、艺术）的情感、意见或真相。当从业人员在工作上需运用创造力、自我表达能力或者想象力时，可考虑归类于此项工作气质中，如作家、演员、广告演员、撰写员、卡通画家、作曲家、摄影家等。

3）影响说服，能够影响他人的意见、态度或判断；具备良好的说服技巧，能改变他人的判断、想法或行为。当从业人员的岗位是必须激发动机、说服他人或与他人谈判时，可考虑归类于此项工作气质，如推销员、咨询员等。

4）经验判断，依据感官或其他判断标准以归纳、评价或作出决定；遇到问题能够有信心、不犹豫，并能果断作出回应。当从业人员在工作上需运用一种或多种生理感觉，或当从业人员必须依赖过去经验以作出评估时，即可考虑归类于此项工作气质中，如外科医师、总编辑等。

5）测量评估，根据可测量或可验证的标准以推论、判断或作出决定。当从业人员需根据资料以作出评估时，可考虑归类于此项工作气质中，如股票分析师、地质勘探员等。

6）人事处理，不仅限于给予或执行指令，同时强调与人建立良好的关系，和睦相处。当从业人员的工作涉及与人相关的事务时，可归类于此项工作气质中，如旅馆接待员、公关人员、售货员、导游、人事专员等。

7）重复性工作，喜欢或能够容忍单调、反复而变化少的工作；能够按照既定工作步骤、程序或流程完成重复性的工作；能够分辨重复性工作与例行性工作的不同。当从业人员需根据规定的顺序与惯例操作，且工作过程中较少需要独立思考时，即可归类于该工作气质中，如警卫、电话接线员、复印员、包装工等。

8）压力下工作，在危险、恶劣或艰苦的环境下仍有效地执行工作；具备承受工作压力的特质，能够应对紧急事件、不寻常事件或者危险情境的压力；经常处于对速度和专注力要求高的工作任务中。当从业人员常处于危险或危急的任务中，或者已将紧张状况视为工作的一部分时，可归类于此项工作气质中，如消防人员、记者、矿工、建筑工人等。

9）严谨精确，做事审慎周详、精确细密；能够精确达到工作所设立的限制、要求或标准。当从业人员对于工作素材必须把握精准、周全，遵循严密的工作准则；从事数字确认、记录准备、资料审查等工作时，即可归类于此项工作气质中，如铁路信号员、模具制造工、会计员及土木测量员等。

10）单独工作，偏好独处，能够自己单独工作而不感到不适，如货车驾驶员、实验室工作者、灯塔管理员、森林防火员等。

11）可变性，能够完成多样化的事务，从容不迫地在不同任务之间切换且不失效率。当从业人员所从事的工作在科技、技术、程序、环境、体能、工作内容方面具有显著差异时，即可归类于此项工作气质中，如工作者必须在室内外工作或必须使用不同的技术完成一项任务。

12）服从性，懂得人情世故，安分守己，服从谦让而不冒犯上司或长辈。通常具备此项工作气质的从业人员包括传统公务员等。

（6）体能需求

体能需求涵盖了体力负荷、工作姿势、攀爬、平衡、躯干活动、上肢活动、言语能力、感官机能等多个动作。每个动作根据其能力的高低及需要执行的时间频率，又被进一步细分成高、中、低3个等级。

1）体力负荷，主要包括提举（搬运）、运送、推、拉4种类型，分类的依据是工作最常采用的姿势以及一般需负荷的重量需求。

提举，指将物体向上举高或放低，实现物体在不同高度之间的移动。

运送，通常是指将物体放在手中、夹在手臂下或放在肩上并进行搬运，包括悬空运送或随身夹带物品。

推，指用手从后用力使物体前移，施力作用于物体并使其沿着力的方向移动，包括掷、敲击等动作。

拉，指拖引物体并使其移动。

2）工作姿势，主要分为站立、步行、坐和其他姿势，评估标准是各姿势在一天工作时间中所占的百分比。

站立，指在工作地点站立且无须频繁移动的状态。

步行，指工作时需要经常步行的状态。

坐，指工作时主要保持坐姿，较少站立或移动的状态。

其他，如蹲伏（工作时多半蹲伏，较少站立或移动）或躺着工作等。

第三篇
职业康复

3）攀爬及平衡。

攀爬，指运用双脚、双腿或者双手和双臂上下阶梯、楼梯、斜坡，或攀爬高架、柱等物体，强调身体的敏捷度。

平衡，指在狭窄、光滑、不稳或移动的地面上行走、站立、蹲伏或跑步时，能够保持身体平衡以防止跌倒。例如，表演单杠体操时，需保持良好的身体平衡。

4）躯干活动，主要涉及背部肌肉及下肢的活动。

弯腰，指通过弯曲腰部脊柱来使身体向下或向前弯曲的动作，这通常需运用到四肢及背部肌肉。

跪着，指弯曲小腿膝关节，使膝关节接触地面的坐姿方式。

蹲伏，指通过弯曲小腿及脊柱来使身体向下、向前弯曲的动作。

爬行，指运用双手和膝关节或双手和双脚来移动身体的动作。

仰/俯卧，指工作时呈水平姿势工作，身体需背对地面或面向地面，如修车工人仰躺于滑轮车上修理汽车等。

5）上肢活动，包含手臂、手、手指的动作及触摸感觉。

伸手，指双手和双臂能够自由地伸展。

抓握，指用手抓住、握住、紧抓或翻转物体。此动作要求的手指活动范围仅限于手伸展时手指的宽广度，如转动开关或者操作汽车挡位。

6）抓取，指用手捡拾、夹捏细小物体，主要是利用手指进行的精细动作，而不是使用整个手或手臂的动作，以区别于抓握动作。

7）触感觉，指通过手指（尤其是指尖）皮肤的触摸来感知物体的大小、形状、温度或结构等特性。

8）言语能力，包括说话与听力，可根据工作需求进一步细分为一般情况与特殊情况。

说话，指能够用口语进行表达，与顾客及同事交换意见，并用准确、大声、快速的口语向其他工作人员传达详细指令。

听力，指用耳朵感知自然界的声音，且这一能力与说话音量、言语种类无关。在描述过程中需要明确是电话沟通还是面对面沟通的方式。

一般情况，指工作中需要该项能力，但非核心工作内容，如只接受简短的口头指示清理、擦拭物品陈列架等。

特殊情况，指某项工作必须依赖良好的说话能力或听力，如通过电话回答问题、传送信息等。

9）感官机能。

视觉，指能将视觉范围内的物品看清楚。视觉敏锐度可分为远距离、中距离、近距离来判断工作者是否具备该感官机能。远距离通常指 6 米以上，近距离指 5 厘米以内，中距离则指 5 厘米~6 米。

嗅觉与味觉，指能准确辨别味道及气味的不同及相似处；使用舌头或者鼻子来识别特定味道或气味的异同。

深感觉，指具有三维空间的视觉感知能力，能判断距离和空间的关系，从而觉察出物体及其所在位置。

物体聚焦，指调节眼睛晶状体以聚焦物体的轮廓。当从事的工作需要用眼睛近距聚焦于某一点时（不论远近），都需要调节眼睛晶状体以聚焦物体轮廓。

色彩辨别，指确认和区分颜色的能力，能够调配鉴别色彩。例如，能分辨色彩的颜色、饱满度、亮度；能辨认单一颜色或颜色组合，并能察觉出对比色。

视野，指能观察某一地区的视野范围，或当眼睛固定注视于某一点时，能看清楚该点周围（上下左右）的范围大小。

(7) 环境状况

环境状况包括工作场所、照明、空气质量、噪声/振动、温湿度、危险性、工作速度和工作时间等因素，每个因素均可根据具体情况进行分级评估。

1）工作场所，分析工作者在室内、室外或特殊场所的比例。

室内，指因为建筑物的原因而免受天气影响，但仍需关注温度变化，如售票厅售票、货车驾驶、家禽棚饲养等。

室外，指受天气状况影响的工作场所，如在室外架设或修理电线、果园采摘水果等。

特殊场所，指无法判断为室内或室外时的场所，如矿坑、海上钻油平台等。

2）照明，指自然光及人工照明条件。可分为差、中、良的 3 个等级。光线不良及光线太强（如在熔铁炉边工作）均属于差的等级。评估时，需结合自然光线、人工照明及作业者主观感受。

3）空气质量，主要是指工作场所的空气质量。

通风，分差、中、良3个等级。通风不良导致气闷或空气污浊为差等级。

尘埃，分多、少、无3个等级。尘埃包括岩石、矿、煤、木材等因为冲击、爆炸等产生的灰粒。

气味，有异味的气体，分浓、淡、无3个等级。

烟雾，是由燃烧物质或化学反应产生的气体状微小固态粒子，分为浓、淡、无3个等级。

4）噪声/振动，超过90分贝的声音称为噪声，长期处于持续或间歇地产生足以分散注意力或引起不适的噪声或振动环境下，会因生理受损或情绪紧张而造成身体伤害。

5）温湿度，温湿度条件对工作环境有重要影响，需从温度（高温、适温、低温）、温度变化（大、小、恒定）和湿度（潮湿、适当、干燥）3个项目进行评估。

6）危险性，指工作过程中可能导致生命、健康或身体伤害的可能性。一般危险源可分为机械、燃烧、电击、爆炸、放射线、毒性和腐蚀性等多个类别，每种危险源的危险性可分为高、低、无3个等级。

7）工作速度，指工作执行的急迫性和快慢程度，可分为高、低、无3个等级评估。

8）防护装备，指执行工作时，个人必须佩戴的个体防护装备，如面罩、手套、防护衣等。

9）工作时间，评估工作者工作时间的性质及变化情况。一般工作时间分为固定或经常变动；主要工作时间则分为白天、晚上或不一定。如果一项工作需要工作者分3个时间轮班，则在工作时间的评定为：一般工作时间经常变动；主要工作时间不一定（在补充说明中说明轮班情形）。

2. 工作特性

工作特性是指工作者在执行工作时，在资料、人和事物处理方面的表现，即在心理、人际关系与实际行动上的表现水平。工作特性分为3个方面，即对资料的处理、与人员的交往、对事物的管理。这3个方面的评分准则通过观察、Valpar工作样本、工作模拟评估及心理测验的综合结果来评定等级，等级越高其分数越低。

(1) 对资料的处理

对资料的处理是指个人对资料的处理能力，这些资料来自观察、调查、推论、感觉及创造的过程。

等级1　综合，即将资料进行整合与分析，以发现事实，发展知识、概念或进行自由创作。例如，评论家会评论文学、美术或音乐作品，以及音乐、戏剧等其他艺术演出，并撰写评论文稿公开发表。

等级2　规划，即对资料进行分析，并根据分析结果来决定某些活动的时间、地点、执行程序及活动的发展。例如，戏剧制作人会策划、组织及协调舞台剧或其他戏剧的演出。

等级3　分析，即检验和评估资料。例如，汽车修理工会观察引擎外观，并根据引擎声音判断其故障原因；气象学家会审视天气、雨量等资料，并在天气图上标示出天气的未来发展情况。

等级4　整理归纳，即将有关人员、事物或资料的信息进行收集、整理与分类，通常包括报告或执行既定的活动。例如，森林调查工作人员会收集并记录雨量、河水流量及土壤水分等森林资料，以建立资料表。

等级5　计算，即执行运算并报告相关的活动。例如，会计会计算职工应得的工资；邮局服务员会根据顾客所寄邮件的种类与重量，核算应付的邮费。

等级6　抄录，即登录或打字、影印资料。例如，译电员会记录收发电报的内容。

等级7　核对/比较，即观察人员、事物、资料等在功能、结构或成分上的特征，并判断是否与标准相同。例如，收货员核对新到货品与送货单上的记载是否相符。

(2) 与其他人员的交往

与其他人员的交往是指个人对其他人或被当作人看待的动物的处理过程。

等级1　顾问，即运用专业知识，为他人提供建议或接受咨询，从而协助其解决问题。例如，职业指导师为个人职业选择及工作能力的发展提供建议。

等级2　协调，即与他人交换意见和信息，并阐明原则、计划，以达成某种协定或解决问题。例如，公关经理代表用人单位与职工或职工代表进行谈判。

等级3　指导，即以解说、演示、指导、实习等方式训练他人或学习其他事务。例如，运动教练员教导并训练运动员，以发展其运动知识、运动能力及运动技术。

等级4 督导/管理，即向工作者说明工作程序，安排其职责，并维持彼此间的和谐关系，以增进工作效率。例如，公路客运稽查员检查车上随车人员的工作效率，并进行必要的协调与纠正。

等级5 娱乐，即通过舞台、电影、电视、收音机或其他传播途径来娱乐他人。例如，高空飞人特技演员表演高空吊架特技。

等级6 说服，即影响他人改变对某些物品、服务或观点的态度。例如，商品宣传员说明其货物的优点，并示范使用方法以引起顾客的购买兴趣。

等级7 传述，即用言语或手势表达或交换信息，包括给下属下达工作指示。例如，播报员通过广播及电视进行新闻报道。

等级8 服务，即关注他人或动物的需要并为其提供服务。例如，家禽饲育场场主饲养及照料家禽。

等级9 接受指导，即接受工作指示或协助其他工作者。例如，舞台服务员接受口头指示，搬运道具、布景等。

(3) 对事物的管理

对事物的管理是指个人对无生命物体的处理。

等级1 装置，即更换刀具、夹具及其他零件，以确保机器发挥其正常功能。例如，一般木工机器操作员会选择、安装并调整锯片，然后操作机器进行工作。

等级2 精密作业，即通过人力及工具移动物体，并经过慎重判断来完成工作。例如，钣金划线工会阅读蓝图，并依规格选取材料及划线工具，在材料上划线或作标志。

等级3 控制，即启动、控制、调整及停止机器或设备。例如，摄影师跟随演员的动作操作摄影机，并在必要时调整焦距以保持画面的匀称与调和。

等级4 驱动，即操作机器以控制物品、人员的移位，以及机件的启动、运转、停止并掌握其移动路径。例如，推土机操作工驾驶推土机提举、搬运、升高或堆放货物。

等级5 一般作业，除必需的判断较少外，内容与精密作业相似。例如，焊工操作电焊机，沿着铁板缝隙以电弧熔接铁板。

等级6 看管，即启动、停止和观察仪器设备的功能，包括调节原料、控制机器。

例如，织布工操作动力织布机器，并在必要时用手接合纱线，补充纬纺。

等级 7　供料，即将物料放入、倒入或移入其他工作者操作或自动操作的机器中，以便作出进一步的处理。例如，玻璃工将玻璃放置于镀银机或自动清洗烘干机的输送带上。

等级 8　简单作业，作业方式与精密作业和一般作业类似，但是必需的判断最少。例如，畜牧员白天将羊群赶往牧场，晚上赶回畜舍。

需要说明的是，在美国职业分类大典工作分析系统中，任何一个包含工人特性和工作特性的组合，或任何单一的工人特性或工作特性的要素，都可成为要求。以下以"力量"为例，使用该系统中有关身体功能评定的内涵进行说明。

力量的表达是根据极轻度、轻度、中度、重度和极重度进行分类的。测量时涉及工人以下一项或多项的动作，包括站立、行走、坐、提举、运送、推拉，其中，提举和推拉主要是根据强度和持续时间来表达。关于强度的判断，必须考虑所处理物体的重量、工人的身体姿势或工人承重使用的身体部分，以及承重下的关节活动度、协助人提供的辅助工具或机械设备；持续时间是指工人在完成这些活动时所花费的总时间。运送的表达则是根据持续时间、运送重量和运送距离来综合考量。

1）极轻度（坐位工作），最大提举重量为 4.54 千克（10 磅，以下相关叙述以磅为单位），且偶尔需要提举或运送，如文件、账簿或细小工具。尽管极轻度工作定义为经常处于坐位的工作，但一定程度的步行和站立仍是必需的。如果一份工作只是偶然需要步行和站立，且符合其他极轻度工作的条件，则该工作可以被认定为极轻度工作。

2）轻度，最大提举重量为 20 磅，且经常需要提举和运送重量为 10 磅的物体。尽管提举的往往是一个可以被忽略的重量，但轻度工作可根据以下情况分类：①当它明显需要步行或站立时；②当它大部分时间需要久坐，但必须承担涉及手臂或腿的推拉动作时。

3）中度，最大提举重量为 50 磅，且经常需要提举和运送重量为 25 磅的物体。

4）重度，最大提举重量为 100 磅，且经常需要提举和运送重量为 50 磅的物体。

5）极重度，提举物体重量超过 100 磅，且经常需要提举或运送重量为 50 磅及以上的物体。

根据以上所述，马西森于 1988 年在职业能力评定中使用了该系统，并将其命名为工作特性身体要求（见表 3-5）。

表 3-5　　　　　　　　　　　　　　工作特性身体要求

身体要求水平	偶尔*/磅	经常**/磅	典型的能量要求/METS***
极轻度	10	—	1.5~2.1
轻度	20	10	2.2~3.5
中度	50	25	3.6~6.3
重度	100	50	6.4~7.5
极重度	超过100	超过50	超过7.5

注：*表示少于1/3的工作时间。

　　**表示介于1/3至2/3的工作时间。

　　***METS表示运动强度的单位，即代谢当量。

表3-5因简单实用现已在全世界范围内推广使用，它在概括工作身体要求的同时，也相应表达了工人与工作相匹配的身体功能。在美国劳工局工作分析系统的范畴下，本书尝试以工作分析内容问卷（见表3-6）的方法对工伤职工进行工作分析，以标准化工作分析的内容。

表 3-6　　　　　　　　　　　　　　工作分析内容问卷

个人基本信息

姓名：_____

住院号：_____

性别：_____　年龄：_____　评估日期：_____

过往工作历史

工作名称（最近两份工作）	主要任务	起止时间	离职原因

受伤前工作状况

工作名称：_____

工作描述：_____

_____

_____

工作时间：_____小时/天　平均收入：_____元/月

工资收入：☐月薪　☐周薪　☐时薪　☐按件计算

工 伤 康 复

续表

使用的工具：_____

需要处理材料：_____

环境因素： ☐1 室内 ☐2 室外 ☐3 不一定

  地板或地面情况： ☐1 不平坦 ☐2 易滑 ☐3 平坦 ☐4 不滑

  工作空间： ☐1 开放 ☐2 封闭 ☐3 都有

  噪声程度： ☐1 佳 ☐2 尚可 ☐3 差

  照明程度： ☐1 佳 ☐2 尚可 ☐3 差

  暴露于灰尘、气味、瓦斯程度： ☐1 没有 ☐2 有

接近移动物品或机器： ☐1 没有 ☐2 有

工作风险因素：☐1 重复性工作（手指、腕、肘、肩关节、颈）
     ☐2 手部力量（重复或静止）
     ☐3 不当姿势
     ☐4 接触压力
     ☐5 振动
     ☐6 环境（照明或气温）
     ☐7 工作任务控制
     ☐8 其他：_____

身体要求水平	主要工作要求					当前是否适合
坐	不需要	偶尔	经常	常常	—	是/否
站立	不需要	偶尔	经常	常常	—	是/否
行走	不需要	偶尔	经常	常常	—	是/否
驾驶	不需要	偶尔	经常	常常	—	是/否
蹲下	不需要	偶尔	经常	常常	—	是/否
重复蹲下	不需要	偶尔	经常	常常	—	是/否
坐位下弯身	不需要	偶尔	经常	常常	—	是/否
站位下弯身	不需要	偶尔	经常	常常	—	是/否
跪下	不需要	偶尔	经常	常常	—	是/否
蹲伏	不需要	偶尔	经常	常常	—	是/否
伸手拿取	不需要	偶尔	经常	常常	—	是/否
坐位下扭腰	不需要	偶尔	经常	常常	—	是/否
站位下扭腰	不需要	偶尔	经常	常常	—	是/否
平衡	不需要	偶尔	经常	常常	—	是/否
爬行	不需要	偶尔	经常	常常	—	是/否
利用手指工作	不需要	偶尔	经常	常常	—	是/否

续表

身体要求水平	主要工作要求					当前是否适合
操作	不需要	偶尔	经常	常常	—	是/否
触摸	不需要	偶尔	经常	常常	—	是/否
爬梯	不需要	偶尔	经常	常常	—	是/否
爬楼梯	不需要	偶尔	经常	常常	—	是/否
提举（地面至腰间）	极轻度	轻度	中度	重度	极重度	是/否
提举（腰至过头）	极轻度	轻度	中度	重度	极重度	是/否
提举（水平）	极轻度	轻度	中度	重度	极重度	是/否
运送（右手）	极轻度	轻度	中度	重度	极重度	是/否
运送（左手）	极轻度	轻度	中度	重度	极重度	是/否
运送（双手）	极轻度	轻度	中度	重度	极重度	是/否
推___千克	极轻度	轻度	中度	重度	极重度	是/否
拉___千克	极轻度	轻度	中度	重度	极重度	是/否

级别	代码	偶尔	经常	常常
极轻度	S	<10磅	—	—
轻度	L	<20磅	<10磅	—
中度	M	20~50磅	10~25磅	<10磅
重度	H	50~100磅	25~50磅	10~20磅
极重度	V	>100磅	>50磅	>20磅

注："常常"表示大于2/3的工作时间。

第四节 功能性能力评估

功能性能力评估是针对个体在执行特定工作任务时所展现的工作能力而进行的一项综合且客观的测试。该评估的主要目的是基于安全和独立性的考量，确定个体在工作过程中能够胜任的工作。功能性能力评估主要适用于以下4个层面：①当保守治疗或入侵式治疗都无任何进展，康复进展已经达到平稳阶段时；②当患者主诉与客观检查结果存在较大差异时；③当个体在重返工作岗位方面遇到困难时；④当基于职业发展计划或医疗-法律处理需要确定其功能水平时。目前，功能性能力评估作为一项可以量化安全功能活动的手段，已被广泛应用于以下几个方面：①重返工作岗位的决策；

②残疾评估；③判断与工作无关的疾病及伤害对工作表现的影响；④在非职业性环境设置中评估功能情况；⑤制订介入和治疗计划；⑥个案管理及个案完结。

一、功能性能力评估的要求

在进行功能性能力评估前，必须进行医学相关检查，以提供明确的医学诊断。然而，对于某些特定诊断，必须确保三种情况下医疗状况的稳定：一是需要进行功能性能力评估测试。二是主要的治疗手段已经完成。三是症状一致性，一系列的体征和症状（包括症状的位置和表现形式）已经达到稳定阶段。尽管不一致的症状表现可能在活动和治疗中有所差异，但体征和症状位置应保持相对稳定。

需要注意的是，当存在其他复杂因素时，必须具体问题具体分析。例如，慢性疼痛并非禁忌证，即使已经停止运动超过4周，只要主诉疼痛位置保持一致，即可视为医疗状况稳定。

而对于近期进行过手术的患者，需要注意的是：由外科医师决定何时可以进行功能性能力评估及存在何种禁忌证，并修改评估内容以适应医疗限制条件。

基于以上原因，功能性能力评估是一个复杂的评估过程，旨在综合考虑可能影响个体工作能力的多种因素。因此，在功能性能力评估过程中，必须关注其安全性、信度、效度、可操作性和实用性。安全性是指在评估前，应尽量获得被评估者的一般个人资料和医学病史，并在评估过程中防止受伤；信度是指测试或评估的分值应保持一致，不应因评估者、被评估者、日期或时间的改变而发生变化；效度是指所得分值的解释应能够预测或反映被评估者真实的工作能力；可操作性是指测试或评估过程所涉及的费用应该是合理的；实用性是指应与被评估者、转介者、费用支出者三者的实际需求相适应程度来判断评估结果是否实用。

在评估前，必须确立本次评估的目的。一般来说，功能性能力评估的目的是明确患者在安全和可靠的基础上能够从事何种工作。以下有3种不同类型的功能性能力评估，其区别主要在于评估的程度和目标。

1. 基线能力评估

如果没有特别指定工人会返回某一工作岗位，可以进行一项总的功能性能力评估。这项评估可以参考美国职业分类大典工作分析系统中已量化的工人特性，评估内容不仅包括一般的身体能力测试，如坐、站、步行、平衡、攀爬、跪地、弯腰、蹲、伸手拿取、提举、运送、推拉等动作，还包括运动协调、精细灵活度、中度灵活度等多方面能力。

2. 工作能力评估

如果已知工人会返回某一指定工作岗位，并且已知该工作的功能描述或已通过工作分析明确了主要的工作要求，则应该进行工作能力评估。与基线功能评估相比，工作能力评估的主要区别在于其目标不同。基线能力评估是一种一般性评估，而工作能力评估则主要评估个体身体功能与工作要求的匹配程度。

3. 职业能力评估

如果需要了解个体的潜能及其能否满足竞争性职业的基本要求，如全天在工作场所工作和每天按时上下班等，则职业能力评估就比较适合。在基线能力评估或工作能力评估的基础上，可以应用工作模拟技术，在模拟的工作环境下对个体进行较长时间的耐力评估，从而可以得出个体能力与竞争性职业要求的匹配程度。

功能性能力评估的多样化形式要求治疗师能够灵活地选择测试项目，并根据具体情况或需要对方法进行改良。如果所使用的测试形式仍无法明确某些未知的功能不足，则需要采取更多、更全面的测试手段。这些测试手段有助于减少遗留或未知的功能不足，并能提供更多关于能力和受限程度的量化数据。

测试应当在模拟竞争性行业所需条件的环境中进行，其中的表现应当进行描述或量化。测试内容应包括身体结构、关节活动度、力量、耐力、步态、协调性、平衡和安全问题，随着评估时间的增加，可以准确地了解某些因素，如被评估者持续进行身体活动的能力，或者进入竞争性职业的可行性。

如果被评估者希望返回某一工作岗位，功能性能力评估的数据就可以与工作所需的身体功能要求进行比较，从而得出更符合工效学、更安全地返回工作岗位的决定，或者能够制订出正确的康复计划。由于"能力"一词意味着某些潜能可能无法直接测量，因此，被评估者维持工作相关任务的潜能通常是通过预测得出的，而不是直接测量得出的。该预测是基于被评估者在评估中的表现而得出的。可见，功能性能力评估与工作要求的匹配程度决定了其预测的有效性。

二、功能性能力评估的具体内容

在功能性能力评估中,又包含和细分了躯体功能评估、智力评估、工作行为评估3种评估内容。

1. 躯体功能评估

躯体功能评估是针对患者当前或已被证实的身体能力进行的基线能力评估。该评估内容包括躯体移动能力、力量、感觉、手功能、粗大和精细运动协调,以及维持工作所需的心血管耐力。

(1) 功能上的测试

1) 测试内容。功能上的测试根据测量的指标和功能的重要性分成3个部分,第一部分主要包括提举、运送、推拉,第二部分主要包括攀爬、平衡、步行,第三部分主要包括弯腰、跪地、蹲、坐、伸手拿取、操作、手指精细动作、触摸等。

2) 测试指标。第一部分的测试指标主要包括范围/距离、重量/力量、频率、持续时间,而第二和第三部分的测试指标主要是距离和频率。在这里,美国职业分类大典工作分析系统分别根据工作特性对重量/力量和频率作了分类和说明(见表3-5)。例如,偶尔(少于1/3的工作时间)运送重量少于10磅的物体的工作量称为极轻度体力劳动级别。

除了以上功能上的测试项目,有些内容如听力、视力在功能性能力评估中不是经常需要评估的,但可通过观察在报告中列出。

(2) 疼痛的测试

疼痛的测试可以采用0~10数字疼痛强度量表(见表3-7)表示疼痛的分级水平。但要注意,必须在评估前和评估后对疼痛的程度作出说明,以便于监控评估过程中患者对评估内容的反应。

表3-7　　　　　　　　　0~10数字疼痛强度量表

	无痛	轻度疼痛	轻度疼痛	轻度疼痛	中度疼痛	中度疼痛	中度疼痛	重度疼痛	重度疼痛	重度疼痛	剧痛
评估前	0	1	2	3	4	5	6	7	8	9	10
评估后	0	1	2	3	4	5	6	7	8	9	10

(3) 感觉的测试

感觉的测试主要包括浅感觉、深感觉和复合感觉的测试。由于医疗康复相关书籍已对此作出具体说明，这里就不再赘述。

(4) 关节活动度的测试

由于人类的劳动主要涉及上肢的活动，因此关节活动度的测试主要是以肩关节、肘关节、腕关节、掌指关节、指间关节为主。具体测量方法请参考其他医疗康复有关书籍。

(5) 上肢功能的测试

上肢功能的测试主要包括手的灵活性测试，握力、捏力（指腹捏、三指捏和侧捏）的等长肌力测试，以及腕关节的屈伸、肘关节的屈伸、前臂的旋前旋后、肩关节屈伸和内外旋的等长肌力、爆发力、耐力的测试。

(6) 身体要求的测试

在躯体功能评估的最后阶段，需要对患者受伤前所从事的工作进行分析，并在此基础上对患者目前的身体能力水平与工作要求水平进行配对测试和比较（详见表3-8、表3-9），重点发现患者与工作要求相对应的躯体功能受限之处，以便于在下一阶段的工作能力强化训练中有针对性地进行改进。

表 3-8　　　　　　　　身体能力水平与工作要求水平配对测试

	任务	身体能力水平	工作要求水平	是否符合要求	建议
双手提举	地面至髋关节				
	髋关节至肩关节				
	肩关节至过头				
右手提举	地面至髋关节				
	髋关节至肩关节				
	肩关节至过头				
左手提举	地面至髋关节				
	髋关节至肩关节				
	肩关节至过头				
运送	双手				
	右手				
	左手				
推拉	推				
	拉				

表 3-9　　身体能力水平与工作要求水平比较

工作任务	工作要求水平（a）	身体能力水平（b）	能力 $\left(\dfrac{b}{a}\times 100\%\right)$
	力量*	力量	
	爆发力**	爆发力	
	耐力***	耐力	
	力量	力量	
	爆发力	爆发力	
	耐力	耐力	
	力量	力量	
	爆发力	爆发力	
	耐力	耐力	

注：* 是指患者完成某项工作所需要的体力。

　　** 是指患者为了完成某项工作，单位时间内所需体力的效率。

　　*** 是指患者为了完成某项工作，需较长时间重复用力的程度。

2. 智力评估

智力评估包括智力水平评估和认知能力的评估，如注意力、记忆力、沟通能力、遵守指令的能力、学习能力、处理技巧、解决问题的策略、决策能力和组织能力。智力评估主要是针对脑血管意外损伤和脑外伤等患者，这些患者可能面临认知障碍、智力水平变化和精神问题，评估方法主要以量表测试和观察记录为主。在量表测试上，国内学者比较倾向于应用韦氏成人智力测验和瑞文推理测验。米勒等学者于 1983 年设计的神经行为认知状态检查量表（the neurobehavioral cognitive status examination, NCSE），已由我国香港学者编译成中文版本并广泛应用于国内人群中，可根据实际需要进行运用。

3. 工作行为评估

（1）评估患者的动机

评估患者的动机包括外表是否得体、出席/守时情况、对工作任务的专注度、自信心、在监管下的反应、接受建设性批评的反应、人际关系处理能力、生产能力、心理状态、压力和挫折的承受力等。在评估过程中，除了强调应用适当的评估工具或方法

第三篇 职业康复

外,患者的积极参与度也是其中非常重要的内容之一,因为这直接关系评估结果的可靠性。治疗师应在充分了解患者个人资料、家庭情况、工作背景及工伤补偿相关信息的基础上,初步了解患者的就业意愿。此外,还可以利用一些自评问卷,如林氏就业准备评估量表(见表3-10)来初步判断患者的就业意愿。

表3-10 林氏就业准备评估量表

姓名:_____   性别:☐男 ☐女   评估日期:_____   评估者:_____

	此问卷可帮助我们更了解你的需要。每个句子都描述了一个人开始求职服务计划时的感觉,请在适当的方格用(√)指出你对每个句子的同意程度。请依照你现在的感觉去决定你的选择,而非你过去或将来的感觉。	非常不同意	不同意	不确定	同意	非常同意
1	我觉得我已经准备好去复工					
2	我正开始行动准备去复工					
3	我认为花功夫在复工上是值得的					
4	我已经制订好了计划,准备在未来数星期内开始复工					
5	我根本没有工作能力,我不明白为何要参加这一康复计划					
6	我终于开始为复工花一些时间和精力					
7	我想现在是我复工的适当时机					
8	我正在寻找关于复工的资料					
9	我根本没有工作能力,所以为自己做好准备去复工是浪费时间的					
10	虽然我觉得没有工作是不太好,但现在我是无能为力的					
11	我知道我需要复工,我也认为我必须努力去复工					
12	我现在正尝试寻找复工的途径					
13	其他人告诉我应该要复工,但我并不认同					
14	每个人都只会说复工,而我现在的确正在为之努力					
15	我正计划在未来数星期内开始复工					
16	所有这些关于复工的问题都很令人烦躁,为什么不能让我自己一个人静一静					
17	我正在积极地准备去复工					
18	我根本不想去复工,为复工做准备就是浪费时间					

（2）评估症状反应与工作活动的一致性和用力一致性

由于工伤职工可能涉及经济补偿问题，因此在评估过程中应仔细观察他们是否表现出异常的症状反应或行为。1978年，普图夫斯基将这类异常行为定义为，由于对自身病情存在不合理的理解和判断，个别患者表现出与自身实际病情不符的症状及行为。1998年，马西森提出了一个新的概念——症状放大症候群，来形容患者有意识或下意识地低估或夸大其身体限制的状况，以获取某种利益。症状放大评估可以通过测量观察患者的功能行为表现，并与患者主观报告的因症状导致的身体受限情况进行比较。在评估过程中，不仅要关注患者主观上报告的症状放大行为，更要深入分析其因果关系。例如，在评估过程中，明显过多的、客观评估出的提举物体重量的结果与患者主观报告较低的提举重物的能力的现象。在测量方法上，我们可以应用 BTE Primus 最大主动用力一致性测试或快速交换测试，见表 3-11 和表 3-12。

在表 3-11 和表 3-12 所介绍的测试患者最大用力一致性的过程中，我们常常应用一些统计学方法来鉴别患者在测试过程中是否存在异常的病态行为或说明评估结果可靠性。变异系数（CV）是比较常用的计算方法之一。它用于计算患者在同一测试过程中（至少重复3次）是否表现出明显的差异。一般来说，CV 值在 15% 以下说明差异不大，结果可以接受；然而，也有部分文献建议 CV 值的分界值定在 10% 以下才能说明结果差异不大，这个要求更为严格。表 3-11 所显示的男女 CV 值的参考分数来源于马西森的症状放大症候群研究中被评估者的得分值。

在最大主动用力一致性测试的过程中，我们采用的方法主要是等长收缩方法。因为等长收缩在做最大用力时不会涉及关节运动，这样可以有效地控制测试过程中容易产生的影响因素，如关节活动度、身体代偿等。一般来说，完成最大主动用力一致性测试所需时间大约是 20 分钟，评估结果可以 20 个测量值中 CV 值大于 15% 的数量作为参考值，如果超出 3 个测量值的 CV 值大于 15%，就有理由怀疑患者在测试过程中的可靠性。在快速交换测试过程中，主要是要求利手和非利手之间交替进行等长收缩的肌力测试，目的是降低测试过程中患者可能存在的记忆影响。

表 3-11　　　　　　　　　　BTE Primus 最大主动用力一致性测试

工具	功能	手	CV 值/%	参考分数 男	参考分数 女	备注
302	旋后	利手		12.2	16.3	
302	旋后	非利手		10.5	13.0	
302	旋前	利手		11.9	12.4	
302	旋前	非利手		9.3	8.8	
502	旋后	利手		11.8	11.5	
502	旋后	非利手		13.8	12.7	
502	旋前	利手		12.1	13.6	
502	旋前	非利手		10.2	9.9	
504	旋后	利手		8.7	13.3	
504	旋后	非利手		11.4	13.2	
504	旋前	利手		9.6	14.1	
504	旋前	非利手		8.6	9.8	
601	旋后	利手		9.9	11.7	
601	旋后	非利手		8.9	12.7	
601	旋前	利手		11.2	12.3	
601	旋前	非利手		9.4	12.4	
701	肘关节 90°屈	利手		10.4	11.0	
701	肘关节 90°屈	非利手		9.9	7.6	
701	肘关节 90°伸	利手		8.5	10.3	
701	肘关节 90°伸	非利手		10.1	12.4	

表 3-12　　　　　　　　　　　　快速交换测试

项目	试验次数										平均	CV 值/%
	1	2	3	4	5	6	7	8	9	10		
利手												
非利手												

第五节　工作模拟评估

工作模拟评估主要根据各种基于工作任务的身体活动，尽量设计和模仿在现实中的真实工作任务，以得出能否重返工作岗位的职业能力建议。工作模拟评估方法一般包括如下 3 种。

一、工作模拟器（BTE Primus、BTE 工作模拟器、LIDO 工作模拟平台）

这类工作模拟器利用多种工具配件来模拟大部分工作中所需要的基本动作。工具配件可根据工作的实际需要设置不同的阻力进行评估，通常具备打印出评估数据、日期、持续时间等信息的功能，为治疗师和医院开具的评估结果提供有效凭证。

二、Valpar 工作模拟样本

Valpar 工作模拟样本包含 20 多种设备，主要用于评估和训练，可以独立使用或与其他设备配合使用，可以帮助预测一个人的工作能力是否适合大多数工业生产的要求。正如每个特定的工作都需要一些特定的技能，每个工作任务也需要特定的技巧才能取得满意的成果。在进行工作模拟评估时，该工作模拟样本需配合美国劳工局的职业分类大典工作分析系统进行。

三、模拟工作场所的设置

有些时候，治疗师专门为工伤职工设计不同的模拟工作场所，如建筑工地、木工车间及办公室等，以便从实际或近似真实的工作环境中评估工伤职工的工作潜能或当前面对或应对一般工作要求的能力表现。在采用该类评估方法前，治疗师可以先对工伤职工的工伤前工作环境进行现场探访，这样不仅可以从单位或同事那里得出更详尽的工作任务安排，也可以实地了解工作环境，从而设计出更贴近实际的模拟工作场所。

在工作模拟评估过程中，治疗师可以用量表或观察的方法对工伤职工的社会心理及工具操作能力进行评估。研究发现，在决定残疾程度和能否重返工作岗位的因素中，除躯体功能因素外，心理社会因素也起着非常重要的作用。功能评估问卷和杜克健康概况问卷是常用的评估工具，它们可以用来评估与残疾相关的多变量预测因子。疼痛是一种难以客观定量且难以完全消除的症状，尽管在评估过程中有主观因素，我们仍可以使用一些工具进行测量，如目测类比评分法、麦吉尔疼痛问卷和奥斯沃斯特里下腰背痛残疾指数等。

治疗师会利用实物测试工伤职工使用手部工具的能力，如螺丝刀、铁锤、扳手、六角扳手等。例如，对于一位从事木料切割工作的木工，因工伤导致右手（利手）第一掌骨基底部骨折，治疗师会评估其常用工具（如铁锤、刨刀等）的使用情况，重点评估是否会因功能障碍而影响工具的正常使用，进而评估其能否重返工作岗位。除实物测试外，治疗师也可利用自评问卷评估的方法，根据工伤职工的自我评估来预测其工具使用能力。常用的工具使用自评量表包括居家操作能力自评问卷（LLUMC）等。

第六节 工作场所及工效学评估

一、工作场所评估及工效学评估概述

工作场所评估是针对基本的工作要求进行的一项专项评估项目，其目的在于判断工作任务是否适合工伤职工。工作场所评估过程需包括以下内容：确定所有工作任务的核心要求，如躯体要求、认知要求、环境要求和社会心理要求；建立与工作相关的成绩标准；实施功能性能力评估；确定临时或永久改善工作要求的方法，以推动工伤职工安全地重返工作岗位；依据工作场所性质制定策略，从而协助工伤职工恢复其可能从事的工作任务所需的工作耐力。

那么，何时需要进行工作场所的评估呢？答案是：当一位工伤职工受伤后积极面对或处理重返工作过程中遇到的困难，或治疗师在给工伤职工制订个性化的重返工作岗位计划前，由于不清楚或希望明确工作任务中的具体工作要求时，进行工作场所的评估是很有必要的。

工效学是一门主要研究或探讨人与环境之间适应或配合程度的学科。它探讨人类在日常生活和工程活动中与工具、环境、设备、用户及机器间的交互作用关系，以及如何设计这些会影响人的事物和环境，同时关注人在使用这些关系时的心理和行为习惯。尽管职业康复与工效学属于不同的学科范畴，各自具有独特的学科特色，但它们之间存在很多的交叉。职业康复的发展已经从过去仅在医疗机构或康复中心进行评估及工作强化训练的模式，逐渐过渡到在工作场所中进行现场评估及工作强化训练。这是因为治疗师能够在工作场所中明确、直观及全面地观察工伤职工的重返工作岗位状

况，包括工伤职工个人与工作任务的配合程度、与同事的关系、与单位或管理者的关系等。更重要的是，治疗师可以观察或测量出工伤职工个人与物理环境暴露因素之间的交互影响关系，这些因素是医疗工作者在医疗机构或模拟工作环境中难以模拟或测量出来的。正是由于这种全人的概念以及人与环境互动的概念，工效学在职业康复领域占据了重要地位。这也反映了职业康复不仅需要医疗知识，还需要其他多学科知识的介入，形成跨学科模式。因此，在职业康复中，工作场所与工效学经常结合在一起，被称为工作场所及工效学评估。有时候，工作场所评估作为单纯的工作任务分析，会包含在工作分析的范畴中，但此时也涉及较少的工效学评估内容。

工作场所评估所包含的内容主要包括工作任务、工具使用、工作时间、工作流程，以及工作任务所涉及的躯体功能评估等。在工伤职工重返工作岗位的协调过程中，对工作场所中可能暴露出来的、影响复工及安全性的因素进行评估是非常普遍的。然而，研究报告显示，这类评估存在很大的差异性。一些学者研究报道的工作场所评估，是由一名工效学专业认证的评估员对工作场所进行详细的工作分析，同时提供相应的工作场所及工效学评估报告。相反，有些研究报道的研究方法则较为非正式，仅由一名没有经过特别训练的工效学评估员对工作场所进行简单的步行巡查，并确定首要的工作任务。除以上这种单纯从工伤职工与工作环境角度出发的因素分析外，越来越多的研究开始重视对工作场所中组织管理及心理社会影响因素的评估。

近年来，工作训练开始逐渐被人们所认识，这是人们越来越重视工作场所的结果。在进行工作场所及工效学评估等职业康复评价项目后，接下来的职业康复治疗及训练介入通常都是在真实的工作场所中进行的，工伤职工要求在真实的工作场所中执行真实的工作任务，这些任务可能是适合其当前状况的工作任务，也可能是适合受伤前的工作任务。治疗师会从中观察工伤职工的行为表现和工作完成质量等，从中发现影响他们重返工作岗位的因素。例如，提供正确搬抬物品的建议并当场示范；简化任务以降低受伤部位再次受伤的风险，以及如何使用节约体能的方法或策略来完成每日8小时的工作任务。

因此，工作场所及工效学评估介入的主要目的在于提升工作表现并控制疲劳。由于这两个目的之间相互关联，为了达到这一整体目标，可以通过质量、生产力及安全3个可测量的维度设定具体目标。在一个整合的方式下，这些具体目标共同构成了对工作效率的整体衡量。而关于工作场所及工效学评估的介入问题，我们可以通过下面的例子说明它们之间存在的密切关系。

有一家物流公司注意到职工报告下腰背受伤的案例不断增加。负责安全的经理经过调查，发现职工受伤的原因可能是因为在进行体力操作时没有遵循工效学的搬抬原理，他认为，通过工效学的操作训练课程可以解决该问题。按计划进行后，所有职工都接受了该训练课程，且参与者都掌握了经理所期望的技术。然而，课程结束后，该经理再次对该物流中心进行巡查，结果却令他失望，他发现没有一名职工使用这种新技术，职工们仍继续使用弯腰直腿提举的方法搬抬物品。最后，该经理得出结论，认为这次工效学训练课程根本是在浪费时间。这时，我们或许会问：通过培训，就可以做到解决问题吗？答案是否定的。经过进一步工作场所分析，结果发现，60%需要使用人力提举的重物都存放在地板上。频率检查结果表明，平均每名职工每分钟需要进行2~3次的提举作业，而正确的提举技术要求每20~30秒进行一次蹲姿提举。这样的工作频率与人体新陈代谢能量消耗需求是不符的。因此，额外的工效学训练不是解决该问题的关键，真正引发问题的原因是货物都存放在地面上，最直接有效的问题解决方法是进行工作场所改良——提升存放物品与地面的距离，以便职工在不需要弯腰的情况下就可以完成搬抬任务。

在工作场所中，一系列因素都可能影响工作表现和疲劳程度，如职工的体能、力量要求、物品位置、重复性工作要求、振动、摩擦、环境条件、工作满意度以及操作控制困难程度等。通常，这些因素可以归结为躯体参数、心理参数以及社会心理和环境参数3大类参数。新陈代谢和工效学因素主要构成躯体参数；而职工的心理状态和行为结果则构成心理参数；社会心理和环境参数则主要关注于职工与工作场所之间在执行和管理上的组织关系。因此，应遵循确定危险的因素、调查事故原因、设计和执行介入措施、跟踪介入后的结果等一系列步骤，并重复该过程，以确保工作场所的持续改进。

二、两种常用的工作场所检查工具

1. 奥沃科工作姿势分析系统（OWAS）

OWAS是由芬兰奥沃科钢铁工厂于1973年提出的。该系统主要用于分辨和区分工人工作时的身体姿势,并根据这些姿势所可能引起的肌肉骨骼伤害程度评定危险级别,从而为职业安全负责人员改善工作场所提供参考依据。该系统适用于全身性活动的工作分析,并已广泛应用于许多产业的作业分析中,如护理行业、钢铁行业等。OWAS主要通过编码完成。最初,它主要对工人的工作姿势进行部位编码(见表3-13),可得到84种工作姿势组合,包括躯干(背部)4种、手臂3种及腿部7种。也就是说,工人某一工作姿势可被编码为1组3个数字的组合,从而评估其可能导致的不适性。后来,系统又加入了头颈部5种姿势与抬举重量3种情况,因此工作姿势的编码扩充为5个数字类别,共可得到1 260种工作姿势组合。

表3-13　　　　　　　　　　　　OWAS姿势编码

头颈部	躯干(背部)	手臂	腿部	重量/千克
1. 可自由活动	1. 直立	1. 双手位于肩部下方	1. 坐姿	<5
2. 前倾	2. 前弯	2. 单手位于肩部下方	2. 站立	5~10
3. 侧弯	3. 扭转	3. 双手位于肩部上方	3. 单脚站立腿直立	>10
4. 后仰	4. 弯曲且扭转		4. 双脚站立腿弯曲	
5. 旋转			5. 单脚站立单腿弯曲	
			6. 跪姿	
			7. 走动	

在工作场所评估中,主要应用摄影设备对工人从事的体力处理任务进行拍摄。拍摄的角度应选取能够清晰展现工人整个身体的最佳角度,并确保在拍摄过程中不被其他机器、工人或设备所阻挡。所有摄影资料均用于进行OWAS分析。所录的视频片段大约为5小时,观察点可以设定在每3秒或5秒的间隔进行,姿势分类则根据OWAS的方法进行。建议至少对100个观察点进行分析,这样可以对每个工作任务提供足够的分析。

经过现场观察或视频分析后,OWAS方法会依照身体各部位各种动作出现的百分比标准,来评估该姿势可能引发的肌肉骨骼伤害风险程度。风险程度可分为4个行动等级(action categories,AC),见表3-14:AC 1级别表示工作姿势正常,无须进行改善处理;AC 2级别表示姿势具有轻微危害,应在近期采取改善措施;AC 3级别表示姿势具有显著危害,应尽快采取改善措施;AC 4 级别表示姿势具立即危害,需立即采取改善措施。

表 3-14　　　　　　　　　OWAS 动作分析的行动等级

行动等级	姿势危害	处理方案
AC 1	正常	无须改善处理
AC 2	轻微危害	应在近期采取改善措施
AC 3	显然危害	应尽快采取改善措施
AC 4	立即危害	须立即采取改善措施

一般而言,研究上主要针对 AC 3 以上级别的工作姿势进行深入探讨,并研究工作方法或工作场所的改善建议,或与其他工作进行比较,以改善工作的不适应性。同时,必须针对身体各部位姿势、负荷重量以及工作姿势的行动等级进行综合判断。

2. 快速上肢评估方法（RULA）

一般而言,OWAS 属于一般的应用层面,对于结果分析的细节可能不够充分。而 RULA 可以补充其不足。RULA 主要以观察分析的方式进行,该方法将身体部位分为 A、B 两组,其中,A 组包括上臂、前臂及手腕,B 组则包括颈部、躯干及腿部。在观察作业姿势后,根据前述各部位的最大作业角度进行评分,并综合考虑肌肉用力状态及用力大小、工作环境中有无振动等因素,以评估该作业的行动水平（action level, AL）。行动水平分为 4 个等级,每个等级都附有相应的处理方案,见表 3-15。当总分数为 1~2 时,表示该作业姿势处于可接受的无须处理的行动水平,即 AL 1 级;当总分数为 3~4 时,表示需要进一步调查,并在必要时进行改善,即 AL 2 级;当总分数为 5~6 时,表示该作业姿势近日内需要进行深入调查及改善,即 AL 3 级;当总分数为 7 时,表示该作业姿势必须立即进行调查及改善,即 AL 4 级。

表 3-15　　　　　　　　　RULA 动作分析的行动水平等级

行动水平等级	总分数	处理方案
AL 1	1~2	无须处理
AL 2	3~4	需要进一步调查,并在必要时进行改善
AL 3	5~6	近日内需要进行深入调查及改善
AL 4	7	必须立即进行调查及改善

第十六章 职业康复干预技术

第一节 体能强化训练

一、体能强化训练前的热身训练

体能强化训练前的热身训练又称准备运动,是由一系列全身性运动组成的,在进行主要身体运动之前,通过以较轻的运动量先行活动肢体,可以为随后更为剧烈的身体运动做准备,目的在于提高随后激烈运动的效率,并增强运动的安全性,同时满足人体在生理和心理上的需要。在体能强化训练开始之前,人体的机能能力和工作效率不会立即达到最高水平,因此,需要通过热身训练来逐渐调整运动状态。

热身训练是任何运动训练不可或缺的重要组成部分,其重要性在于可以有效预防运动损伤的发生,显著降低损伤的风险系数。为了确保工伤职工在职业康复训练中的安全,防止出现训练意外,在进行各种职业康复训练之前,必须进行必要的热身训练。

1. 热身活动

(1) 一般热身训练

一般热身训练是指一系列轻松的身体活动,其运动强度和时间需要根据个体的健康水平和训练状态来确定,通常情况下,一般人群的热身活动应持续5~10分钟,直至身体微微出汗。其目的是简单地促进心率的提升,刺激呼吸频率加快,增加血流量,从而尽快使氧和营养物质到达肌肉,同时帮助提高肌肉的温度。

常用的热身活动方法之一是静态肌肉牵伸。这是一种安全有效的肌肉基础牵伸活动,能够有效降低损伤风险,提高肌肉的灵活性。静态肌肉牵伸主要针对运动时需要用到的大肌肉群,这部分的活动通常需要耗时5~10分钟。静态肌肉牵伸是将肌肉置于紧张状态并持续一段时间，使得主动与被动肌肉群经过牵伸后得到放松，缓慢谨慎地调整身体肌肉群的紧张度，使肌肉与肌腱的长度适当拉长，从而增加关节活动范围。这对预防肌肉与肌腱的损伤至关重要。

（2）器械热身

在完成一般热身活动后进行的器械热身，是为工伤职工参与其专项训练而进行的热身活动，如脚踏车、手摇把车、推拉箱等器械练习。

上述两种方式是热身活动的基础，它们的共同作用是让身体得到充分有效的动员。

2. 热身训练的生理效果

从生理学的角度来看，热身训练的生理效果如下：

（1）热身训练能够增加肌肉收缩时的速度和力量。

（2）热身训练可以改善肌肉的协调能力。

（3）热身训练有助于预防或减少肌肉、肌腱和韧带的损伤。

（4）在耐力性运动项目中，热身训练可以加速"第二次呼吸"的出现。

（5）热身训练可以改善肌肉的黏滞性。

（6）热身训练可以增加血红素和肌红蛋白结合和释放氧的能力。

（7）热身训练可以改善代谢过程。

（8）热身训练可以减少血管壁阻力。

（9）热身训练可以提高神经感觉受纳器的敏感度和神经传导速度。

（10）热身训练导致的体温上升，可以刺激血管扩张，增加活动部位的局部血流，血液的流速和流量随肌肉温度的上升而增加，从而改善能量的供应和代谢物的排出。

3. 热身训练的作用

（1）提高肌肉温度和体温，确保训练过程的安全性。

（2）增加血流量，加快氧气的扩散速度，从而增加肌肉供氧量。

（3）加强物质代谢和能量释放过程，有助于加速燃脂。

（4）提高神经系统的兴奋性，从而提升职业康复训练的效率。

（5）调节心理状态，帮助身体快速投入训练状态。

4. 热身训练的时间

热身训练时间应占运动总时间的10%~20%。例如，进行1小时的有氧运动时，热身训练时间应控制在6~12分钟。同时，热身训练所需时间依据年龄、竞技或非竞技、运动项目、个人体质差异、季节及气温等因素的不同也会有所差异。一般来说，当身体微微出汗时，便可以结束热身训练。此外，也可用心率作为热身训练结束的标准，热身训练时的心率应达到最大运动心率的60%~70%。以下是两个可以计算心率的公式：

（1）最大运动心率换算法：220-年龄=最大心率。

（2）最佳运动心率换算法：最大心率×60%~最大心率×80%。

例如，一个24岁的女性，她最大运动心率为：

220-24=196，196×60%=117.6，196×80%=156.8。

因此，她运动时的最佳心率为118~157。

那么，她热身时的心率为：196×60%=117.6，196×70%=137.2。

因此，她热身时的心率范围应控制为118~137。

5. 热身训练的内容

（1）热身训练时主要被牵伸的肌肉部位包括大腿后部、大腿内侧、小腿以及背部等。

1）牵伸大腿后部肌肉的方法为：坐姿，右腿在体前伸直，左腿弯曲并使外侧贴近地面，与右腿形成三角形姿势。背部挺直，髋关节前倾，双手伸直尝试抓住右脚脚尖；保持此姿势约30秒，注意在手触脚尖时避免弹动式动作（若触不到脚尖也无须勉强）；完成后换左侧进行相同动作。每侧下肢牵伸建议进行3~5次。

2）牵伸大腿内侧肌肉的方法为：坐姿，双脚脚底在身前相互贴紧，膝盖向外撑开并尽量贴近地面，双手抓住双脚踝；保持此姿势约10秒，放松后重复此动作3~5次。

3）牵伸小腿肌肉的方法为：弓步下蹲，右下肢向前屈曲，左下肢向后用力伸展，身体重心向后集中于左侧，左脚掌着地，左足跟向后、向下用力，感觉到右小腿后部肌肉被拉紧；保持紧张状态约10秒，放松后重复3次，完成后换另一侧进行相同动作3次。

4）牵伸背部肌肉的方法为：坐姿或站姿，双腿并拢伸直，上身前倾用手指去碰触脚尖，尽量让腹部、胸部靠近腿部；保持约20秒，放松后重复3~5次。

（2）热身训练时，需要活动的关节包括肩关节、髋关节、膝关节、踝关节。

1）肩部环绕练习。直立，双腿分开与肩同宽，手臂自然下垂，腹部用力收紧；利用肩背肌群力量，双肩向后环绕10次，再向前环绕10次。接着，单肩左右交替向后环绕、向前环绕各10次。

2）摆动及绕髋练习。直立，双腿分开略比肩宽，双腿微屈，双手放在髋关节位置；上身挺直，利用腰部力量和髋部力量使髋关节左右摆动各10次，注意腹部收紧。然后，顺时针和逆时针各环绕10圈。

3）膝部旋转练习。两腿并拢，屈膝半蹲，两手扶膝；轻轻转动膝部，可以先从左至右转动，再从右至左转动，或者交替转动。各自转动或交替转动10~15次。

4）脚尖环绕练习。直立，抬起右脚离地约15厘米，保持脚跟固定；脚尖顺时针和逆时针各画图10次。然后换左脚进行相同次数的练习。

（3）器械训练，常见的器械训练包括手摇把车、脚踏板、功率自行车等。

二、体能强化训练

发生工伤后，工伤职工会因身体功能障碍或长时间没有参与工作活动而导致体能和耐力出现不同程度的下降，或者工作行为无法符合工作岗位的要求。为了提升工伤职工的整体工作体能和耐力，协助工伤职工适应完成日常工作所需的半日或全日工作能力和耐力要求，可以通过针对性的治疗活动来增强工伤职工与躯体功能相关的力量、柔软度及心肺功能等能力。

针对美国职业分类大典工作分析系统中提出的工作中常见的身体能力需求，在职业康复训练中常用的体能耐力训练方案如下：

1. 步行耐力训练

训练方案为：让工伤职工沿6米或12米的直线来回步行，持续1分钟、5分钟、10分钟，并记录他们步行的时间和距离；应保持正常步态，不借助任何辅助器械。该训练方法适用于下肢骨折、脑外伤、单腿截肢（配假肢）以及下肢痛症患者。

2. 上下楼梯耐力训练

训练方案为：让工伤职工完成上下3~7层的楼梯训练，每组训练任务包含完成1~5次来回，记录他们可以完成的阶数和时间（每次训练时间不超过20分钟）；在训练过程中可以用扶手保持平衡，中间可休息3~5分钟。该训练方法适用于下肢骨折康复期、脑外伤、腰背损伤、下肢痛症以及心肺耐力不足患者。

3. 提举能力训练Ⅰ（地面至腰间）

训练方案为：让工伤职工从地面提起不同重量的塑料箱，将其放置到腰水平高度的铁架或台面上，然后再放回地面，如此重复动作；每次连续训练不超过20分钟；每组进行10次提举，每完成10次提举，增加1.5~3千克塑料箱的重量，每2~3组训练休息3分钟。下蹲时保持腰部伸直，用力姿势应符合工效学原理。

4. 提举能力训练Ⅱ（腰至眼睛高度）

训练方案为：在台面上，让工伤职工将不同重量的塑料箱从腰水平高度搬抬至眼睛水平高度，然后再放回腰水平高度，如此重复动作；每次连续训练不超过20分钟；每组进行10次提举，每完成10次提举，增加1.5~3千克塑料箱的重量，每2~3组训练休息3分钟。下蹲时保持腰部伸直，用力应姿势符合工效学原理。

5. 提举能力训练Ⅲ（腰部高度左右来回）

训练方案为：在腰水平高度的台面上，让工伤职工将不同重量的塑料箱从身体左侧搬至右侧，移动距离为1米，如此重复动作；每次连续训练不超过20分钟；每组进行10次提举，每10次提举增加1.5~3千克塑料箱的重量，每2~3组训练休息3分钟。站立扭腰时，注意转动幅度和速度，用力姿势应符合工效学原理。

6. 运送重物训练（左手、右手、双手）

训练方案为：左手、右手、双手提起不同重量水箱，沿6米、12米或25米的直线来回行走，每5分钟视情况增加1次负重量；每次连续训练不超过20分钟；每组20分钟，每天进行1~3组，每组训练休息3~5分钟。提举和行走时，用力姿势应符合工效学原理。

7. 维持蹲姿训练

训练方案为：让工伤职工双下肢屈曲下蹲，并保持蹲姿一段时间（其间可以双手同时进行操作）；记录保持蹲姿的时间，每次连续训练不超过15分钟；每天进行3~5次训练，每次训练之间休息5分钟；训练结束后，应指导工伤职工采用促进下肢血液循环的方法，如来回走动、拍打双下肢肌肉、弯腰牵伸下肢后侧肌群。

8. 维持跪姿训练

训练方案为：让工伤职工在软垫上双膝关节着地，身体保持伸直，保持跪姿一段时间（其间可以双手同时进行操作）；记录保持跪姿的时间，每次连续训练不超过10

分钟；每天进行 3~5 次训练，每次训练之间休息 5 分钟；训练结束后，应指导工伤职工实施放松手法。

9. 上肢的工作耐力训练

训练方案为：工伤职工可选择坐姿或站姿，分别使用左手、右手、双手向左顶、向左底、向左侧、向左前、向右顶、向右底、向右侧、向右前等方向进行拆装多功能组装架上螺丝的动作；记录每次持续工作的时间、中间休息时间以及存在问题（疼痛、乏力、活动范围受限等）；每个体位连续训练不超过 20 分钟，每天进行训练不超过 5 个体位，以避免肌肉过度疲劳。

第二节 工作能力强化训练

一般的职业康复计划主要由职业能力评定、工作能力强化训练和协助就业计划 3 个部分组成。在完成各项职业能力评定后，需要确定和记录影响工伤职工职业能力的因素，并据此制订合适的职业治疗计划，治疗计划中应明确介入类型、应用方法和治疗目标，并详细记录。在治疗计划开始之前，应该详细地向工伤职工解释所有相关信息，以便更好地开展下一步工作。

美国职业治疗协会于 1986 年将工作能力强化定义为一项为个别患者特别设计的康复服务。该服务通过循序渐进的、具有模拟性或真实性的工作活动，逐渐加强患者在心理、生理及情感上的忍受程度，进而提升他们的工作耐力、生产力和就业能力。

1. 工作能力强化训练分类

工作能力强化训练根据实施训练方案的地点不同，可以分为两类：一类是在医疗机构内进行的工作能力强化训练；另一类是在工厂、企业等实际工作环境内实施的现场工作能力强化训练。

2. 工作能力强化训练的目标和内容

（1）工作能力强化训练的目标

工作能力强化训练是指导治疗师科学、有序地开展治疗计划的关键因素之一。在不同训练阶段，其目标还可能被进一步细分为短期目标、中期目标和长期目标。具体而言，工作能力强化训练的目标如下：

1）增进工伤职工对工作角色的认同感。

2）提升工伤职工的工作生产能力。

3）增进工伤职工对伤病的认识及其对症状的控制。

4）增强工伤职工的功能性能力、工作耐力、保持正确姿势及安全工作习惯的能力。

5）运用工效学原理对工具或职务进行调整及再设计，并利用工作简化方式来增强工伤职工的生产力及职业安全。

6）通过模拟性或真实性的工作活动，逐步增强工伤职工的工作能力。

7）确保工伤职工能够安全地从事一份符合其当前身体能力和技能水平的工作。

（2）工作能力强化训练的内容

根据香港医院管理局职业治疗师管理委员会下辖的职业康复工作小组在1999年的界定，工作能力强化训练包括以下5个方面内容。

1）工作能力重整及强化。职工在受伤后，出现身体机能及精神退化，原因主要有两个方面：一是受伤的直接结果；二是长久未参加工作及社会活动导致体能和耐力下降。工作能力重整的目的在于让工伤职工参与运动，重新建立工作的习惯，提升工作能力，并恢复动力和信心。

工作强化的目的是集中提升工伤职工的工作能力，以便他们能够安全、高效地重返工作岗位。工作强化的训练设计专为个别工伤职工及其工作的需要而制定，时间通常为8~12周。如果训练成绩不理想，治疗师可根据工伤职工的实际情况，发掘其其他潜能及能力，并转化成新的工作技能，常用的方法或器具使用包括：指导工伤职工运用合适的方法（如正确的姿势、人体动力学原理、工作方法调整等）来控制工作过程中可能受到的来自症状的困扰；使用计算机或自动化的器材，如BTE工作仿真器等；采用能模拟实际工作所需的体能要求的器材，如仿真工作台、多功能组装架等。

2）工作模拟训练。工作模拟训练主要通过一系列的仿真性或真实性的工作活动来加强工伤职工的工作能力，从而协助他们重返工作岗位。工作模拟训练常用的方法或器具包括：运用各种不同的工作样本来模仿工伤职工在日常工作中的实际要求，最常用的是瓦尔帕职业评估与训练系统；使用计算机或自动化的工作模拟器；运用各种不同的模拟工序，尽力模拟实际工作中所要求的工序；安排工伤职工到实际的工作场地及岗位中进行实地训练。

3) 模拟工作站训练。模拟工作站是治疗师特别为工伤职工设计的，旨在模拟不同工作场所，如建筑工地、木工厂及办公室等的实际作业环境。利用这些作业环境，治疗师可以评估及提升工伤职工的工作潜能及能力，使他们能够面对一般工作上的要求。模拟工作站训练具备以下特点：模拟真实作业环境，包括场地、家具配置、器材与工具选择、材料使用等；模拟真实工作活动；固定的工作方法与程序；所选用的工作难度可调节性，如复杂程度、重量、时间等；工伤职工自行记录与反馈。

模拟工作站的主要分类如下。

①一般工作站

a. 提举及转移工作站（见图3-5）。模拟日常工作中的搬抬任务，涵盖不同的工作姿势、体位要求，如地面至腰水平、腰水平至肩水平以及腰水平左右来回搬动等。提举重物的重量可以根据个人能力进行调整，训练的负重量应循序渐进增加。这种工作站适用于身体骨折已基本愈合，需提升体能耐力的工作者；腰背有损伤但可承担部分或大部分体力负重的工作者；工作中需要体力性搬抬的工作者；需接受工效学知识宣教的工作者等。

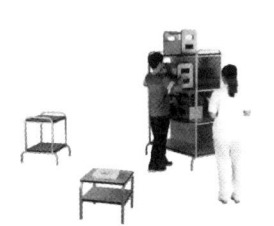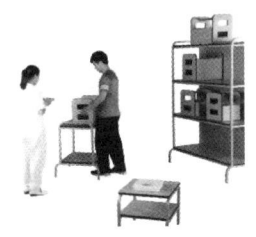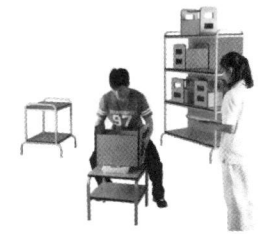

图 3-5 提举及转移工作站

b. 提举及运送工作站（见图3-6）。模拟日常工作中的搬抬、运送及携带任务，训练涵盖不同条件的工作路面，如平滑路面步行、崎岖路面步行、上下台阶和楼梯、上下斜坡等。携带重物的重量可以根据个人能力进行调整，训练的负重量应循序渐进增加。这种工作站适用于身体骨折已基本愈合，需提升体能耐力的工作者；工作时需要体力性携带及运送的工作者；工作要求在不同路面上行走的工作者等。

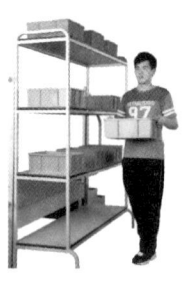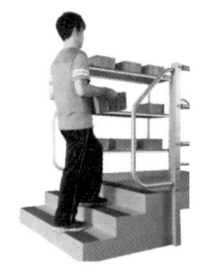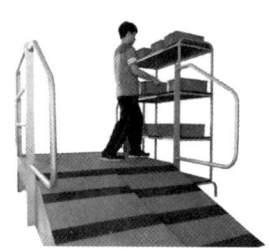

图 3-6 提举及运送工作站

c. 组装工作站（见图 3-7）。模拟在不同的姿势、体位、高度进行的手部作业，包括左手、右手、双手分别向左顶、向左底、向左侧、向左前、向右顶、向右底、向右侧、向右前等方向进行的伸手操作，以及在蹲姿、坐姿或者站姿下进行的手工组装操作。这种工作站强调作业姿势、手部灵活性及协调性训练。训练时可使用工具，如扳手、螺丝刀等，以增强对工具的操作能力。此类工作站适用于上肢骨折已基本愈合，但需提升手部工作耐力的工作者；需要提高手部工作灵活性及协调性的工作者；腰背损伤且需要进行坐位或站位耐力训练的工作者；需要提升工具使用能力的工作者等。

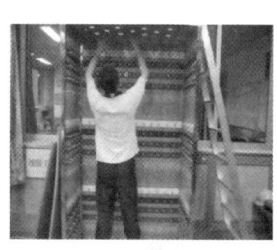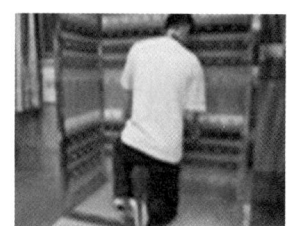
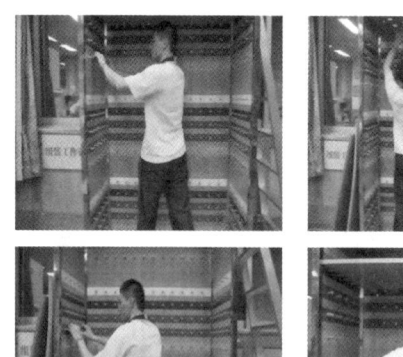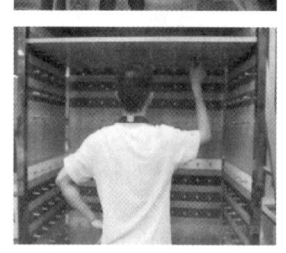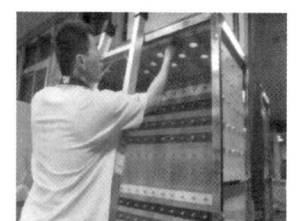

图 3-7 组装工作站

d. 推车工作站（见图 3-8）。模拟工作者在实际工作中的推车运送货物场景，训练工具可包括手叉车、手推车、平板车或者没有滚轮的木箱等。训练时，根据难易程度要求有多种不同的训练环境，如平坦路面、不平坦路面、斜坡等。这种工作站训练适用于在原工作中需要使用工具运送重物的工作者；需要进行推力强化训练的工作者，如腰背受伤患者等。

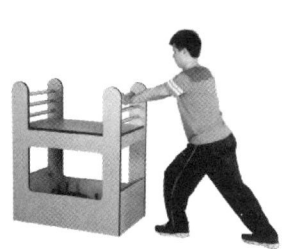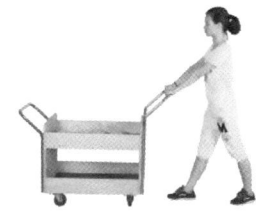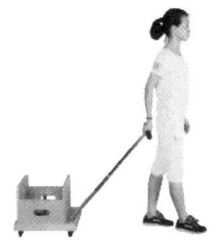

图 3-8　推车工作站

②行业工作站

a. 建筑工作站（见图 3-9）。模拟建筑工地的多种工种作业，包含粉墙、翻沙、铺地板、铺砖等建筑工作项目。这种工作站适用于在建筑工地从事各类工作的工作者，通过模拟其真实工作任务及工具，帮助他们逐步适应并过渡到现实工作中。

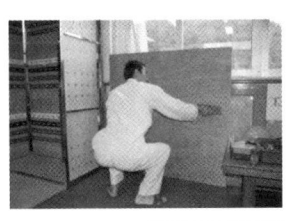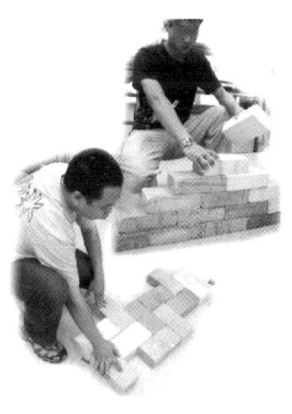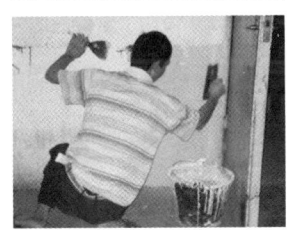

图 3-9　建筑工作站

b. 电工工作站（见图 3-10）。模拟电工作业环境，例如在长时间站立、站立弯腰或蹲姿中进行线槽布线，利用攀爬铝梯、矮凳等辅助工具进行的高处安装电灯泡等作业。训练中可以使用各种维修工具，如电笔、螺丝刀、电工工具袋等。这种工作站适用于康复中后期的受伤电工，在其病情稳定后，通过工作模拟训练，有利于增强他们重新参与工作的信心。同时，电工工作站也可用于电工技术的培训，让工伤职工掌握新的工作技能。

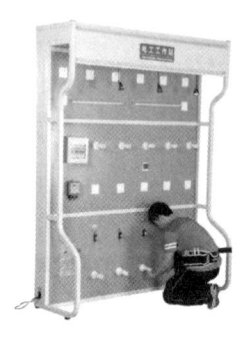 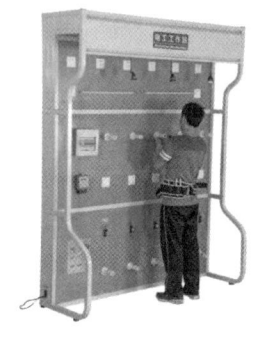 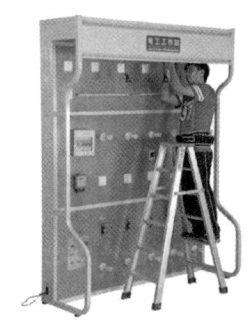

图 3-10　电工工作站

c. 维修工作站（见图3-11）。维修工作站根据工人受伤前的工作任务及其当前的身体受限情况，训练中可安排不同的作业姿势，如坐姿手操作、蹲姿工作，或攀爬、爬行及蹲伏作业等，包括机器设备维修、水管维修等多种训练方案。这种工作站的训练目的是重新提升维修岗位工伤职工在不同环境条件下的工作能力，并通过使用维修工具，提高他们的工具操作能力，适用于各类工伤的维修作业人员。

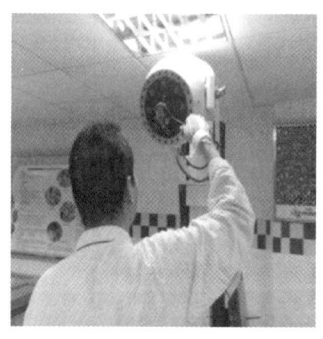 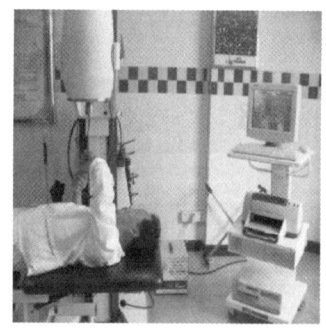
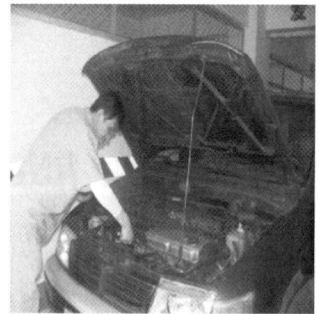 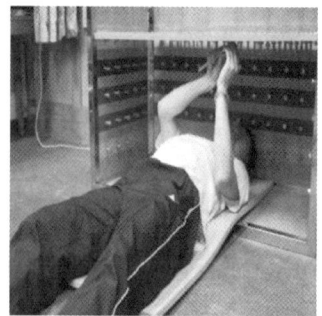

图 3-11　维修工作站

d. 驾驶工作站。驾驶工作站适用于受伤司机的驾驶能力训练，训练设备包括 BTE 工作模拟器、汽车驾驶模拟器等，能够模拟车辆驾驶动作中的方向盘操作、手抓握和推拉操作杆，以及左脚踩离合、右脚踩刹车和油门等动作，通过模拟训练，有助于恢复或代偿工伤司机的驾驶工作能力。同时，驾驶工作站有技能培训功能，可通过驾驶教学使学员掌握基本的驾驶技术。

e. 厨师工作站（见图3-12）。这种工作站要求配备锅、铲、勺子以及锅架等炊事工具，旨在提高工伤职工的站立工作耐力、手部抓握力量及灵活性，适用于从事厨房工作的人员，也适用于手部、上肢或腰背损伤的工伤职工。

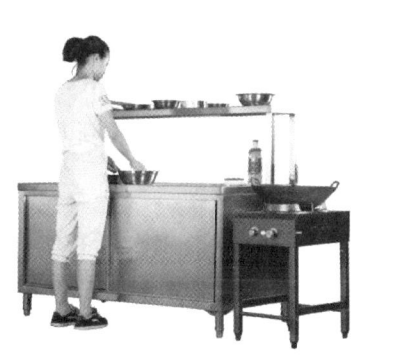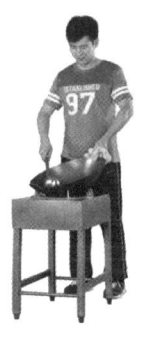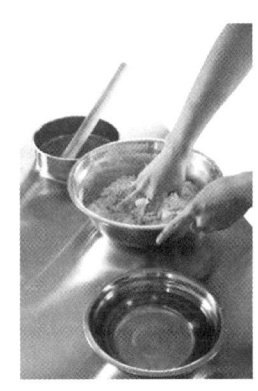

图 3-12　厨师工作站

f. 文职工作站。文职工作站主要适用于办公室工作人员的工作姿势训练，并进行职业卫生宣教，旨在指导工伤职工掌握预防职业损伤的相关知识，并鼓励他们重新设计自己的职业环境以提高工作效率。此外，这种工作站还可以作为腰背损伤患者提高坐位工作耐力的训练项目，以及手部损伤患者的手功能恢复训练。

g. 患者护理工作站。这种工作站主要适用于从事护理、照顾工作的工伤职工，可以模拟患者在进行护理、照顾工作时所需的用力技巧、操作姿势等，目的是恢复并提升那些因为从事护理、照顾工作而受伤的陪护人员、护理人员的工作能力，这类工伤职工往往因搬抬患者而导致腰背部受伤。

h. 清洁卫生工作站（见图3-13）。这种工作站主要用于模拟清洁工人完成各类清洁卫生工作的场景，如扫地、拖地、擦窗台、提水桶等。通过这种工作站，工伤职工可以逐渐重新参与工作，逐步恢复工作能力。

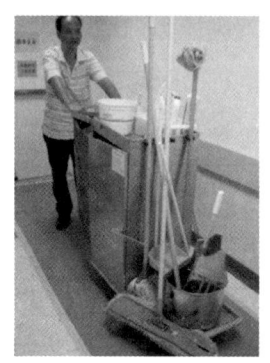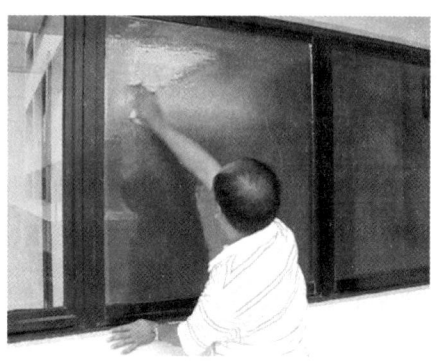

图 3-13 清洁卫生工作站

4）工具模拟使用训练。工伤职工通过实际操作工具或者模拟工作器具，可以提升其工具运用的灵活性及速度。治疗师安排工伤职工使用各种手动工具，如螺丝刀、扳手、手锤、木刨、钳子等，通过模拟使用这些工具，协助工伤职工重新寻找在原工作中使用工具的感觉，有利于工伤职工重新建立"工作者"角色。

5）工作行为训练。工作行为训练的主要目的是发展及培养工伤职工在工作中应有的态度及行为，例如提高工作原动力、注意个人仪容仪表、按约守时、提升工作专注力和自信心，以及改善人际关系、自我处理压力、自我调整低落情绪等。

工作行为训练项目包括工作动力、仪表、出勤率、对工序的专注力、自信心、对管理的反应、对建设性批评的接受度、人际关系、生产效率、个体对心理压力和挫折的承受力等多个方面。在工作行为训练过程中，还会教授工伤职工一些有效的工作习惯，如在工作中应用工效学原理、简化工作模式及程序等，常用的媒介包括各种小组活动，如治疗小组、行为改造小组及心理教育小组等。

3. 现场工作能力强化训练

工伤后，由于长时间没有参加工作，工伤职工的身体机能可能下降，且身体能力和工作习惯可能未能完成适应工作岗位的要求，这增加了他们返回工作后再次受伤的风险。现场工作能力强化训练为工伤职工提供了一个良好的返工过渡平台，通过模拟真实的工作环境及任务，旨在重新建立工伤职工的工作习惯，提高工伤职工受伤后重新参与工作的能力，并帮助他们尽早建立"工作者"角色。同时，这也使得用人单位能够更早、更妥善地接纳工伤职工，减少人力资源的浪费。

第三篇
职业康复

实施现场工作能力强化训练可以体现两个基本的职业康复特性：一是只需较低的成本投入就能够取得较高的社会价值；二是有效减轻了工伤的影响范围及严重性。

（1）现场工作能力强化训练的优点

1）整体花费减少。长期医疗服务会加重工伤职工的医疗依赖。有调查研究表明，工伤职工住院时间越长、离开工作岗位时间越久，最终返回原工作岗位的成功率就越低。此外，工伤职工还可能面临许多隐性费用支出，如工伤职工伤情稳定后在医院门诊、康复中心或家中休养的费用。这些都会导致工伤费用增加。而现场工作能力强化训练能够尽早让具备能力的工伤职工参与工作，从而缩短他们因接受治疗而离开工作岗位的时间。这种外展性服务还促进了治疗师与用人单位、工伤职工之间的沟通。通过这些沟通可以加快工伤职工早期返回工作岗位的进程，从而整体上减少工伤医疗及赔偿费用的支出。

2）对工伤职工的社会心理学支持。调查研究表明，当一名工伤职工因为工伤离开工作岗位后，他选择离职往往远比他重返工作岗位更容易，且离开时间越长，这种倾向越可能发生。这种倾向的主要原因在于，工伤职工的生活方式已因其工作习惯、家庭经济地位的变化以及社会支持系统的调整而发生了显著性变化，这些变化导致他们面临社会心理障碍而无法重返工作岗位。这些障碍可能包括害怕、缺乏主动性、期望再次获得工伤补偿等。

在现场治疗活动中，治疗师扮演着协助工伤职工自我约束的角色。现场治疗服务使得治疗师能够深入了解工伤职工的工作行为，而工伤职工也往往倾向于信赖那些参与现场工作能力强化训练的医护人员，因为这些医护人员已经融入他们的文化习俗，熟悉他们的工作环境，并了解工作场所的工效学因素。研究证明，这种现场介入的工作方式可以减少工伤职工重返工作的社会心理障碍。

3）体现职业康复服务的社会效益。在现场工作能力强化训练的工作模式下，许多服务都是直接在工地实施的，从而可以提供更具连续性的治疗服务。通过分析工伤职工的工作内容，治疗师能够更有效地根据工伤职工的身体康复状况，将他们安置在合适的工作岗位上，进而提高生产效率。

在此过程中，治疗师会特别关注工伤职工免遭再次伤害的风险。因此，治疗师会制订适当且有效的预防性活动计划。现场工作能力强化训练可以使治疗师更接近工地，从而更好地管理工伤职工重返工作的安全进程，并提供持续的教育和预防性服务。

（2）现场工作能力强化训练的内容

1）现场工作分析评估。鉴于不同用人单位和工伤职工的情况差异，治疗师首先需要明确如何在现场工作能力强化训练中提供恰当的服务。为了精准定位现场工作能力强化训练方案的特殊需求，治疗师需要全面收集以下信息：

①工伤职工的身体健康及功能康复状况。

②工伤职工的就业意愿及其对未来工作的期望。

③工伤职工的工伤处理进展及后续安排。

④用人单位对于工伤职工重返工作岗位的态度。

⑤用人单位的服务性质及相关制度，特别是已经实施的职业健康和安全项目。

⑥现场训练中可安排的工作内容或工作岗位。

⑦工伤职工工作的详细流程及方法。

⑧工伤职工工作中需使用的劳动工具、机器设备及辅助设施。

⑨工作环境中的工效学风险因素。

⑩用人单位能够提供的资源支持及协助措施。

为了高效获取这些资料，治疗师应联系那些能够提供所需信息的"关键人物"，包括工伤职工本人、用人单位、人力资源主管、安全生产主管，以及卫生保健部门的医护人员等。

完成现场评估后，治疗师可制订详细的工作强化方案与服务计划，并筛选出能够避免再次产生受伤风险的工作任务。

2）训练设备和空间的选择。重体力强度的工作任务容易导致腰背、肩关节和膝盖等受力较大的身体部位损伤，而工作强度较轻的生产行业（如生产线上的零件装配）则存在上肢累积性损伤的风险。这些风险因素会影响现场治疗所使用的设备和空间选择。

在评估时，至少需要为工伤职工单独提供一个隔离的区域，以便治疗师能够利用机器设备和工作空间来评估工作所涉及的身体能力要求。此外，也可能需要用到临床上常用的评估工具，如秒表、握力计、推拉力计、卷尺、体重秤等。在职业康复中，无论在工作现场还是在门诊部，关注功能是一个非常重要的原则，治疗师需关注如何为工伤职工提供工具，从而使他们具备管理自己健康的能力。

治疗师应避免在工作场所过度使用工伤职工不熟悉的工具。虽然现场工作能力强化训练应尽量少用传统的康复器材，但这并不意味着治疗师需要完全远离这些器材。相反，治疗师可以使用一些轻便的工具，如超声波治疗仪和体重秤等，这些工具可以在不同的地方使用。

此外，为工作行为教育提供独立空间也是非常重要的，如可以利用空余的会议室或休息室等场所。

3）实施现场工作能力强化训练。根据工伤职工工作内容的不同，应选择在真实的工作环境中安排工伤职工进行工作能力强化训练。通过模拟真实的工作环境及任务，可以提高工伤职工的实际操作能力，从而帮助他们重新适应工作。

治疗师可选出工作流程中关键性的工作任务，或者工伤职工身体能力上尚未完全满足要求的工序，在经过严格的安全筛选后，安排工伤职工进行针对性训练。训练内容包括体力操作处理、设备使用、工作姿势及方法调整、操作耐力和同事协作等，训练强度需要遵循渐进式增加的原则，并注意关注工伤职工的训练反馈。

现场工作能力强化训练要求参与的工伤职工遵守正常作息制度。治疗时间的安排通常建议为全职或半日的工作训练。同时，工伤职工的现场治疗期会因个体差异而有所不同，但每个训练疗程建议至少持续1周。

4）受伤管理及预防。受伤管理服务包括肌肉骨骼系统评估、训练计划制订和工作行为教育等多个方面。受伤管理的核心是将工作行为教育的原则应用于具体的培训服务实践中，旨在防止工伤职工再次受伤，同时向一般工人群体提供工伤预防服务。为实现这一目标，受伤管理计划包含由治疗师现场提供的功能性能力评估、现场工作分析评估、工作能力强化训练及工作适应训练等多项服务。在一些案例中，治疗师也提供个案管理服务。

在实际工作中，预防和治疗往往是相互交织的，这一点容易被治疗师所忽略。例如，现场工作分析评估工人的能力与工作要求之间的匹配程度，可用于评估潜在的工作风险。同时，工作适应和工作任务调整可帮助工伤职工安全地重返工作岗位。在一些工伤预防项目中，工作任务调整还可用于更广泛的工人群体，以减少影响健康的危险因素。

在一些情况下，治疗师可能是唯一的现场医护人员。面对现场有限的资源和空间，治疗师要在提供服务时展现出高度的灵活性和创造力。

5）工作就业协调。为用人单位及工伤职工提出工作任务调整建议或转换工作岗位建议是职业康复协助工伤职工安全返回工作岗位的重要一环。这种服务的提供可能因不同用人单位和不同工伤职工而有所差别，大致内容为现场工作评估、工伤预防指导、工人宣教、工作调整建议等。此外，还涉及与用人单位的沟通协调、重返工作岗位的跟进和个案管理等多个方面。

4. 工作能力强化训练方案的设计

工作能力强化训练方案是根据工伤职工实际情况，专为工伤职工本人及其工作需要而设计的训练项目。在医疗机构内进行的工作能力强化训练，需要由主管医师、治疗师以及工伤职工本人共同参与制订训练计划，并由治疗师负责执行。治疗师会定期评估训练效果，并根据实际情况修改训练方案。

而在工厂企业内进行的现场工作能力强化训练方案，则需要治疗师、工伤职工本人、用人单位管理人员各方共同参与制定，其中医师起监督和指导作用。训练方案的设计需考虑以下因素：

（1）应基于职业能力评定结果制定，充分考虑工伤职工受伤前的工作性质（包括任务类型、工作强度、使用工具、身体要求等）、当前身体能力状况、工作行为情况等。

（2）应包含模拟或真实工作环境、工作活动以及固定工作方法与程序等因素。

（3）所选用的工作任务应具有可调节的难度，包括复杂程度、重量、时间等因素。

（4）应强调关键性任务的模拟训练，确保训练具有针对性和目的性。

（5）初次训练应选择安全的低强度，并强调训练强度渐进式增加。

（6）现场工作强化需强调用人单位参与及配合，明确用人单位在训练方案中的作用和责任。

（7）在训练过程中，应始终强调训练的安全性，严格遵守职业康复风险预防管理指引。

5. 工作能力强化训练的频率

通常，工作能力强化训练计划应为工伤职工提供每周约 5 天的职业治疗。具体训练的频率可安排如下：

（1）根据工伤职工的实际能力安排训练时间，训练强度与频率需遵循渐进式增加。

（2）功能强化训练每天的时间安排为 0.5~7 小时。

（3）模拟工作站训练每天的时间安排为 1~7 小时。

（4）针对参与现场工作能力强化的工伤职工，以全职或半日工作耐力为目标的强化训练每天的时间要求可为 2.5~7 小时。

（5）整个训练期一般为 1~3 个月。

然而，治疗的频率应根据工作量和各治疗科室的职业康复人员配备情况来确定。尽管各治疗科室可能面临人员、场地等因素的限制，但治疗的频率最少应保持每周 3 次。经过为期 4~12 周的工作能力强化训练后，治疗师将进行第二次的职业能力评定。对于仍不能重返工作岗位的工伤职工，治疗师应提出工作岗位调整建议，或者考虑转介工伤职工至其他培训机构，以进一步提高他们的工作技能。

6. 制订工作能力强化训练计划的注意事项

（1）工伤职工的行为表现

为了制订有效的工作能力强化训练计划，治疗师需要了解工伤职工的家庭背景、工作背景、所涉及的补偿事宜等，以便分析并明确工伤职工的就业动机。

同时，治疗师还需要关注工伤职工是否存在异常的病态行为，如症状放大症等。这类行为不仅会阻碍工伤职工在工作能力强化训练中的进展，甚至会影响治疗师对工伤职工身体状况的判断。

（2）安全须知

在进行工作能力强化训练时，治疗师往往需要安排工伤职工进行一些体力性训练。但在进行这类训练之前或训练过程中，都必须特别注意一些危险的警告信号。例如，高血压患者、骨折未完全愈合的患者，他们的身体状况或康复进度也许并不适宜接受某些体力性的训练。

因此，在实施工作能力强化训练计划前，治疗师必须细心检查以评定工伤职工的身体状况，确保其适合接受体力性训练，除了详细查阅工伤职工的病历记录外，还可以使用简单、可靠且有效的筛选工具，如由美国国家运动医学院所提倡的进行体力训练前问卷（physical activities readiness questionnaire，PAR-Q）。

(3) 工作能力强化训练的禁忌证

工作能力强化训练计划应重点关注的禁忌证包括：

1）严重认知障碍。

2）严重高血压。

3）严重心脏病。

4）骨折早期或未完全愈合。

5）急性损伤。

6）有明显外露伤口或伤口愈合不良。

7）浆细胞恶液质或明显身体虚弱。

8）严重痛症。

7. 治疗记录

为了对工伤职工治疗过程进行全面分析和了解，需要对治疗过程进行记录，以反映治疗的价值和意义。一般来说，治疗记录至少包括以下内容：

(1) 所提供的职业康复服务。

(2) 工伤职工的基本资料。

(3) 工作及相关受伤资料，如诊断结果、受伤前职业状况、受伤日期、工伤职工所期望的工作类型、离职时间、职业康复计划时长（小时/日、日/周、总的天数）等。

(4) 出院资料，具体包括再就业计划职位的状况，如是否为同一家用人单位、是否为原职、是否为全职或兼职工作；治疗结束时工伤职工的状况。

8. 工作能力强化训练的风险预防管理

工作能力强化训练强调模拟现实中的工作环境及任务，让工伤职工参与其中。然而现实工作中存在较多不确定因素，这些因素可能导致工伤职工再次受伤。为了将再次受伤的风险降到最低，在设计强化训练方案时必须充分考虑特殊情况的处理。以下是部分可能出现的受伤风险及其预防管理措施。

(1) 骨折

若发生肢体骨折，可能导致再次骨折或内固定松动、断裂。

1) 处理方法：

①立即停止训练。

②做必要检查，以判断损伤程度。

③及时联系住院部医师进行相关处理。

④立刻上报科室负责人。

2) 预防措施：

①在治疗前，仔细审阅工伤职工的 X 线片、病历等影像学或临床资料，判断是否存在骨不连、骨质疏松等风险。

②详细询问工伤职工本人身体情况（必要时利用 PAR-Q），治疗师必须细心筛选，确保工伤职工的身体状况适宜接受体力性训练，并严格遵守体力性训练设备安全操作规程。

③训练前，治疗师应充分讲解训练内容和注意事项；训练中，应密切关注危险警告信号，如工伤职工表情、疼痛描述等。

④初次训练时，应选择低强度，训练强度应遵循渐进式增加。

(2) 训练中出现非正常的疼痛

若出现持续不断的剧烈疼痛，或疼痛加重且休息后不能得到缓解。

1) 处理方法：

①停止训练，让工伤职工详细描述疼痛情况，以判断疼痛性质。

②让工伤职工采取坐位或卧位休息，观察疼痛是否有所缓解。

③如果训练中出现持续不断的剧烈疼痛，治疗师应仔细检查是否触伤了工伤职工的患处。

④如果疼痛持续不缓解，立即通知主管医师进行处理。

⑤立刻上报科室负责人。

2) 预防措施：

①在治疗前，仔细审阅工伤职工的 X 线片、病历等影像学或临床资料，判断工伤职工是否适合参加训练。

②详细询问工伤职工本人身体情况,确保工伤职工的身体状况适宜接受训练。

③在训练前,充分讲解训练内容和注意事项,训练中密切关注危险警告信号,如工伤职工表情、疼痛描述等。

④如果在每次训练结束后工伤职工出现疼痛,但这些疼痛在休息后可自行消散,这可能是因为身体在短时间内未能适应训练强度而出现的自然反应,但必须密切关注。

⑤初次训练时选择低强度,训练强度应遵循渐进式增加。

(3) 心脏病及高血压患者抗阻训练中的意外

1) 处理方法:

①立即停止训练。

②减轻工伤职工的紧张情绪。

③立即监测血压,并解除各种可能刺激血压升高的因素,如尿潴留、焦虑、躁动、缺氧、疼痛等。

④如果工伤职工意识清醒,引导其进行深呼吸,并活动上肢,同时按摩工伤职工的双下肢。

⑤及时联系住院部医师进行相关处理。

⑥立刻上报科室负责人。

2) 预防措施:

①在治疗前,审阅工伤职工的临床资料,充分了解工伤职工的心脏病或高血压病史,判断是否属于训练禁忌证。

②详细询问工伤职工本人身体情况,如利用PAR-Q,治疗师必须细心筛选以确保工伤职工的身体状况适宜接受训练。

③训练前向工伤职工充分解释训练目的,并提醒注意事项,训练中必须特别注意危险警告信号,如工伤职工的表情、疼痛描述等。

④初次训练时选择低强度,训练强度应遵循渐进式增加。如果发现血压持续超过安全范围,应立即停止训练并让工伤职工休息,如果状况持续不佳应考虑暂停训练。

⑤心率超过安全范围,应立即停止训练并让工伤职工休息,如果状况持续不佳应考虑暂停训练。

(4) 提举、运送或攀爬训练时出现腰背损伤或跌倒摔伤

1) 处理方法:

①立即将工伤职工转移到安全场所。

②进行必要的身体检查。

③判断跌伤的部位,观察是否有局部破损、肿包或异常活动等情况。

④及时联系住院部医师进行相关处理。

⑤立刻上报科室负责人。

2) 预防措施:

①在治疗前仔细审阅工伤职工的临床资料,充分评估工伤职工的平衡、步行能力及攀爬能力。

②详细询问工伤职工本人身体情况,如利用PAR-Q,治疗师必须细心筛选以确保工伤职工的身体状况适宜接受训练。

③向工伤职工讲解可能出现的风险。

④治疗师在训练过程中应充分保护工伤职工,在确保其安全的情况下进行训练。

⑤在进行搬运训练(包括上下斜坡、楼梯)前,检查步行场地是否安全,如是否有障碍物、行人等,并要求工伤职工穿着合适鞋子进行训练。

⑥初次训练时选择低强度,训练强度应遵循渐进式增加。

(5) 因使用器械、工具操作不当造成损伤

1) 处理方法:

①立即停止训练。

②对伤口进行止血处理,防止血肿形成,伤后即刻进行冷敷、加压包扎、患肢抬高、适当制动等措施。

③及时联系住院部医师进行相关处理。

④立刻上报科室负责人。

2) 预防措施:

①评估工伤职工的工作行为,对工作行为不合规的应给予教育,必要时停止其训练。

②治疗师必须熟悉所用器械的原理、结构及正确使用方法。在使用器械之前,应先对器械进行检查和维护,确保器械能够正常使用且不存在安全隐患。

③在训练前,向工伤职工充分讲解器械的使用方法并进行示范,同时提醒工伤职工使用器械的注意事项。

④设计科学有效的训练方法,并在存在训练风险处设置警示牌。

(6)因现场操作不当、设备故障或训练强度过大而造成患者损伤

1)处理方法:

①立即停止训练。

②将工伤职工转移到安全场所,通知工伤职工所在用人单位负责人。

③进行必要的身体检查,判断工伤职工的损伤情况。

④迅速将工伤职工送至附近医疗机构。

⑤立刻上报科室负责人。

2)预防措施:

①评估工伤职工的工作行为,对工作行为不合规者给予教育,必要时停止其训练。

②治疗师在使用器械前,必须向专业人士了解所用器械的原理、结构及正确使用方法。使用前应先请专业人士对器械进行检查和维护,以确保器械能够安全使用。

③进行现场风险评估,设计科学有效的训练方法。

第三节 工作调整和环境改进

当工伤职工的身体能力康复情况不理想,无法回到原有工作岗位时,治疗师在康复中后期可以考虑以下安排。

一、工作职务调整

工作职务调整的目的在于协助工伤职工返回原用人单位,担任一些符合其工伤康复后能力及技能的工作,内容包括治疗师与用人单位负责人进行深入沟通,共同探讨职务调整及就业再设计的可能性。

二、就业再设计

就业再设计的目的在于为工伤职工提供新的就业方向,增加工伤职工被重新聘用

的机会，内容包括提供相关的工作能力强化及技能训练，如电脑文书处理、手工技能训练课程以及专业技能培训（如电工、电脑维修员、保安员资格等）。

三、工作环境的调整与改进

工作环境的不良设计或存在的安全隐患，会对工伤职工返回工作岗位造成不利影响，甚至导致工伤职工再次受伤。因此，治疗师有必要与工伤职工及其用人单位充分沟通，反馈工伤职工可能存在的工作风险因素，并在取得双方同意后进行工作环境的调整及改进。

在进行工作环境的人体力学改进前，需要进行必要的工作场所工效学风险因素评估。

1. 工作环境因素

工作环境因素包括工作场所、照明、空气、噪声/振动、温湿度、危险性、工作速度和工作时间等因素，每个因素均可根据具体情况进行分级评估（见表3-16）。

表3-16　　　　　　　　　　工作环境因素分析表

工作岗位：

工作环境因素		分级评估			说明
1. 工作场所		室内_____%		室外特殊场所_____%	
2. 照明	状况	□差	□中等	□良	
3. 空气	通风	□差	□中等	□良	
	粉尘	□多	□少	□无	
	气味	□浓	□淡	□无	
	烟雾	□浓	□淡	□无	
4. 噪声/振动	噪声	□大	□小	□无	
	振动	□强	□弱	□无	
5. 温湿度	温度	□高	□适宜	□低	
	温度变化	□大	□小	□恒温	
	湿度	□大	□小	□干燥	
6. 危险性	机械	□高	□低	□无	
	燃烧	□高	□低	□无	
	电击	□高	□低	□无	

续表

工作环境因素		分级评估			说明
6. 危险性	爆炸	□高	□低	□无	
	放射线	□高	□低	□无	
	毒性	□高	□低	□无	
	腐蚀	□高	□低	□无	
	其他	□高	□低		
7. 工作速度	□高	□中	□低	□无	
8. 工作时间	一般工作时间	□固定　□经常变动			
	主要工作时间	□白天 □晚上 □不固定			

补充说明（特殊环境因素）：

2. 风险控制措施

在处理工作环境因素的人体力学改造时，应首先考虑采取风险控制措施，再辅以行政控制措施。

（1）风险控制

改变工作间设计，转用符合工效学设计的工具，改变工作环境等。

（2）行政管理

改变工作的组织安排，如合理安排工作时间、实施职工交替制度等；监察职工遵守安全操作规程等。

3. 工作环境的调整及改良原则

工作环境的调整和改良应以客观测定和主观评价为双重依据，确保工作环境中物理因素、化学因素和生物学因素对人体无害，以保障工作者的健康、工作能力及工作效率。对于工作环境的调整及改良，应特别注意以下原则。

（1）工作场所的大小、总体布置、工作空间和通道设置等应合理。

（2）通风系统的调节应考虑以下因素：

1）室内人数。

2）体力劳动强度。

3）工作场所大小（考虑工作设备）。

4）室内污染物质的产生情况。

5）耗氧设备。

6）散热条件。

(3) 应按照当地气候条件调节工作场所的环境，主要应考虑以下因素：

1）气温。

2）空气湿度。

3）风速。

4）热辐射。

5）体力劳动强度。

6）服装、工作设备和专用保护装备的特性。

(4) 照明系统应提供最佳视觉感受，应特别注意下列因素：

1）亮度。

2）颜色。

3）光分布。

4）无眩光及不必要的反射。

5）亮度的对比度和颜色的对比。

6）操作者年龄。

(5) 在为房间和工作设备选择颜色时，应该考虑它们对亮度分布、视觉环境结构和质量以及安全色感受的影响。

(6) 声响工作环境应避免有害或扰人的噪声影响，包括外部噪声的影响，应特别注意下列因素：

1）声压级。

2）频谱。

3）随时间的分布。

4）对声信号的感觉。

5）言语清晰度感受。

(7) 传递给人的振动和冲击应控制在安全范围内，避免引起身体损伤、病理反应或感觉运动神经系统失调。

（8）应避免使工作者接触危险物质及有害辐射。

（9）在室外工作时，应提供适当的遮掩物以应对不利气候影响，如热、冷、风、雨、雪、冰等。

（10）工作方法应不断改良，如把重量拆分多次搬运、工序改良、延长工序完成时间等。

（11）工作时间应合理安排，增加工作间歇的休息时间，错开上下班交通高峰期，为伤残人士提供在家工作或在离家较近的地点工作的机会，以及实施轮班制度。

第四节　工伤技能培训

不少工伤职工受伤后身体功能障碍，使他们无法再从事原来的工作。因此，他们需要重新寻找新的、与之前不同的工作。而其中部分工伤职工，因为受教育程度低或学习能力较低，受伤后难以找到适合自己的工作，甚至是无法找到能够维持生活的工作。针对这类工伤职工，可以采取工伤技能培训的方式帮助他们寻找新工作。

工伤技能培训旨在让工伤职工通过培训掌握新的劳动技能，从而能够重返工作岗位。工伤技能培训的目标是以促进就业为导向，适应工伤职工职业生涯发展和经济社会发展的需要，突出培训的针对性和实用性。根据工伤职工自身的伤残情况，结合本人的就业意愿以及工作岗位需求，工伤技能培训侧重实用技能的培养。或者，针对工伤职工的创业意愿和条件，结合创业项目的要求，开展自主创业计划的指导与培训。工伤技能培训流程如图 3-14 所示。

工伤技能培训可以分为一般性技能培训和专业技能培训两大类。

一、一般性技能培训

一般性技能培训的内容在实际应用中极为广泛。相较于专业技能，一般性技能在专业技术上并没有特定要求，适用于各个教育层次的工伤职工。在转换工作或再就业方面，一般性技能培训对工伤职工具有很大帮助。

一般性技能培训可开展的项目包括计算机技能培训、手工艺技能培训等。

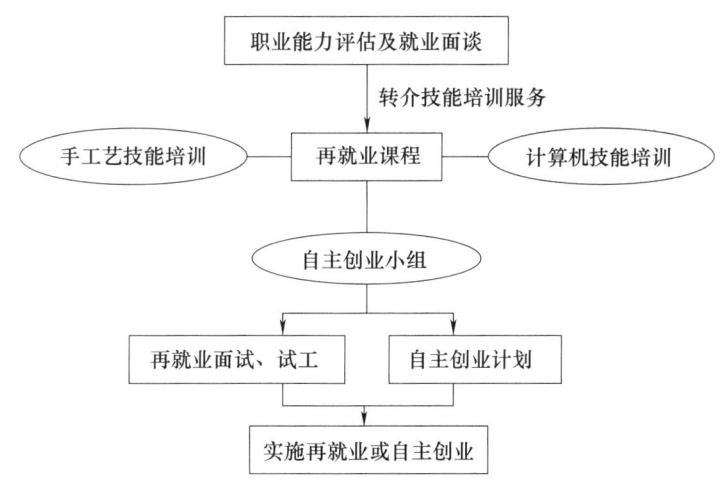

图 3-14 工伤技能培训流程

1. 计算机技能培训

计算机作为现代工作和生活的重要工具之一，其应用已经渗透到社会和家庭的各个领域。在科学技术快速发展、知识日新月异的今天，学习并能够熟练地使用计算机处理工作和生活上的各种相关事宜已经成为人们最基本的技能之一，计算机技能培训及其衍生出的计算机实用技能培训同样会对工伤职工在工作和生活中起到很大的帮助。

计算机技能对身体功能的要求并不高，只要工伤职工具备一定的手功能，他们都能够胜任计算机技能的学习，并能够通过学习掌握基本技巧，使用计算机完成各项基础工作。

（1）工伤职工计算机技能培训的特点

工伤职工接受的计算机技能培训及其衍生出的计算机实用技能培训与社会上普通的相关培训并不完全相同，主要有以下 5 个方面特点。

1）采用无障碍的培训学习环境。对于使用计算机有困难的工伤职工，需要通过改装键盘及使用计算机辅助支具，便于工伤职工能够使用计算机工作。

2）一对一教学。尽可能采用手把手的具体操作方式，让工伤职工通过感性知识的积累，结合其个人特点和实际情况进行一对一训练。

3）兴趣导向的学习。鼓励工伤职工以完成工作任务的方式来掌握更高的技能。

4）注重实用技能培训。从实际出发，教授内容以简单实用的计算机知识为主。

5）锻炼肢体功能。通过计算机技能培训及其衍生出的计算机实用技能培训并进行相关训练，可进一步提高工伤职工的肢体功能，如手的灵活性、手眼协调性等。

（2）工伤职工接受计算机技能培训的优劣势

1）工伤职工虽然在身体上存在伤残，但他们依然拥有学习计算机相关技能的优势：

①他们有充裕的学习时间进行学习和操作。

②他们能够排除外界干扰，具有单一的钻研耐心。

2）相对于身体健康的普通人，工伤职工在学习计算机相关技能上存在着较明显困难：

①自身学习压力大。工伤职工中很大一部分原为体力劳动者，对于学习和使用计算机技能，往往存在着较重的自卑与畏难情绪，一旦遇到挫折或困难，他们的学习热情与韧性容易减退。因此，需要充分地鼓励和支持工伤职工。

②综合文化素质较低。由于自身条件限制，工伤职工大多文化程度较低，对理论知识培训和系统学习形式较难适应，接受程度较低，接受速度也较慢。

③接受再培训教育的成本高。如果采用集中的培训教育形式而又不能解决食宿，则难以长期坚持举办。但分散的培训方式则对师资力量有很高的要求，也增加了培训成本。

（3）工伤职工学习计算机技能需要个性化

对于伤残等级不同、受伤部位不同的工伤职工，他们学习计算机技能的情况需要个别对待，有的放矢。

1）脊髓损伤的工伤职工。脊髓损伤的工伤职工不能独立站立、行走，需要依靠轮椅行动或长期卧床，甚至生活不能自理。然而，对计算机技能的学习可以激发他们的兴趣，改变他们的社交和生活方式。采用循序渐进的教学方法，可以帮助他们成为使用计算机的"专家"。

2）手功能障碍的工伤职工。对于手功能受到损伤的工伤职工，虽然他们在操作键盘和鼠标时会遇到一些困难，但通过学习计算机技能，他们可以在一定程度上锻炼和强化自己的手功能。对于手功能损伤较轻的工伤职工，可以通过直接使用键盘、鼠标进行锻炼和强化；而对于较严重的手功能损伤工伤职工，可以通过配备计算机辅助器具（见图3-15），或对键盘和鼠标进行改装，在学习计算机技能同时，增强伤残适应及手功能重建。

3）烧伤的工伤职工。对于烧伤的工伤职工，特别是面部烧伤的工伤职工，由于毁容的原因，心中往往存在阴影。他们可以尝试先在网络上与他人进行交流，慢慢地打开自己封闭的心扉，同时增强与外界沟通的信心，逐渐克服自己的自卑心理，走出家门，更好地融入社会。

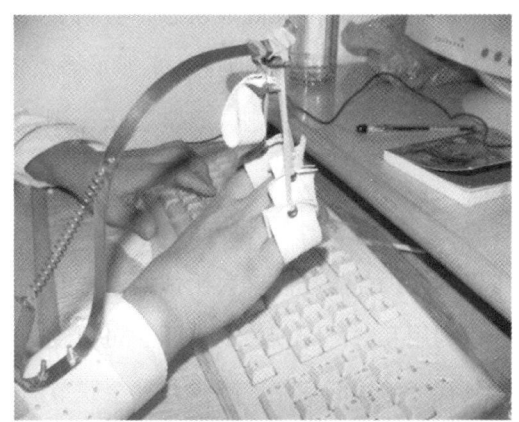

图3-15　计算机辅助器具

4）颅脑损伤的工伤职工。对于一些因颅脑损伤导致记忆力衰退的工伤职工，可以通过有趣的打字游戏或其他鼠标智力游戏来促进记忆力的恢复，让他们在娱乐中慢慢地掌握一些计算机操作的基础知识。

总体而言，通过计算机技能相关培训，工伤职工不仅能够掌握使用计算机的方法，还可以通过使用计算机重新认识到自身价值，并参与更多的社会活动。例如，可以通过计算机学到更多知识，接触到更多的外界事物，从而让自己的生活更加丰富多彩。

(4) 各类常用计算机软件技能培训

1）各种办公软件的应用。在工伤职工学习了基本计算机知识，完成了打字学习并达到一定的打字速度，且能熟练地应用各类基础办公软件（如Word、Excel、WPS等）后，就可以寻求一些与计算机相关的工作，如办公室文员、电话接线员、客户服务、打字员等（见图3-16）。这些工作对身体功能要求相对较低，比较适合工伤职工再就业的需要。工伤职工还可通过使用基本的办公软件来制作自己的作品，如用Word撰写心情日记、生活感想、小说、散文等。这不仅可以改善他

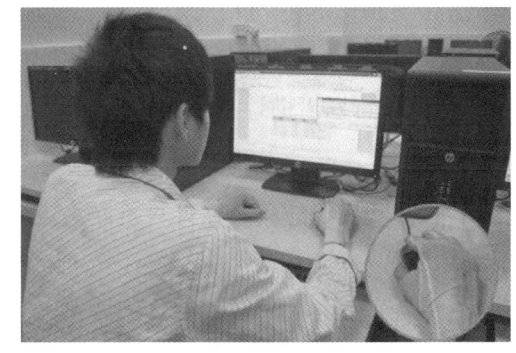

图3-16　计算机相关的工作

们的情绪生活，还能提高成就感，有利于工伤职工的心理康复。

2）家庭常用软件的使用。掌握了播放软件和图形浏览软件后，工伤职工可以在计算机上观看电影、电视剧，欣赏音乐，浏览图片，以及欣赏自己用数码产品拍摄的影像资料。

3）互联网的使用。通过访问互联网，工伤职工可以学习相关技巧，从而使自己获得丰富的知识与乐趣。这对于他们未来的生活和工作，都是非常重要且很有意义的。

①利用互联网阅读。工伤职工可以通过网络浏览新闻资讯，了解社会动态，从而感受到社会生活的变化，减少与社会脱节的距离感。

②搜索资料。工伤职工可以在相关网站查找或了解自己所需的知识信息。例如，可以搜索与自己伤残治疗有关的信息、有关再就业的信息等；通过搜索各种技术资料，从而学习到更多的实用技能。

③网络交流。网络的交互性为工伤职工与外界进行交流与交友提供了方便且平等的渠道。例如，脊髓损伤的患者在受伤后，与社会接触减少，但由于网络的虚拟性和隐蔽性，以及网络空间内个人的相对自由，使他们更容易跨过心理障碍，进行无拘束的沟通。通过网络平台上的专题讨论、相互交流和专家咨询，可以对个人生活产生重要的指导与帮助作用。

④网络商务。互联网为工伤职工的个人生活带来了极大便利，他们可以学习使用网上金融、购物、缴费等远程服务业务。例如，通过网上银行进行转账或查询账户信息；网上支付水电、煤气费等，省去了自己上门排队或托人代办的麻烦；网络购物更是便利，可以做到送货上门甚至货到付款，无须自己出门挑选采购。这真正增强了工伤职工个人独立生活的能力。

（5）计算机实用技能培训

工伤职工可以借助计算机实用技能及互联网来实现自己新的人生价值，拓展出一片新的天地。

1）计算机网络应用。在计算机网络方面，工伤职工有多种途径可以利用自己的技能获取报酬，如成为高流量"网红"或自主开店经营等。

2）网页设计与开发。随着网页制作软件功能的不断完善和日益强大，学习网页制作已经变得越来越容易，工伤职工也可以直接学习使用网页设计软件来制作网页。在掌握网页制作技能的基础上，进一步学习编程软件，这样甚至可以自行设计、开发应用软件。

3）平面设计与动漫制作。工伤职工学习平面制作和动画制作的设计技能后，可以成为平面设计和动漫制作人员，为有需要的企业和个人提供服务，如图3-17所示。

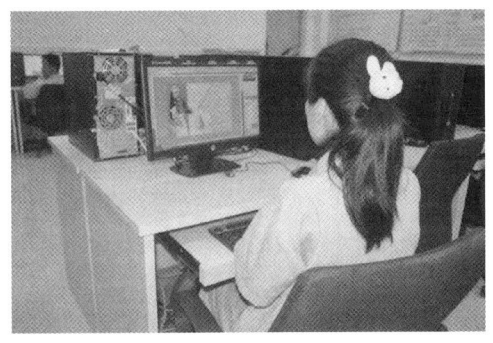

图3-17 平面设计与动漫制作

2. 手工艺技能培训

手工艺是指使用简单工具，应用高度技巧性和艺术性的手工技艺，通过手工或半机械化方式制作工艺品的过程。与大批量工厂生产制造方式不同，手工艺品通常融入了一定的艺术构思，并在手工制作坊中以独特的方式进行加工制作。在制作手工艺品时，制作者往往会加入自身元素，使其承载着本人的思想和情感。

手工艺技能培训旨在通过系统培训，使工伤职工能够掌握一门以手工制作为主的技能。接受手工艺技能培训，工伤职工不仅可以锻炼手功能，还能发挥自己的想象力，制作出承载自己思想的产品进行售卖。

手工艺技能培训既可以手功能锻炼为主要目标，也可以将创业作为培训方向。简单易学的手工艺技能包括热转印、水晶成像、剪纸、十字绣等。

（1）热转印

热转印是一种新型的图案印制技术，特别适用于少量多样、追求个性化的商品，以及需要全彩图像或照片印制的场合。其原理是将数码图像通过喷墨打印或激光打印技术，印制在特殊的热转印专用纸上，再将这张印上图案的特殊热转印专用纸紧紧贴合在待印物品上，利用高温高压的转印机，将图案精准地转印到物品表面，从而完成整个印制过程。如图3-18所示为热转印烤杯操作。

（2）水晶成像

水晶成像技术是一种将数码图像与水晶完美结合的工艺。其原理是将数码图像通过喷墨打印或激光打印技术，印制在特殊的水晶专用打印胶片上，再用水晶固化机将图像加工到厚厚的水晶内部。通过这一技术，可将婚纱照、个人艺术照片、明星照、

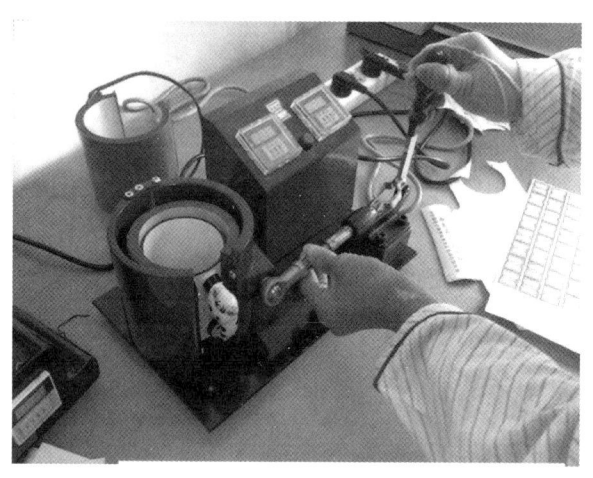

图 3-18 热转印烤杯操作

风景名胜等图像,通过计算机及图像高保真处理后,制成个性化的彩色立体水晶作品。

热转印和水晶成像这两个项目对人员要求和投入成本都比较低,适合工伤职工作为开店创业项目。对于参与这两个项目的工伤职工来说,他们需要具备较好的双手功能,能够熟练操作机器并进行后期加工处理。同时,他们还需掌握基本的计算机操作知识,以便对图像进行简单处理加工。此外,良好的沟通技巧和市场拓展能力也是他们成功经营不可或缺的条件。

(3)剪纸与十字绣

剪纸,又称刻纸、窗花或剪画,是我国最为普及的民间传统装饰艺术之一,有着悠久的历史。使用的工具主要是剪刀或刻刀,创作出的艺术作品统称为剪纸。其载体可以是纸张、金银箔、树皮、树叶、布、皮、革等片状材料,因其材料易得、成本低廉、效果立见、适应面广,且样式千姿百态、形象生动,使得剪纸深受人们喜爱。

十字绣是一种利用专用的绣线和十字格布,通过经纬交织搭十字的方法,对照专用坐标图案进行刺绣的手工艺,任何人都可以绣出较好效果的作品。十字绣的基本材料包括纯棉绣线、特殊工艺制作的网格面料及设计图稿。各种颜色的刺绣线都被编上了号码,每幅图案都经过设计师的特殊处理,确保每张设计图稿都能按照线号准确制作。十字绣是一项易学易懂的手工艺技能,也是艺术的创新,广受人们喜爱。

剪纸和十字绣作为两项传统手工艺技能,主要以手工创作为主,突出个性化,难以或者很少可以大批量生产。因此，它们非常适合工伤职工作为手功能锻炼和发展个人兴趣的手工艺技能培训项目。

二、专业技能培训

专业技能培训是为了提高工伤职工的职业技能水平和受伤后的再就业能力而组织开展的培训活动。相对于一般性技能培训，专业技能培训对工伤职工的能力要求更高，培训的技能方向更加明确，针对性也更强。由于身体残疾，部分工伤职工无法再从事原工作，面临着重新就业的挑战。这部分工伤职工有接受专业技能培训的迫切需要，以期获得新的专业技能。

专业技能培训是指按照国家职业标准和人力资源市场需求，依照职业技能标准和职业要求，对具备劳动能力的工伤职工进行的教育训练，培训内容包括从事某种职业所必需的专业知识、实际操作技能以及职业道德、职业纪律等。

专业技能培训的目标在于将工伤职工培养成为具有一定文化知识和技术技能素质的合格劳动者，同时，对于具备一定职业经历的工伤职工，培训旨在帮助他们适应新职业岗位的需要，实现职业转换。

1. 传统专业技能培训

传统专业技能培训的职业范围主要针对《中华人民共和国职业分类大典》中的生产、运输设备操作人员及有关人员，包含了多种专业技能，如车工、铣工、磨工、镗工、铸造工、焊工、冷作钣金工、工具钳工、维修电工、计算机维修工、手工木工、精细木工、砌筑工、钢筋工、装饰装修工、电气设备安装工等。针对以上专业技能培训，以下举例说明。

（1）车工技能

车工技能是利用车床进行加工的一种技术。车床主要用于加工各种回转表面，如内外圆柱面、圆锥面、成型回转表面及端面等，同时车床还能加工螺纹面。车工需掌握以下技能：

1）仔细研究和详细了解各种车床的零部件及其机构，并明确它们之间的相互关系，以便正确使用车床并排除故障。同时，应熟悉车床各加油孔的位置及其作用。

2）正确使用车床的附件、工具、刀具和量具，并熟悉它们的构造和保养方法。

3）熟悉图纸和工艺要求，并能按照图纸和工艺要求准确加工零件。

4）掌握有关车削工件的计算方法。

5）了解常用金属材料的性能及热处理知识。

6）正确摆放自己的工件位置，做到工件堆放整齐、粗精分开放置。

7）懂得如何节约原材料和提高劳动生产率，在保证产品质量的前提下，降低成本。

8）能查阅有关技术手册和资料。

（2）焊工技能

焊工技能是指从事焊接工作所必备的技能，具体内容如下：

1）掌握手工电弧焊的基本操作（包括平焊、立焊、横焊）以及仰焊的操作方法和要领。

2）掌握平角焊和立角焊的操作技术。

3）了解常用金属材料的焊接性能并掌握其方法。

4）熟练掌握气焊和气割的基础操作技术。

5）正确掌握火焰的调整方法，了解碳化焰、中性焰、氧化焰的应用范围。

6）掌握氩弧焊的引弧、送丝技术，熟悉具体的操作要点及参数调节方法，了解氩弧焊的应用范围。

（3）维修电工技能

维修电工技能是指专门从事机械设备和电气系统线路及器件的安装、调试、维护与修理的人员所必备的技能。维修电工常识和基本技能如下：

1）熟练掌握室内线路的安装方法，如接地装置的安装与维护等。

2）熟悉常见变压器的检修与维护方法，能够拆装与维修各种常用电机，掌握常用低压电气线路及配电装置的安装与维修技术。

3）掌握常用机床电气线路的安装与维修技术，能够根据要求进行电气控制系统设计与维护，了解可编程控制器及其应用。

2. 新兴专业技能培训

随着经济社会快速发展，新兴职业不断涌现。这些新兴职业通常需要新型人才，具有广阔的就业前景。由于是新兴职业，工伤职工可以和其他劳动者站在同一起跑线上，更有利于工伤职工的就业。这些新兴职业包括物业管理师、公共营养师、公关员等。

（1）物业管理师

物业管理师是指按照物业管理服务合同约定，对房屋建筑及其配套设备、设施和场地进行专业化维修、养护、管理，同时维护相关区域环境卫生和公共秩序，为业主、使用人提供服务的专业人员。大部分工伤职工都可以参加物业管理师培训。

（2）公共营养师

公共营养师是适应社会、市场需要而产生的职业技能人才。他们接受专业知识技能培训，通过国家职业资格考试认证，取得从业资格后，从事营养咨询、营养测评、营养指导、营养宣教、营养管理以及营养教学与科研工作，是传播营养与食品安全知识，促进社会公众健康的专业人员。

公共营养师可以针对健康和亚健康人群提供营养咨询和指导服务。公共营养师不仅可以在社区发挥重要作用，还可为企业职工、白领、高级管理人员、运动员、家庭等提供教育、辅导和指导等服务。

（3）公关员

公关员是指从事组织机构信息传播、关系协调与形象管理事务的调研、策划、实施、评估以及提供咨询服务的从业人员。公关员培训对象包括准备从事该职业的人员以及正在从事该职业的专业人员。只要拥有高中毕业（或同等学力）的学历背景即可报名参加培训。

第十七章 就业服务

第一节 职业咨询

一、职业咨询的概念

职业是个人所从事的服务于社会并作为主要生活来源的工作。职业为人们提供生存基础，满足技能发挥和价值实现的需求，是连接个人与社会的纽带。由于工伤造成身体条件、劳动能力的变化，工伤职工工伤后面临职业调整。职业咨询是开展工伤职工职业康复的重要环节。

职业咨询是协助个体确立职业定位与发展目标的专业服务。在职业咨询服务过程中，咨询师运用系统性评估手段（标准化测评与质性分析相结合），引导咨询对象完成自我认知建构，精准识别职业适配性要素，进而实现人岗精准匹配与职业可持续发展。职业咨询服务涵盖职业选择、转型指导及生涯发展三大维度。

二、职业咨询的作用

在职业康复工作过程中开展职业咨询服务，主要是为了工伤职工实现自我赋能和提高解决问题的能力。职业咨询提供了一系列关于自我认知、人力资源市场、职业选择、工作匹配、求职技巧、职场维持技能、人际关系以及工作适应等方面的资讯，通过协助个人进行自我及环境机会分析，帮助个人实现自我与机会的最佳配对。同时，职业咨询还致力于培养个体的问题解决技能，鼓励他们设定短期及长期目标，以便能够有好的自我表现，并以积极、有建设性的方式与他人沟通互动。

三、职业咨询的方式

职业咨询的方式主要分为个别咨询和团体咨询两种,咨询的地点可以是就业服务机构、学校、康复机构、职业介绍所等。在一对一的个别咨询中,职业咨询师可以对每个咨询者进行单独评估和指导,而在团体咨询中,咨询者不仅可以得到个别关注,还能从其他求职者那里得到支持。特别是针对残疾人的职业团体咨询,大多数组员可以从团队成员及带领者那里获得自我洞察及鼓励。

四、职业咨询常用理论

在职业咨询领域,并无确凿证据显示哪一个职业咨询理论是绝对最优的。职业咨询师可以根据自己的经验和专业特长,选择适合自己的一个或多个理论来指导咨询过程。在职业咨询领域具有广泛影响力的咨询理论如下。

1. 结构理论

被誉为"职业辅导之父"的帕森斯是职业咨询历史上最具影响力的学者之一。他在20世纪早期提出了以个案属性(特质)和职场要求(因素)进行配对的理论,其职业咨询模式被称为"特质-因素理论"。特质-因素理论盛行于20世纪中期,在现代的职业咨询中仍占有一席之地。

霍兰是近代结构理论代表人物之一。他的职业人格与工作环境理论把人分成6种人格并将其与工作环境类型一对一对应,这6种人格分别是实际型、探究型、艺术型、社会型、企业型和常规型。

结构理论强调个人的独特性,并分析了个人的人格特质或结构如何影响其职业生涯的选择。自从20世纪50年代开始,单独使用结构理论的有效性开始受到质疑,但由这一理论所发展出来的测验工具并不会影响到职业咨询工作的质量,因此依然被职业咨询师广泛使用。

2. 职业发展理论

金兹伯格等人是早期提出职业发展理论的学者,他们主张职业选择是个人成长过程中自然衍生的结果,但并非一旦决定就不能改变。该理论指出,职业选择包含幻想、实验和实际3个连续且相互交织的阶段。

20世纪50年代早期,休珀进一步扩充了金兹伯格等人的观念,提出了职业调适力理论。1980年,休珀把自己的理论简化成职业彩虹的概念——用图形直观展现了人一生中可能扮演的多重角色。他提出生命的发展阶段包括成长阶段(从出生到14岁)、探索阶段(从15岁到24岁)、建立阶段(从25岁到44岁)、维持阶段(从45岁到64岁)、衰退阶段(65岁以后)5个阶段。

根据休珀的职业发展理论,个人在成长阶段开始发展兴趣、能力、方向以及自我概念;在探索阶段,个人开始尝试制订职业计划,职业选择逐渐聚焦,但通常还未作出最终决定;在建立阶段,个人开始尝试不同的工作,积累了职业经验,并选择了一个可以长期发展的工作;在维持阶段,个人已经稳定从事某一工作,且致力于升迁或改善工作;在衰退阶段,个人开始考虑退休事宜,并可能扮演导师或顾问角色,指导年轻人。

五、职业咨询技巧

1. 提升自我察觉

自我察觉是指个体对自己的兴趣、能力、价值观及相关不利因素有全面而深入的掌握与了解。兴趣指个体能够从中得到乐趣或乐于从事的活动;能力指个体所展现的技能、才华,或所具备的特长;价值观是个体对周围客观事物(包括人、事、物)的意义和重要性的总评价和总看法,它会因个体或文化的不同而有所差异;价值观作为世界观的核心,是驱使人们行为的内部动力。

具备高度自我觉察力的人,不仅了解自我感受,也了解他人对自己的看法,并善于通过他人的反馈来分析自己的行为对周围人的影响。他们能够与人维持良好的关系,并建设性地运用、融合、吸收他人的回馈。

2. 设定目标

职业咨询师通常会协助工伤职工设定目标,包括人格目标和成就目标。设定人格目标可以促进工伤职工通过自我改变来提升自己,如让自己变得更自信、更外向或更有耐心。人格目标涉及工伤职工的内在改变,通常在工伤职工对自己的行为模式无法产生预期结果时设定,因为他们对自己的现况不满意,或者期待能提升自我。人格目标通常都是长期的,要实现这些目标往往是困难且耗时的。虽然人格目标无法直接产

第三篇 职业康复

出有形的物质成果，但能带来内在的改变，使达成人格目标的人对自己有更佳的感受。

工伤职工设定成就目标通常是为了获得某种物质或成就，如取得学位、得到晋升等。成就目标具有明确的开始及结束时间，其实现指标往往可以量化，如需要多少时间、金钱或精力才能达到目标。成就目标的实现时间可短可长，但无论时间是长是短，目标设立者从一开始就需要明确为实现此目标所要付出的代价。

短期成就目标构成了人们每天的工作清单，即罗列出每天需要完成的工作事项及时间，并确定优先级。工作清单能够清楚地规划期望的成果以及实现过程，然后按照计划逐步执行，直到目标达成。因此，可以说工作清单是职业规划中成功地实现成就目标的重要因素。

3. 职业选择

职业选择是工伤职工确定自己职业方向和工作兴趣的过程。在职业选择阶段，接受职业咨询的工伤职工要学习如何有效使用职业探索教材，如何调研本地人力资源市场需求及趋势，如何进行工作分析，并将自己的条件与所选择职业机会做比较。

（1）职业的分类

职业分类是根据不同的社会分工，每个环节对劳动对象、劳动工具及劳动支出形式的特殊性进行的划分。这种特殊性决定了各类职业之间的本质区别。由于世界各国国情不同，其划分职业的标准也有所区别。

1）国际标准职业分类。国际标准职业分类将职业从宽泛到具体划分为 4 个层次，即 8 个大类、83 个小类、284 个细类以及 1 506 个职业项目，共列出职业 1 881 个。其中 8 个大类分别是：①专家、技术人员及有关工作者；②政府官员和企业经理；③事务工作者和有关工作者；④销售工作者；⑤服务工作者；⑥农业、牧业、林业工作者，以及渔民、猎人；⑦生产和有关工作者、运输设备操作者和劳动者；⑧不能按职业分类的劳动者。

2）我国的职业分类。我国的职业分类依据《中华人民共和国职业分类大典》（简称《大典》）。《大典》编制工作于 1995 年年初启动，历时 4 年，1999 年年初通过审定，1999 年 5 月正式颁布。2015 年 7 月，国家颁布了新修订的 2015 版《大典》。2022 年 7 月，人力资源社会保障部向社会公布新修订的《大典》，在保持 8 大类职业类别不变的情况下，净增了 158 个新职业，使我国的职业数达到了 1 639 个。

职业咨询师需要对每一种职业分类方法及其特定性有清晰了解,且能够掌握某一职业的特点,以便帮助指导个人选择适合自身职业。

(2)职业选择的目的

1)建立个人短期及长期的职业目标。

2)了解个人的能力、资历和现有职业完缺(职缺)的匹配度。

3)明确个人所选择的工作与职业目标之间的关系。

4. 发展求职技巧

求职技巧是准备进入职场的先决条件。为了获得工作,通常需要填写申请表,接受约谈,并参加面试。具备良好的求职技巧,求职者才有可能自行找到工作。

求职技巧的学习包括以下几点:

(1)如何找到职缺。

(2)如何撰写履历表、个人资料或个人简历。

(3)如何取得和填写工作申请表。

(4)如何约定面试的时间。

(5)如何成功地进行面试。

(6)如何进行面试后的追踪。

5. 工作维持技巧

工作维持的概念主要包括与他人融洽相处、展现良好的工作习惯,以及了解工作环境,如组织结构、薪资福利、职务升迁、人事考评系统等。维持工作的关键在于能表现出良好的工作习惯,如遵守工作纪律、良好人际关系维持、合作意愿、遵守规则等。具备工作维持技巧的个人,会有能力解决与工作相关的个人问题,以及工作场所之外的相关问题。

此外,工作维持不仅要求对新工作环境或新工作地点有适应能力,还要能适应工作监督、工作任务、工作时间或是其他方面的改变。同时,经济发展趋势、人力资源市场变化、计算机技能以及其他相关新科技的发展趋势,都需要个人具备问题解决技巧,并将其灵活运用于工作中,以保持工作的稳定性。

6. 工作搜寻技巧

寻找工作为个人提供了实践上述各种职业咨询技巧的机会。寻找工作的第一种渠道是个人的人际网络，如朋友、家人、熟人等。职业咨询者应该列出清单，详细列出他们认识的人以及这些人可能认识的人。清单内容应包含这些人的姓名、联系方式、所属单位等信息，以及那些通过他人介绍认识的人的相关信息。然后，职业咨询者应该主动联络清单上的人，询问他们是否了解任何职缺，并表达希望他们帮助介绍工作的意愿。第二种渠道是通过招聘广告、人才市场或劳务市场来获取工作信息。第三种渠道则是通过劳务中介或人力资源中介等来寻找工作。工作搜寻必备的技巧包括如下：

（1）合理统筹时间，有效利用资源进行工作搜寻。

（2）与重要的人（配偶、父母和职业咨询师）讨论职业发展计划。

（3）详细记录个人为工作搜寻所做的努力。

（4）制订并决定采取的计划，设定合适的时间节点。

（5）确认可以帮助自己寻得工作机会的人，并与他们保持联系。

（6）学会辨别和确认适合自己的工作机会。

（7）清楚了解需要提交完成的申请表及补充文件的截止时间。

（8）明白面试后跟进的时间安排及如何进行追踪。

第二节 就业协调

国际上在支持工伤职工就业方面采取了多种措施，不同国家在支持工伤职工复工政策的侧重点上各有不同。例如，韩国和日本的工伤保险制度允许工伤职工在康复期间接受职业培训，以提高他们的就业能力；法国为工伤职工提供心理支持和职业指导服务，帮助他们更好地适应新的工作环境；瑞典则以培训及临时就业促进再适应，由政府提供免费培训，并发放培训补助，培训内容包括技能转换以适应需求，或通过公共工程提供不超过6个月的临时岗位，以促进再就业。

我国颁布的《工伤保险条例》明确规定了企业在工伤职工就业方面的责任，各地也在探索完善工伤职工再就业扶持政策，工伤康复制度正逐步完善，形成了以医疗康复为基础、职业康复为核心、社会康复为纽带、再就业扶持为延伸的体系。2023年，人社部等七部门印发的《关于推进工伤康复事业高质量发展的指导意见》提出，要不断完善工伤康复管理制度，加快推进职业康复，扶持工伤职工重返就业岗位。

工伤康复

一、返回原单位的就业协调

1. 工伤后重返原单位的不同工作安排

职业康复的最终目的是帮助工伤职工重新获得就业机会，并维持其工作以获取持续薪酬。当前，在国内的职业康复实践中，工伤职工最常选择的路径仍是返回原单位继续工作。根据工伤职工的康复情况，他们或直接返回原单位原工作岗位，或返回原单位并适当调整工作任务，或转换至其他工作岗位。

当职业康复训练结束时，工伤职工应在出院前完成职业能力评定。随后，治疗师将评定结论及建议提交给主管医师，由主管医师将职业康复意见体现在出院记录中，并将结果告知工伤职工本人及其单位。对于已确定适合返回单位工作的工伤职工，治疗师将会为其出具重返工作的建议书，并与单位进行沟通。职业能力评定报告及重返工作建议书将会作为工伤职工返回原单位后重新进行工作岗位安排的重要依据之一。

在职业能力的末期评定报告中，治疗师会根据工伤职工当前康复情况给出具体的工作建议，具体包括：工伤职工可以重返原单位原工作岗位；工伤职工大部分情况适合原工作岗位，可以返回原工作岗位，但建议进行工作任务调整；工伤职工部分情况适合原工作岗位，建议转换至其他更适合的工作岗位；工伤职工当前情况不适合重返原单位原工作岗位等。

为方便单位能够重新为工伤职工安排合适的工作，治疗师也会根据工伤职工的实际工作能力和康复情况给出具体的复工注意事项。例如：建议转换至×××工作岗位；建议减少或避免从事×××类型工作；工伤职工适合从事×××类型的工作任务，但不适合从事×××类型的工作任务等。

在工伤职工返回工作岗位的3~6个月内，治疗师还应继续跟进他们重返工作岗位的适应状况。

2. 工伤复工计划

（1）工伤复工计划的定义

工伤复工计划是指为帮助工伤职工重返工作岗位而制定的职业康复方案，包括评估、训练计划、工作调整及渐进式复工等内容，由职业康复工作人员、工伤职工、单位主管三方共同商讨制订，并由职业康复工作人员推动计划的执行。

第三篇
职业康复

职业康复工作人员通过现场工作能力评定、岗位试工（现场工作能力强化训练）等手段，为工伤职工提出具体的职务调整及工作环境改良建议，并据此推动渐进式工伤复工计划的执行。工伤复工计划的核心目标是协助工伤职工顺利返回原单位工作，确保他们能够适应工作岗位要求，并获得持续的薪酬收入。

在国内，工伤复工计划目前主要适用于保留部分和大部分劳动能力的工伤职工，劳动能力鉴定为五级至十级伤残的工伤职工，以及有就业意向且需要职业康复支持的工伤职工。

（2）不同伤残程度工伤职工的工伤复工计划

1）保留部分劳动能力的工伤职工（被鉴定为五级至六级伤残），其工伤复工计划特点如下：

①强调现场工作能力分析评估的重要性。

②与工伤职工、单位主管共同商讨，为其寻找适合的轻体力工作岗位。

③推动岗位试工方案。

2）保留大部分劳动能力的工伤职工（被鉴定为七级至十级伤残），其工伤复工计划特点如下：

①联系用人单位并协调，鼓励原单位继续聘用工伤职工。

②进行现场工作能力分析评估。

③提供重返工作建议书。

④制订并实施渐进式工伤复工计划。

（3）工伤复工计划制订过程

工伤复工计划制订过程采用对工伤职工实施"个案管理"的工作模式，主要参与的工作人员包括职业康复治疗师、个案管理员等。这一模式强调职业康复、社会康复等多方工作团队的紧密合作。

1）职业康复治疗师的工作内容如下：

①执行工伤职工的职业能力评定。

②进行现场工作能力分析评估。

③与工伤职工、单位主管共同商讨工伤复工计划。

④提出具体的职务调整和工作环境改良建议。

⑤推动岗位试工计划（现场工作能力强化训练）的实施。

⑥解答关于职业康复问题的咨询。

2）个案管理员的工作内容如下：

①全程跟进工伤职工的康复进展。

②定期与原单位联系，向单位主管了解工伤职工的康复情况，并负责协调劳动关系。

③积极参与工伤复工计划的讨论。

④跟进岗位试工计划的实施，记录观察情况，确保工伤职工能够安全重返工作岗位。

⑤负责工伤职工的后期职业康复跟进工作。

（4）工伤复工计划实施流程

1）在得到工伤职工和单位主管同意后，职业康复工作人员将安排现场探访服务。

2）与单位主管进行面谈，详细了解工伤职工的身体康复情况，并通过岗位试工方式了解工伤职工当前的工作能力。

3）完成现场工作能力评定后，职业康复工作人员与工伤职工、单位主管共同探讨需要特别安排的工作内容，找出工作风险因素并提出改良建议。在此基础上，工作人员将制订渐进式工伤复工计划及时间表。

4）职业康复治疗师制订并执行工作能力强化训练计划。

5）个案管理员将与用人单位保持联系。若遇到难题，可以促进单位主管与工伤职工一起共同寻找双方都可以接受的解决方法，并根据实际情况及时调整工伤复工计划。

6）在工伤职工出院前，职业康复治疗师将进行职业能力末期评定，并根据评定结果提出重返工作岗位建议。

7）单位主管向工伤职工的其他同事通知有关工伤职工的复工安排，以便获得同事配合并建立融洽的工作气氛。

8）安排工伤职工进行渐进式复工。

9）职业康复工作人员定时跟进，根据实际情况给予适当介入，如协助处理工作压力、提供自我疼痛管理技巧等。

10）如果工伤职工能够顺利适应当前工作，且经过3~6个月的观察期后，个案将正式完结。

(5) 制订工伤复工计划的注意事项

在制订工伤复工计划时，工作人员需考虑如下因素：

1) 单位主管的态度。

2) 工伤职工的身体状况和体能、耐力。

3) 工伤职工的心理状态。

4) 同事关系以及工作场所文化。

二、再就业协调

再就业协调是指协助工伤职工找到新的合适的职业。一般由职业康复治疗师提供再就业协调服务，主要包括职业调查、职业设置及职业培训3个环节。

1. 职业调查

职业调查主要面向那些尚未明确职业目标的工伤职工。通过这一环节，职业康复治疗师可以帮助他们确定自身职业潜力和可胜任的职位。为了全面评估个体的职业潜力，职业康复治疗师会综合考虑工伤职工下列因素：

(1) 工作经历、特殊和一般的工作技巧与能力、培训潜力等。

(2) 体力状况、工作承受能力及康复潜力等。

(3) 资质、才能、个性特点、价值观、态度、动机、需求等。

(4) 社会交往技巧、工作习惯、职业适应力和工作胜任情况等。

为了确认工伤职工是否适合从事某些竞争性职业，职业康复治疗师也可对其进行职业匹配分析，确定特定职业的身体要求与工伤职工个体能力的匹配程度。

2. 职业设置

根据工伤职工当前和未来可能的发展潜力，职业设置情况可分为保护性职业、扶持性职业和竞争性职业3种。保护性职业是指安排工伤职工从事带有保护性质且没有竞争性的工作，如在庇护场所工作。扶持性职业是介于保护性职业与竞争性职业之间的工作，工伤职工虽然可以独立工作，但是需要某些特殊的支持。竞争性职业是指在公开的劳动力市场中谋取的职业。由职业康复治疗师提供的职业设置服务是一个将工伤职工放置在已确认的工作职位上的过程。

虽然不同的职业设置可能有所不同，但通常都会包括相关技能训练和治疗性支持服务。一般来说，职业设置的过程可以分为职位获取、职位维持及职务调整3个过程。

（1）职位获取

这一阶段主要包括为工伤职工寻找可能的工作岗位，如与潜在的用人单位联络、联系相关就业机构等。同时，向工伤职工提供有用的就业信息和技能培训，如就业市场信息、工伤职工职位猎取技巧等。

（2）职位维持

对于重返工作岗位后的工伤职工，职位维持阶段至关重要。他们可获得职业康复治疗师的支持和帮助，以应对工作岗位中可能出现的身体或心理压力。支持方案一般包括与职业相关的社会技能培训、压力管理和疼痛处理等，这些方案可根据个体或群体具体情况而进行个性化设计。

（3）职务调整

职务调整（或设备环境改进）的目的是提高工伤职工的工作成绩和工作承受力。这通过重新设计工作流程、工作场所或者使用的机械/工具来实现，以期在工伤职工和工作岗位之间达到较好的工效学匹配。同时，这些调整还可减少工伤职工所承受的生理或心理压力，从而提高他们的工作效率。

3. 职业培训

职业培训的目的是提高工伤职工对特定工作的熟练程度，包括职业技能培训和理论培训。这通常可由职业康复治疗师负责制订和实施计划。若有必要，可推荐工伤职工到其他相应的职业培训部门接受进一步培训。因为职业康复治疗师不可能提供全程完整的职业培训服务，应通过合适的方式推荐工伤职工到其他相应的社会、政府或残联系统职业培训机构，从而弥补医院内职业康复服务的不足。

第四篇

社会康复

第四篇 社会康复

第十八章 社会康复概论

第一节 社会康复概述

一、社会康复的概念

社会康复是康复医学与社会学交叉的学科，它与医学伦理学、社会心理学、医学社会学等密切相关。社会康复是由专业的社会工作者，从社会学和社会心理学的角度，推动伤病残者融入社会、平等参与社会活动，共享社会发展成果的一项专业助人工作。社会康复以"全人理念"为指引，致力于改善伤病残者的心理社会状态、生活状况和社会功能。通过政策倡导与研究，社会康复推动社会文化残障观的转变，为伤病残者创造一个适合其生存、发展和自我实现的环境，使其能够享受作为社会成员的同等权利，从而实现全面参与社会的目标。作为现代康复医学的重要组成部分，社会康复在促进伤病残者心理社会适应和社会融入等方面发挥着重要作用。作为全面康复体系的基本内容之一，社会康复具有独立主导的地位，同时也是机构康复、社区康复、家庭康复等康复模式开展工作的重要手段。

工伤康复体现了工伤保险的职能，具有较强的政策性。因工作意外伤害或职业伤害导致身体功能障碍或者残疾的工伤职工，具有伤病残者的一般特征，如生理上的障碍性、经济上的低收入性、生活上的贫困性、社会上的低影响力和心理上的高敏感性等。工伤职工需要面对和适应工伤带来的一系列问题，如残障的适应、压力的处理、工作的重新适应或再就业、生活自理与照顾、家庭角色的变化等。在此过程中，社会康复干预是必不可少的，与其他类型康复服务不同，社会康复需要贯穿于全面工伤康复的各个阶段和各个康复领域，不能够单独割裂或分阶段开展。社会工作者应根据各阶段的特定需要，提供不同内容和使用不同介入方法，帮助工伤职工寻找解决问题的办法，协助解决具体问题，从而改善工伤职工的生活和工作环境，提高其生活质量。

针对工伤职工的社会康复服务措施主要包括：心理社会适应训练、社区生活独立技能训练、职业伤病后补偿的申请与获取、社会救助的获取、失能后的长期照护安排、职业伤病残后的经济保障等。这些措施不仅针对伤病残者本身，还面向社会整体，如推动相关法律政策的完善、建设无障碍环境、营造良好和谐的社会环境等。

二、社会康复的发展

现代医学已经从生物医学模式向"生物-心理-社会"模式转变，这一转变使人们意识到，大量社会学所研究的社会问题往往与伤病残有密切联系。在19世纪之前，残障者的境遇往往极端，不是被诅咒就是被祝福，不是被遗弃就是被过度奉承地存在。到19世纪中期，康复观念开始萌芽，但直到20世纪初期和中期，为残障者提供隔离式服务仍然是主流观念，对残障者的康复服务往往带有同情和扶持弱者的色彩。

现代康复医学鼻祖鲁斯克教授在康复学科创建之初就敏锐地指出："医护人员和患者都应将康复视为一种新的观念和生活方式，在这种观念指导下，不仅依靠技术，更重要的是要依靠人们的爱心、人道主义精神，以及社会的支持、帮助和鼓励，以促进残障者改善功能、振奋精神，实现生活自立的目标，并在社会上取得平等地位。"康复医学自诞生之日起，就打上了社会学与人文学的烙印，并蕴含着励志的元素。

20世纪70年代早期，得益于美国残障人士争取自身权益的努力，残障者开始拒绝被隔离，并积极争取重返社会主流的权利。这一时期，康复服务的范围也扩大到以协助残障者实现独立生活为目标的内容。

在我国，自20世纪80年代开始引进现代康复医学后，全面康复理念已经深入人心，这一理念包含医疗、社会、教育、职业康复四大方面，并强调残障者经济和社会生活独立的社会康复也应被纳入康复服务目标。然而，社会康复服务的发展和提供并不像医疗康复和教育康复那样成熟与普遍。在我国，社会康复仍然是一个相对崭新的领域。

1986年4月，时任中国残疾人联合会主席邓朴方在中国残疾人康复协会的会议上，首次提出开展残障者"社会康复"的议题。1987年11月，在中国残疾人福利基金会康复协会首届学术报告会上，康复专家缪鸿石郑重提出，应该有"社会工作者"参与到全面康复服务的团队中。然而，由于我国社会工作起步较晚，直到1988年才初建社会工作专业，残障社会工作也是在中国残疾人联合会的推动下逐步开展的，受制于传统观念和人才短缺的不足，其服务层次、范围和专业水平长期受到制约，而工伤的社会康复服务很长时间在全国范围几乎是空白状态。

2003年，广东省工伤康复中心成立了职业社会康复科，成为全国首个针对工伤职工开展社会康复服务的机构。经过多年的探索实践，该中心建立了社会康复的基本流程和工作规范，并逐步形成了四大服务板块，包括：资源链接类（涵盖政策、公共服务、救助资讯、社区资源等）、康复辅导类（涉及情绪处理、疼痛管理、伤残辅导、家庭辅导等）、能力提升类（如义工孵化、资源使用、沟通参与、就业创业等）以及社会融合类（包括出院准备、院外融合、社区参与、社会倡导等）。该中心还通过举办培训班向全国推广这种有效的服务模式，带动了全国工伤康复协议机构发展社会康复服务，进一步充实了工伤康复服务的内涵。

党的十八大以来，以人民为中心的发展理念深入人心，人的全面发展已成为社会的普遍价值追求，为社会康复工作的发展提供了良好的社会土壤。社会工作作为一种运用科学方法和艺术手段去解决各种社会问题的专门职业，为工伤社会康复的发展带来了前所未有的机遇和挑战。通过社会工作手段，可使残障者充分回归社会并实现全面发展，这不仅对残障者有益，而且对社会的稳定和发展也具有重要意义。这不仅是社会康复的目标，也是社会康复未来的发展方向。

三、社会康复的基本内容

在工伤康复领域内，社会康复具有特殊的重要意义，它涉及工伤职工康复权益的保护以及创造和谐良好的社会环境，以促进工伤职工重返工作岗位和重新参与社会生活。工伤领域的社会康复工作主要内容如下。

（1）协助政府部门建立和完善工伤康复的政策法规体系，制定相关管理制度，以保障工伤职工的合法康复权益，确保他们享有同健全人一样的社会物质生活条件、文化成果和工作机会。

（2）确保工伤职工在住房、食物、婚姻家庭等方面得到公平的待遇，拥有适合其生存的必需条件，从而保障其生存权利。

（3）为工伤职工提供教育和培训的机会，帮助他们提高生活自理能力、就业能力和参与社会的能力。

（4）消除社会和家庭中的物理障碍，协助政府部门推进残障者无障碍环境的设计和改造。特别要根据工伤职工的身体情况，对其工作环境及工具进行适应性改造，以促进他们重返工作岗位。

（5）倡导和践行人道主义精神，消除社会对工伤职工的歧视和偏见，形成全社会理解、尊重、关心和帮助残障者的良好风尚。同时，建立和谐的社会环境，鼓励工伤职工自强不息，增加生活勇气和适应能力，通过自身努力改善生活质量。

（6）组织工伤职工参与社会文化、体育和娱乐活动，并支持他们自己的社团活动。通过举办运动会、文艺表演等活动，提高工伤职工参与社会的勇气和能力。

（7）开展社会康复个案服务，为工伤职工建立社会康复档案，深入了解他们的需求和困难，帮助他们解决各种社会问题，从而重新参与社会生活。

（8）鼓励和促进工伤职工参与社会政治生活，充分保障其政治权利。

四、社会康复的工作方法

社会康复的实现依赖于专业社会工作者的努力。在康复机构和社区中，社会康复工作通常由医务社工、民政及残联系统的工作人员承担。他们具体运用的社会工作方法主要包括以下4种。

1. 个案服务

个案服务是针对工伤职工的心理和社会需要提供的一对一服务。完整的个案服务流程包括入院前的准备、住院期间的关怀以及离院后跟进计划，采用的方法包括支持和鼓励、情绪疏导、澄清错误观念、改变不良行为、改善生活环境以及提供意见和咨询等。

2. 个案管理

个案管理是针对工伤职工在各康复阶段的整体需要而制订的全面康复服务计划。社会工作者需要整合并协调与工伤职工有关的所有资源，如医疗康复团队中的医护人员、家庭成员、工作单位、社区资源等，以确保工伤职工能够全面康复。

3. 小组工作

小组工作是通过工作人员与小组成员的互动，帮助参加小组的工伤职工实现行为的改变、社会功能的恢复与发展，并达到小组目标，进而促进社区与社会发展。根据小组的工作目标，小组可以划分为朋辈小组、教育小组、兴趣小组、成长小组、治疗小组、服务或志愿小组、自助或互助小组等。

4. 社区社会工作

社区社会工作是以社区为基础的社会工作方法，主要目标是协助工伤职工出院后尽快回归并重新融入社区生活。

五、社会康复工作的挑战

康复医学体系中的社会康复作为现代生物-心理-医学社会学模式发展的必然结果，同时也是社会学研究中的一个崭新领域。由于我国医疗社会工作尚处于起步阶段，因此在社会康复的专业化、职业化、社会化方面面临着巨大的发展空间和挑战。首先，目前缺乏系统性、整体性的社会康复理论研究；其次，缺乏规范的社会康复技术和技能；最后，专业工作人员的缺乏也是社会康复工作面临的一大挑战，社会康复需要的社会工作者应是具备多学科的复合型人才，需要掌握的知识涉及心理学、社会学、医学等。因此，目前从事工伤社会康复的社会工作者有必要借鉴先进国家的经验，结合国内实际情况，积极创造具有中国特色的本土化的社会康复理论体系和工作方法，不断推动我国工伤康复事业的发展。

第二节 社会康复评价

一、社会康复评价的内涵

社会康复评价是指工作人员对工伤职工的问题处境、个人功能、相关的个人及社会资源、重返工作与社区的安排以及社会康复工作目标和计划的设计、实施的效果和效率等方面进行的全面评定。

社会康复评价具有以下5个特点。

1. 评价内容的广泛性

社会康复评价不仅针对社会康复的目标、计划及实施结果进行评价，更重要的是要对工伤职工的功能、问题处境、与重返工作及社区相关的社会资源进行全面评价。此外，还包括对工伤康复各阶段、各团队工作人员的介入方法、措施及服务效果和效率的评价。

2. 评价手段的多样性

社会康复评价需要运用多种手段收集资料，常用的方法包括面谈、实地评估与问卷测量等。在面谈中，通过聆听、观察和讨论，获取与工伤职工相关的详细信息资料；通过实地评估，了解工伤职工的工作场所、生活环境、人际关系以及社区资源等信息资料；同时，还可以采用标准化问卷或自行设计的相关问卷，向工伤职工及相关人员发放并回收，以测量获取更全面的资料。

3. 评价过程的持续性与动态改变性

社会康复评价贯穿于工伤康复的始终。在康复初期，工作人员需通过与工伤职工的面谈和互动，收集并分析相关资料，及时对其进行分析、归纳和评估；随着康复进程的推进，工作人员与工伤职工之间的信任关系的逐渐加深，同时考虑到他们重返工作及社区的需要，社会康复评价的内容会涉及更广泛的相关人与事物；在工伤职工重返工作与社区时，工作人员需要对社会康复的效果和效率进行整体评价。社会康复评价是对工伤职工康复过程中所实施办法的评定和检验，只有不断评价工作过程中的问题、情况及回应方法，并及时反馈信息，才能根据工伤职工动态的康复需求提供实时有效的社会康复服务。

4. 评价参与者的多元性

社会康复旨在解决工伤职工自身的问题，而工伤职工自己最清楚自身的改变，因此，社会康复评价必须有工伤职工的参与。没有工伤职工的参与，社会康复评价便会成为无源之水、无据之论。此外，工伤社会康复评价还需要相关用人单位、社会资源等参与者的配合，通过社会康复评价，使所有参与者了解自己在工伤职工康复过程中发挥的功效及对实现社会康复目标的贡献。

5. 专业评价与现实需求的完美结合

社会康复旨在帮助工伤职工解决重返工作与社区时面临的困难或问题，提升他们的适应能力，挖掘生命的潜能，趋向自我实现。工作人员需要对相关资料进行专业评判和决策，以确保社会康复目标的实现。同时，工作人员也要认识到专业判断并非主观臆断，专业判断与决策必须以事实为依据。虽然社会康复的成效一定程度上是工伤职工的主观感受，可能是一些难以量化的软性指标，但社会康复评价必须从工伤职工的实际需要出发，使专业服务满足工伤职工的意愿，只有这样工作成效才能得到社会的认可。

二、社会康复评价的种类

按照不同的标准或角度，社会康复评价可以分为不同种类。一般而言，根据康复工作的流程，可以将社会康复评价分为初期评价、中期评价和末期评价，以强调评价工作贯穿于整个社会康复过程的始终。

1. 初期评价

初期评价主要是收集和分析工伤职工的基本资料，进而确定工作的方向与策略。在此阶段，工作人员需要与工伤职工进行多次面谈，通过深入的沟通了解相关信息，评价工伤职工面临问题的性质、严重程度、自身解决问题的困难与潜力、可用资源、所处的情境等，然后制订社会康复服务计划，并对介入过程中的相关因素进行评价，以推动康复计划的顺利实施。

2. 中期评价

中期评价又称阶段性评价，是指工作人员通过与工伤职工及其相关人员充分接触和谈话，收集大量信息资料，并在此基础上对工伤职工重返工作与社区所面临的问题性质、严重程度、解决问题的阻力、助力与潜力以及工伤职工所处的情境等进行专业判断的过程。中期评估也是不断检视和修正社会康复服务计划和介入手法的过程。此过程强调工伤职工的参与，着眼于挖掘工伤职工内在潜能和社会资源，而不仅仅是关注他们的问题与困难，通过工伤职工的参与，提升他们解决问题的能力。

3. 末期评价

末期评价是对整个社会康复工作实施过程和康复效果的总结性评定，包括效果评价和过程评价两个方面。效果评价是对社会康复目标实现程度的评价，关注工伤职工的需要被满足的程度，即他们的问题或困难是否得到解决，以及他们在多大程度上发生了改变；过程评价关注的是考察工作人员的角色、工作人员与工伤职工的关系以及环境在康复过程中发挥的作用。过程评价的重点是对社会康复过程中运用的技术、方法和策略以及工作中的各种步骤如何促成了最终介入结果的评价，而不是对结果本身进行评价。

三、社会康复评价的原则

1. 主客观相结合的原则

评价是建立在对客观资料进行深入分析基础上的主观判断，社会康复评价包括资料收集、资料分析与发现总结3个步骤。在社会康复评价工作中要做到主客观相结合，需妥善处理好以下两个方面的关系：一是评估主体与现实资料的关系；二是工作人员与工伤职工的关系。为确保评价的准确性与科学性，工作人员需全面看待问题，广泛收集资料。同时，要运用科学的方法，时刻保持警觉，避免个人价值观影响评价结果，将主观影响降到最低。

处理工作人员与工伤职工的不同意见、看法和感受，也是社会康复评价工作中的重要环节。工伤职工作为康复计划和成效体验的主体，其意见和感受至关重要，工作人员需要倾听工伤职工的声音，因为只有工伤职工最清楚自己的变化和感受，工作人员应避免滥用"专业权威"，代替工伤职工进行自我评价。

2. 重点与全面相结合的原则

社会康复评价涉及工伤职工重返工作与社区的方方面面，贯穿工伤康复整个过程，需要各方积极参与。在评价的过程中，工作人员需要随时对所收集的信息进行判断、分析、归纳和总结。然而，这并不意味着社会康复评价需要面面俱到，对所有信息进行评价。相反，评价应科学选择、有所侧重，在全面收集资料的基础上，对重要部分进行重点评估。这就要求工作人员明确哪些信息是重要的且需要重点评估的，哪些是次要且只需一般性评估。通常而言，工伤职工所面临的问题性质、严重程度、解决问题的阻力、助力与潜力、工伤职工所处的情境、社会康复介入计划的可行性及介入结果等，都需要进行重点评估。工作人员对这些方面的信息应保持高度敏感，仔细、全面地进行信息收集，以便作出准确的评价。

3. 质性方法与量性方法相结合的原则

社会康复工作的本质是一种专业的助人实践过程，其服务对象是具有个性差异且处于不断发展变化中的社会个体。工伤社会康复评价是对工伤职工的康复情况及其变化进行的全面评估。因此，仅仅使用量性方法对所要评价项目或内容进行评估和测量，即仅仅依赖数字和指标，显然是不足的，有时也是不适宜的。社会康复评价更主要的方法应该是通过深入的谈话和观察，在面谈的互动中，对有关情况获得解释性的理解，并通过描述性的语言进行评价。也就是说，应通过质性方法在自然情境中收集资料，通过工作人员与工伤职工之间的角色与个性互动，对有用信息进行深入、细致、长期的体验，然后对事物的"质"获得一个比较全面的解释性理解。因此，社会康复评价需要遵循质性方法与量性方法相结合的原则。

四、社会康复评价的方法

根据社会康复评价的原则，即质性方法与量性方法相结合的原则，在社会康复评价中经常用到的具体方法有问卷法、观察法和面谈法等。

1. 问卷法

社会康复评价问卷可以是标准化的问卷，也可以是自行设计的简单问卷，问卷评价主要关注的是个体变化信息，而非群体差异信息。与一般性的问卷调查不同，社会康复评价通常不会发放大量的问卷，问卷设计也相对简单。例如，在社会康复介入之后评价工伤职工的情绪状况时，可以在初期、中期、末期评价时，让工伤职工分别填写同一份情绪状况问卷，通过比较不同介入阶段工伤职工的情绪变化分值，就可以观察到社会康复的成效。

2. 观察法

观察法是社会康复评价中收集资料的一种便捷方法，因为工作人员在与工伤职工面对面的互动过程中，可以持续地进行观察。在与工伤职工的面谈中，工作人员通过观察他们的动作、表情及言语的变化，对有关情况作出评价。例如，在初次接触时，往往会观察到工伤职工目光回避、表情冷漠、不愿交流。经过了一段时间的接触后，会发现工伤职工开始主动讲话、面带笑容、愿意分享自己的困难。到结案时，可以看到工伤职工脸上洋溢着笑容、目光专注、积极讨论问题等。此外，工作人员还可以到工伤职工的单位、家庭参与其工作和生活，观察工伤职工与他人互动及关系，以获取更全面的情况和信息。例如，通过对工伤职工的工作环境进行现场评估，会发现工作现场环境与工伤职工的现有能力不匹配，且与领导相处困难，而工伤职工的问题是不愿意出院回去上班。工作人员通过观察，可以了解工伤职工在实际工作生活中的表现与困难，从而更深入地理解这些问题的成因。这种在自然情境下获取的观察资料，往往比工伤职工自己的表述更真实。

3. 面谈法

面谈法是指工作人员与工伤职工及其相关人员进行深入的交谈和询问的过程。对于评价工伤职工面临问题的性质与严重程度、解决工伤职工问题的阻力和助力、工伤职工潜能的评估以及工伤职工所处情境等方面，都需要通过面谈来解决。同时，对工作人员与工伤职工关系的判定也需要通过双方互动来完成。此外，社会康复评价工作对工伤职工的介入效果，也离不开工伤职工对自己的感受、变化的陈述和描述。因此，面谈是社会康复评价中最重要的方法之一。

五、社会康复评价的内容

工伤社会康复工作的基本目的是帮助工伤职工解决职业伤病残后所面临的各种个人、家庭和社会问题。因此，工伤社会康复评价内容包括工伤职工的心理社会适应、重返工作与社区独立生活状况、家庭关系、经济保障及补偿制度。

1. 心理社会适应评价

这一评价的主要内容包括工伤职工的基本功能状况、情绪状态、个性特征、对伤残的接受程度以及压力事件后的身心健康自我检查等。

2. 重返工作与社区独立生活状况评价

这一评价的主要内容包括工伤职工的社会支持程度、人际关系、社区独立生活技能、家居环境、社会适应、工作能力与工作场所以及生活满意度等。

3. 家庭关系评价

这一评价的主要内容包括工伤职工的家庭关系背景资料、家庭成员对伤残的适应状况、家庭支持情况以及家庭亲密度与适应性等。

4. 经济保障及补偿制度评价

这一评价的主要内容主要包括劳动能力鉴定结果、工伤补偿方式的选择、工伤待遇享受情况以及未来工作与生计的安排等。

第三节 社会康复的工作方法

一、个案工作方法

1. 个案工作方法的含义与基本特征

个案工作方法是专业社会工作者在利他主义的价值理念指导下，运用科学的专业知识和技巧，以个别化的方式为遇到困难的个人及家庭提供物质和心理方面的支持，旨在帮助个人和家庭减轻压力、解决问题、挖掘潜力，并不断提升个人、家庭乃至整个社会的生活质量与福利水平的一种社会工作方法。

当工伤职工遭受意外伤害时，可能在经济、社会适应、伤残恢复、职场关系、家庭角色以及未来职业规划等方面面临危机。此时，个案工作方法显得尤为重要。社会工作者通过与工伤职工及其家庭，以及与危机事件相关的网络建立良好的关系，运用支持性鼓励、情绪疏导、观念澄清、行为改变、环境改善、意见和咨询提供等技术方法，从多个层面协助工伤职工及其家庭厘清当前的危机状态，明确工伤事件产生的影响，找准他们处理危机事件的动机，挖掘并激发他们解决问题的潜能，从而提升工伤职工及其家庭对危机事件的应对能力，最终实现重新融入社会生活的目标。

个案工作方法的本质是助人自助，其基本特征包括以下内容。

（1）个案工作方法是一种从个人或家庭层面入手，通过工作人员与工伤职工个人或家庭进行面对面、一对一的交流与服务的社会助人工作方法。

（2）个案工作方法的服务对象主要是那些感受到困难、适应不良或存在问题的个人及家庭。

（3）个案工作方法的工作人员必须具备扎实的个案工作专业知识以及人际关系调整的专门技术。

（4）个案工作方法的根本目的是通过工作人员的积极介入，帮助社会功能失调的个人或家庭改善其生活状况，增进幸福感。

2. 个案工作方法在工伤康复中的应用

（1）个案管理模式的运用

个案管理是针对工伤职工在不同康复阶段的整体需要而制订的一项全面康复服务计划。在这个过程中，个案工作者需要整合并协调与工伤职工有关的所有资源，如医疗康复团队中的医护人员、家庭成员、工作单位、社区资源等，以促进工伤职工的全面康复。个案管理贯穿于整个工伤康复过程之中，工作人员将在入院初期、住院期间、离院后的一段时间内，深入发掘工伤职工的个性化需求，并据此制订服务计划，以多种介入方法相结合的形式为工伤职工提供全面而有效的协助。

简而言之，个案管理的工作重点主要包括两个方面：一是识别并构建满足工伤职工多方面需求的服务网络；二是创造并维持各资源提供者与工伤职工之间的良好互动关系。

（2）个案工作方法应用原则

个案工作方法主要来源于社会学和社会心理学理论框架，如人际互动理论、符号解释理论和感受变化理论等。在运用个案工作方法时，工作人员会从人际互动的角度出发，密切关注工伤职工的感受变化，并据此帮助工伤职工克服困难。

在具体的帮助技巧上，工作人员主要致力于帮助工伤职工理解自己在人际互动中的感受，通过提问、引导回忆和解释等方式，促使工伤职工重新关注那些可能被忽视或误解的感受，帮助他们整理模糊的概念，揭示自己认知中的掩饰与偏差，从而更准确地理解自己的真实感受，使他们能够积极应对伤残引起的适应不良现状，提升介入实际生活的能力。个案工作在工伤康复中的应用应遵循以下 7 个方面原则。

1）个别化原则。尽管每位工伤职工都是因工受伤，可能表现出相似的情绪变化，但是他们所处的社会关系、人际网络以及背后的担忧和问题却各具特点。因此，工作人员应将每位前来求助的工伤职工视为独特个体，给予个性化关注和对待。

2）接纳原则。工作人员应无条件接纳每位工伤职工，包括他们的长处和不足，尊重他们的个人想法和选择。

3）适度情绪介入原则。工作人员在回应工伤职工情绪表达时，应保持真诚和专业的态度，并适当表达同理心。

4）理解关怀原则。工作人员应给予工伤职工充分的理解和关怀,让他们在安全、温暖的氛围中审视自己的思想、行为和处境。

5）非评判原则。工作人员应避免对工伤职工的行为和态度进行主观判断,而是以开放、体谅、接纳的心态支持他们。

6）案主自决原则。工伤职工拥有自我决定权,工作人员应尊重其自我选择和决定的权利,鼓励他们自主参与康复过程,实现自我成长和进步。

7）保密性原则。工作人员应尊重工伤职工的隐私,确保在专业服务过程中获取的所有信息和秘密得到妥善保管。同时,也要注意保密的相对性与绝对性。

(3) 对个案工作人员的素质要求

由于工伤康复是一门专业性非常强的学科,工作人员需要有能力把握工伤职工在整个工伤康复中的功能进展及社会心理变化,因此要求工作人员对社会学、心理学和康复学有一定的了解。

由于工伤职工来自社会不同层面,个案工作人员首要的素质是对他人不同生活方式和价值的理解能力,尤其是当工伤职工的生活方式与个案工作人员差别比较大时,这种理解能力是保证个案工作人员客观认识和理解工伤职工的问题以及帮助工伤职工有效解决其困难的关键。这种理解能力主要依赖于个案工作人员在实际人际互动中的自省和观察能力。具体来说,一是通过把自己的生活感受融入具体的人际互动中,观察并分析自己内心的变化;二是通过观察和理解他人的行为及感受,来深化对人际互动的理解。总之,个案工作强调在实际人际互动过程中提高个案工作人员理解他人不同生活方式和价值的能力。

(4) 专业关系定位

个案工作人员与工伤职工之间的专业关系是一种明确的职务关系,而非私人情谊。这种关系的形成只是手段而非目的,具有时间性,其建立与维护的主要职责落在个案工作人员身上。

专业关系建立的核心目的在于通过个案工作人员的帮助,让工伤职工自行解决问题。在此过程中,个案工作人员起到启发、引导、带领和鼓励等作用,而非扮演心理医师的角色治疗工伤职工的心理病症。只有当工伤职工真正认识到自身问题,并能够积极主动地介入生活时,问题才有可能得到根本解决。个案工作的本质是提高工伤职工的自我能力，以实现自主解决问题的目标。危机处理的主体始终是工伤职工本人，个案工作人员不应代劳处理工伤职工面临的所有问题或危机。当工伤职工的危机得以解决或其已完全具备处理危机事件的能力时，专业关系即告结束。

（5）基本过程

个案工作的基本过程是一个有机整体，包括申请和接案、资料收集与诊断、制订目标服务计划、服务与治疗、结案与评价等环节。这些环节相互关联，不能完全割裂开来单独完成。

1）申请与接案。在工伤职工进入康复期后，个案工作人员通过首次面谈对工伤职工的问题进行初步评估，了解其求助期望。根据工伤机构的功能和目标，决定是否由机构提供服务，或进行转案处理。

2）资料收集与诊断。个案工作人员需全面了解工伤职工的基本资料，包括其口述信息、与工伤职工有联系的其他人员提供的信息以获取工伤职工的人格特质、个人生活经历、行为特征、所在环境及其社会关系等，并进行归类、整理。在收集了工伤职工的基本资料后，个案工作人员需深入了解工伤职工问题的真相、特质、症结所在、起因以及对工伤职工的影响。同时，挖掘解决问题的阻力和助力，以供后续处理问题时参考。

3）制订目标服务计划。目标服务计划应由个案工作者与工伤职工共同制订。服务计划应包括工伤职工面临的问题、需求和期望，计划预备达成的目标，介入的工作手法及具体安排，评估服务效果的方式，服务计划的变更机制等。

4）服务与治疗。服务与治疗过程是协助工伤职工解决实际问题的过程。个案工作人员应该协助工伤职工自我了解，探索自身问题，并在此基础上发展人格、发挥潜能、自立以解决自身问题；同时，协助工伤职工灵活运用及调整社会关系以解决问题。如需通过改善环境以达到问题解决的效果，个案工作人员应提供社会资源指导及协助。

5）结案与评估。结案是指个案工作人员与工伤职工因完成服务计划、服务时间实施的限制、工伤职工中途要求结束专业关系等原因结束个案服务。

评估则是个案工作人员评定个案工作效果和效率的过程，一般包括过程评估（评估有关程序的活动质与量）、效能评估（检讨程序的成果是否符合当初定的目标）以及成本效益评估（在一定成本下提供服务的成果）。

二、小组工作方法

1. 小组工作方法的含义、功能及原则

(1) 含义

小组工作方法,又称团体工作方法、群体社会工作方法或团体社会工作方法等,是一种以两个及以上的个人所组成的小组为工作对象的社会工作方法。社会工作人员通过有目的的小组活动,促进组员间的互动,引导并帮助小组成员共同参与集体活动。这一过程旨在使小组成员获得相关经验,协调个人之间、人与环境之间的关系问题,促成行为的改变,恢复与发展社会功能,并最终实现个人潜能开发和个人成长。

(2) 功能

1) 个人改变与发展。通过小组工作过程和经验分享,小组成员的价值观念、态度以及行为可以发生改变。这有助于提升成员面对问题与解决问题的能力,学习适应危机情境,从而促进个人成长与社会适应。

2) 社会控制功能。通过小组工作过程,成员可以学习遵从适应社会需要的行为规范,有助于培养小组成员的社会责任心。

3) 集体解决问题。通过小组工作过程,小组成员可以学会与他人协调配合,共同解决单靠个人力量难以解决的问题。

4) 再社会化功能。小组工作方法通过帮助小组成员建立适应社会需要的新的价值观、知识和技能,改变小组成员的行为方式,使他们能够扮演更适应社会生活的积极角色。

(3) 工作原则

1) 个别化原则。每位工伤职工都是独一无二的个体,其行为模式具有多样性。因此,小组工作人员应针对不同需要采用适合的介入方法。

2) 接纳原则。工伤职工的行为模式及其在小组中的表现与其成长环境、个人经历密切相关。小组工作人员需要深入理解工伤职工行为背后的原因,接纳其行为和品行,避免将个人价值观念强加于工伤职工。

3) 建立有目的的助人关系。小组工作人员与小组成员之间建立的是专业关系,而非私人关系。工伤职工在参与小组前应明确小组目标,小组工作人员旨在促进小组成员的转变和发展。

4）鼓励小组成员间互助合作关系。小组的特色在于通过同辈支持实现具有积极意义的小组效果。因此，在小组工作过程中，应鼓励小组成员之间形成互助合作的氛围。

5）灵活调整小组进程。虽然小组计划应预先制订，但在小组执行过程中，可能出现小组工作人员难以预料的情况或者新的需求。因此，小组工作进程应该具有灵活性。

6）尊重小组成员的权利和能力。这是小组工作的核心和基本信念。小组工作人员应尊重小组成员的自我做主、自我选择、自我发展的权利和能力，以及平等、自由、公平公正对待的权利。在小组成立之前，应尊重小组成员自我选择权；在小组活动中，应保障小组成员自我表达情感的权利，若小组成员有退组的意愿，也应尊重其选择。

7）民主参与和决策。小组工作人员应鼓励小组成员积极参与小组活动，并共同参与决策活动目标和活动方案。小组成员参与决策是一个逐步推进的过程，小组活动开始前要针对小组名称、目标和规划，与小组成员进行仔细说明。在小组成立之初，活动计划大多由小组工作人员制订，但随着小组工作进程的推进，再逐渐将决策权移交给小组成员，发挥小组成员的潜能。

8）赋权的原则。赋权是一个动态过程，旨在提升小组成员能力，小组工作的目标是帮助小组成员实现自我赋权。

2. 小组工作方法在工伤康复中的应用

（1）小组工作方法对工伤职工的作用

团体动力学理论认为，人类的各种需要是相互关联的，并在人与人之间的关系中得到体现。因此，个体在其行为发展过程中，必须拥有健全而适当的团体生活，这种需求贯穿生命的全过程。基于此，在开展小组工作过程中，需要立足于个体与环境交互作用产生的运作与结果（即团体动力），深入分析探讨社会团体的成因、运作方式、维持机制等，协调团体压力与规范之间的关系，增强团队凝聚力，有效整合个体动机与团体目标、领导与团体功能以及结构等方面的关系，从而实现人与社会、人与环境的协调发展。

通过小组的形式对工伤职工进行集体干预，能够协助工伤职工缓解因突发性伤害而产生的社会心理障碍，接受并适应残疾状态，预防因残疾导致的社会功能失调。同时，小组辅导还能协助工伤职工建立正常的人际交往网络，增强自我意识并激发其改

第四篇
社 会 康 复

变自我的动机。在小组内部，通过营造朋辈支持的氛围，让工伤职工能够分担压力、发泄情绪，并在正面的氛围下学习情绪管理的方法与技巧，进一步了解医疗、康复及预后等知识，帮助他们从生理和心理上适应残疾。此外，还可以引导小组成员将小组中获得的知识和经验应用于小组以外的生活，提高他们的环境适应能力。同时，通过引导他们制订短期且可实现的生活计划，增强工伤职工对自我生活的操控感。

在工伤职工的社会康复工作中，目前推行的服务是尝试将多种不同的工作方法相结合，其中小组辅导与个案辅导应相辅相成。小组辅导不仅促进了工伤职工之间经验分享和情感支持，还运用团体动力使工伤职工在价值观、态度及行为方面得到重新学习及转变，从而在朋辈支持的氛围中减少孤独感和不安全感。

（2）小组工作方法在工伤社会康复应用上的分类

在工伤社会康复小组服务中，工伤职工小组被细分为教育小组、成长小组、支持小组、治疗小组以及任务小组5类。每种小组均基于工伤职工的实际需求而设立，由小组工作人员制订小组计划，并鼓励工伤职工自愿参与。

1）教育小组。此类小组的主要目标是帮助工伤职工学习新的知识与技巧。小组成员通过分享感受，共同获得相关知识与技能。例如，《工伤保险条例》正面分享小组，协助工伤职工深入了解自身权益，增强对工伤危机事件的了解及后续处理能力，从而减少失控感和无助感。

2）成长小组。成长小组为工伤职工提供了解、增加和改变自我及他人思想、感觉及行为的机会，旨在促进个人的全面发展。体验小组是成长小组的典型代表，小组工作人员会设计各种活动，如安排有重新就业意愿的工伤职工前往公开就业市场了解就业信息，在现实场景中获得面试体验，增进工伤职工的学习和经验内化。

3）支持小组。如在社会康复中推行的照顾者情绪支持小组，小组成员通过分享彼此的思想与感受，在小组中产生共鸣，这种共鸣使小组成员不再感到孤单，从而获得情感上的支持，重新获得动力。

4）治疗小组。社会康复治疗小组强调重建、增进或维持成员的功能或解决问题的能力，协助工伤职工正面审视自己的能力，发展和改善人际关系。小组工作人员主要引导并协助小组成员互动，促进成员行为发生实际改变，并及时给予鼓励和支持。换言之，治疗小组的介入旨在促进个人的康复和重建，侧重于协助小组成员改变问题行为或应对生理、心理、社会创伤后遗症。例如，脊髓损伤患者伤残适应小组等。

5）任务小组。此类小组包括委员会、社会行动小组以及工伤职工的自治小组等。一般而言，这些小组的目的是完成小组工作人员所分配的特定任务或"工作"。在完成小组任务过程中，工伤职工能够体验小组的乐趣，增强工伤职工自身的行动能力。

（3）对小组工作者的要求

小组的职业伦理要求小组工作人员严格遵循：程序性原则、知情权原则、尊重组员选择权原则、保密原则、理论与实践相结合原则。

小组工作人员应具备人文社会科学知识、社会工作技巧和实务经验等素养和技能。

对于实施小组工作的小组工作人员，还应当具备以下基本技巧。

1）建立关系的技巧。这包括与小组成员建立信任、尊重的关系，以及促进小组成员之间建立相互理解和支持。

2）观察与诊断的技巧。通过对个人、群体及社会环境的深入分析与判断，准确界定小组面临的问题和挑战。

3）组织的技巧。这包括筹备小组、维系小组以及解散小组等各个阶段的组织管理工作。

4）干预的技巧。针对在小组过程中出现的各种情绪（如冲突、依赖、沉默），以及偶发事件、问题、危机，小组工作人员应能迅速、适当地进行干预。

5）领导的技巧。小组工作人员作为小组的实际领导者，需要掌握如何推动小组发展的相关技巧。

6）运用资源的技巧。为了支持小组工作达到预期目的，小组工作人员应当最大限度地调动和运用来自机构、社区和社会的各类资源。

7）记录的技巧。对小组运作的整个过程进行完整准确的记录，并合理运用这些记录来评估小组工作。

8）评价的技巧。通过科学的指标体系对小组工作进行全面客观评价，以判断小组工作的效果并指导下一步工作。

（4）小组工作方法在工伤康复介入中的程序

小组工作方法的开展，通常被称为小组发展或小组生命周期，是指小组沿着一个有脉络、可遵循的方向和速度推进的过程。

第四篇
社会康复

1）筹备阶段。鉴于每位工伤职工对工伤事件的反应和需求都不尽相同，因此，在小组辅导的计划阶段，有必要将小组辅导与个别辅导相结合，针对每位工伤职工进行个别面谈，深入了解其个性化需求，并在此基础上确定他们的共同需求。随后，尝试设定小组目标，并开始为开设小组的具体事项作出安排，如确定潜在的小组成员、时间、具体执行方案等。

接下来是招募组员环节。小组工作人员需以各种公开的形式向工伤职工宣传小组活动。同时，小组工作人员应开始接受可能成为小组成员的咨询，这是相互沟通的良好机会。通过面谈，小组工作人员可以评估小组成员的资格和能力，并向他们解释或修改小组的目的。因此，筹备阶段是小组工作人员与小组成员建立初步关系的重要机会。

由于目前在国内以小组形式开展小组辅导尚处于起步阶段，工伤职工大都未曾接触或参与过小组活动，可能对小组辅导模式感到陌生和无所适从。在小组的筹备阶段，工伤职工可能产生诸如"这样的活动有用吗？""能产生什么样的实质性帮助？"等疑问，甚至可能拒绝参加小组讨论。因此，在筹备阶段，除遵照工伤职工个人意愿外，小组工作人员需要主动告知工伤职工小组的目标及内容，以消除他们的疑虑。

同时，筹备阶段也是资源筹集阶段。应整合可利用的资源，并在小组辅导开始之前组织一次非正式的聚会。这样的聚会对于小组辅导的进程非常有益，可以帮助工伤职工建立初步的互相了解，营造同路人分享的氛围。

2）执行阶段。小组的目标应预先设定，同时小组计划和进程应保持一定的弹性，以便根据实际情况进行调整和修改。当小组成员进入新情景时，通常一开始还不能投入小组过程中，每个成员都表现出试探性和谨慎的态度，小组中充斥着不满和紧张情绪。这一时期是带领小组的困难时期，首次会面尤其重要，因为它需要处理许多内容。例如，让小组成员相互认识，简述小组的内容和目标，澄清小组工作人员的角色，发展安全与支持的小组文化，帮助小组成员为自己和小组发展制订一个实验性计划，明确康复机构和小组成员间的期望，建立小组基本守则，鼓励小组成员对小组的有效性提供诚实的反馈意见等。在此阶段，小组工作人员应尽力营造一种和谐的气氛，了解小组成员的情况，并表现出对每一个小组成员的接纳和友好。

在整个小组辅导执行过程中，应使工伤职工有机会观察及感受他人经验，并将这些正面经验内化为自己的经验，从而有助于他们构建自身积极、正面的应对压力和挑战的心理。

3）评估阶段。评估应贯穿于小组进程的每个阶段。从实务角度考虑，一般社会康复小组的评估应包括：小组整体目标的达成情况；各小组成员心理及行为改变的测量，包括可量化和不可量化的评估标准；小组活动过程中团体行为的评估；小组工作人员辅导技术及活动方案的评估。

小组活动进入评估阶段并不意味着服务的结束，对于需要持续跟进的工伤职工，应转入个案辅导或更为深入的小组活动。

三、社区社会工作方法

1. 以社区为本的服务理念

全面康复的最终目标是协助工伤职工顺利重返社区，这意味着康复服务的提供不应仅限于在医疗机构或康复机构内，而应是一个从工伤职工入院开始直至回归工作岗位或社区生活的全程服务。社会康复工作方法通过运用社区社会工作的原理和方法，以社区为本，强调工伤职工本人、家庭成员、邻居、社区管理人员乃至整个社区的广泛参与，以实现社区整合，为重返社区或工作岗位的工伤职工提供全方位照顾及支持。

社区工作是社会工作的三大直接工作方法之一。可以认为，社区工作是以社区为对象的社会工作介入方法。它通过组织社区成员参与集体行动，共同界定社区需要，合力解决社区问题，从而改善生活环境及生活质量。在参与过程中，社区成员能够建立对社区的归属感，培养自助、互助与自决的精神，增强他们在社区参与及影响决策方面的能力和意识，进而发挥其潜能，共同构建更加和谐的社区。

2. 社区社会工作方法在工伤康复领域的应用

在工伤社会康复领域，运用社区社会工作的介入方法显得尤为重要，因为问题的产生往往并非完全源于个人，而是与社区环境、社会制度乃至整个社会密切相关。因此，康复工作人员在进行介入时，需要考虑社区环境及制度如何影响人的社会功能、限制人的能力，并导致资源及权利的缺失。解决问题的责任不应仅仅落在个人身上，政府、社区均有责任提供必要的资源，协助处理和解决问题。因此，社区工作较多涉及社会层面，牵涉到社会政策分析以及政策的改变，注重资源和权利的分配。例如，

第四篇
社 会 康 复

工伤职工在返回社区后，会面临着医疗资源匮乏、家庭收入减少、可持续生计改变、社会歧视以及公共设施不完善等困难。针对这些问题，社区社会工作旨在协助工伤职工在康复出院前后进行家居探访，指导家居环境改造，并开展沟通技巧训练、心理社会适应与调整、家庭康复技巧指导以及重返社区跟进协调、工作职务重整等工作，以帮助工伤职工更好地回归家庭、社会和职业。在工伤职工返回社区后，为协助工伤职工逐渐适应工作或社区，社区工作者还应积极联系资源，提供职前培训、回乡跟进、家居环境改造计划、家庭关系重新建立、社区资源应用指导、财政管理以及持续生计安排等一系列服务。

社区社会康复可以通过成立工伤职工互助组织的形式，构建工伤职工社区互助网络。在专业社区工作者的协助下，这些互助组织可以开展一系列切合工伤职工需求的服务项目。例如，残疾车免费维修服务；对重残工伤职工分区探访；医院探访新工伤职工，为其解答《工伤保险条例》并提供心理支持；组织工伤职工参与社会环境无障碍调查；开展技能培训项目（如剪纸培训班、基础电脑培训班），并帮助工伤职工获得收入；为工伤职工出版工伤预防与康复刊物；组织年度工伤职工外游活动等。

同时，以资源中心的形式为工伤职工联络各方资源也是社区社会康复的一个重要方面。这些资源包括：人力资源，如社区管理人员、政府领导、志愿者、专家学者、专业人士及其智慧技术等；物力资源，如物质资源、场地和设备；财力资源，如各种来源的资金；人缘资源，如运用各种资源的动力、媒介和人际关系等。例如，某工伤预防及职业康复资源中心可以申请公益基金，为工伤职工提供高级动漫制作培训班、平面设计培训班等援助项目；或者提供社区康复知识培训，如尘肺社区康复培训班；又或者帮助工伤职工联络复工的资源，协助工伤职工重新获得经济来源等。

工伤康复社区社会工作方法的介入模式强调工伤职工的参与和成长，因此，社区工作人员主要扮演的角色有三种：一是组织者，即协助工伤职工挖掘共同需求，鼓励和协助他们组织起来，建立良好的沟通渠道及人际关系，促进共同目标的产生与实现，如构建工伤互助网络；二是教育者，即通过开展培训，为工伤职工提供切实符合需要的培训；三是中介者，即协调各方面的社区团体和个人，促进他们之间的沟通和合作，调动社区资源，减少影响工伤职工重返社区和生活的限制。

工伤康复社区社会工作方法的运用离不开个案工作人员、小组工作人员、社区工作人员、机构或社区其他相关人员之间的紧密配合及协调。

第四节　社会康复辅导技术

一、社会康复辅导的含义

社会康复辅导是一种系统化工作过程，它将辅导技术运用于服务过程中，旨在协助生理、心理、发展、认知或情绪等存在障碍的个体在最融合的环境中实现个人成长、职业发展与独立生活的目标。在社会康复辅导过程中，通过自我倡导以及社会心理、职业和行为上的介入，涵盖了沟通、目标设定，以及有效的成长或改变。

二、社会康复辅导的技术

1. 专注与倾听技术

专注与倾听技术是指在辅导过程中，辅导员的言语与非言语行为可反映出其是否全神贯注地聆听个案的言语表达，并细致观察个案的非言语行为。同时，辅导员应表现出对工伤职工遭遇的关切、同理与重视，愿意陪伴他们探索问题的始末。

2. 简述语意技术

简述语意技术是指辅导员用自己的话提纲挈领、简明扼要地回应工伤职工所表达的内容。辅导员所简述的语意，应准确反映工伤职工叙述的内容，既不超越也不减少。简述语意技术可以使用在工伤职工单一的描述上，也可以使用于多个描述上。

3. 具体化技术

具体化技术是指辅导员在聆听工伤职工叙述时，若发现其陈述的内容含糊不清，可通过提问（何人、何时、何地、有何感觉、有何想法、发生什么事、如何发生）来协助工伤职工更清楚、更具体地描述其问题。

4. 同理心技术

同理心技术是指辅导员在聆听工伤职工叙述的同时，尝试进入工伤职工的内心世界，以感同身受的方式理解和体验他们的想法与情绪。随后，辅导员会跳出工伤职工的内心世界，将自己对工伤职工的认知，以恰当的方式反馈给工伤职工。

5. 复述技术

复述技术是指辅导员就工伤职工描述的内容，选择关键或重要的部分进行复述，并邀请工伤职工就复述的部分进一步说明，或是顺着复述的方向继续会谈。

6. 探问技术

探问技术是指辅导员为了鼓励工伤职工提供更多信息或深入表达，在必要情况下，根据工伤职工的问题与辅导目标，适时提出相关问题。

7. 沉默技术

沉默技术是指在社会康复辅导过程中，由于某些原因，工伤职工可能无法继续谈话而陷入沉默。辅导员此时会识别到这一点，并出于尊重和理解，允许工伤职工沉默，让谈话暂时停顿。并且在工伤职工沉默之后，询问工伤职工在沉默期间所思考的经历或事情。

8. 摘要技术

摘要技术是指在社会康复辅导进行到一定阶段后，辅导员将双方谈话的要点进行整理与归纳（包括情感与想法），然后回应给工伤职工。此外，辅导员也可请工伤职工自己整理谈话内容，并做重点表达。

9. 信息提供技术

信息提供技术是指在辅导过程中，辅导员为了协助工伤职工更好地理解问题、作出决策或规划行动以解决问题，在必要情况下，向工伤职工提供相关的信息和资讯。

10. 自我表露技术

自我表露技术是指在适当的情况下，辅导员与工伤职工分享自己类似的经验或感受，协助工伤职工更深入了解自己的感觉、想法与行为后果，并从中得到积极的启示。

11. 面质技术

面质技术是指辅导员在辅导过程中，发现工伤职工言语与非言语行为存在不一致、逃避面对自己的感觉与想法、言语行为前后矛盾、未充分利用资源或未觉察自身的功能限制等情况时，指出工伤职工矛盾或不一致之处，并引导其对问题作进一步了解。

12. 结束技术

结束技术是指在每次社会康复辅导结束，工伤职工的问题得以解决，或辅导员无法继续为工伤职工提供服务而决定将其转介给其他辅导员或其他辅导机构时，辅导员所使用的技术。这一技术旨在确保辅导员顺利结束该次辅导，或结束辅导员与个案的辅导关系。

三、社会康复辅导的实践

1. 伤残心理适应辅导

工伤意外导致工伤职工的身体受到伤害，由于他们难以接受受伤的事实以及因受伤带来的各种改变，特别是当工伤引发明显的残疾时，工伤职工很可能出现情绪困扰和适应障碍。如果能够尽早进行干预，推动他们正向适应伤残状态，将有助于他们尽早重拾正常的工作和生活。

（1）伤残心理的适应过程

一般伤残的心理适应过程分为震惊、否认、抑郁、对抗独立、适应几个阶段。但这几个阶段并非依次出现或线性发展，因此每名工伤职工伤残适应的过程都有高度个性化的特征，常见的情绪表现如下。

1）悲伤（哀伤）、震惊、怀疑、麻木。持续的悲伤会进一步发展为抑郁。

2）恐惧或焦虑。由于感觉身体功能、他人的关爱、独立性以及财政安全等丧失，工伤职工会感到惊慌、不知所措。

3）愤怒。这种愤怒既可能指向自己也可能指向他人，伴随着被责备的感觉和强烈的挫败感。

4）消沉。表现为无助、冷漠、气馁等情绪反应，并可能出现失眠、睡眠紊乱、食欲变化、注意力不集中、倦怠等生理状况。

5）内疚。工伤职工会责怪自己，或将受伤归结为以前的过错而受到内心的惩罚，这种内疚感会对伤残适应过程造成阻碍。

（2）基本的辅导模式

1）个别辅导。个别辅导采用一对一形式进行，旨在给予工伤职工积极的关注和理解。根据工伤职工或家属所处的适应阶段，做出适当的沟通，帮助他们建立合理的概念或目标。同时，给予他们温和的支持，鼓励他们正面表达情绪，发现和激发自身潜能。此外，协助工伤职工订立可实现的具体目标及有效措施，以处理面对的现实问题或困难，提升他们解决问题的能力。在整个过程中，要耐心陪伴，与工伤职工讨论并

第四篇
社 会 康 复

示范新的、适当的行为模式，共同探讨未来生活模式的安排。

2）小组辅导。小组辅导是指利用小组的形式，借助工伤职工之间的朋辈支持和相互分享，以及工伤康复互助小组成员"过来人"的经验，协助工伤职工学习情绪表达、建立适当的目标。在这个过程中，辅导员作为领导和推动的角色，与有着共同困难和目标的工伤职工共同探讨，协助推动小组成员进步。辅导员需要认真聆听、积极回应，但应避免急于给出建议或用空洞的理论进行教育。

3）社区的实践活动。组织工伤职工参与真实的社区活动，如小型聚会、购物、郊游、贩卖活动、工作岗位实习等，在组织和计划这些活动时，应邀请工伤职工参与讨论计划的制订与实施，使他们明确自己的角色和任务，从中体验到自己的能力，并还原为正常人的角色。

4）持续性的电话跟进。在工伤职工离开康复机构、重返社区的适应期，辅导员将通过电话或者微信等方式，为工伤职工提供持续性及支持性的咨询服务。通过这种持续性跟进，对工伤职工返回社区遇到的问题进行及时辅导及支持，有助于促进工伤职工重返工作岗位和社区融合。

（3）基本的技巧

1）聆听。在辅导过程中，将注意力完全集中在工伤职工身上，努力营造一个安全、舒适的环境，鼓励他们自由地表达自己。在这个过程中，要避免只顾发问、急于给出建议和进行说教。

2）同理心。要放空自己，设身处地地理解工伤职工的感受和处境，让他们感受到支持及鼓励，避免急于分析、判断和用自己的价值观评判他们的经验、感觉和行为。

3）沟通。在与工伤职工沟通时，要面向工伤职工，身体前倾，保持眼神的接触，同时语气声调要平和，声量、语速适中，语言流畅清晰。要避免伪装明白和忽视他们的表达，以中立和实事求是的态度对有关程序、规范、建议作出正确且恰当的讲解。

4）观察。留意自己的身体语言，确保专注于工伤职工；仔细观察和理解他们的身体语言，包括表情、身体姿势、肢体动作等，这些非语言信息往往能够反映出工伤职工的情绪和心理反应。

2. 家庭关系辅导

工伤职工在受伤后，特别是伤情较重者，往往难以接受伤残现实，并在很长一段时间内完全依赖他人的照顾。这种依赖不仅给照顾者或家庭成员带来身心疲劳，还伴随着对工伤职工恢复状况的担忧。许多工伤职工因伤情困扰，会向家人发泄负面情绪，如哭闹、责骂、沉默、严重依赖、不配合治疗等，往往让家人不知如何处理，照顾者因此承担着多重压力。工伤常会导致工伤者家庭关系危机，包括家庭经济压力、生活秩序的混乱、家庭角色的变化、子女及配偶关系的变化、照顾者自身的负面情绪等。

工伤职工的性别、年龄阶段及家庭角色的差异，使他们面临的困难有所不同，辅导员的干预对策也应有所侧重。

对于已婚男性工伤职工，他们通常是家庭经济的支柱和家庭事务的决定者，背负着子女的教育责任和赡养父母的责任，并承载着较高的社会期望。他们面对的主要困难是"一家之主"的角色受到冲击，不再是家庭经济收入支柱，需要适应家庭角色的转换。

对于已婚女性工伤职工，则通常是家庭成员日常生活的照顾者，也是家庭经济的支持者和子女教育的责任人。工伤事故发生后，她们可能失去照顾家人的能力，失去工作，甚至影响到婚姻关系。

而对于未婚的工伤职工，虽然生活负担相对较轻，但外观损毁者的自我知觉趋向负面，他们担心影响到未来的婚姻和工作。

因此，在辅导服务的过程中，辅导员需要留意不同性别和不同人生阶段的工伤职工所面对的特殊困难，对于处在不同人生阶段的工伤职工，干预策略主要包括以下几点。

（1）专业的陪伴

让工伤职工在辅导中得到理解和关怀，促进其伤残适应的进程，提高自信，规划未来生活的事项，并权衡生活目标的优先级。

（2）家庭辅导

邀请工伤职工及其家属共同参与家庭关系的辅导，强调彼此照顾和支持的重要性，制定家庭生活的目标，协助工伤职工重新适应新的家庭角色，并承担家庭的责任。

（3）适当的沟通技巧

协助工伤职工练习向家人交代伤残情况的技巧，接受伤残的现实，共同重建生活。

3. 与用人单位关系的辅导

用人单位在工伤职工重返工作岗位和重返社区方面都扮演着举足轻重的角色。工伤职工与用人单位的矛盾多数集中在劳资问题上，为了协助工伤职工与用人单位进行有效沟通，可以采用角色扮演的方法，辅导员也可向工伤职工提供相关部门的咨询热线，还可作为协调者和中间人，主动与用人单位取得联系，告知劳资问题对工伤职工产生的影响，并在此过程中保持中立态度。如果工伤职工已经与用人单位发生冲突，辅导员需要协助工伤职工分析保持"对立"关系的利弊，探讨缓解矛盾的方法。在与用人单位协商无望的情况下，辅导员应与工伤职工分析劳动仲裁或法律诉讼的途径可能遇到的问题，如与用人单位关系破裂、再就业困难、时间和精力投入以及经济损失等。

辅导员应鼓励工伤职工积极与用人单位联系，反馈病情的进展，表达感激之情；同时，辅导员也可主动与用人单位取得联系，反馈工伤职工的心声，建立初期合作的关系，便于日后为工伤职工安置协调工作岗位。

当职业能力评定结果显示工伤职工"不能胜任原岗位"或"无须更换工作岗位但需要调整工作任务和工作时间"时，辅导员需要在工伤职工出院前一个月与用人单位取得联系，提供书面"重返工作建议书"并协商岗位安置问题。需要取得用人单位的同意进行工作现场的评估，并约定探访的时间和具体安排。最佳的探访时间是在工伤职工出院前，确有困难的也可以在工伤职工返回工作后进行探访。

对于严重伤残需要进行家居改造的工伤职工，辅导员可以与用人单位沟通，探讨用人单位在家居改造方面可以给予的经济和技术上的支持。

4. 严重工伤残疾长远生活的规划

伤情严重的工伤职工往往丧失了劳动能力，有些甚至失去了自我照顾的能力，伤残津贴成为他们生活的主要经济来源，而家属则成了他们的主要照顾者。在此情况下，辅导员需要与工伤职工及其照顾者讨论未来生活计划，共同制订家庭财政管理计划，并寻找社区中可以利用的资源，如残联、社区医疗网络、家庭成员支持等。在未来生活计划的讨论及安排中，需要向工伤职工及家属了解家庭及社区的生活环境，鼓励他们积极考虑未来持续性生计。

第五节 社会适应训练技术

一、工伤职工面临的社会适应问题

1. 人际交往障碍

由于伤残造成的个人形象改变，工伤职工在人际交往方面常会遇到障碍。这一社会适应问题的根源在于社会对于残障者的不理解，以及工伤职工未能完全接受自我形象的改变，担心他人的眼光或看法，从而无法像工伤前一样自如地参加人际互动。

2. 融入社会困难

部分工伤职工过于依赖受害者和病人的角色，融入社会动机不足，他们可能认为自己有特权，无法承担原有的社会责任，认为"不参与正常的社交活动是被允许的"，或者"我的家人或医务人员应替我完成必要的社会活动"。简言之，伤残造成的行动力限制，导致工伤职工融入社会生活的动机不强，甚至逃避融入社会。

3. 家庭角色转换的困惑

在受伤后，部分工伤职工需要面对并重新适应家庭角色的转换。例如，原来作为家庭经济支柱和家里的顶梁柱的工伤职工，受伤后可能因伤残而退休，此时妻子担当起经济支柱的角色，而工伤职工则在家中承担起"家庭主夫"的责任。工伤职工需要从心理上接受角色的转换，并学习新角色所要求的技能。

4. 对于脱离医疗环境存在焦虑

目前的社会政策配套不完善，一些工伤职工在离开医疗环境后可能无法得到适当的医疗照顾，这一客观原因导致工伤职工在主观上缺乏安全感，对资源的应用感到无助。

5. 配套不完善

家居环境不适合伤残职工居住，交通设施及生活小区无障碍设施也不完善，这进一步限制了工伤职工的行动力。同时，尽管存在一些无障碍设施，但其使用率极低。社会人士由于缺乏对伤残人士的了解，对伤残人士的无障碍设施认识不足，也缺乏帮助的技巧。

6. 缺乏互助团体支持

工伤职工回归社区后,往往缺少互助团体的支持,也缺乏参加团队活动的机会。

二、社会适应训练技术的内容与方式

1. 沟通技能训练

工伤事故往往会造成工伤职工在人际社交方面出现退缩,沟通意愿和能力下降。因此,在社会生活适应训练小组辅导中,沟通技能的训练尤为重要。第一,沟通技巧的模拟训练。通过角色扮演、观察学习、分享讨论、认知重建以及布置家庭作业等形式,引导工伤职工练习交谈时的目光对视、姿势动作、面部表情、语调变化及声音大小等技巧。这些训练旨在帮助工伤职工提升沟通意愿和技巧。第二,任务小组治疗方式。配合实际操作,安排工伤职工进行实地人际交往技能训练。

2. 获得社会资讯并使用资源的训练

工伤职工受伤后所面对的困境与受伤前有所差别,此阶段的心理社会适应训练旨在帮助工伤职工了解现有资源及获取途径。通过案例分析,分享"过来人"的经验,使工伤职工得到相关信息。例如,可以组建残障者创业计划小组,通过邀请成功创业者分享创业的经验和获得创业政策优惠的途径,协助工伤职工提高使用资源的能力,帮助他们有效地描述自己存在的问题和症状,恰当地提出问题和要求,并习得求助的技能。这样在需要时,他们能迅速找到相关的资源并获得及时帮助。

3. 社区生活技能的训练

对于重残的工伤职工,伤残导致他们行动力下降,外出的机会减少,外出的动力也相对不足。因此,在院内进行社区生活技能训练显得尤为重要。这样的训练有利于工伤职工体验在社区生活的可行性,从而减少他们对医疗无障碍环境的依赖,同时也能使他们学会使用无障碍设施,以及在缺少无障碍设施情况下如何解决出行和自我照料问题。例如,可以安排脊髓损伤伤员进行超越障碍训练,体验在尽量少的协助下进行必要的社区生活,包括出入商场、购物、在外就餐、乘坐公共交通工具等。在整个训练中,让工伤职工了解困难所在,并促进工伤职工以积极的心态解决困难,从而提高他们参与社区生活的信心和动力。

4. 融入工作场所的心理社会适应训练

部分工伤职工在重回职场后可能担心出现人际适应不良等问题，尤其是那些需要重新进入公开就业市场就业的工伤职工。因此，在社会康复心理社会适应训练中，应将社会康复与职业康复相结合，为工伤职工提供进入职场前的心理调整及具体技能的训练，包括职场人际沟通技巧、面试技巧分享等内容。通过模拟的方式，协助工伤职工更好地适应职工的角色，减少他们对出院后的担忧。

在日常的康复工作中，需要不断发掘工伤职工的需求及担忧，并充分利用现有资源提供帮助。心理社会适应训练既可配合在医院的治疗，也可在社区里提供服务。例如，可以配合康复互助网络，通过同辈支持的方法，在康复专业人员的指导下进行训练。

第六节 社区互助组织的构建与发展

一、社区互助组织背景

社区网络是一个涵盖了社会资源、个人可以直接或间接接触的人、事和组织的广泛体系，其中包括家人、同事、亲友、朋辈、社区组织等。社区网络是一种非正式的社会支持体系，是正规社会服务的重要补充，是解决个人及社区问题的"第一道防线"。社区网络具有互助互济的功能，不仅能够增强个人集体归属感，明确个人在集体中的定位，还可以维持或引发工伤职工社区回归、与他人互动的兴趣和动机。因此，合理利用社区网络资源，可以协助工伤职工更加顺利回归工作及社区。以下将逐一阐述不同资源对工伤职工的具体作用。

1. 家庭

在众多的社区资源中，家人或亲密伴侣作为"重要他人"的支持是最原始、最直接、最主要的。对于工伤职工而言，家人的支持不仅体现在日常家居照顾、陪伴就医、监督服药、经济支持等方面，还可提供必要的心理支持。

2. 用人单位

工伤发生后，从医疗费用垫付、工伤相关流程办理到职工重返工作等环节，都需要用人单位积极支持与配合。若用人单位在工伤处理上表现积极、主动合作，如委派工伤经办人员就职工关心的问题与工伤职工及其家属进行友好沟通、为工伤职工调整工作岗位以适应其工作能力等，这些配合将大大减轻工伤职工及其家庭的心理及经济负担。反之，若工伤职工及其家庭无法与单位进行良好的沟通与对话，可能导致工伤职工对未来感到迷茫，情绪上焦虑和浮躁，从而影响工伤职工治疗和重返工作岗位。

3. 个人社交关系网

参与正常的社交活动是工伤职工心理和社会康复不可或缺的一环。部分工伤职工在受伤后会逐渐疏离原有的社交圈子，表现出社交退缩现象。此时，朋友、同事或邻居的关心或援助，能够极大鼓励和带动工伤职工参与社交活动。在某种程度上，同事和朋友在激发工伤职工与他人互动的兴趣和动机方面甚至比家人更胜一筹。对于行动不便的工伤职工，邻里网络的互帮互助不仅能减少他们的孤独感，还能增加他们的存在感。

4. 同侪互助组

同侪互助组是指由处于相似境遇的人组成团队，通过互助满足共同需要，克服共同障碍或生活困扰，并在此过程中实现个人成长与改变。这种同侪互助组建立在尊重、共同责任、共同意愿和一致目的等关键原则之上，形成了一个给予和接受帮助的系统。在个人层面，同侪互助组可以为工伤职工提供情绪支持、帮助他们适应新身份、重塑自我认知、改变不良习惯、提升信心与自我效能，以及促进他们重新融入社会。在社会层面，同侪互助组可以弥补专业服务的不足，增强社会支持和社会资本，倡导社会平等与社会正义，促进社会政策及观念改变，从而预防社会问题发生。例如，某同侪互助组将职业社会康复技术与空间运营相结合，培育和组织重度残障人士运营咖啡厅、手工超市、残障讲解团和无障碍督导团等，实现了残障者新岗位开发与赋权增能，提升了工伤职工就业的能力和信心，改变了社会对残障人士的认知观念，拓宽了他们融入社会的途径。

5. 社区组织

社区组织是伤残人士参与社会活动的桥梁，工伤职工可以从社区中的助残组织、社工组织中寻求必要的支持。这些支持主要体现在：一是为工伤职工提供归属感；二是通过与有相似经历的朋辈相互支持，学习前辈经验，从而舒缓心理压力；三是帮助工伤职工创造及重新整合社会关系，激发工伤职工运用新的或潜在的资源，重拾自信，促进以往扮演的角色再度活跃。同时，一些组织如残联，还能帮助符合条件的工伤职工享受与普通残障者相同的税收优惠及娱乐场所优惠。街道、居委会等定期探访，也为工伤职工提供了参与各类活动、就业资讯及居家协助的机会。以广州工伤康复互助组为例，该组织运用社会治疗模式、教育模式、互助模式，为居住在广州市的工伤职工举办定期的探访、聚会、外游（如组织烧伤职工社区体验）、法律咨询、讲座、技能培训班等活动。大量实践经验表明，新加入的工伤职工在参与互助组织后精神面貌得到了显著改变。

6. 人力资源社会保障系统与医疗保障系统

人力资源社会保障部门依据工伤保险政策的相关规定，及时响应工伤职工的需求，为他们提供政策流程解释及指引。同时，人力资源社会保障部门还负责为工伤职工办理工伤认定、劳动能力鉴定、待遇发放等手续，给予工伤职工政府及政策层面的支持。

在工伤康复医院，一支以患者为中心，由医师、护士、治疗师、社会工作者等组成的跨专业、跨团队的小组，采用个案管理的模式提供全方位、全流程服务。服务内容涉及跨专业团队协调、资源整合、工伤政策、情绪及伤残适应指导、康复动态跟踪、单位关系协调、复工计划制订、生计计划规划、长期照顾计划安排、家居改造建议等内容，旨在帮助工伤职工更快适应住院生活，并对出院后的生活制订短期和长期计划。此外，专业人员可协助工伤职工维持或构建新的社会网络，动员家人、邻舍、义工等力量，共同营造友爱的社区氛围。通过监督或辅助义工团体、互助组织的发展，为工伤职工建立一个强有力的支援系统。

以上陈述的关系网络并非独立运作，而是相辅相成、相互支持的。合理地整合和利用工伤职工的社区网络资源，有助于工伤职工摆脱对医疗环境的心理依赖，克服伤残带来的心理和身体功能的限制，尽快融入工伤前及工伤后形成的社会网络中。

二、社区互助组织的概念、内涵及功能

1. 概念及内涵

社区互助组织是一种有效帮助伤残人士、长期病患、问题青少年等弱势群体的组织形式，旨在为那些面临共同困难、相似处境、一致背景或经历相同的人士提供一个

交流和互助的平台，使他们共同寻找适应和解决问题的方法。在社区互助组织中，参与者首先可以获得情感上的支持和归属感；其次，他们可以与有相似经历的朋友分享彼此的故事，从而获取解决问题的新思路，并在帮助他人的同时提升个人价值感；最后，通过同侪互助，创造及重新整合工伤职工的社会关系，激发他们运用新的或潜在的资源，使以往的角色重新活跃起来。

这种互助形式的、非正规的社会支持服务能够填补正规服务在某些方面的不足。同时，社会互助组织的存在还能提示工作人员如何有效地响应工伤职工的需要。如果社区互助组织与专业的助人队伍能够结成伙伴、互相补充，助人的效果必定事半功倍。

2. 功能

不同的社区互助组织成立的宗旨各不相同，筹办的活动类别也各有特色。但从根本上讲，它们的作用可以总结如下。

（1）满足工伤职工的各种需求，如倾诉、分享、聆听或获取资源信息等。

（2）助人自助，使工伤职工在受助及助人过程中体现个人能力及价值，提升个人满足感。

（3）提升工伤职工解决问题的能力。

（4）发挥同侪支持的作用，使工伤职工获得更多的社会支持。

（5）增强工伤职工的归属感，加强工伤互助组的凝聚力。

（6）提供社会信息和技能教育培训的机会。

（7）促进残健共融，减少社会对工伤职工的歧视，帮助他们重返职场、家庭和社区。

（8）提升社区互助组织的社会知名度，增强公众对工伤问题的认识与重视程度。

（9）推动无障碍公共文化建设。

三、社区互助组织内部各类人员角色及定位

1. 专业人员的角色

社区互助组织旨在为拥有共同困难、相似处境、一致背景或面对相同经历的工伤职工提供一个交流和互助的平台，使他们能够共同寻找适应及解决困难的方法。在专业人士的协助下，这些拥有共同困难的弱势社群聚集到一起，组成互助小组，甚至进

一步注册成为正式的互助团体。随着社区互助组织的不断发展，需要充分尊重成员的参与主体性，鼓励组员自行决策并积极参与互助组事宜。以提升社区互助组织的互助精神和小组成员自主决策能力为原则，专业人士的角色已由最初的积极介入慢慢转变为提供顾问支持或信息服务的协助者。

（1）组织的最初筹划者

专业人士基于对社会问题及弱势社群需求的深刻理解，洞悉问题的本质，并主动联络相关的群体。通过组织讨论和制订计划，作出介入，成功地把一群拥有共同困难的成员聚集在一起，最终促成社区互助组织的成立。

（2）管理培训

在社区互助组织成立后，物色及培训具备潜质的会员是专业人士另外一项重要任务。互助组织的参加者大多教育水平不高，且以往主要从事劳动性工作，因此系统的培训对于提升他们的能力和作决策时的信心至关重要。管理培训是每个社区互助组织中不可缺少的一环。

（3）资讯提供者

当一个社区康复互助组织成立后，它会根据组织的宗旨而提供康复服务、预防教育及会员联系等多方面工作。专业人士可凭借个人的知识和专长，为互助组织提供宝贵的意见，以确保互助组织提供的服务更贴合小组成员的实际需求。此外，专业人士拥有的个人专业网络，也可协助组织联系相关资源和专业人员，从而丰富每项服务的内涵。

（4）合作陪伴者

通过定期开展个别辅导、团体督导以及团队建设活动，协助社区互助组织疏导在团队协作与集体生活过程中因沟通方式、工作习惯、性格特质等方面产生的障碍或冲突，进而营造和谐、友爱、互助共融的良好氛围。

（5）成长助推者

成长助推者既是社区互助组织成员个人成长的助推者，也是互助组织整体成长的助推者。当社区互助组织骨干有了初步的概念、思路或计划雏形时，专业人士要及时介入，指导骨干成员将想法提炼并优化为具体可行的活动策划或行动计划。同时，专业人士还应协助专项服务项目的申报，进一步募集互助组织运作发展及开展对外活动所需的经费和相关资源，并推进计划落实和成效检验，从而不断促进互助组的成长和壮大。

2. 组员的角色

对于每个社区互助组织来说，组员都是其不可或缺的资源。

（1）组织的拥有者

正如前文所述，社区互助组织是由一群拥有共同困难的人基于互助互爱的精神而组织建立的，组员是互助组织的拥有者，无论是服务提供还是服务策划，都应由组员来主导和担任。

（2）组织的支持者

每一个社区互助组织的成立和发展都离不开组员的支持。组员对互助组织的支持可以体现在多个方面，如积极参与组织活动、主动担任志愿者角色、勇于发表意见、乐于向其他人士宣传所属的互助组织、关注并协助互助组织的发展等。

（3）服务提供者

通过赋权和培训，协助组织成员逐渐由工伤职工的角色转变为服务提供者的角色。他们提供的服务形式不断丰富，既可以是担任领导职务的骨干工作，也可以是充满同理心和互助互爱精神的关怀探访工作，还可以是举办活动的组织工作和经验分享工作。

（4）服务的监督者

社区互助组织服务的直接对象是组员本身，因此互助组织成员也是服务质量的最佳监督员。

四、国内社区工伤互助组织实践经验

以下以广州工伤康复互助组的发展经验为例，分享和总结社区互助组织在实践中的宝贵经验。2002年，广东省率先开始为工伤职工提供全面的工伤康复服务，在广东省工伤康复中心专业人员的积极推动和帮助下，工伤职工基于自身需要，成立了广州工伤康复互助组。工伤致残的职工在社区或工作单位往往属于少数群体，互助组织把他们从分散的社区中凝聚在一起，为他们提供了与有相似经历的人分享经验、互助合作、共同商议和行动的机会。通过参与社会活动，工伤职工能够尽早适应残疾状态，顺利回归社会。广州工伤康复互助组在工伤康复的社区网络建设中积累了宝贵经验。

1. 适时开发新项目以满足工伤职工不断变化的需求

互助组织的活动从为重残工伤职工提供分区聚会、残疾车维修服务、医院探访服务、教育咨询服务、技能培训到骨干能力培训，形成了一系列具有系统性及规模性的活动。这些不同项目的活动契合不同地域、不同人群的需求。互助组织强调的是参与性，通过参与的过程，让更多工伤职工感受社会的关怀。同时，在参与的过程中，工伤职工之间彼此了解，更全面地了解互助组的服务内容，也让互助组织在提供服务的过程中检讨服务设置的合理性。此外，互助组织的服务还考虑拓展到工伤职工的多重生活领域中，如在广州开展的剪纸培训和计算机基础学习班等活动，不仅丰富了工伤职工的日常生活，还能为有重新就业需求或工作岗位转换需求的组织成员提供就业技能培训，协助他们更好地适应新的工作岗位，或进入公开就业市场时具有更大的就业竞争力。

2. 工伤职工的成长——助人自助

互助组织通过举办不同主题的骨干成员能力提升培训，增强了组织骨干成员处理会务的自主性及能力。结合现有资源，骨干成员对互助组织各项目的未来发展方向提出了很多具有建设性的建议，并乐于与他人分享自己的想法。一些工伤职工由开始的接受互助组织的帮助，到后来自己作为义工主动帮助其他受伤的工伤职工；一些重残工伤职工甚至组织新受伤的工伤职工进行伤残适应辅导，分享健康管理及外出经验，陪伴他们进行外出训练，这些生动的例子是互助组织助人自助工作理念的体现。

3. 发挥同侪支持的作用，使工伤职工获得更多社会支持

互助组织的一个重要特点是同道中人之间的关怀和相互扶持。互助组织成员都是经历过共同遭遇和问题的同道中人，他们通过分享彼此的经验及感受，相互合作及扶持，从而实现了情绪上的支持，接纳了残障现实，重塑了生活及工作自信，成功回归家庭及工作岗位。同时，互助组织也为工伤职工提供了一个相互交流的宝贵平台，在这里，他们可以分享与单位沟通、处理工伤问题、适应残疾、日常生活管理、轮椅出行以及就业创业等方面的经验。

4. 促进残健共融，建立社会资本，实现社会融入

遭遇危机和困扰的工伤职工，往往因生理、心理、经济及社会等多重因素而陷入社会退缩和孤立的状况。通过学习新的职业技能，如"从心起航职业社会康复驿站"

提供的重残工伤职工学习运营咖啡厅、手工技能、博物馆讲解、城市无障碍督导等职业技能培训,并实现就业创业,扩大了工伤职工的生活圈子,丰富了他们的社交及支持网络,从而帮助他们建立社会资本,真正实现社会融入。

5. 提升组织的社会知名度,推动无障碍公共文化建设

互助组织成员的问题和需求并非仅靠彼此帮助就能完全解决。除了以同侪关系为纽带,连接新老工伤职工,搭建多样化平台,通过集体行动提升组织知名度外,互助组织还需要承担更多推动社会观念更新和社会文化革新的重任,这包括推动物理及人文环境的无障碍建设,以及推广新时代残障观念等。

第十九章 个案管理

第一节 个案管理概述

工伤的处理不仅影响到工伤职工及其家人的身心健康，还会影响到用人单位内部其他职工的工作热情，同时也会影响到工伤保险的支出，由此可能引发一系列社会问题。因此，世界各国政府都希望建立良好的工伤康复管理政策及管理模式，以便工伤职工能够得到及时和协调的医疗及康复服务，协助他们重返工作岗位并融入社会，从而减轻因工伤而产生的种种负面问题。

在西方国家，在工伤保险系统内普遍采用个案管理的工作模式，并且明确了个案管理员的职业内涵与标准。工伤保险所涉及的医疗、康复及补偿服务，由专门的个案管理员、康复统筹员或康复辅导员负责全面统筹安排。个案管理员承担着明确的工作责任及目标，即协助工伤职工在受伤后充分发挥其剩余的职业潜能，从而提升工伤职工的生活质量。

一、个案管理的发展沿革

个案管理工作模式的萌芽可以追溯到 20 世纪初。当时，美国在公共健康部门里开创了一种由公共健康护士与社会工作者合作，共同负责患者照顾管理的工作模式。20 世纪 20 年代，精神病学专家与社会工作专业工作者开始在社区机构中对长期、慢性疾病患者进行管理照顾。到了 20 世纪 30 年代，公共健康护士开始尝试进行个案管理，通过社区探访来照顾自己的患者。

20 世纪 70 年代，由于利宝与北美公司采用个案管理的模式在医疗支出管理和促进职工重返工作方面取得了明显成效，其他保险公司也开始发展与职业伤害有关的个案管理计划。随后，美国公共医疗卫生保健机构开始为残障者、长期病患以及低收入和残弱老者提供个案管理服务。20世纪80年代，由于医疗保险成本成倍上涨，为了控制成本并达到符合成本效益的商业目标，保险公司开始更加重视发展个案管理计划。从20世纪80年代至21世纪初，由于急性期保健医疗服务中面临着成本控制与服务质量的双重挑战，以服务提供者为基础的个案管理计划开始激增。在保健医疗服务系统中，个案管理模式常被用于监督、总结个案管理服务计划的功能成效。

纵观个案管理模式的发展过程，虽然成本控制是其发展的重要因素之一，但为消费者提供高效的健康保健服务才是其最主要的发展推动力。因此，从事个案管理工作的人数也迅猛增长。

二、个案管理发展的背景

近年来，发达国家的卫生保健成本急剧攀升，越来越多的国内生产总值被投入健康保健领域。一方面，随着人类寿命的延长、老龄化问题的加剧以及家庭结构的变化，人们对长期照顾机构的依赖日益增强。另一方面，医疗科技的快速发展、卫生保健服务的日益细化，以及人们对卫生保健结果期望值的不断增高，都进一步推动了卫生保健支出的不断增长。面对卫生保健管理中出现的种种问题，如消极的评价和有限的赔付，人们开始更加重视卫生保健品质和成本投入之间的有效平衡，政府、保险机构以及社会大众都迫切希望找到一个官方认可且符合绩效目标的支付方式。在这样的背景下，人们对个案管理在控制成本与提升品质方面的积极作用有了更深刻认识，个案管理得以迅速发展。

三、个案管理的概念

为适应卫生、社会和医疗保健系统的不断变革，个案管理的内涵上发生了诸多改变。尽管个案管理的过程保持相对稳定，但其角色、功能和场所却在持续改变和发展。

1997年，美国个案与保健管理峰会对个案管理进行了如下描述：个案管理的主要活动旨在向患者提供及时、适合且有益的服务，促进成本效益高、协作性强的专业互动，并有效整合每个个案或服务提供者的医疗、心理和社会因素。上述活动包括但不限于预估、计划、协调、实施、监督、教育、评估以及倡导等，整合范围应当包括但不限于案主及其家庭、卫生保健提供者、社区机构、立法部门、财政资源、第三方支付者和雇用者等相关方。

1. 个案管理的定义

在传统的定义中，个案管理与保健管理的概念常被交替使用，特别是在慢性病管理、长者照护以及长期照顾残病人的卫生保健服务领域。在这些情境中，保健管理的术语常被用来描述或替代个案管理的角色和过程，如保健管理、个案或保健合作、服务合作、服务管理等，有时也与个案管理混用。由于个案管理可应用于不同的专业领域，因而在不同专业领域个案管理被赋予不同的定义，以下是一些比较具有代表性的定义。

（1）个案管理作为社区保健系统的一部分，其过程涉及预估个体的功能情况及损伤（包括精神、认知、社会、情绪方面），界定个体所面临的问题和需求，以及评估个体当前的能力和支持系统（如家庭、朋友、经济状况和环境）。在制订保健计划时，个案管理规划需反映出个体的需求及问题，并协调必要服务以提升个体的支持系统。

（2）个案管理作为康复治疗需求与可用资源之间的桥梁，旨在确保保健品质、实现积极成效，并控制成本。

（3）在医疗服务领域，个案管理被定义为预估、计划、合作、监督以及评估个体所需的服务，以满足其健康需求，从而实现品质成效和成本效益的保健服务。

（4）个案管理作为社会工作系统中一种提供服务的方法，被定义为以专业方式协调、协助、监督、评估及倡导一系列服务，以满足特定服务对象的综合需求。

（5）个案管理是计划、组织、协调、监督服务和资源以满足个人卫生保健需求的过程。

（6）在护理领域，个案管理侧重于合作、整合及直接针对患者的服务过程，包括对保健资源的持续管理，以支持成本效益高、以患者为中心的护理保健系统。

（7）个案管理是一个系统性进程，通过持续的合作与人群服务系统中的转介，为残疾个体提供服务。此系统以被服务的个体为中心，以目标为导向，旨在将个人的独立功能水平提升至最高。

从以上各领域对个案管理的定义可以看出，个案管理的定义通常侧重于描述其特定的活动过程。由于个案管理是针对特殊人群利益而提供的特定服务的协作，因此它被广泛认可为一种合作的实践，包括预估、计划、协作、参与、监督并评估为满足个体的健康与需求所要求的选项与服务。其特点是倡导沟通以及资源管理，以提高服务品质和实现低成本的介入和结果。

2. 个案管理的价值观

个案管理是一种综合性的管理模式，而非单一的专业服务。在其发展过程中，逐步形成了以下核心价值观。

（1）有效的个案管理可以直接、积极地影响整个国家和民众在社会层面、道德层面以及财政层面的健康。个案管理由专业的个案管理员提供，旨在提升个案的安全感、幸福感以及生活品质，同时减少整个卫生保健系统的支出。个案管理服务具有整体性和以个案为中心的特点，其目标不仅在于提高个案的健康和福利，也在于维护所有相关方的利益。因此，个案管理既为个案服务，也为卫生保健系统提供服务、管理资源。

（2）每个个体都是独一无二的，拥有不同的需求、目标和喜好。所有个体都有人身自由的权利，有权为自己做决定，并体验对自己生活的控制。个案管理并不取代家庭的支持，而是旨在增强和提高家庭对其相关成员的照顾能力。它致力于将个体能力最大化，使照顾者能够作出有依据且独立的决定，从而提升所需的照顾水平。

（3）个案管理特指在个体健康和人群服务工作中的实践应用，当在一个案主、服务提供者和相关部门能够相互沟通的环境中实施时，个案管理能够取得最佳效果。

（4）个案管理建立在职业价值、知识和技巧的基础之上。它遵循基本的道德准则，包括对个人先天价值和能力的认识，以及尊重个人自决权和保密原则。个案管理目标的实现依赖于信任关系的建立和提升个案管理员与案主间的直接关系，并需要双方对实现目标达成共识。

3. 个案管理实践的基本准则

（1）关注案主及其家庭的需求。

（2）协商、协调并设法获得所需服务与资源。

（3）管理的过程需要伴随医疗的过程。

（4）发展与案主及其服务相关的不同关系。

（5）可以是阶段性的也可以是连续性的服务。

四、个案管理的目标

个案管理是通过个案管理员与案主、医师、案主家庭或相关者以及卫生保健提供者之间的相互协作,制订并实施满足个案需要的保健计划,并寻求在有限资源下实现成本效益最大化。个案管理的目标是提高案主的健康水平、自主性,以确保服务和财政资源的适当运用。综合各个实践领域的特点和要求,个案管理目标具体可以归纳为以下 7 个方面。

(1) 通过早期评估,确保服务以及时、高效且符合成本效益的方式提供。

(2) 通过促进和协调及时、适当的医疗卫生服务,帮助案主达到最佳健康水平和功能状态。

(3) 对卫生保健服务进行适当的组织和排序,在不降低保健质量的前提下以最佳成本效益的方式实现所有关系方的产出最大化。

(4) 最大限度地保持案主独立性和个人尊严,使案主能安定地生活在合适的环境中,并为案主的需求提供适当、综合且协调的预防、康复和跟进等整合性服务。同时,建立和强化家庭及社区支持机制。

(5) 提高案主的安全感、生产力、满意度以及生活品质,帮助案主进行适当的自我导向照顾、自我主张,以及在卫生保健方面作出信息充分的决定。

(6) 促进案主回归工作岗位或提升案主回归工作的能力,并制订帮助案主回归工作或变得可雇用的服务计划。

(7) 提升人们的潜能和解决问题的能力,提升资源和服务提供者的组织效率和人道主义运营水平,将服务对象与资源、服务提供的系统连接起来,并对社会政策的发展和改善作出贡献。

五、工伤康复个案管理的效益

工伤康复个案管理大多数情况下会特别关注那些损失极为严重的个案,即成本高、康复周期长或需要多重服务的个案。良好的个案管理可以协调个体使用卫生保健服务的过程,确保以成本效益高的方式提供最佳品质的服务。从管理的角度看,个案管理模式旨在促进组织生产力管理最大化,同时实现相关成本最小化。个案管理的目标是推动重返工作项目完成，它通过减少损耗时间、训练时间、训练成本和医疗成本节约"硬成本"，同时，通过促进工伤职工重返工作岗位，间接提高用人单位职工工作热情，从而节约了"软成本"。

采用个案管理的服务模式，个案管理员能够主动为工伤职工提供个人化、适时且合适的医疗康复服务及重返工作的安排，以促进其康复进程，并协助他们尽快重返工作岗位，保持就业稳定。这不仅有助于工伤职工及其家庭重新面对及适应受伤后的生活，还能在鼓励企业积极参与配合个案管理工作的基础上，提高工伤职工重返工作的机会，减少因工伤而给用人单位带来的人力资源损失，此外，这也能让用人单位履行其社会责任，最终有助于减少因工伤而产生的社会问题。

第二节　个案管理的工作内容与流程

个案管理是一种跨学科的实践，其核心工作范畴主要集中于健康照顾活动的协调以及对个案所需资源的合理分配。个案管理的着眼点不仅局限于案主的医疗情况和质量，还深入考虑每个案主、家庭及照顾者的多元化需求，这包括其经济状况、心理社会情况，以及他们的文化、价值观和信仰。

一、个案管理的工作内容

2006年，田半等人发表的研究结果明确提出了个案管理实践活动的6个核心工作领域。

1. 个案的发现与评估

主要任务如下：

（1）确认案主是否需要个案管理服务。

（2）获得案主许可，以便为其提供有关的服务。

（3）与其他卫生保健提供者（包括医师）保持有效沟通。

（4）区分案主的不同服务需求，如亚急性或一般性的护理服务需求。

（5）了解案主的保险状况及可使用的金额，以确保实现个人卫生保健需求可用资金的最大化，并协助申请特殊服务。

2. 个案管理的服务提供与协调

主要任务如下：

（1）明确案主的健康情况、服务需求，以及制订个案管理计划。

（2）个案管理员作为健康照顾活动的促进者和协调者，负责保持与服务提供者之间有效沟通。

（3）监督服务提供者和案主的进展，确保他们朝向预定和期望的目标进行。

（4）检视并调整所需的卫生保健服务流程。

（5）与服务提供者、费用支付者、用人单位、家庭和其他关键利益相关者交流个案管理的预测情况与结果。

（6）与利益相关者合作，共同认定广泛的最终目标以及预期的健康照顾结果。

（7）组织并整合资源，以确保卫生保健服务的顺畅运行。

（8）以倡导者的身份为个人卫生保健需求争取服务。

（9）遵守伦理规范以及法律、法规和官方认可的标准。

3. 个案管理服务的效果评估及结案

主要任务如下：

（1）收集、分析并报告结果数据，包括临床指标、财政状况、改善情况、生活品质以及案主满意度。

（2）评估个案管理服务品质和个案管理服务计划的有效性。

（3）确保案主可以及时获得必要的服务。

（4）在制订个案管理计划时，运用以实证为基础的实践指导方针。

（5）促进案主接受关于福利和疾病预防的教育。

（6）监督疾病管理情况。

（7）准备符合相关规章制度要求的报告，确保合规性。

（8）就服务结束事宜向利益相关者进行通知和沟通。

（9）妥善处理个案管理员与案主的关系，确保顺利结束服务。

4. 个案管理服务的资源使用管理

主要任务如下：

（1）监督健康照顾服务的适当性。

(2）与用人单位和保险公司保持持续沟通。

(3）合理分配资源，确保资源与案主需求相匹配。

(4）管理赔偿金给付和申请流程。

(5）检视服务提供者在服务过程中记录文件的完整性。

(6）辨识高风险的个案及可能从其他类型服务中受益的个案。

(7）评定案主参与个案管理服务或自我护理活动的准备度、意愿和能力。

(8）确定案主的基本要求及身体、情绪、心理和精神方面的功能状态。

(9）通过已建立的个案管理过程和标准，对案主情况进行适当评估。

5. 个案管理服务的心理社会和财政资源使用

主要任务如下：

(1）整合特定介入方法、家庭动力学、文化议题和个案管理实践的资源。

(2）回顾并更新案主的社会和财政资源信息。

(3）评估案主的社会支持系统和人际关系，以及影响案主健康行为的因素。

(4）评估照顾者的能力和可用性，以优化所需服务的提供。

(5）将案主引导至正式和非正式的社区资源和支持项目。

(6）确定并协调卫生保健服务的财政资源，确保其适应性和可持续性。

6. 个案管理服务的职业康复及其策略

主要任务如下：

(1）处理残障问题、工作地点障碍，以及将工作融入生活活动的策略。

(2）确定案主家居环境无障碍改造的需要。

(3）识别并安排特殊化服务，以促进健康、功能和生产力的最佳水平的达成。

(4）进行职业评估并安排相关服务。

(5）进行工作分析与工作调整。

(6）与用人单位沟通，告知工作变更和调整。

根据上述6个工作领域的描述，个案管理的工作内容可以概括为：通过个案选择和鉴定，向案主提供多样化服务并进行紧密监管；制订并实施个案管理计划，作为领导者统筹执行每个计划；在过程中需要对资源利用进行管理，并就财务管理向有关部门作出报告；持续评估、修改及跟进服务计划，以确保其成功实施并符合成本效益原则。

二、个案管理的流程

个案管理的过程分为以下 6 个步骤。

1. 案主甄选

甄选过程旨在识别那些可从个案管理服务中受益的案主。在卫生保健组织中,案主甄选被视为个案管理的起点,个案管理员根据组织特定的标准,选择最可能从个案管理服务中受益的案主。甄选主要通过健康风险筛选、基于证据的标准、数据管理下的风险分层,以及其他卫生保健提供者处的转介等方法完成。

2. 评估和问题界定

此步骤在案主甄选完成后进行,并被纳入个案管理流程。评估主要目的是明确案主的需要。评估资料可能来源于案主、家人或照顾者、医师、医疗病历记录、护理人员、用人单位及其他相关人员。评估内容必须全面且综合,一般包括案主的基本资料、所属机构和所获批服务水平的适宜性、当前医疗情况、营养情况、疾病预后、健康教育需求、经济状况(包括健康保险)、鉴定及授权情况、功能状况及环境因素、心理社会因素(包括家庭和支持系统、文化宗教信仰等)。

通过评估,发现案主实际和潜在的问题,进而制定治疗目标,确定必要的干预措施和策略。这些目标和措施将纳入个案管理计划中,并确定个案所需的资源。

3. 个案管理计划的制订

为了确立治疗目标,确定案主需求的优先级,以及规划案主所需服务的类型和满足既定目标与结果所需的资源,制订个案管理计划至关重要。个案管理计划本质上具有跨学科性质,需要所有参与个案照顾的人员的共同参与。为确保个案管理服务的针对性,在计划制订过程中,个案管理员需要回答以下问题:

(1) 当前阶段,案主及其家庭主要面临哪些问题?案主及其家庭认同这些问题吗?

(2) 治疗的目标和医疗团队必须完成的目标分别是什么?

(3) 为解决上述问题并达成计划目标,需要采取哪些必要的介入措施?

(4) 实施计划目标的日程安排是怎样的?

(5) 为实现目标和结果,还存在哪些障碍?

个案管理计划应根据个案情况和治疗目标的变化,进行持续性的评估和再评估,并根据需要修订计划。

4. 个案管理计划的执行和协调

在个案管理计划的执行和协调过程中,需执行计划中所有介入措施,以实现治疗目标并解决案主问题。在此过程中,个案管理员负责促进和协调不同团队之间的工作,确保以成本效益高、安全、有效的方式实现健康照顾目标。

5. 个案管理计划和跟进的评估

此步骤包括对案主护理活动、治疗及其相关结果的全面评估。在评估和跟进的环节中,个案管理员需识别计划执行中出现的所有变化和延误情况,并立刻记录这些情况。这一步骤旨在确保个案照顾计划的高效性、安全性和成本效益性。在评估过程中,个案管理员需要回答以下问题:

(1) 这些活动和结果是否已达到既定目标?
(2) 执行过程是否与个案管理计划保持一致?
(3) 治疗是否在设定的时间段内进行?
(4) 案主是否已准备好出院?
(5) 案主是否在适当的护理级别和场所接受护理?
(6) 是否存在相关的赔偿问题?
(7) 个案管理计划是否满足了个案家庭的需要及利益?
(8) 是否出现了立法或伦理方面的风险?
(9) 个案管理中需要进行哪些必要的调整?

6. 个案管理过程的结束

根据个案及其家庭的情况或选择,医疗卫生团队、用人单位、保险公司以及个案管理员共同确定结束个案管理服务的需求。通常,结束个案管理服务的情况可能包括以下7种:

(1) 达成既定目标和结果。
(2) 卫生保健机构或护理水平要求发生变化。
(3) 收益情况发生损失或变动。
(4) 案主或家庭的意愿和需求发生变化。

(5) 个案管理员无法再提供个案管理服务。

(6) 案主及其家庭从个案管理服务中获得最大收益。

(7) 案主或及其家庭表现出与个案管理护理计划无关的行为。

当结束个案管理过程和服务时，个案管理员必须向案主及其家庭、卫生保健团队成员提供充分的提醒和解释。结束个案管理服务的决定必须经由所有相关参与者共同讨论，并基于上述情况作出决策。

第三节 个案管理员的角色与功能

在美国，个案管理员的角色已被广泛纳入所有卫生保健连续系统中，无论是在医疗卫生保健的前期、急性期、后期还是康复期，都有个案管理员的介入。个案管理员的工作任务由不同的专业人士担任，他们可能是护士、社工、治疗师、康复咨询师、持有执照的卫生保健专业人士、残障专家或劳工赔偿专家等。然而，个案管理员的专业背景并不会影响个案管理服务的提供，其主要的工作任务及方向则由其服务的机构特性所决定。换言之，个案管理员功能的发挥取决于其工作场所、服务对象以及所在的工作环境或组织结构，是在公营保健机构还是私营保健机构工作，是保险公司的个案管理员还是医院或急性护理机构的个案管理员。

个案管理员与卫生保健专家有所不同。卫生保健专家是在保健活动的合作中、保健的实施和计划中与案主、家庭和卫生保健团队合作。而个案管理员则可能需完成多种工作任务，如案主及家庭的教育、咨询、成效监督、资源利用管理和其他相关任务。由于个案管理员扮演着跨专业角色，因此被要求具有某些特定条件，如相应的教育背景、经验年限和资格证书。

一、个案管理员的角色

自20世纪80年代以来，个案管理员的角色不断演变，从最初的卫生保健服务评估者转变为健康、医疗、社会、立法和财政服务的中介者和协商者。在个人的照顾中，个案管理员的角色变得更加复杂和积极。个案管理员被要求以专业、合法的方式提供高水平且合乎道德的服务。2005年，田半对个案管理员的主要角色定义如下。

第四篇
社 会 康 复

1. 教育者

基于卫生、医疗和长期照顾系统的复杂性,个案管理员的具体职责如下:

(1) 评估案主及其家庭成员的教育需要,并在药物使用、治疗方法、健康生活方式和疾病风险降低策略等方面对他们进行教育。

(2) 向卫生、医疗、社会服务等临床工作者提供关于其提供的服务以及如何获得所需服务的培训。同时,个案管理员还需向临床工作者传授有关健康保险收益、赔偿及其他服务提供中的适用元素。

2. 协调者

个案管理员在复杂的服务模式中扮演着协调者角色。通过多学科合作,个案管理员的具体职责如下:

(1) 组织服务提供者以满足案主及其家庭的需要。

(2) 促进服务的顺畅运行,如测验和程序的完成,计划的过渡和教育活动的实施。

3. 沟通者

个案管理员是积极的沟通者。他们表达能力强,能够清晰地沟通案主及其家庭成员的需求给卫生、医疗等临床工作者和其他服务提供者,以确保案主可达到其功能的最佳水平。

4. 合作者

个案管理员能够针对案主及其家庭成员的需求,与众多卫生、医疗和社会服务提供者合作。一些职业的卫生保健个案管理员在组织内部与心理学家、药剂师和心理治疗师等合作,而其他一些则与机构外的医疗设备机构代理人、用人单位、运输服务的提供者等合作。

5. 临床治疗者(部分个案管理员)

部分个案管理员也具备专业的临床治疗能力。他们在特定专业领域,如心脏病、肿瘤学或残疾护理方面具有一定水平的专业能力,其中一些人还负责计划的实施,运用他们的专业知识去识别案主的问题并制订有效的照顾计划。

6. 资源利用管理者

个案管理员促进符合成本效益的照顾服务及赔偿金的运用。他们关注于照顾的连续性及案主在不同照顾水平间的转变。

7. 转变协调者

贯穿于照顾和计划设定的连续性，个案管理员促进案主在不同照顾水平间的转变。他们通过检查案主的情况和必要的治疗选项，并提供相关服务，通过执行和转变计划来完成此类工作。

8. 领导者

在他们的角色中，个案管理员承担着领导角色，特别是在资源的分配和利用、服务的监督、赔偿金回顾和收入管理、改变服务实施系统、工作表现回顾与管理等方面。

9. 品质管理者

个案管理员有责任保证案主的安全，并提高提供服务的品质。他们辨别出护理的差异和延迟情况以及机构活动中的问题。他们也参与品质提升小组的活动，以小组领导者、促进者或成员的身份发挥作用。此外，他们通过监督组织和以案主为中心的成效，评估个案管理服务的有效性。

10. 谈判代表

个案管理员在照顾和服务计划的谈判与协调中承担重要角色。他们在协调测试的日程安排及结果上进行有技巧的沟通，并在关于管理照顾组织、案主要求的服务、住院时间的长短、社区基础的服务以及所提供服务的赔偿金等方面进行积极有效的谈判与协调。

11. 倡导者

个案管理员确保案主及其家庭成员的需要获得满足，并将其利益置于最高处。此外，他们告知案主的治疗选项，并促进案主在信息充足的情况下作出决定。

12. 研究者

个案管理员通过研究评估个案管理的服务和结果，建议其研究结果的利用，并在研究实践以及护理标准、政策、程序和治疗协定书的改变上发挥作用。

13. 危机管理者

个案管理员在回顾案主护理和服务的建议计划时，在照顾环境和过程中划分出危机的领域。他们首先定义出须即刻注意和决定的重大事件，并确保组织和其他专业人员一直遵守受到规章制度限制和授权的标准。

二、个案管理员的功能及其需要掌握的技能

1. 个案管理员的功能

个案管理员在个案管理活动中占据核心地位,这些活动包括预估、计划、目标设定、协调、管理、监督、倡导和评估等,但这些活动受个案管理员实践场所的影响。

个案管理员的功能同样受到案主及其家庭成员,卫生、医疗、社会服务提供者或用人单位的期待和要求的影响。个案管理员可以在不同性质或类型的机构中工作,因此,他们的功能必须在被给定的位置和个案中的实际因素间进行权衡。个案管理员能够发挥功能的工作场所包括保险公司、医院、家庭卫生保健公司、政府部门(如公共医疗补助、医疗保险)、长期照顾机构、社区机构组织、临终关怀和舒缓治疗机构、社会服务机构、非营利和宗教机构以及老年人照护机构等。

2. 个案管理员需要掌握的技能

为了成功履行其角色和功能,个案管理员必须将其知识有效运用于实践。具体来说,个案管理员需要具备的技能如下。

(1)临床和患者护理技能

这包括直接或间接的护理提供、患者和家庭成员教育、协调护理活动促进患者康复、危机介入和咨询、照顾计划制订和实施等。

(2)管理和领导技能

如计划管理、问题解决和冲突消解、组织会议、目标设定、批判性思考和冷静判断、变革管理、伦理和法律事宜管理、时间管理和优先级设定、达成共识、资源整合、倡导、结果管理、品质和患者安全监控等。

(3)商业和财务管理技能

如资源分配、利用管理,财务分析(包括成本-收益分析、成本有效性分析),经济补偿程序、健康保险与授权管理,把关、否认和拒付管理等。

(4)信息管理与沟通技能

如客户关系管理、文化敏感度提升、撰写报告、信息共享、有效沟通、文书处理、处理异议、积极倾听、团队合作等。

(5) 专业技能

如进行研究和实施以实证为基础的实践、获得专业认证、发表研究论文和专著、提供专业咨询、参与网络协作、加入专业组织并成为其成员等。

第四节　个案管理在工伤康复中的应用

工伤康复个案管理有着明确的工作职责及目标，即协助工伤职工充分发挥其残存的职业潜能，从而提升其生活质量。在美国，工伤康复个案管理员通常由职业保健个案管理员和熟悉工伤职工的工作任务、工作环境、工作流程、保险金项目、照顾人和社区资源情况的医师担任，他们需要具备关于残疾的医疗知识、职业安全健康知识、健康促进理念、保险制度知识及促进重返工作的知识等。

一、核心目标

工伤康复个案管理的最终目标是协助工伤职工达到功能改善的最佳水平，以最符合成本效益和高效的方式促进工伤职工成功重返工作岗位。个案管理员不仅要确保工伤职工得到合适的医疗照顾，还需要从工伤职工受伤的初期开始进行评估，在尽可能早的时间点制定帮助案主重返生产性工作的目标，无论是过渡性的、调整后的还是全职的工作。工伤康复个案管理的核心目标包括如下内容：

(1) 及时促进工伤职工重返工作岗位。

(2) 支持工伤职工获得工伤医疗照顾和相应福利待遇。

(3) 最小化工作场地时间损失。

(4) 协助用人单位有效管理残疾事宜。

(5) 提高团队竞争力和凝聚力。

(6) 优化用人单位资源的使用。

(7) 降低残疾带来的成本，包括时间成本。

(8) 增强工伤职工的信念，尊重他们的身体和文化的差异性。

(9) 改善和提高工伤职工的就业能力。

(10) 确保遵守相关法律和组织规定。

(11) 确保服务品质。

二、工作方法

1. 用人单位内部的个案管理

用人单位内部的个案管理由单位自己的工作人员或指定人员负责提供，这些服务包括在工作场所联络特定的案主，通过电话沟通或实地探访等方式确保个案管理的连续性和有效性。

2. 远程个案管理

远程个案管理服务是一种通过信息化方式进行沟通协调的服务模式。

3. 外部和实地个案管理

外部和实地个案管理服务通常由用人单位之外的保险公司或职业保健个案管理公司提供。在某些情况下，内部个案管理员会引导、配合或促进外部个案管理员的个案管理服务和重返工作岗位的实地探访工作。

工伤康复个案管理运行模式以工伤职工为核心，注重各利益相关者之间的沟通协调及合作，并共同参与协助解决工伤职工面临的康复问题，进行决策，评估个案的医疗及康复过程和结果，共同担负起职业康复计划的责任。通过这种模式，工伤职工得以重新投入工作及重新适应社区生活。工伤康复个案管理中的利益相关者如下：

（1）工伤职工及其家庭成员。

（2）所属用人单位的人事主管及其领导。

（3）所属工会工作人员。

（4）专科医护人员。

（5）康复专业人员。

三、工作内容

工伤康复个案管理是一种面向工伤职工及其家庭成员、职工群体和社区组织，提供和运行与职业安全健康相关的项目与服务的特殊实践。无论个案管理服务是面向职工、职工群体、用人单位还是保险公司，所提供的服务功能都必须紧密围绕职业健康与重返工作的总目标相协调。工伤康复个案管理涉及的工作内容如下：

(1)职业健康促进。

(2)职业安全干预。

(3)建立利益相关者联络和资源共享的网络平台。

(4)协调跨学科医疗卫生保健团队的工作。

(5)工作场所安全研究与数据收集。

四、工作流程

工伤康复个案管理工作主要分为个案评估、个案计划制订、服务协调、服务监察及重检 4 个阶段,它们构成一个连续性的过程。

1. 个案评估

需要采用全面且跨专业的评估方法,以准确评估工伤职工的医疗及职业康复需要。

2. 个案计划制订

根据工伤职工的评估结果,制订个性化的医疗及职业康复计划。

3. 服务协调

有效地与团队内不同专业人员定期沟通,了解个案的进展及变化,配合医疗及职业康复计划的实施,商讨并协助解决工伤职工在康复过程中所面对的问题。

4. 服务监察及重检

定期监察所提供服务的品质,确保服务按照计划进行。

在个案管理服务的执行过程中,根据不同的康复阶段(住院康复期、出院准备期、出院跟进期)所提供的个案管理服务内容和重点也有不同,具体服务内容见表 4-1。

表 4-1　　　　　　　　　　　不同康复期个案管理服务内容

	住院康复期	出院准备期	出院跟进期
直接服务	康复辅导: 1)个案辅导,如伤残辅导、家庭关系辅导、人际沟通技巧辅导等 2)小组辅导,如生活重整、疼痛/压力管理、情绪管理等	出院计划:制订与疾病、健康照顾有关的自我照顾计划(包括预防性的卫生、出院后的持续医疗等),评估出院后的照顾环境,调整个案与家庭的关系,规划长远生活与可持续生计安排等	电话跟进:了解人际沟通情况、情绪识别与处理情况、社会心理调适情况等

续表

	住院康复期	出院准备期	出院跟进期
直接服务	资源提供： 当地政策福利资讯、法律援助、社会保障、社会组织、住宿与交通、兴趣交友、培训信息、健康教育讲座、就业资讯、创业培训等	资源提供： 出院服务计划书、生活所在地可利用资源（如残障者服务、社会保障、医疗资源、社会救助等）	资源转介： 提供生活所在地服务的社会组织联系指引
	社会行为活动训练： 运用社会心理行为适应理论和训练方法，在模拟或真实环境中，为住院康复患者提供与个人能力、功能程度及环境需求相符的训练，包括康复知识学习、人际交往练习、沟通技巧培训、交通工具使用指导、购物能力训练、社区聚会参与、互助康乐活动等，为其回归社会创造条件		社会融合促进： 鼓励个案参与社会生活、工作、人际互动等
间接服务	与相关利益者的沟通和协调： 1）家属。告知伤情预后，明确康复目标，共同制订服务计划 2）医疗团队。评估与商讨康复进展、参加评估会等 3）用人单位。反馈康复进展，探讨复工可能性及条件 4）其他转介机构。反馈身心状况及康复需求	与相关利益者的沟通和协调： 1）家属。指导居家康复与照顾，协助返家准备 2）用人单位。协调复工准备与工作安置 3）医疗团队。制订出院服务计划书 4）其他转介机构。反馈身心状况与跟进情况	与相关利益者的沟通和协调： 1）家属。关注家庭关系变化 2）用人单位。了解工作适应情况 3）转介机构。跟进情况，协调后续服务
	社会倡导： 倡导职业健康安全、推动工伤康复政策完善等		

第五节 工伤康复个案管理员角色任务

一、工伤康复个案管理员的角色

在工伤康复过程中，个案管理员主要承担统筹工作，依据个案管理的运行模式，负责适时且主动地跟进工伤职工的医疗康复及重返工作进度及安排。其职责包括制订康复及重返工作计划，安排并跟进康复治疗及重返工作的进展情况，提供重返工作后的支持，以及跟进工伤职工重返社区后的生活状况，从而协助工伤职工及其家属积极面对并适应受伤后的生活。

工伤康复个案管理需提供不同层面的服务，个案管理员承担的角色还包括全面跟进的提供者、管理者、协调者、咨询者。

1. 提供者

个案管理员需要为工伤职工提供个性化评估，深入了解他们的需求，确定工伤职工现存及潜在问题，进而安排符合工伤职工身体及心理需求的整体性医疗及职业康复计划。

2. 管理者

个案管理员作为工伤职工职业康复计划的"守门员"，负责监测康复计划的执行及质量，确保康复计划的有效性及经济性；若个案进展发生转变，需根据转变修改工伤职工的康复计划。

3. 协调者

个案管理员需定时与相关人员，包括工伤职工、用人单位的人事主管及其领导、工会工作人员以及跨专业的医疗康复团队成员（如专科医师、康复治疗师、辅导员及心理学家等）进行沟通协调，了解职业康复计划的进度，确保所有职业康复计划均按照时间表进行并完成，以保障职业康复计划的持续跟进。

4. 咨询者

个案管理员需向工伤职工及其家庭成员解释制订的职业康复计划，使其更了解康复治疗计划及检查过程。此外，还需向工伤职工解释其应享有的工伤补偿权益。

有关工伤康复个案管理员的责任清单，详见表4-2。

二、工伤康复个案管理员与各个相关者的协调及沟通

工伤康复个案管理获得成效，需要多个不同个人、职能团队的互相配合，因此在工伤康复过程中，个案管理员的协调及沟通至关重要，需要与不同相关者进行协调沟通。

1. 工伤职工本人

（1）在工伤意外发生或被证实患上职业病后，需尽快联络工伤职工以表达关心并了解其身体状况，从而确保工伤职工得到及时且适当的治疗及医疗康复。同时，需为其制订个性化的康复治疗计划，并向其解释工伤补偿的权利与责任。

第四篇
社会康复

表 4-2　　有关工伤康复个案管理员的责任清单

1. 个案会谈及咨询
1) 与工伤职工进行初次面谈，以确定康复个案管理员及相关康复机构如何协助工伤职工
2) 评估工伤职工对于康复服务的期望
3) 评估及决定工伤职工所需进行的医疗检查项目
4) 向工伤职工讲解康复个案管理员的角色、责任及工作流程
5) 确保工伤职工了解自己在康复过程中的责任与义务
6) 向工伤职工讲解工伤补偿政策及在康复过程中的相关权责
7) 向工伤职工说明与康复个案管理员沟通中的保密内容，以及就哪些内容将会用于与其他服务相关者进行讨论
8) 向工伤职工介绍现有的康复服务、社区资源及其使用限制等
9) 与工伤职工及其家属讨论并澄清对康复个案管理员的期望，明确双方之间的辅导关系
10) 向工伤职工提供有关社会支持的信息，如交通出行、社区服务支持等

2. 康复服务统筹
1) 与有关人员定期评估并商讨工伤职工的康复培训进展
2) 向转介的康复机构或单位详细介绍有关工伤职工的背景状况及所面临的问题
3) 转介工伤职工到适当的单位或机构接受就业技能培训
4) 与不同的机构或服务单位保持联络及合作关系，确保工伤职工顺利转介并接受有关专业服务
5) 转介工伤职工进行工作能力评估
6) 转介工伤职工到适当的康复机构或单位，评估其身体功能限制、工作耐力、工作动力及就业功能程度等
7) 转介工伤职工接受工作调整培训
8) 转介工伤职工接受医疗康复评估
9) 转介工伤职工接受心理评估及测试
10) 转介一些未取得职业资格的工伤职工到其他单位接受适当培训
11) 统筹所有康复计划中不同机构或单位提供的服务
12) 确保所有康复计划中不同的参与机构或单位提供的服务是恰当、适时并符合期望的
13) 转介需要的工伤职工接受精神科的治疗
14) 向外提供有关工伤康复统筹服务的信息
15) 向医护人员进行咨询，了解工伤职工的身体功能、诊断及治疗方案
16) 出席并参与讨论工伤职工诊断及治疗方案的会议
17) 为工伤职工就不同的康复计划内容制定康复时间表
18) 与所有康复服务的提供者保持合作关系，共同规划并有效推行康复计划
19) 促进工伤职工主动配合整个医疗及康复计划的推行
20) 监察工伤职工的进展，确保其达到康复计划内制定的就业方案及目标
21) 根据整个康复计划的支出进行财务监管，并作出适当决策
同时，与相关者或单位进行沟通、讨论和谈判，以优化资源配置和降低财务负担

3. 个案记录及汇报
1) 撰写工伤个案康复记录及总结报告，包括康复分析、依据及专业意见，以供其他相关者了解工伤职工的康复进展
2) 口头上向其他相关者及康复团体讲解工伤职工的康复进展
3) 就工伤职工的情况，整理总结报告或信件，以便向不同的人员或单位进行沟通和汇报
4) 根据转介工伤职工单位的要求，定期或不定期进行工作汇报，讲解工伤职工的康复进展
5) 在个案沟通及记录过程中，谨守法律及专业道德上的指引，如个人隐私保密原则等

（2）需尽快安排合适的专科医师为工伤职工进行身体评估，以了解其能力状况及体能限制。

（3）根据工伤职工的身体评估结果，为其安排合适的康复治疗措施，如物理治疗、作业治疗、职业康复治疗（如工作能力强化训练）等。

（4）定时跟进工伤职工的康复进展，并给予关心和支持。

（5）待康复进展稳定后，安排工伤职工进行职业康复，可尝试逐步重返工作岗位。为此，个案管理员需要为工伤职工召开试工或复工前的个案会议，目的是让各相关人员了解试工或复工的目的，并协调相关安排。工伤职工本人须出席。

2. 用人单位

（1）要与用人单位沟通，了解工伤职工原本工作的性质，并讨论如何安排工伤职工试工或复工期间的工作。试工或复工不仅能让工伤职工增强重返工作的信心，还能使其在完全康复后更容易适应工作岗位。

（2）召开试工或复工前的个案会议，目的是让各相关人员了解试工或复工的目的及安排，用人单位须派出管理者或人事部门职员出席。

（3）定时与用人单位代表沟通，跟进工伤职工的试工或复工情况，并商讨其长远工作及重返社区的安置方案。

一般而言，不少用人单位都会对于工伤职工重返工作岗位或重返单位有所疑虑。用人单位可能不了解工伤职工能够适应哪些工作，或者担心工伤职工重返工作岗位后再次受伤，因而会抗拒为康复后的工伤职工提供就业机会。因此，个案管理员必须在早期与用人单位管理层保持联络，让他们了解工伤职工的康复进展，并提供足够的信息及技术支持，这包括向用人单位主管分析工伤职工重返工作后的能力状况，以及安排康复治疗师到工作场地进行探访和工序评估，协助更改工作场所的环境，以确保工伤职工康复后能顺利重返工作。此外，一些国家制定了相关政策，例如，成立基金向愿意重新聘用康复后的工伤职工的用人单位提供激励，或者制订一些聘用康复的工伤职工的优惠计划，以鼓励用人单位提供就业机会，聘用一些包括严重伤残的工伤职工。

3. 工伤职工的同事

个案管理员须向工伤职工的同事解释试工或复工的目的及安排，因为他们在试工或复工初期对工伤职工的支持至关重要。

4. 专科医护人员

（1）个案管理员须定时与主治医师及有关医护人员沟通，了解工伤职工的身体康复情况，并交流团队内康复专业人员对工伤职工康复进度的建议。如主诊医师证明工伤职工适宜试工或复工，个案管理员应制定试工或复工初期的详细安排，并主动联络用人单位，在可行的情况下为工伤职工作出相应的工作调整，如工作性质、工作时间安排等方面的适当调整。

（2）如果工伤职工的身体康复情况已经稳定，主治医师会建议工伤职工进行伤残评定。

（3）康复专业人员

1）个案管理员须定时与康复专业人员沟通，了解工伤职工的身体康复进度，并确定康复计划按照时间表进行及完成。

2）召开试工或复工前的个案会议，目的是让各相关人员了解试工或复工的目的及具体安排。康复专业人员应出席会议，以解释工伤职工的身体康复进度是否适合试工或复工。

此外，工伤康复个案管理员须联络相关部门的相关负责人，通知有关工伤职工试工或复工的安排，确保试工或复工时期的工作安排计划、安全保障和职业康复待遇得到落实。

第二十章 残疾管理

第一节 残疾管理概述

目前,我国在工伤职业康复、社会康复领域仍处于初级阶段。通过回顾和借鉴发达国家的经验,可以吸收并学习其重要的工伤康复理论与方法,从而建立符合我国国情的工伤职业康复、社会康复模式。

一、残疾管理的发展背景

残疾管理在欧美等发达国家兴起,主要基于三点原因:一是雇主需要面对国家层面关于执行预防残疾及残疾歧视的法令;二是要面对日益严峻的工作人口老龄化问题;三是考虑到昂贵的工伤补偿及医疗保险费用等诸多因素。因此,政府、专业人员、用人单位及工会等各方联合起来,互相磋商及交流,逐步发展出了一套以工作场所为基础的残疾管理模式,进而将职业康复、社会康复的发展推向了一个新里程。

首先,从劳资关系的角度,残疾管理是一种策略。它是在劳资双方均保持持续的"劳动关系"的基础上而开展起来的,主要目的是促进劳资双方共同参与,协助工伤职工康复并重返工作岗位。通过多年的研究及经验积累,残疾管理强调工伤康复的"早期介入",全面关怀照顾工伤职工。这不仅要关心工伤职工身体功能上的损伤,也需要关注工伤职工心理社会层面的影响。残疾管理特别强调为工伤职工提供适时的职业康复服务。

其次,从工伤带来的各项成本以及保险费用支出的角度,残疾管理能有效控制成本。工伤致残的成本包括企业资本的消耗、工伤职工本人因残疾付出的代价,以及工伤保险因工伤残疾而增加的支出。这些成本往往会造成每年的工伤保险费用上涨,而上涨的保险费用则需要由企业承担。同时，当企业内的职工因工伤问题而被迫中断工作时，雇主必须承担工伤职工康复期间的工资、医疗和康复费用。

最后，雇主在工伤问题上还存在不少隐性成本，可能包括重新招聘及训练新职工以取代受伤的职工所产生的费用；为了避免因工伤问题影响生产而需要支付其他职工的加班费用；在替代职工的培训和指导期间，由于生产力下降而造成的损失；在更换职工的培训过程中需要进行的管理和监督工作等。

随着发达国家劳动人口的老化，慢性疾病致残的概率也在增加，包括与工作有关的损伤和职业病。年长的职工在工伤后，相对需要更长的时间康复，这意味着他们失去劳动力及工作中断的时间将会更长。因此，雇主需要支付治疗和康复服务的经济负担也将大幅增加。

在美国，随着《美国残疾人法》的颁布及执行，许多具有前瞻性的雇主通过实施创新和成功的残疾管理计划，在企业内部营造一个平等且无残疾歧视的就业环境。有效的残疾管理策略和干预措施主要包括明确工作岗位功能性职务说明、提供合理的迁就条件，以及利用劳资双方的联合行动来维护无歧视的工作守则。根据美国的一些调查结果显示，雇主在工伤管理上采取具体行动，有助于降低企业成本。大多数雇主认为，工伤预防有助于控制成本。雇主积极参与工伤管理，不仅有助于提升企业内职工的士气，还能提高生产力及生产质量。雇主认为有助于管理工伤的方法包括建立试工计划，与工伤医疗康复服务提供者建立良好的沟通和合作关系，与工伤职工保持联系，以及允许企业主动参与不同工伤个案的残疾管理。

因此，专家认为，在面对日益增加的工伤保险费及医疗成本，企业需要在职业康复专业人士的协助下，积极处理企业的工伤预防、工伤康复及职工重返工作岗位问题，有效控制上述成本的增加，而不是被动地依赖政府或第三方机构（如医疗康复机构）来管理工伤问题。

二、残疾管理的概念

在目前常见的工伤康复服务体系内，工伤康复措施大多仅针对个体（即工伤职工）层面提供服务，而原本的工作环境往往被完全忽略。同时，对于工伤后劳资关系的问题、工伤职工重返原有工作岗位的情况，以及如何对原有工作环境进行适应功能水平的改造等方面，也缺乏足够的重视。

基于世界卫生组织的《国际功能、残疾和健康分类》（ICF）框架，我们认识到并非所有的缺损都会造成残疾的结果，也不是所有残疾都必然导致社会参与障碍。在残疾管理的介入理念及方法上，企业和雇主已经意识到工作场所对工伤职工具有康复价值，并利用工作场所为工伤职工提供生理、心理、社会和环境整合式的康复服务。对于工伤职工而言，尽管功能上存在缺损，但仍然需要被视为一个有价值的职工，并保持与单位的联系。否则，职工会感到被遗弃，这种情绪反而会导致工伤职工丧失更长的工作能力时间，使工伤残疾状况恶化。

残疾管理不同于保险理赔管理，保险理赔管理主要通过工伤补偿或残疾保险，经过协调统筹，分配相关赔偿并协调支付医疗康复费用。残疾管理也不同于传统的职业康复过程，它不是一个完全依赖外部专家（如安全顾问或风险控制管理）的方法。残疾管理需要积极地规划，并协调统筹各方意见，包括工伤职工、企业管理层、保险管理单位、职业康复专业人员等。

残疾管理并不是对残疾人的简单护理，而是一整套能够促进工伤职工恢复健康并重新工作的专业行动计划。通过预防和康复活动，残疾管理能够确保因工伤和疾病所导致的健康损害可以得到及时的鉴定和治疗。此外，还需要专业人员及时与企业进行协商，说服雇主充分利用工伤职工尚存的能力，并根据工伤职工功能水平采取相应的促进就业措施，即通过协同个体、组织与环境因素之间的交互作用，鼓励工伤职工尽快重返工作岗位，推动工伤职工尽早实现个人工作角色，达到具有竞争力的就业状态，最终减少或降低工伤残疾对雇主和职工的影响及成本支出。

三、残疾管理的目标

残疾管理是一个积极进取的过程，其目标在于最大限度地减少身体功能限制或缺损对个体竞争性地参与工作能力的影响，无论这些缺损是因受伤还是病患而产生的。残疾管理更强调企业内劳资双方的参与和协调，可以帮助雇主探索再次有效吸纳受伤职工的方法。以工作场所为主的残疾管理计划策略应包含如下目标。

（1）加强企业对残疾问题的控制，减少工伤事故和严重残疾的发生率，提高企业竞争力。

（2）促进工伤预防和工伤康复早期介入，以减少残疾对职工产生的影响，营造企业重视职工健康的文化氛围。

（3）缩短因工伤而造成的工作中断时间。

（4）最大限度地利用单位内部资源，并提升对外部服务提供者的管理效率。

（5）确保企业遵守有关残疾人保护法律和工伤保险法规，以减少因工伤残疾和相关法律诉讼而产生的负面影响。

（6）改善劳资关系，推动职工与管理层的合作，并鼓励职工直接参与残疾管理规划的制定。

四、工伤康复服务中如何应用残疾管理

残疾管理的内容与介入方法，与我国当前的工伤康复服务内容和形式虽有一定差别，但整体上是一个全链条式的职业康复、社会康复服务模式，它强调工作场所的工伤及职业病的预防，以减少工伤及职业病的发生。因此，其理念、目标和内容值得我们思考、实践和升华。

（1）随着以人民为中心的社会发展理念的深入和企业社会责任的进一步推动，以职业康复、社会康复为目标的工伤康复工作一定会蓬勃发展。工伤康复的最终目标是协助工伤职工重返工作岗位，最终体现在促进职业康复、社会康复领域的繁荣发展上。

（2）在我国职业康复、社会康复服务实践中，需要探索和总结相关政策和激励措施，以推动用人单位的积极参与，这包括为工伤职工提供合适的工作岗位，创造适宜的工作环境，并进行必要的工作调整，以协助工伤职工逐步重返工作岗位。同时，在职业康复、社会康复服务过程中，应逐步建立服务质量管理控制标准，以检验和评估工伤康复服务的成效。

（3）对于职业康复、社会康复专业人员，残疾管理为他们提供了一个更清晰的服务方向和路径。工伤康复的发展需要走出医院、深入社区，并回到工作现场，需要一个跨专业的团队来共同进行。推动工伤职工重返工作岗位是一个涉及身体功能恢复、心理社会支持，以及劳资关系协调等多方面内容的全面服务过程。在这个过程中，用人单位及工伤职工的参与是确保重返工作岗位成功的要素。

第二节　残疾管理计划的框架与内容

残疾管理是通过实施一整套残疾管理计划来实现的,其主要目标是保护和发挥有功能障碍劳动者的剩余就业能力。有效的残疾管理不仅需要劳资双方的积极参与及共同推行,还需要跨专业团队的介入和推动。残疾管理计划的框架和内容也体现了多团队、多维度的特点。

一、残疾管理计划的框架

残疾管理的过程应当是积极主动的,而非被动或响应式的。在实施过程中,劳资双方应共同承担责任,成为积极主动的决策者及规划者,协调以工作场所为基础的职业康复介入和服务。残疾管理强调推广残疾预防策略,普及康复治疗的概念,以及制定工伤后安全重返工作岗位的计划,从而减少和控制工伤对个人及企业造成的经济成本。因此,残疾管理计划框架通常应包含以下要素:

(1) 早期介入和尽早重返工作岗位的理念。

(2) 职工及企业管理层共同参与和承担。

(3) 跨专业的服务团队与服务介入。

(4) 个案管理及协调。

(5) 有效的残疾预防策略。

(6) 职工教育与参与。

(7) 利用企业和社区的资源。

(8) 实施支持性政策和流程来促进保障性就业和工作场所调整。

(9) 确保有能够实行问责的监管系统。

(10) 计划商讨及成效评估的管理信息系统。

二、残疾管理计划的内容

有效的残疾管理计划内容应该包括:职业康复、社会康复的早期介入及尽早重返工作策略;确保工伤职工和工作环境保持联系,使真实的工作场所成为一个具有治疗效果的环境；良好的劳资关系协调机制；专业预测工作中断时间与残疾程度的能力。残疾管理计划的具体内容如下。

（1）工作能力评估

根据工伤职工在原有工作岗位上的身体及精神工作需求，评估其工伤后的能力表现是否能够胜任返回原工作岗位。工作能力评估内容包括医疗检查、身体功能评估、工作分析、职业评估和心理评估等方面。

对工伤职工能力的高估或低估都可能带来不必要的拖延，增加工伤残疾风险及相应的成本支出。因此，专家团队必须综合身体能力评估、医疗和心理评估以及职业能力评估3个方面的信息，真实反映工伤职工的损伤及残疾程度，并具体指出其在重返工作时所面对的工作障碍及所需的工作调整。

（2）工作分析

工作分析是对要完成的某一项或一组工作的具体职务及步骤进行的专业分析。这包括完成每项工作职务的目的，完成工作所使用的工具、设备和过程，履行基本工作职能对职工的身体要求，安全及准确完成工作所需的技能、能力和经验水平，以及其他与工作职务相关的可量度或可描述的信息。

工作分析报告作为准确的工作能力描述性书面报告，为医师提供了工伤职工是否能重返工作的重要参考依据。同时，该报告也是安排工作场所的过渡性工作，或针对工伤职工的功能限制进行工作任务调整的重要依据。

（3）过渡期工作安排

工作场所的残疾管理协调员会根据工伤职工的技能和经验，来制订、实施和评估工作场所的过渡期工作安排计划。这些过渡期工作安排计划的制订和执行，对企业而言，有助于预防工伤职工因身体障碍而影响工作表现，并促进工伤职工安全、适时地重返工作岗位。在管理工作场所的过渡工作计划过程中，残疾管理协调员的直接工作包括客观评估职工的表现，将工作的体能要求进行分类，安排医疗检查和跟进，规划安置工伤职工于一个经调整后永久的工作岗位。

（4）残疾管理的协调

人们总是希望在劳资双方支持下开始工作场所残疾管理计划。这需要双方努力协作，以解决问题、作出决策和进行规划。因此，残疾管理计划指导委员会或残疾管理协调员会作为催化剂，运用客观的资源和丰富的经验来解决企业内的残疾问题。残疾管理协调员所提供的指导能够确保进行客观的评估和规划，并能推动残疾管理目标及时实现。

（5）职业能力评估和职业康复服务

职业评估和职业康复的专业人员须经过专业培训，并拥有相关工作经验。职业能力的测试及评估可以在工作现场实施。评估服务可能包括工伤职工的可转移性技能分析、工伤职工是否拥有资格以便执行替代性工作任务的评估等。测试及评估的结果也可以被用来确定工伤职工是否适合接受非原工作岗位工作的培训或工作安置。

（6）个案管理服务

残疾管理协调员可以向工伤职工提供个案管理服务，以确保他们获得高质量的治疗及康复协助。个案管理服务包括向医师了解治疗计划，充当雇主、其他治疗专业人员以及工伤职工之间的沟通桥梁。残疾管理协调员可以陪同工伤职工参与医师会诊，或陪同他们进行独立的医疗评估。此外，残疾管理协调员还可以家访在家休养的工伤职工，以了解其康复进展，并推动返回工作岗位计划的活动。

第三节　残疾管理的角色与功能任务

残疾管理是一个综合协同多层面资源的过程，旨在协助工伤职工返回工作岗位或获得有竞争性就业机会。因此，工伤职工与其他相关人员和组织在此计划的推行中扮演着重要角色。

一、工会代表

在欧美的大型企业中，工会代表会在企业内部设立工会福利协调员的职位。在残疾管理方面，工会代表通过与企业管理层协商，联合签署残疾职工就业政策声明，旨在将那些患上永久性残疾的工伤职工调配到专门为他们设立的工作部门，根据这些工伤职工的体能和能胜任的工作任务性质，企业会向这些受功能限制的工伤职工提供临时性或永久性工作岗位。正面的劳资关系有助于促进生产力，包括残疾管理计划的筹划及推行。在残疾管理的方案中，工会代表参与讨论工伤职工重返工作岗位的安排，并通过劳资协商的途径，增强双方在有关问题上的沟通效果。

二、残疾管理计划指导委员会

通常，残疾管理计划指导委员会由工会和管理层的高层代表组成，是残疾管理计划中不可或缺的重要组成部分。该委员会在工会福利协调员、工会和企业安全代表、人事管理部门代表以及企业医护顾问的支持下，负责在企业内部制订并推行残疾管理计划的相关政策和流程。

三、职业康复专业顾问

职业康复专业顾问由企业内部或外部的医护人员或职业康复专业人员担任。他们的工作任务包括：制定不同工作岗位及相关身体功能的要求清单；为工伤职工提供适当的就业安置；促进以工作场所为基础的康复支持及重返工作岗位安排；评估、讨论并确定工伤职工重返工作岗位的计划及相关工作任务分配。

四、重返工作岗位就业安置委员会

该委员会成员包括工会福利协调员、劳工保险管理人员、个案经理以及职业康复专业人员。该委员会通过定期与生产管理人员、工会代表、人力资源行政人员、主治医师以及劳工保险管理人员进行沟通，精确评估和判断工伤职工的康复进度和重返工作岗位的适宜性。

通常，在工伤职工和企业主管着手进行重返工作岗位就业安置前，会先征询该委员会的意见或建议，随后启动渐进式的重返工作岗位计划。在必要且适当的时候，该委员会还会向工伤职工提供必要的技能培训，以促进工伤职工能够顺利重返工作岗位。

五、残疾管理协调员

残疾管理计划的实施需要一名企业内部或外部聘用的残疾管理协调员，与工会福利协调员紧密合作，共同推进残疾管理计划。其主要任务是推动职业康复有效介入，关键在于必须以工作场所为导向，尽早介入工伤问题的处理。

针对一些规模较小或工伤问题相对较少的企业，可以选择聘请顾问公司提供残疾管理服务。这些顾问公司将按照合约内容提供残疾管理服务，协助处理企业内的工伤和残疾问题，并构建相应的支持网络。

第四节　残疾管理的策略与成功要素

从实践效果和经验来看，成功的残疾管理离不开劳资双方的共同参与，工伤职业康复、社会康复的早期介入也是影响残疾管理成效的重要因素之一。

一、有效的残疾管理策略

1. 推动正面的劳资关系

残疾管理需要劳资双方的共同参与及推动。无论是劳方还是资方，保障职工的工作能力，减少工业意外及残疾成本，是双方的共同利益所在。已被证实能够对劳资关系产生正面影响的残疾管理策略包括以下内容。

（1）了解企业的实力和薄弱环节，以及管理工伤职工的安全和适时返回工作岗位期间可动用的资源。

（2）宣贯企业文化，特别是职工和管理层在工伤预防、工作场所调整与安置以及工伤职工康复等方面的态度、动机和自身利益。

（3）整理及识别企业的工伤和残疾情况，包括受伤的类型、职工的年龄、工伤损失时间统计、事故资料以及与工伤赔偿相关的支出。

（4）推动企业对工伤职工的康复早期介入和系统性监督。具体的措施如下：

1）设计对工伤职工重返工作岗位及保持健康和生产效率予以奖励的方案。

2）发展具有灵活性和创造性的工伤职工重返工作岗位试工的过渡期方案以及合理迁就的安排。

（5）支持构建正面的劳资关系，提高职工的决策参与度和工作满意度。

（6）通过鼓励职工积极参与，推进工伤预防和降低风险的计划。

（7）引入多元化、高素质的残疾管理资源，与企业内的残疾管理系统相结合。

（8）宣贯向工伤职工提供职业康复以及个案管理服务的价值。

(9）让所有职工理解并接受企业职工从受伤开始到安全重返原工作岗位的政策和流程安排。

（10）向主治医护人员提供关于工伤职工原工作岗位体能要求的相关信息,并邀请他们探访生产现场和工作区域。

（11）积极参与识别、评估并利用社区内有效的医疗和康复服务资源。

（12）将上述有效的社区医疗和康复资源"内化",纳入企业残疾管理基础结构中,引导工伤职工接受指定的医疗和康复服务。

（13）在评估赔偿或在审查报告时发现未能客观反映工伤职工所呈报的损伤和功能限制时,应寻求独立的（第三方）医疗和身体功能评估服务。

（14）订立劳资协议,寻找多种可行方案以保障职工的工作能力,减少因工作中断和长期缺勤而带来的成本。

（15）分析导致工伤的工作环境、性质及流程,从职业健康及工效学的角度,进行有效的工作调整,以预防再次发生工伤事故。

2. 早期介入

残疾管理的最重要策略和原则是早期介入。大部分医疗和康复专业人士都认同早期介入是康复效果的关键所在。事实上,众多研究已经证实,早期介入不仅能提高康复服务的效益,还能为工伤职工、企业、保险系统等带来成本上的节约,同时给工伤职工及其家庭带来正面的心理社会影响。

（1）时间是康复的关键

众多研究发现,影响康复成功与否的关键因素之一,是从受伤之初到接受适当康复服务之间的时间长短。工伤康复成效通常取决于多方面因素,包括尽早开展的康复介入、由熟悉工伤职工全面需求的跨专业康复团队提供服务,以及在康复过程中工伤职工享受待遇的同时积极参与康复的意愿。

（2）早期介入的成本效益与成本节约

美国密歇根州保险局的报告显示,在工伤康复过程中,每投入1美元,便会带来9美元的生产效率的提高。而对于脊柱损伤等较严重的工伤而言,每1美元的康复费用,可以节约相当于6万美元的未来医疗、护理及家庭开支。1989年,博舍对早期介入的研究指出,每推迟1个月寻求职业康复服务,会多产生76美元的支出;而在接受服务后,每推迟1个月开始康复计划,将会额外产生369美元的相关支出;康复计划期每增加1个月,则会额外产生726美元的支出。总而言之,能否获得成功的康复,与早期识别潜在的康复可能性、早期职业康复介入及重返工作岗位计划的实施密切相关。

(3) 早期介入对工伤职工心理社会的正面影响

工伤意外事件往往是突如其来的,许多受到严重伤害的职工没有为事件所带来的身体、社会、心理、职业和经济等方面的影响做好应对准备。因此,提供及时的康复支持服务介入对于个人的心理社会调适至关重要。若在处理工伤职工的心理社会调适上出现不必要的延误,通常会导致"第二次残疾"的发生,这种残疾的特征是工伤职工可能感到绝望、抑郁、孤单,进而引发更多的身体功能衰退。

早期介入的理论基础与广泛被接受的残疾调适阶段理论相似(即否认、愤怒、讨价还价、抑郁和接受等阶段)。无论工伤保险制度如何设计,多数工伤职工在个人期望和身体功能因受伤而受到影响后,都会经历不同的调适阶段。恰当的康复介入策略能够有效地转移工伤职工因工伤而出现的负面情绪及精力。我们认识到,"残疾"是一个无法仅通过单一的医学介入而彻底解决的复杂现象,而是一个跨专业、跨学科的问题,需要及时的医疗、心理社会、经济和职业等多方面介入,并辅以个案管理的协调。延误对工伤职工提供医治会导致他们丧失功能,并降低身体复原的可能性;同样地,如果未能通过早期介入来满足工伤职工的多方面需求,也会对整体康复进程造成严重影响。

二、残疾管理的成功要素

残疾管理计划能够成功实现,其关键要素有两个方面:一是企业管理层对残疾管理计划的投入及承诺;二是在企业内部,残疾管理是以团队工作的方式推行,并确保团队成员能与工伤职工保持有效沟通。

1. 残疾管理需要职工及管理层共同支持参与,并建立有效的问责机制

残疾管理计划的成功实施需要企业内部管理层、职工以及工会代表的积极参与、支持和问责。劳资双方的代表都是残疾管理计划的决策者、规划者和协调者。许多企业都在劳资协商机制或安全健康委员会的指导和支持下,成功开发并实施了残疾管理计划。

2. 早期介入与早期重返工作是关键

早期介入和早期重返工作能够显著减少工伤所损失的工作时间，提高企业生产效率，并降低工伤补偿和残疾成本。早期介入能够有效推进工伤职工的医疗、心理社会、和职业康复进程，并提升康复效果。早期重返工作的机会、安排和支持是残疾管理计划成功实施的必要条件。

3. 从个体和工作环境层面积极主动介入

残疾管理必须从职工个体和工作环境两方面同时介入。传统的康复过程常常忽略一个事实，即工伤所引起的残疾大多是由工作环境障碍与个人因素共同作用造成的。在诸多工作环境障碍因素中，工作场所设计问题是最主要的影响因素之一，另外还有管理层与一线职工的沟通问题。因此，为了实现工伤职工的最佳康复效果，残疾管理需要在个体和工作环境两个方面给予同等的关注。有效的残疾管理方法包括重新设计工作工具、应用现代工效学原理改善工作岗位、提供辅助工具，以至修改工作流程及时间等。这些措施都能帮助工伤职工在重返工作岗位过程中逐步执行基本的工作任务。同时，工作环境的改善也可以视为工伤预防的改进措施，有助于降低或减少工伤的再次发生。

4. 利用企业及社区职业康复资源

残疾管理是一个积极主动地预防残疾的过程，为了早期处理好工伤残疾问题，需要及时运用企业的资源以及社区提供的服务并进行有效介入。工作分析、身体功能评估、工作调整、工作指导、工效学应用、工作岗位调整、安全工作督导、渐进式重返工作岗位计划、支持性工作辅导、个案管理以及职业再培训等职业康复措施已被证实能有效控制企业成本和提高工伤职工的重新投入工作的机会。

5. 构建跨专业的残疾管理团队

残疾管理需要一个包含多方代表的跨专业的残疾管理团队，团队成员通常包括企业方的代表（如安全经理、职业健康护理师、风险控制经理、人力资源专员、生产经理等）、工会代表、主管医师、个案经理、企业内部的康复治疗师以及工伤职工。

6. 强化个案管理服务

个案管理员作为残疾管理团队核心成员，充当着企业、工会代表、工伤职工、社区医疗护理提供者等多方之间的联络及协调者，他们不仅是残疾管理策略制定者，也是工伤职工重返工作岗位计划的重要推动者和实施者。

第五节 残疾管理专业团队的工作职责与质量管理

一、残疾管理专业团队的工作职责

美国残疾管理专家认证委员会界定了残疾管理专业团队的工作职责,主要包括残疾个案管理,职业预防及工作场所干预,项目管理、发展及评价。

1. 残疾个案管理

(1) 收集有关个案的资料,包括医疗信息和职业数据。

(2) 整理、分析及综合所接收的信息。

(3) 解读与个案相关的州和联邦法律。

(4) 开发个案管理计划。

(5) 确保符合服务质量标准。

(6) 尽量利用社区资源为个案提供支持。

(7) 记录处理个案的行动和结果。

(8) 与利益相关者建立并发展合作伙伴关系。

(9) 运用谈判和解决冲突的技巧处理相关问题。

(10) 应用重返工作的原则帮助个案重返工作岗位。

(11) 通过观察、评估和面谈等方式收集工作功能信息及数据。

(12) 分析工作功能信息及数据。

(13) 记录工作分析结果。

(14) 制订过渡期的工作计划。

(15) 提供职业和就业咨询服务。

(16) 有效地发送报告和资料给相关方。

(17) 根据需要进行转介。

(18) 利用成本控制策略降低服务成本。

(19) 提供福利咨询。

(20) 熟练运用计算机技术进行信息管理。

(21）准备文件，以便在需要时作为证明或证词提供。

2. 职业预防及工作场所介入

（1）进行企业全面评估。

（2）评价现有政策和流程的有效性。

（3）分享并推广残疾管理计划中的企业理念。

（4）优化人力资源管理策略以适应工伤职工的需求。

（5）正确运用劳动关系的规则处理相关问题。

（6）合理管理财务资源。

（7）实施有效的资料收集策略。

（8）在工作场所介入时应用相关的职业健康和安全信息。

（9）进行详细的工作分析以识别潜在问题。

（10）使用工作调整的策略。

（11）正确使用辅助技术。

（12）协调各方资源和服务。

（13）应用健康与保健策略。

3. 项目管理、发展及评价

（1）组织和规划残疾管理计划。

（2）运用定性和定量的量度方法来评价结果。

（3）整合商业和财务知识以优化项目管理。

（4）准确解读财务或风险数据以制定应对措施。

（5）严格遵守联邦或州法律和监管要求。

（6）设计合理的奖励和激励方案。

（7）深入研究社区和企业资源。

（8）记录并分析计划成本、运作和结果的信息。

（9）整合关键指标以全面评估结果。

（10）在发展或推行残疾管理计划时与利益相关者充分商讨。

（11）将计划的信息与其他最佳实践和实证为本的研究及标准进行对比分析。

（12）以易于理解的指标和图表反映残疾管理及相关业务实践后的转变。

二、残疾管理的质量保障

残疾管理推行过程中的康复服务质量保障,其方法必须与保险管理系统所确立的标准或法规保持一致。质量管理分为内部质量控制管理和外部质量控制管理两个层面。

内部质量控制管理主要针对保险管理代表、康复专业人员、残疾管理协调员及其他跨专业小组主要成员之间的沟通及协调质量。制定、改善和提升团队内部成员的沟通和协调质量标准,旨在不断优化康复服务的提供。这包括保障服务质量的条件、服务的有效性、取得相关服务的便捷性、康复报告的撰写标准以及整体服务质量等。

外部质量控制管理主要目标是对以社区为基础的康复服务机构进行评估和监测,包括医疗服务、康复保健服务、职业康复服务、康复心理辅导服务和其他相关服务的提供机构。此外,外部质量控制管理还包括收集工伤职工对服务的反馈意见,如服务满意度问卷调查等。

评价康复服务机构的服务质量标准时,一般采用的维度是:专业认证情况、专业能力水平、专业实践经验、工伤康复方面的专业技术掌握程度,以及与企业和工伤职工的沟通协作关系。具体评价内容可能包括报告撰写、康复计划、职业评估、服务协调、跨专业服务、辅导、工作开发和安置、康复小组成员之间的沟通协作、收费记录以及服务的成本效益等。

整体而言,残疾管理的服务质量最终须体现在为工伤职工开发并实施重返工作岗位方案上,还包括工伤职工、管理层和企业的满意度。同时,残疾管理介入的有效性以及为企业带来的成本节约效果,也是一个重要的评价指标。

参 考 文 献

[1] 《关于修订我国持续性植物状态（PVS）诊断和疗效标准》专家会议纪要 [J]. 中华急诊医学杂志, 2002（4）: 241.

[2] 艾伦·E. 艾维, 玛丽·布莱福德·艾维, 等. 心理咨询的技巧和策略: 意向性会谈和咨询 [M]. 时志宏, 高秀苹, 译. 8版. 上海: 上海社会科学院出版社, 2018.

[3] 彼得森, 冈萨雷斯. 职业咨询心理学——工作在人们生活中的作用 [M]. 时勘, 译. 2版. 北京: 中国轻工业出版社, 2007.

[4] 蔡禾. 社区概论 [M]. 北京: 高等教育出版社, 2005.

[5] 蔡景龙, 张宗学. 现代瘢痕治疗学 [M]. 北京: 人民卫生出版社, 1998.

[6] 陈艳清, 李世荣, 贾树蓉. 超声波导入瘢痕康治疗增生性瘢痕的临床研究 [J]. 中国组织工程研究, 2003, 7（17）: 2477-2478.

[7] 戴维·A. 哈德凯瑟, 夏建中. 社区工作理论与实务 [M]. 晏凤鸣, 译. 2版. 北京: 中国人民大学出版社, 2008.

[8] 邓惠文, 吴洪, 刘丽平, 等. 早期系统康复治疗对手外伤术后患者的影响 [J]. 中国康复, 2011, 26（6）: 409-411.

[9] 翟进, 张曙. 个案社会工作 [M]. 北京: 社会科学文献出版社, 2001.

[10] 丁汉梅, 谢卫国, 吴红, 等. 烧伤康复患者出院后心理重建平台的构建 [J]. 中华损伤与修复杂志（电子版）, 2012, 7（2）: 203-205.

[11] 丁少华. 小组工作 [M]. 北京: 社会科学文献出版社, 2003.

[12] 范振华. 骨科康复医学 [M]. 上海: 上海医科大学出版社, 1999.

[13] 葛蔓. 德国工伤保险制度的特点及成功之处 [J]. 中国劳动, 1998（3）: 32-35.

[14] 顾玉东. 手与上肢功能康复展望 [J]. 中国康复医学杂志, 2011, 26（2）: 99.

［15］关骅. 临床康复学［M］. 北京：华夏出版社，2005.

［16］何梅，冯正直，张大均，等. 烧伤患者住院期间自尊水平和社会适应能力调查分析［J］. 中华烧伤杂志，2006（4）：288-290.

［17］贺丹军. 康复心理学［M］. 北京：华夏出版社，2005.

［18］洪毅，李想，张军卫，等. 国内应用脊髓损伤神经学分类标准（ASIA）现状初步分析［J］. 中国康复理论与实践，2007，13（3）：227-228.

［19］黄东锋. 临床康复医学［M］. 汕头：汕头大学出版社，2004.

［20］黄琴，黄涛，陈燕花，等. 早期主动运动对指Ⅱ区屈肌腱修复术后的影响［J］. 中国康复，2013，28（6）：449-450.

［21］黄桃英，石晓敏. 低温可塑板材制作烧伤整形患者的功能康复支具［J］. 中国组织工程研究与临床康复，2007（26）：5247.

［22］纪树荣，恽小平，陈巍，等. LOTCA认知功能的成套测验［J］. 现代康复，1999（7）：84-86.

［23］江光荣. 心理咨询的理论与实务［M］. 北京：高等教育出版社，2005.

［24］金德闻，季林红，张济川. 康复工程研究的新进展［J］. 中国康复医学杂志，2001，16（6）：328-330.

［25］金鸿宾. 创伤学［M］. 天津：天津科学技术出版社，2003.

［26］李曾慧平，刘颂文，励建安，等. 压力治疗及硅酮敷料治疗对增生性瘢痕疗效的短期研究［J］. 中华物理医学与康复杂志，2004（8）：16-19.

［27］李曾慧平，亚德·伊娃·俄兰德森，王骏. 手功能康复手册［M］. 北京：人民卫生出版社，2016.

［28］李德鸿，赵金垣，李涛. 中华职业医学［M］. 2版. 北京：人民卫生出版社，2019.

［29］李冬梅. 有机磷农药中毒致迟发性周围神经病变患者的肌力训练［J］. 中国临床康复，2003（10）：1603.

［30］李荟元，鲁开化，郭树忠. 新编瘢痕学［M］. 西安：第四军医大学出版社，2003.

［31］李建军，周红俊，孙迎春，等. 脊髓损伤神经学分类国际标准［J］. 6版. 中国

康复理论与实践，2007，13（1）：1-6.

[32] 李建军，周红俊. 脊髓损伤神经学分类国际标准参考手册［M］. 北京：人民卫生出版社，2008.

[33] 李建军，周红俊. 脊髓损伤神经学分类国际标准参考手册［M］. 北京：人民卫生出版社，2008.

[34] 李奎成，唐丹，卢迅文. 不同群体工伤职工流行病学及再就业情况调查［J］. 中国康复医学杂志，2006（1）：64-66.

[35] 李黎. 烧伤患者精神障碍与重返社会工作的相关因素分析［J］. 中华烧伤杂志，2002（5）：49-51.

[36] 李世荣. 现代美容整形外科学［M］. 北京：人民军医出版社，2006.

[37] 李秀楼，李立明，范忠群，等. 汽车生产工人工伤事故流行病学调查［J］. 中华劳动卫生职业病杂志，1999，17（6）：28-29.

[38] 李智民，李涛，杨径. 现代职业卫生学［M］. 北京：人民卫生出版社，2018.

[39] 励建安，王彤. 康复医学［M］. 北京：科学出版社，2002.

[40] 励建安. 临床运动疗法学［M］. 北京：华夏出版社，2005.

[41] 刘继同. 医务社会工作导论［M］. 北京：高等教育出版社，2008.

[42] 刘金玲，隋文乐，崔毅，等. 高压氧治疗颅脑外伤疗效及影响因素分析［J］. 中华物理医学与康复杂志，2004（2）：88-89.

[43] 刘俊玲，邓津菊，薛晓东. 中药面膜治疗皮肤烧伤后色素沉着和瘢痕增生［J］. 中国临床康复，2002（4）：544.

[44] 刘梦. 小组工作［M］. 2版. 北京：高等教育出版社，2013.

[45] 陆廷仁. 骨科康复学［M］. 北京：人民卫生出版社，2007.

[46] 罗筱媛，杨晓姗，卢讯文，等. 广东省工伤康复中心职业社会康复工作实践报告［R］. 广州：广东省工伤康复中心，2008.

[47] 吕海莉，吴建民，刘宽芝. 糖尿病周围神经病变及其康复治疗［J］. 中国康复医学杂志，2009，24（3）：287-289.

[48] 吕新萍，范明林，冯喜良，等. 小组工作［M］. 2版. 北京：中国人民大学出版社，2013.

［49］马文元，赵春安，牛希华，等. 实用烧伤治疗学［M］. 郑州：郑州大学出版社，2001.

［50］毛翎，彭莉君，王焕强. 尘肺病治疗中国专家共识（2018年版）［J］. 环境与职业医学，2018，35（8）.

［51］孟申. 肺康复［M］. 北京：人民卫生出版社，2007.

［52］缪鸿石. 康复医学理论与实践［M］. 上海：上海科学技术出版社，2000.

［53］纳尔逊. 实用心理咨询与助人技术［M］. 江光荣，译. 北京：中国轻工业出版社，2008.

［54］南登崑，黄晓琳. 实用康复医学［M］. 1版. 北京：人民卫生出版社，2009.

［55］南登崑. 康复医学［M］. 4版. 北京：人民卫生出版社，2008.

［56］庞久玲，刘爱东，张静涛，等. 心理护理干预对老年大面积烧伤患者领悟社会支持影响的临床研究［J］. 护士进修杂志，2011，26（12）：1129-1131.

［57］乔志恒，范维铭. 物理治疗学全书［M］. 北京：科学技术文献出版社，2001.

［58］任雨石，罗雪莲. 韦氏智力测验全式与简式应用于检测脑损伤患者的对比分析［J］. 四川精神卫生，2002（3）：173-175.

［59］赛奥帕莫斯卡. 骨科术后康复指南［M］. 陆芸，周谋望，李世民，译. 天津：天津科技翻译出版公司，2009.

［60］沈华美，钱芳. 大面积烧伤患者生活质量与社会支持的相关性调查分析［J］. 护士进修杂志，2006，21（11）：1006-1007.

［61］盛志勇，郭振荣. 危重烧伤治疗与康复学［M］. 北京：科学出版社，2000.

［62］舒彬. 创伤康复学［M］. 北京：人民卫生出版社，2010.

［63］孙树菡. 工伤保险［M］. 北京：中国人民大学出版社，2000.

［64］孙永华. 功能与外貌恢复——必须面对的现实问题［J］. 中华烧伤杂志，2001（6）：5-6.

［65］覃霞，曹川，何梅，等. 烧伤后皮肤色素沉着综合治疗的研究［J］. 重庆医学，2008（1）：65-66，113.

［66］陶泉. 手部损伤康复［M］. 上海：上海交通大学出版社，2006.

［67］田德虎，张英泽，米立新，等. 分米波治疗糖尿病周围神经病变的疗效分析

[J]．中华物理医学与康复杂志，2004（3）：37-38．

[68] 王本杰，崔才三，郭瑞臣．甲钴胺在周围神经病中的康复效果［J］．现代康复，2001（7）：114．

[69] 王瑾，卢国良，张健，等．1997—2003年某铁路局职工工伤流行病学调查［J］．环境与职业医学，2005，22（4）：338-341．

[70] 王茂斌．偏瘫的现代评价与治疗［M］．北京：华夏出版社，1990．

[71] 王澍寰．手外科学［M］．2版．北京：人民卫生出版社，1978．

[72] 王思斌．社会工作概论［M］．3版．北京：高等教育出版社，2014．

[73] 王予彬，王人卫，陈佩杰．运动创伤学［M］．2版．北京：人民军医出版社，2011．

[74] 王玉龙．康复功能评定学［M］．北京：人民卫生出版社，2013．

[75] 王忠诚．王忠诚神经外科学［M］．武汉：湖北科学技术出版社，2005．

[76] 邬堂春，牛侨，周志俊，等．职业卫生与职业医学［M］．8版．北京：人民卫生出版社，2017．

[77] 吴军，唐丹，李曾慧萍．烧伤康复治疗学［M］．北京：人民卫生出版社，2015．

[78] 吴在德，吴肇汉．外科学［M］．6版．北京：人民卫生出版社，2006．

[79] 肖水源．《社会支持评定量表》的理论基础与研究应用［J］．临床精神医学杂志，1994（2）：98-100．

[80] 谢惠芳，石坚．周围神经病损的康复治疗［J］．新医学，2001，32（9）：528-529．

[81] 许莉娅．个案工作［M］．2版．北京：高等教育出版社，2013．

[82] 燕铁斌，窦祖林．实用瘫痪康复［M］．3版．北京：人民卫生出版社，2022．

[83] 燕铁斌，梁维松，冉春风．现代康复治疗学［M］．2版．广州：广东科技出版社，2012．

[84] 杨凡．烧伤康复期患者社会支持和生存质量的相关因素分析［J］．中国临床康复，2002（10）：1406-1407．

[85] 杨立华，傅晓凤，傅颖梅，等．富硒温泉水浸渍对烧伤增生瘢痕的转化效应［J］．中国组织工程研究与临床康复，2008（27）：5309-5312．

[86] 杨志杰. 超声治疗瘢痕疗效观察 [J]. 中华理疗杂志, 1995, 18 (2): 98.

[87] 杨宗城, 汪仕良, 周一平. 实用烧伤外科手册 [M]. 北京: 人民军医出版社, 2001.

[88] 于长龙. 现代运动创伤学进展 [M]. 北京: 北京大学医学出版社, 2003.

[89] 雨帆. 心理测试 [M]. 上海: 文汇出版社, 2008.

[90] 岳丽青, 蒋冬梅, 黄晓元. 严重烧伤病人康复期社会支持调查及其影响因素的分析 [J]. 护理研究, 2008 (24): 2174-2175.

[91] 岳丽青. 烧伤患者生活质量研究进展 [J]. 中华护理杂志, 2006, 41 (7): 652-655.

[92] 恽晓平. 康复疗法评定学 [M]. 2版. 北京: 华夏出版社, 2014.

[93] 张笃超, 李湘奇. 运动损伤康复学 [M]. 北京: 人民军医出版社, 2008.

[94] 张国瑾, 王传民, 丁新生. 中国持续性植物状态的诊断标准及评分量表 [J]. 中国急救医学, 1999 (10): 59-60.

[95] 张宏, 王清华, 徐如祥, 等. 溴隐停和美多巴对重型颅脑损伤迁延性昏迷的催醒治疗30例临床分析 [J]. 第一军医大学学报, 2001, 21 (7): 548.

[96] 张晓君, 钱淑琴, 孟庆溪, 等. 脊髓损伤后神经源性膀胱并发症及防治近况 [J]. 实用医药杂志, 2008, 25 (4): 480-483.

[97] 张长杰. 肌肉骨骼康复学 [M]. 2版. 北京: 人民卫生出版社, 2013.

[98] 赵金垣. 临床职业病学 [M]. 3版. 北京: 北京大学医学出版社, 2017.

[99] 赵永生. 工伤康复战略发展研究 [M]. 北京: 法律出版社, 2014.

[100] 郑希付. 心理咨询原理 [M]. 广州: 广东高等教育出版社, 2003.

[101] 中华人民共和国卫生部医政司. 中国康复医学诊疗规范 [M]. 北京: 华夏出版社, 1998.

[102] 周良辅. 现代神经外科学 [M]. 3版. 上海: 复旦大学出版社, 2021.

[103] 周士枋, 范振华. 实用康复医学: 修订版 [M]. 南京: 东南大学出版社, 1998.

[104] 周永波. 韩国的工伤康复 [J]. 现代职业安全, 2007 (7): 63.

[105] 朱诚, 罗其中, 江基尧. 现代颅脑损伤学 [M]. 3版. 上海: 第二军医大学出版社, 2010.

参考文献

［106］朱春艳. 糖尿病周围神经病变的有氧运动治疗［J］. 中国临床康复，2003，（10）：1602-1603.

［107］朱飞宇. A型肉毒毒素治疗脊髓损伤后神经源性膀胱的新进展［J］. 医学研究杂志，2008，37（12）：121-123.

［108］卓大宏. 中国康复医学［M］. 2版. 北京：华夏出版社，2003.

［109］AHMAD I, MASOODI Z, AKHTER S, et al. Aspects of sexual life in patients after burn: the most neglected part of postburn rehabilitation in the developing world［J］. J Burn Care Res, 2013, 34（6）：333.

［110］ALACA N, ATALAY A, GÜVEN Z. Comparison of the long-term effectiveness of progressive neuromuscular facilitation and continuous passive motion therapies after total knee arthroplasty［J］. Journal of Physical Therapy Science, 2015, 27（11）：3377-3380.

［111］ALBAYRAK I, APILIOGULLARI S, ERKOCAK O F, et al. Total knee arthroplasty due to knee osteoarthritis: risk factors for persistent postsurgical pain［J］. J Natl Med Assoc, 2016, 108（4）：236-243.

［112］BERGKAMP D, LENK J, REYNOLDS M, et al. Effectiveness of a burn rehabilitation workshop addressing confidence in therapy providers［J］. J Burn Care Res, 2013, 34（1）：10-14.

［113］BOSCHEN K A. Early intervention in vocational rehabilitation［J］. Rehabilitation Counseling Bulletin, 1989, 32（3）：254-265.

［114］BRIDGER R S, ORKIN D, HENNEBERG M. A quantitative investigation of lumbar and pelvic postures in standing and sitting: interrelationships with body position and hip muscle length［J］. International Journal of Industrial Ergonomics, 1992, 9（3）：235-244.

［115］BROOKE M M, PATTERSON D R, QUESTAD K A, et al. The treatment of agitation during initial hospitalization after traumatic brain injury［J］. Arch Phys Med Rehab, 1992, 73（10）：917-921.

［116］CAROLYN K, LYNN A C, JOHN B. Therapeytic exercise: foundations［M］. 5th edition. USA: Margaret Biblis, 2007.

[117] CHAN C H C, LEE T M, FONG K N K, et al. Cognitive profile for Chinese patients with stroke [J]. Brain Injury, 2002, 16 (10): 873-884.

[118] CHAN R C. Attentional deficits in patients with persisting postconcussive complaints: a general deficit or specific component deficit? [J]. J Clin Exp Neuropsychol, 2002, 24 (8): 1081-1093.

[119] CHEN J, LI-TSANG C W, YAN H, et al. A survey on the current status of burn rehabilitation services in China [J]. Burns, 2013, 39 (2): 269-278.

[120] CHOI S, O'HARE T, GOLLISH J, et al. Optimizing pain and rehabilitation after knee arthroplasty: a two-center, randomized trial [J]. Anesth Analg, 2016, 123 (5): 1316-1324.

[121] CLEMENT D B, AMMANN W, TAUNTON J E, et al. Exercise-induced stress injuries to the femur [J]. Int J Sports Med, 1993, 14 (6): 347-352.

[122] CORRIGAN J D, MYSIW W J, GRIBBLE M V, et al. Agitation, cognition and attention during posttraumatic amnesia [J]. Brain Inj, 1992, 6 (2): 155-160.

[123] CORRIGAN J D, SMITH-KNAPP K, GRANGER C V. Outcome in the first 5 years after traumatic brain injury [J]. Arch Phys Med Rehabil, 1998, 79 (3): 298-305.

[124] COSTA M C, ROSSI L A, LOPES L M, et al. The meanings of quality of life: interpretative analysis based on experiences of people in burns rehabilitation [J]. Rev Lat Am Enfermagem, 2008, 16 (2): 252-259.

[125] COWAN A C, STEGINK-JANSEN C W. Rehabilitation of hand burn injuries: current updates [J]. Injury-international Journal of the Care of the Injured, 2013, 44 (3): 391-396.

[126] DODDS T A, MARTIN D P, STOLOV W C, et al. A validation of the functional independence measurement and its performance among rehabilitation inpatients [J]. Arch Phys Med Rehabil, 1993, 74 (5): 531-536.

[127] FLANAGAN S. Physiatric management of mild traumatic brain [J]. Mt Sinai J Med,

1999, 66 (3): 67-68.

[128] FONG K N, CHAN C C, AU D K. Relationship of motor and cognitive abilities to functional performance in stroke rehabilitation [J]. Brain Injury, 2001, 15 (5): 443-453.

[129] FOYATIER J L, VOULLIAUME D, BRUN A, et al. Face rehabilitation for postburn deformities [J]. Ann Chir Plast Esthet, 2011, 56 (5): 388-407.

[130] FREDERICSON M, JENNINGS F, BEAULIEU C, et al. Stress fractures in athletes [J]. American Journal of Sports Medicine, 1987, 15: 46-58.

[131] GRANDJEAN E, HUNTING, PIDERMANN M. VDT workstation design: preferred settings and their effects [J]. Human Factors, 1983, 25 (2): 161-175.

[132] GUARNERI C, TERRANOVA M, TERRANOVA G, et al. The future: critical knowledge about anti-itch therapy [J]. Dermatologic Therapy, 2005, 18 (4): 363-365.

[133] HAMILTON B B, LAUGHLIN J A, FIEDLER R C, et al. Interrater reliability of the 7-level functional independence measure (FIM) [J]. Scand J Rehab Med, 1994, 26 (3): 115-119.

[134] HISLOP H J, PERRINE J J. The isokinetic concept of exercise [J]. Phys Ther, 1967, 47 (2): 114-117.

[135] JOHNSON J, GREENSPAN B, GORGA D, et al. Compliance with pressure garment use in burn rehabilitation [J]. J Burn Care Rehabil, 1994, 15 (2): 180-188.

[136] LADOU J. Occupational and environmental medicine [M]. 2nd Ed. Appleton &Lange, Stanford, Connecticuit, 1997.

[137] MARTIN A D, MCCULLOCH R G. Bone dynamics: stress, strain and fracture [J]. Journal of Sports Sciences, 1987, 5 (2): 155-163.

[138] MASMOUDI K, RBAI H, FRADJ A B, et al. Primary Total Hip Replacement for a femoral neck fracture in a below-knee amputee [J]. J Orthop Case Rep, 2016, 6 (3): 63-66.

[139] MAXEY L, MAGNUSSON J. Rehabilitation for the postsurgical orthopedic patient [M]. 3th edition. China: Mosby Elsevier, 2013.

[140] MCHUGH A A, FOWLKES B J, MAEVSKY E I, et al. Biomechanical alterations in normal skin and hypertrophic scar after thermal injury [J]. J Burn Care Rehabil, 1997, 18 (2): 104-108.

[141] MITTENBERG W, CANYOCK E M, CONDIT D, et al. Treatment of post-concussion syndrome following mild head injury [J]. J Clin Exp Neuropsychol, 2001, 23 (6): 829-836.

[142] NELSON S J, WEBB M L, LUKASIEWICZ A M, et al. Is outpatient total hip arthroplasty safe? [J]. J Arthroplasty, 2017, 32 (5): 1439-1442.

[143] OBORNE D J. Ergonomics at work: human factors in design and development [M]. England: John Wiley & Sons Ltd, 1995.

[144] PELCZAR M, POLITYNSKA B. Pathogenesis and psychosocial consequences of post-concussion syndrome [J]. Neurol Neurochir Pot, 1997, 31 (5): 989-998.

[145] PHILLIPS C, RUMSRY N. Considerations for the provision of psychosocial services for families following paediatric burn injury: a quantitative study [J]. Burns, 2008, 34 (1): 56-62.

[146] PUA Y H, SEAH F J, POON C L, et al. Association between rehabilitation attendance and physical function following discharge after total knee arthroplasty: prospective cohort study [J]. Osteoarthritis and Cartilage, 2017, 25 (4): 462-469.

[147] PYNSENT P B, FAIRBANK J C T, CARR A J. Outcome measures in trauma [M]. Butterworth-Heinemann, Oxford, 1994.

[148] ROSENTHAL M, BOND M R, GRIFFITH E R. Rehabilitation of the adualt and child with traumatic brain injury [M]. 2nd Ed. Philadelphia F. A: Davis CO, 1990.

[149] RUNDLE R L. Move fast if you want to rehabilitate worker [J]. Business Insurance, 1983, 17 (18): 10-12.

[150] SCHNEIDER J C, GERRARD P, GOLDSTEIN R, et al. The impact of comorbidities and complications on burn injury inpatient rehabilitation outcomes [J]. P_m & R the

Journal of Injury Function & Rehabilitation, 2013, 5 (2): 114-121.

[151] SHREY D E, LACERTE M. Principles and practice of disability management in industry [M]. Boca Raton: CRC Press, 1995.

[152] WALL M D, VAN RIEL M P, SNIJDERS C J, et al. The effect on sitting posture of a desk with a 10 degree inclination for reading and writing [J]. Ergonomics, 1991, 34 (5): 575-584.

[153] WHITLOCK J A, HAMILTON B B. Functional outcome after rehabilitation for severe traumatic brain injury [J]. Archives of Physical Medicine and Rehabilitation, 1995, 76 (76): 1103-1112.

[154] YOHANNAN S K, RONDA-VELEZ Y, HENRIQUEZ D A, et al. Burn survivors' perceptions of rehabilitation [J]. Burns, 2012, 38 (8): 1151-1156.

[155] YOSHIMURA K, HARII K, AOYAMA T, et al. Experience with a strong bleaching treatment for skin hyperpigment-ation in Orientals [J]. Plast Reconstr Surg, 2000, 105 (3): 1097-1108.

致　　谢

感谢广东省工伤康复中心（广东省工伤康复医院）和有关单位的下列同志对本书做出的重要贡献：

马玉宝、王　季、王　娟、艾旺宪、石芝喜、丘开亿、刘　浩、刘小芳、刘艳瑰、刘晓艳、刘德明、李青青、李蓬东、李嘉敏、杨晓姗、吴　武、何　征、张　强、张丽华、张国兴、张春花、张胜岚、张意辉、陈育全、陈燕颜、林倩敏、罗　燕、周世超、周慧玲、冼庆林、郑　强、郑卫红、高潮铨、郭小发、唐　涛、黄　琼、黄宝芸、黄焕姬、曹海燕、梁玲毓、董安琴、韩俊奇、蓝　蔚、谢粟梅、解　益、廖曼霞、黎景波、伍书贤。